精密イラストで心血管系をビジュアル解説

ぜんぶわかる

心臓・血管の事典

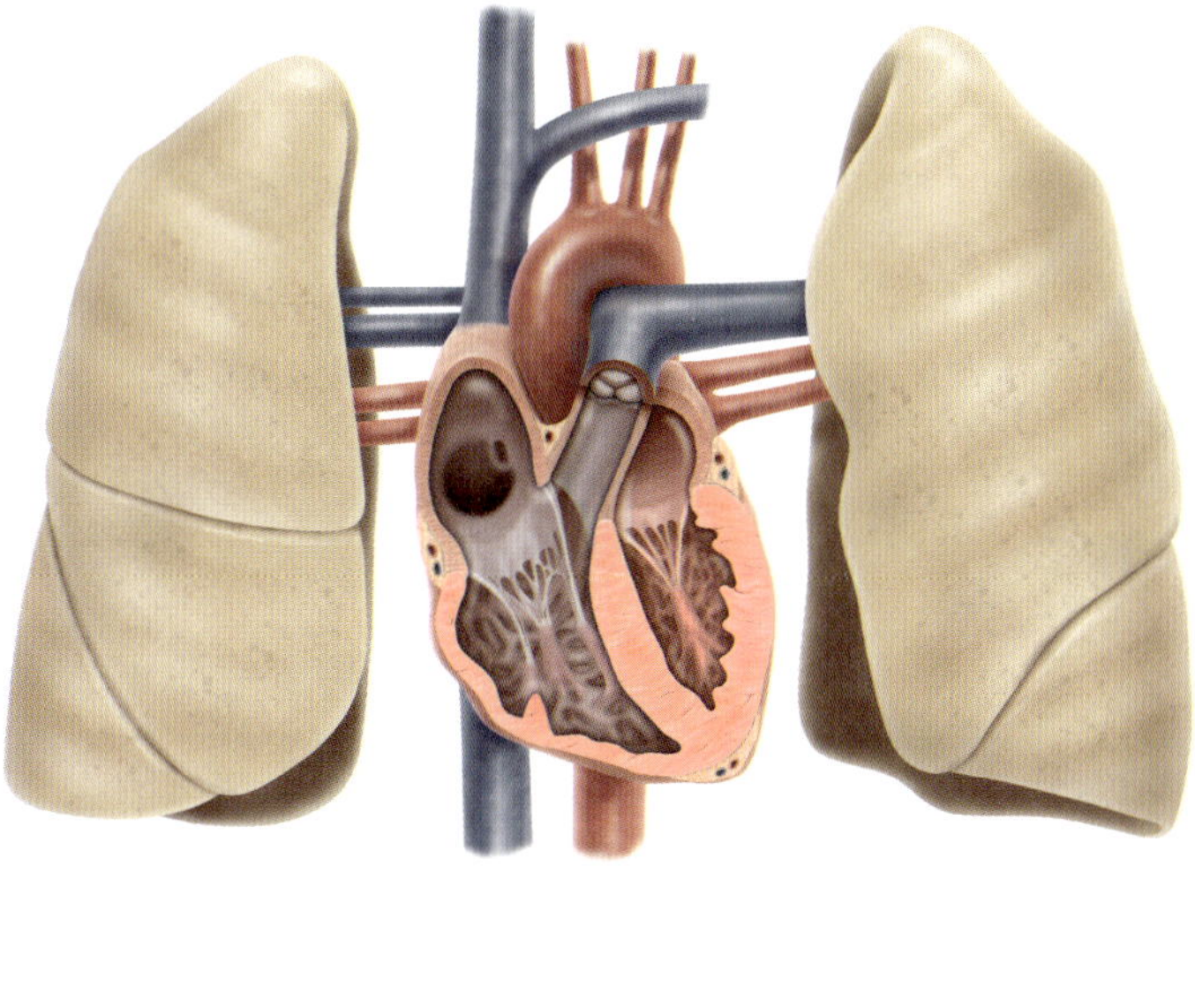

成美堂出版

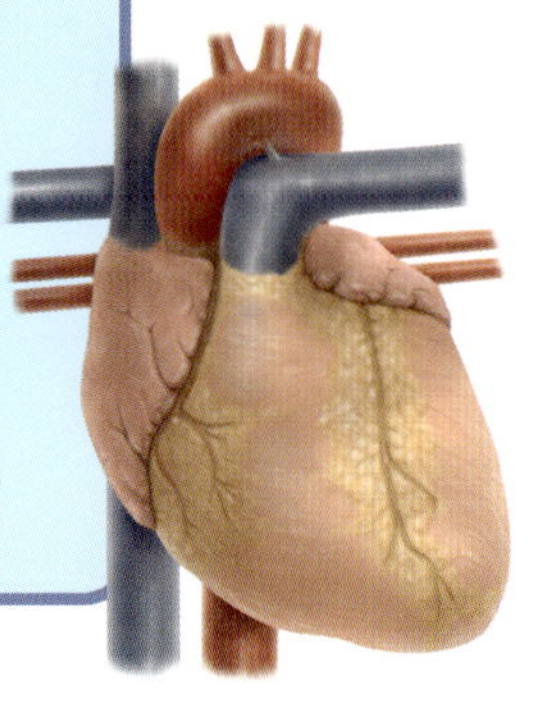

Part 2 心臓・血管の検査

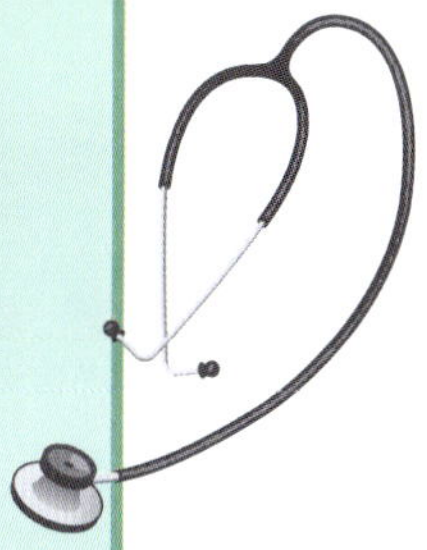

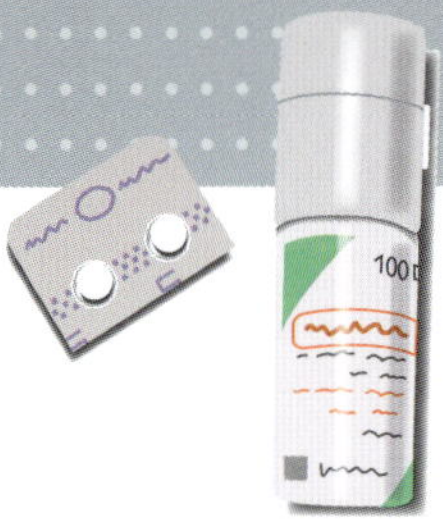

Part 3 心疾患の病態と治療法

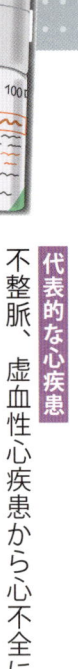

Part 4

血管疾患の病態と治療法

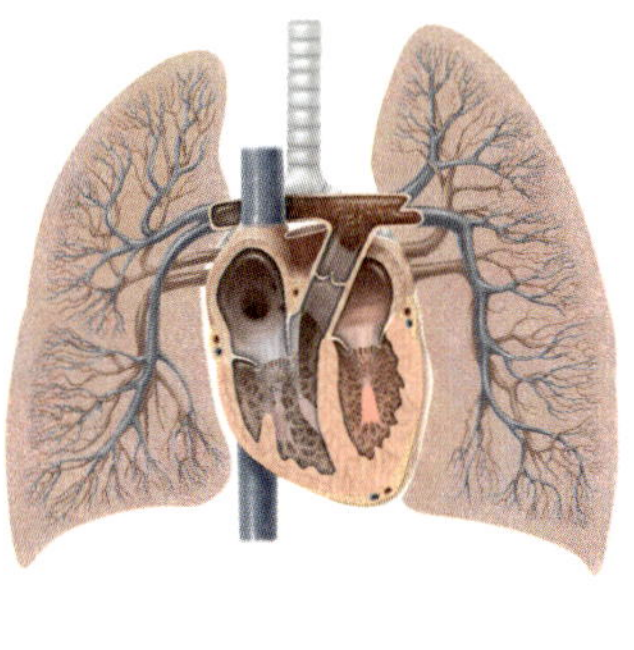

本書の内容は原則として 2018 年 10 月時点のものです。
治療の参考にする場合は、医師に確認、相談したうえでご活用ください。

これだけは知っておきたい

心臓・血管の専門用語

循環器疾患の病態・治療を理解するために必要な専門用語、初学時には意味のわかりにくい用語をとり上げています。本書を読み進める際に役立ててください。

炎症性サイトカイン

細胞から分泌され、細胞間の伝達信号として機能するたんぱく質を「サイトカイン」という。血管などが傷ついた際に、血液中を流れる白血球などから分泌されるのが炎症性サイトカインで、血管の炎症反応を引き起こし、動脈硬化を促進する。

冠動脈疾患《かんどうみゃくしっかん》　CHD《シーエイチディー》

心臓自身に血液を送り届ける「冠動脈」が閉塞・狭窄し、心臓を構成する心筋細胞が酸素不足に陥る疾患。酸素不足によって強い胸痛を生じる「狭心症」と、痛みなどの症状にとどまらず、心筋細胞が死んでしまう「心筋梗塞」が代表的。

急性冠症候群《きゅうせいかんしょうこうぐん》　ACS《エーシーエス》

冠動脈疾患のうち、狭心症の一種である「不安定狭心症」と、心筋梗塞をさす疾患群。発症後すぐに治療しないと、命を落とす可能性が高いことから、このような総称でよばれるようになり、治療上の手順が明確に定められている。

狭心症《きょうしんしょう》

心臓に血液を送り届ける「冠動脈」の内部がせまくなり、心臓を構成する心筋細胞が酸素不足に陥る疾患。運動時に胸痛などの症状が出る「安定狭心症」、安静時にも症状が出る「不安定狭心症」、冠動脈が突然強く収縮する「冠攣縮性狭心症」がある。

経皮的冠動脈《けいひてきかんどうみゃく》インターベンション　PCI《ピーシーアイ》

心臓をとり巻く冠動脈が閉塞・狭窄したときに、カテーテル（細い管）を体表から血管に入れて、冠動脈内部を拡げる方法。

胸部を切開しておこなう手術療法に比べ、体への負担が少ないことから、冠動脈疾患治療の主流となっている。

後負荷《こうふか》

心臓が血管に血液を送り出すときに、心臓にかかる負荷をさす。動脈内の圧が高いほど、血液量を押し出す力も必要となり、後負荷が高まる。心肥大などで心室の内腔がせまくなることも、後負荷上昇の要因で、心室の機能低下がさらに進む。

左室駆出率《さしつくしゅつりつ》　LVEF《エルヴィーイーエフ》

心臓のポンプ機能としてとくに重要な、左室（左心室）の収縮機能の指標。

心臓収縮後に送り出される血液の量（駆出量）を、左室の容積でわって算出。50%未満だと「EF が低下した心不全」、50%以上だと「EF が保たれた心不全」とされる。

酸化ストレス

栄養素が分解された際などに生じる「活性酸素」により、ほかの物質が酸化することで生じる有害な作用。血管内を流れる LDL コレステロールが酸化して「酸化 LDL」となり、血管への傷害作用が強まるなど、動脈硬化の危険因子として知られる。

シェアストレス

「ずり応力」ともいい、血管の傷害、動脈硬化の促進因子のひとつ。血液が血管内を流れる際に、血管のもっとも内側にある「内皮細胞」に加わる負荷をさす。

血液の粘性が高く、また血流が速いほど負荷が強まり、内皮細胞が傷害されやすい。

刺激伝導系《しげきでんどうけい》

心臓をポンプとして動かすためにつくられる電気的信号を、心臓全体に伝えるための経路。電気的信号が生じる場所は、右心房にある「洞結節」で、その下方にある「房室結節」「ヒス束」などを通り、心臓を構成する心筋細胞に信号が伝えられる。

除細動《じょさいどう》

心臓がガタガタと小刻みに震え、ポンプとして機能しなくなった状態を「細動」といい、電気ショックを与えて細動を止めることを「除細動」という。電極を直接あてる「直流除細動」のほか、体内に植込む「ICD（植込み型除細動器）」もある。

心拡大《しんかくだい》

心房または心室が拡大した状態。胸部 X 線検査で、胸部全体の幅（胸郭）の半分以上を心臓が占めていると、心拡大と診断される。心疾患や高血圧などが原因で生じ、とくに左室（左心室）の拡大時には、心臓のポンプ機能に大きな支障をきたす。

心筋梗塞《しんきんこうそく》　MI《エムアイ》

代表的な心疾患の一種。心臓を構成する心筋細胞に血液が正常に届かず、心筋細胞が死んでしまう。動脈硬化などが原因で、心臓全体に血液を送り届ける血管が閉塞して起こる。血流をできるだけすぐに再開させないと、死に至る可能性が高い。

心周期《しんしゅうき》

心臓が収縮、拡張をくり返し、全身に血液を送るサイクル。電気的信号が心臓全体にどう伝わっているかという視点で、心周期を見たものが「心電図」。心房収縮時には P 波が、心室収縮時には QRS 波、T 波があらわれ、大小の波形として視覚化される。

心不全《しんふぜん》　HF《エイチエフ》

心臓が、血液のポンプとして十分に機能しなくなった状態。高血圧、加齢、各種心疾患などが原因で心臓に負荷がかかり、心機能が少しずつ低下する「慢性心不全」にはじまり、あるとき急激に悪化する「急性心不全」に至ることが多い。

前負荷《ぜんふか》

心室が収縮する直前（拡張期末期）に、心臓にかかる負荷。容量負荷ともいう。

静脈から心臓に戻ってくる血液量が多い場合、心房の収縮力が強い場合に高くなる。

前負荷が高いと心室に大きな負担がかかり、心機能の低下、心不全の原因となる。

洞調律《どうちょうりつ》

刺激伝導系が正常に機能し、心臓が一定のリズムで拡張、収縮をくり返している状態。心電図上の P 波、QRS 波、T 波のパターンから確認できる。リズムが乱れて脈の一部がとんだり、拡張と収縮が正しく起きなくなった状態を「不整脈」という。

動脈硬化

心臓から血液を送り、全身の細胞に届けるための動脈が、硬く変性したり、壁が厚くなるなどして、正常に機能しなくなった状態。代表的な「アテローム性動脈硬化」では、血管の内腔がせまくなり、血液が十分に送られなくなる。

ペーシング

心臓の拡張と収縮のペースが遅くなり、脈拍数が減ったときに、心臓に電気的な刺激を与えて心拍を正常化する方法。徐脈性不整脈の治療に有効。体内に機器を埋め込み、導線（リード）を心臓内部に留置する「ペースメーカ」を用いることが多い。

リモデリング

組織の構造と機能が再構築されること。心臓を構成する心筋細胞が硬く変性したり、心房や心室の内腔が広がったりする「心房リモデリング」「心室リモデリング」のほか、動脈硬化の進行時に血管の構造が変わる「血管リモデリング」が知られる。

レニン-アンジオテンシン-アルドステロン系　RAAS《アールエーエーエス》

腎臓でつくられる酵素「レニン」が、生理活性物質「アンジオテンシンII（A II）」の生成を促進し、副腎から出るホルモン「アルドステロン」の分泌を A II が促進。

血圧上昇にかかわるこの一連の流れを、RAAS とよぶ。

Part

1

心血管系のしくみと働き

心血管系は全身に血液を送り、循環させるシステムだ。
ポンプとして働く心臓には活動電位が生じ、
自動的な拍動を可能にしている。
心血管系の働きはさらに、交感神経や各種ホルモンなどで
調節され、これが高血圧や動脈硬化発症の誘因にもなる。
このような心血管系の全体像を、マクロとミクロ両方の視点で見てみよう。

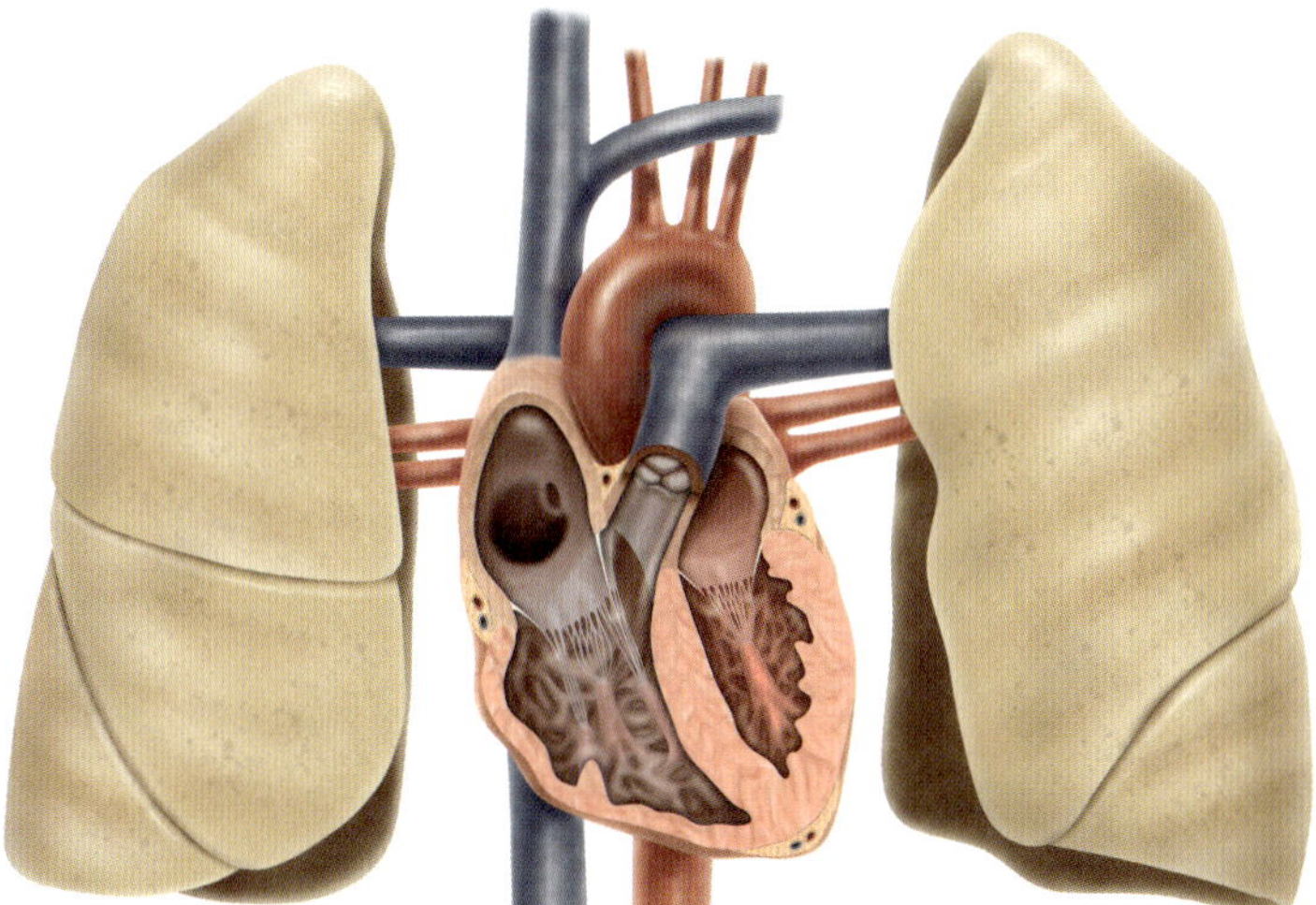

心臓がポンプとなり、全身の血管に血液を送る

心血管系は、心臓と血管から成る血液の回路。心臓が血液のポンプとして機能し、血管を介して全身の細胞に血液を送り、酸素や栄養を届ける。

心臓の拍動のたびに70～80 mLの血液が送り出される

生物にとって、酸素や栄養素をどのように輸送するかは重要な問題である。微小な生物は、濃度勾配《こうばい》による自然な分子移動、すなわち「**拡散**」を利用している。ヒトも血液と細胞間の物質移動は拡散でおこなっているが、全身の輸送には時間がかかりすぎる。そこで発達したのが、**心血管系**だ。

心血管系は、**心臓**、**動脈**、**毛細血管**、**静脈**から成る閉鎖回路で、そのなかを血液が循環している。血液循環の原動力となるのは、心臓の**拍動**だ。1回の拍動で70～80mLの血液を送り出して、酸素や栄養素をすみやかに組織に送り届け、代謝で生じた二酸化炭素や老廃物を運び去る。この血液循環は、**ホルモン**や**神経伝達物質**、**電解質**、**薬物**などの輸送や、熱の分配も担っている。

心臓から拍出された血液が全身の動静脈を巡る

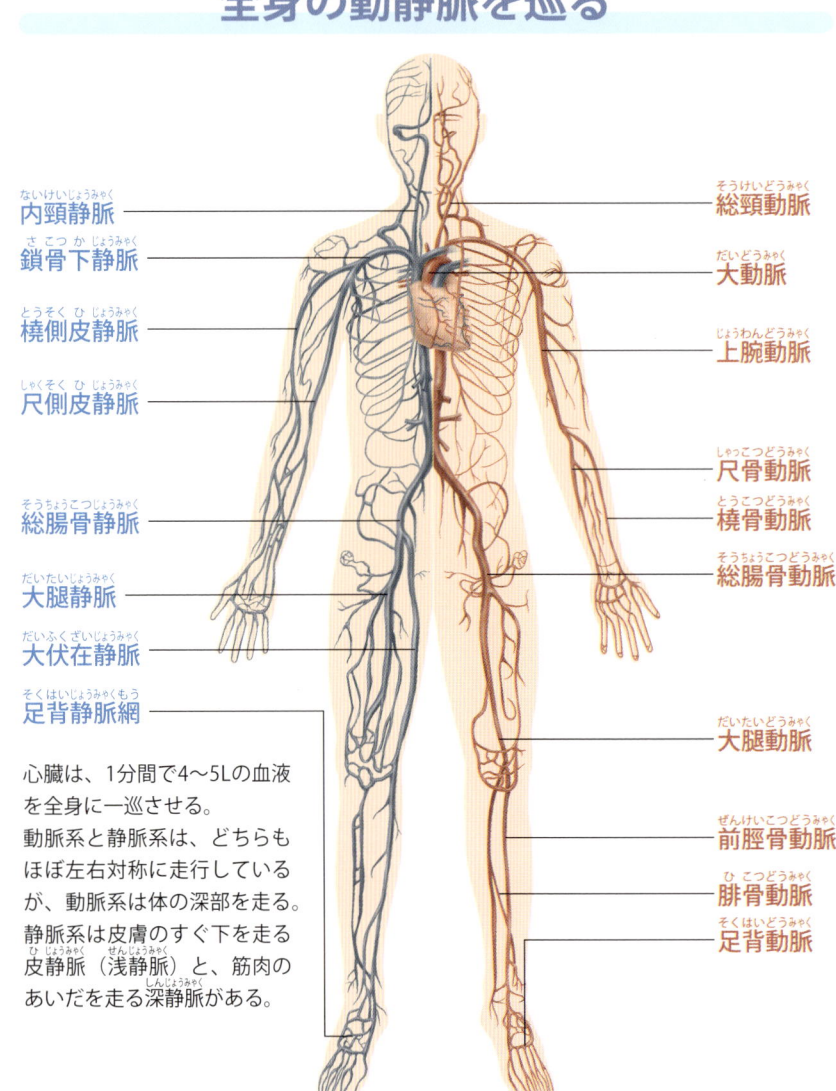

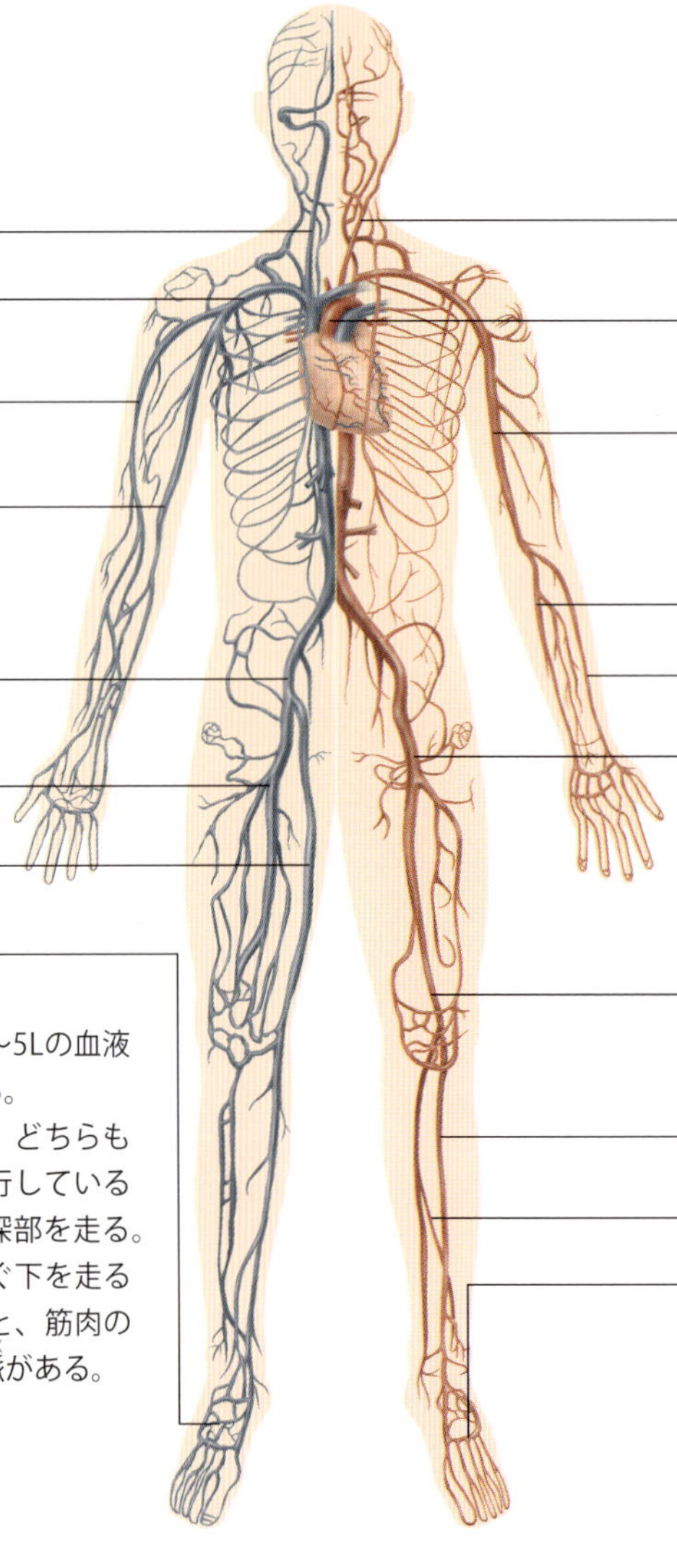

心臓は、1分間で4～5Lの血液を全身に一巡させる。動脈系と静脈系は、どちらもほぼ左右対称に走行しているが、動脈系は体の深部を走る。静脈系は皮膚のすぐ下を走る皮静脈《ひじょうみゃく》（浅静脈《せんじょうみゃく》）と、筋肉のあいだを走る深静脈《しんじょうみゃく》がある。

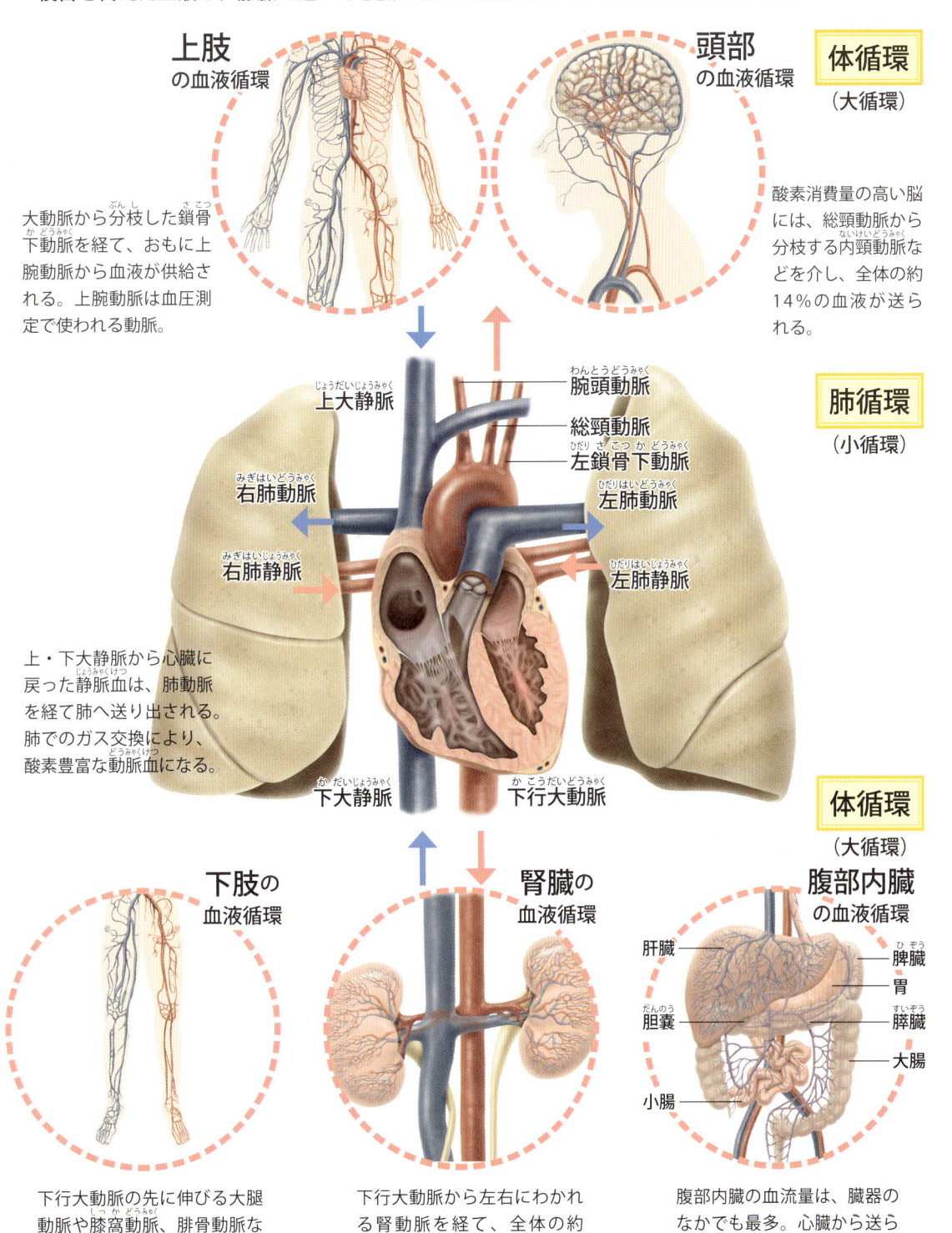

血液循環には「大循環」「小循環」がある

心臓内の血液は、動脈を経由して全身に送られ、酸素や栄養素を届けている。全身で役目を終えた血液は、静脈を通って心臓に戻り、肺循環で再び酸素豊富な血液となる。

体循環
（大循環）

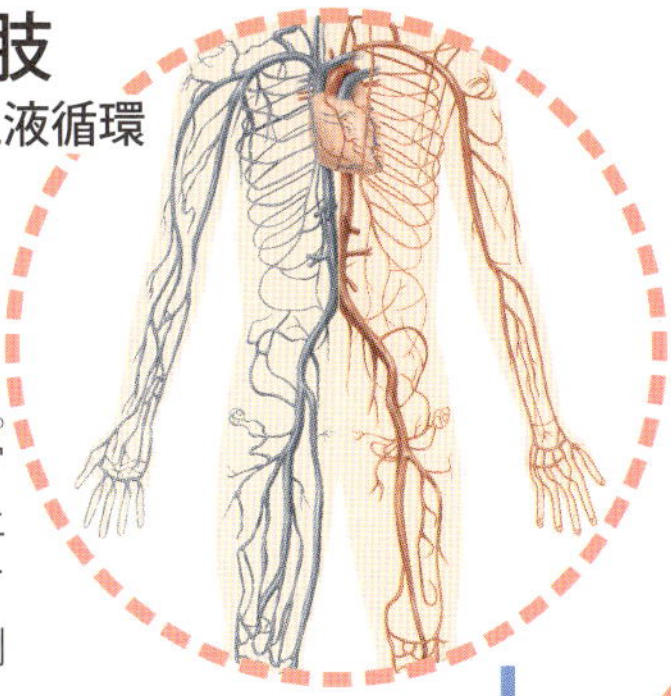
上肢
の血液循環

大動脈から分枝《ぶんし》した鎖骨《さこつ》下動脈《かどうみゃく》を経て、おもに上腕動脈から血液が供給される。上腕動脈は血圧測定で使われる動脈。

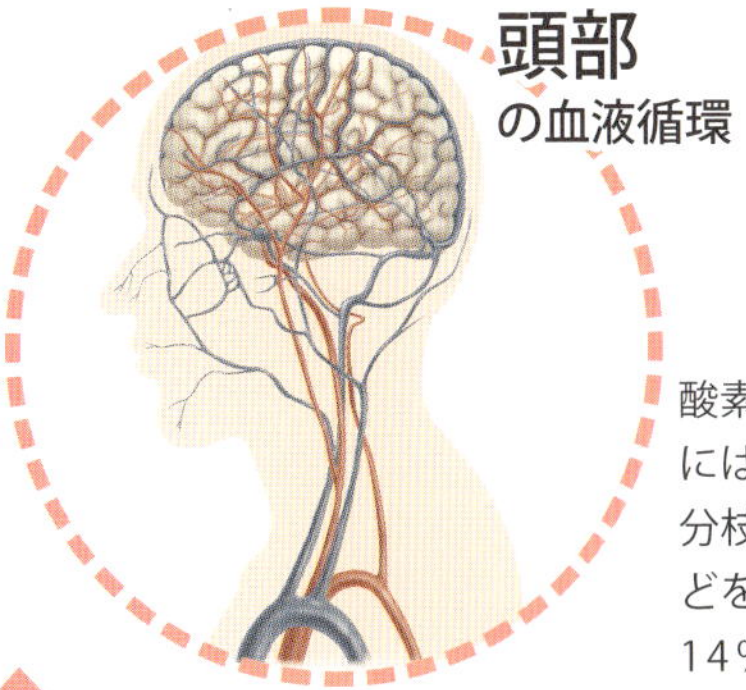
頭部
の血液循環

酸素消費量の高い脳には、総頸動脈から分枝する内頸動脈《ないけいどうみゃく》などを介し、全体の約14％の血液が送られる。

肺循環
（小循環）

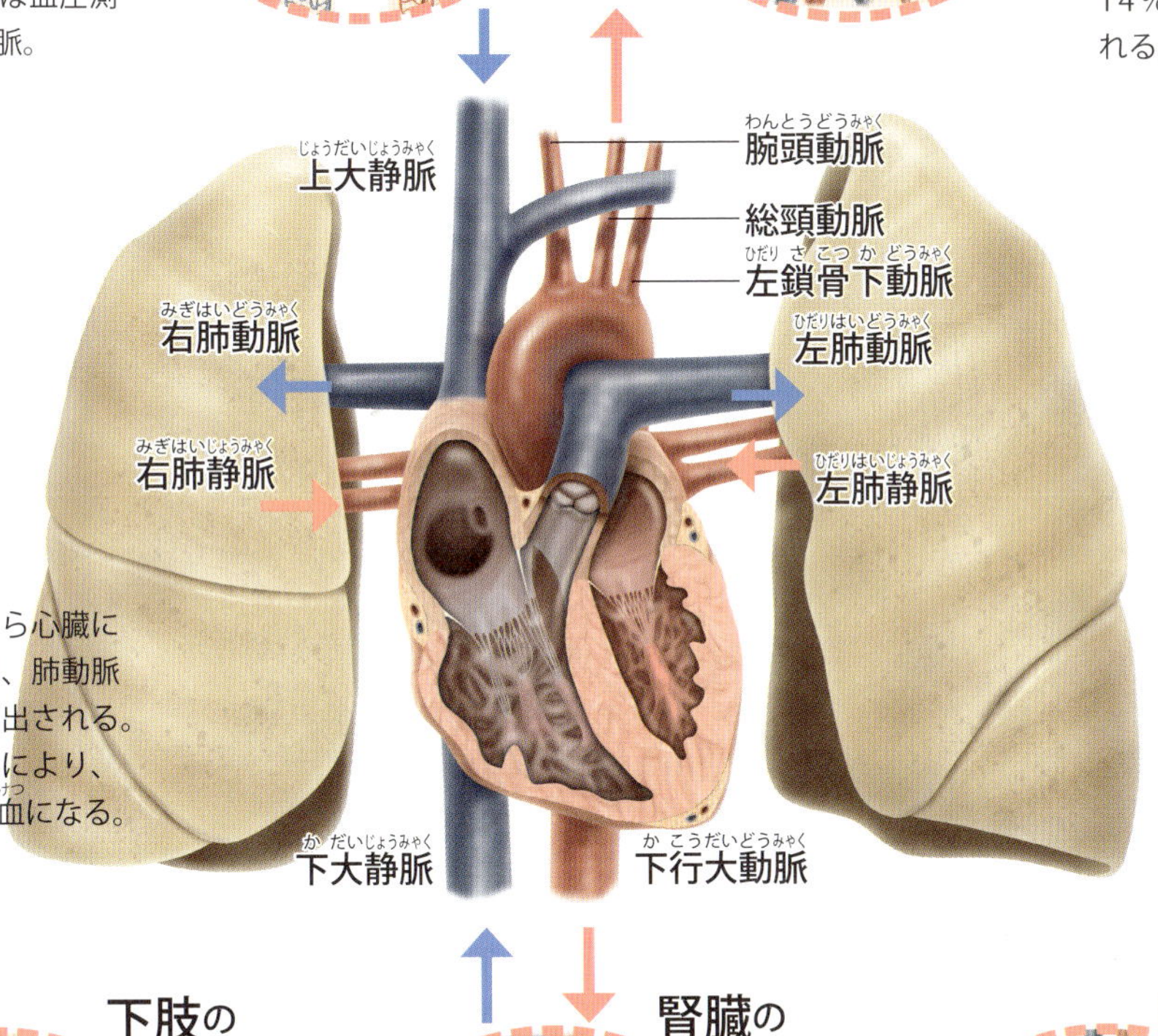
上大静脈《じょうだいじょうみゃく》
腕頭動脈《わんとうどうみゃく》
総頸動脈
左《ひだり》鎖《さ》骨《こつ》下《か》動脈《どうみゃく》
右肺動脈《みぎはいどうみゃく》
左肺動脈《ひだりはいどうみゃく》
右肺静脈《みぎはいじょうみゃく》
左肺静脈《ひだりはいじょうみゃく》
下《か》大静脈《だいじょうみゃく》
下《か》行大動脈《こうだいどうみゃく》

上・下大静脈から心臓に戻った静脈血《じょうみゃくけつ》は、肺動脈を経て肺へ送り出される。肺でのガス交換により、酸素豊富な動脈血《どうみゃくけつ》になる。

体循環
（大循環）

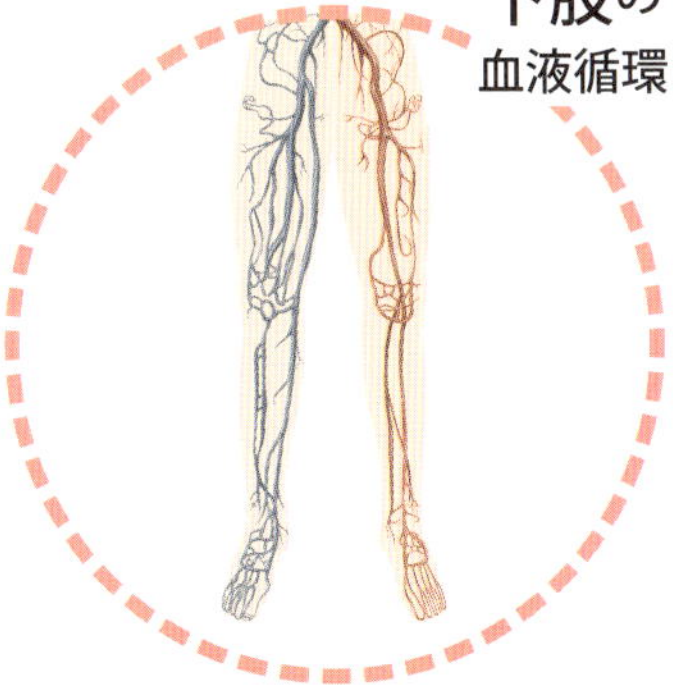
下肢の
血液循環

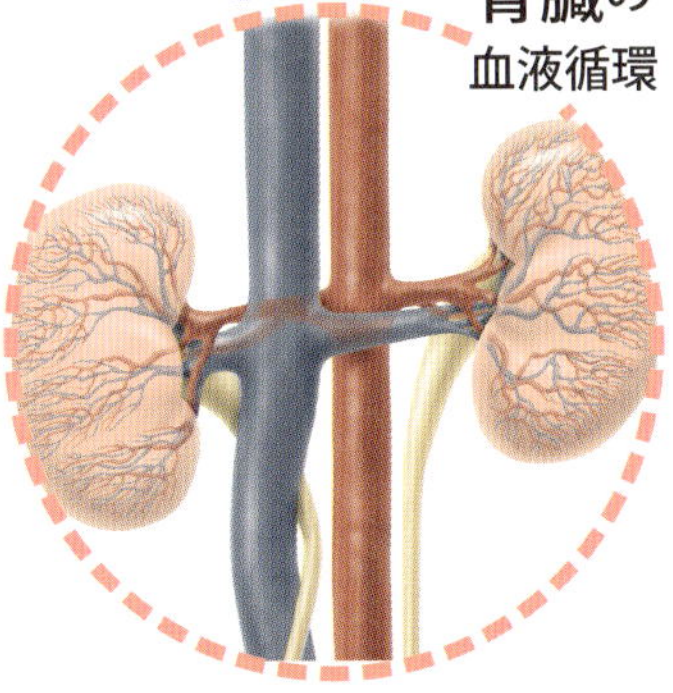
腎臓の
血液循環

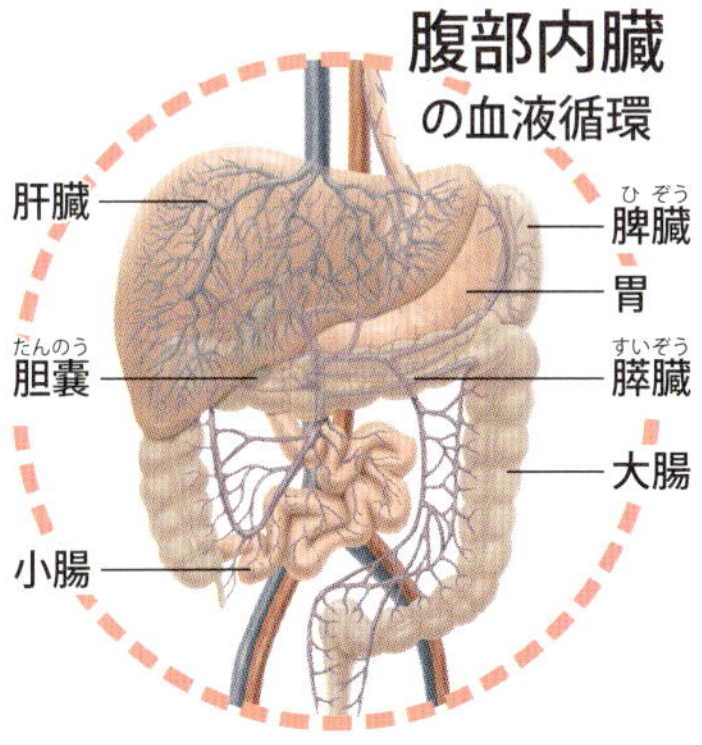
腹部内臓
の血液循環
肝臓
脾臓《ひぞう》
胃
胆嚢《たんのう》
膵臓《すいぞう》
大腸
小腸

下行大動脈の先に伸びる大腿動脈や膝窩動脈《しっかどうみゃく》、腓骨動脈などから血液が供給される。

下行大動脈から左右にわかれる腎動脈を経て、全体の約20％の血流が供給されている。

腹部内臓の血流量は、臓器のなかでも最多。心臓から送られる血液の20〜25％を占める。

心臓は筋性の臓器。形は円錐形に近い

心臓は、心筋細胞で構成される筋肉の臓器である。形は円錐形に近く、円錐の底面にあたる部分を「心基部」、少しとがった先端側を「心尖」という。

正面から見ると、右心室が多くを占める

心臓は、胸骨の裏、ほぼ中央に位置する。上部が後方に傾き、中心線も左右に傾いているため、正面（胸肋面《きょうろくめん》）の大部分は右心室（右室）で占められる。

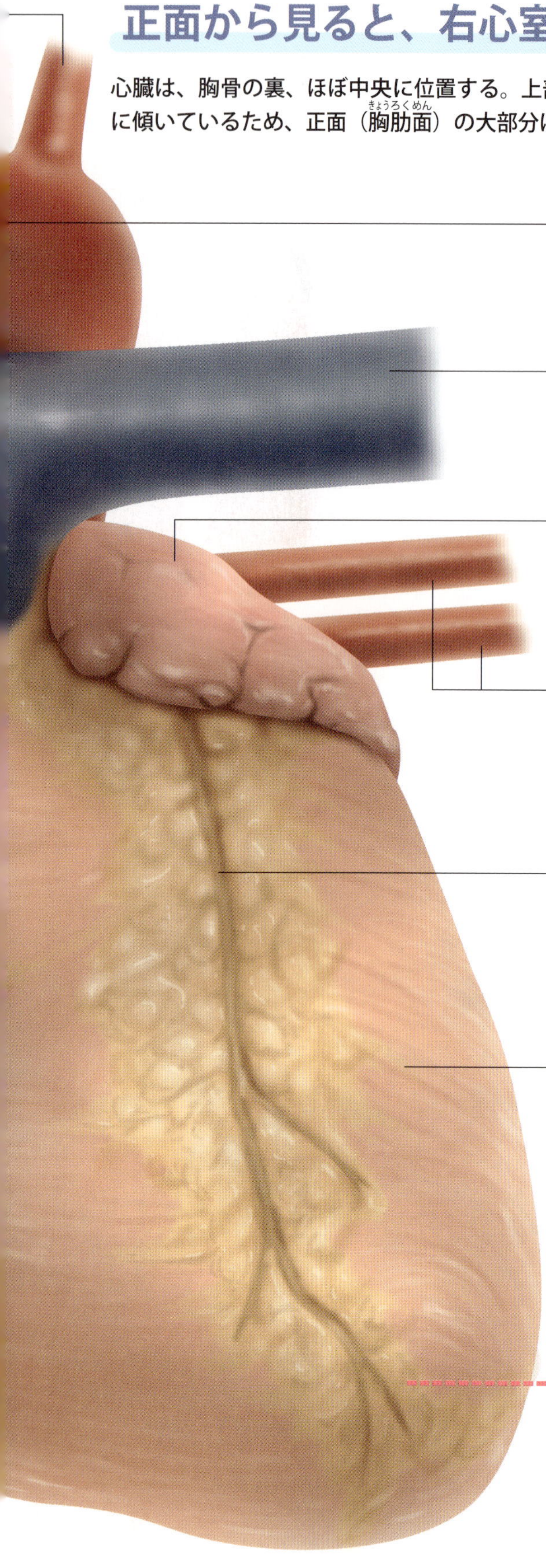

動脈管索《どうみゃくかんさく》
Ligamentum arteriosum
胎生期の大動脈《だいどうみゃく》と肺動脈《はいどうみゃく》をつなぐ血行路が、生後、閉鎖したもの。

左肺動脈《ひだりはいどうみゃく》
Left pulmonary artery
右室から左肺へ、静脈血《じょうみゃくけつ》を送り出す血管。

左心耳《さしんじ》
Left auricle
左心房《さしんぼう》（左房《さぼう》）の一部で袋状に突出した部分。肺動脈幹《はいどうみゃくかん》の基部にある。

左肺静脈《ひだりはいじょうみゃく》
Left pulmonary veins
左肺から、左房へ動脈血《どうみゃくけつ》を送り込む血管。

前室間溝《ぜんしつかんこう》
Anterior interventricular sulcus
右室と左室の境界にあたる溝。主要な冠動脈《かんどうみゃく》（→ P12）が走る。

左心室《さしんしつ》（左室《さしつ》）
Left ventricle
強い収縮により、全身に動脈血を送り出す。右室より壁が厚い。

心尖《しんせん》 Apex of heart
左心室の尖端部分で、ふれると拍動がわかる。心尖の反対側は心臓の後部で「心基部《しんきぶ》（心底《しんてい》）」という。

左鎖骨下動脈《ひだりさこつかどうみゃく》 Left subclavian artery

大動脈弓から3番目に分枝《ぶんし》する動脈で、左上肢《ひだりじょうし》（左上半身）に血液を供給する。

左総頸動脈《ひだりそうけいどうみゃく》 Left common carotid artery

大動脈弓から2番目に分枝し、左の頭頸部《とうけいぶ》に血液を供給する。

腕頭動脈《わんとうどうみゃく》 Brachiocephalic trunk

大動脈弓からいちばんはじめに分枝。右側の頭部と腕に血液を供給する。

大動脈弓《だいどうみゃくきゅう》 Arch of aorta

上行大動脈《じょうこうだいどうみゃく》からつづいて左後方へ弯曲《わんきょく》。ここから3本の動脈が分枝する。

上大静脈《じょうだいじょうみゃく》 Superior vena cava

上半身を巡った静脈血を集めて、右心房《うしんぼう》（右房《うぼう》）へ運ぶ血管。

右肺動脈《みぎはいどうみゃく》 Right pulmonary artery

右室から、右肺へ静脈血を送り出す血管。

心基部、心尖と3つの面で構成される

心臓は空洞の**筋性臓器**で、重さは成人で250～300g。握りこぶしほどの大きさだ。円錐形に近く、とがっているほうを「**心尖《しんせん》**」、太いほうを「**心基部《しんきぶ》（心底《しんてい》）**」とよぶ。また、心臓を胸骨《きょうこつ》裏側から見た面を**胸肋面《きょうろくめん》**、横隔膜《おうかくまく》側から見た面を**横隔面《おうかくめん》**、左肺側から見た面を**肺面**としている。

心臓表面には血管や脂肪があるが、それらも含めて心臓全体を包んでいるのが「**心膜（心嚢《しんのう》）**」だ。いちばん外側には袋状の強靭な線維性心膜があり、その内側は「壁《へき》側板《そくばん》」と「臓側板《ぞうそくばん》（心外膜《しんがいまく》）」という薄い漿膜性心膜《しょうまくせいしんまく》が二重になっている。ふたつの心膜のすき間（心膜腔《しんまくくう》）には、「**心膜液**」があり、心臓の円滑な拍動を助けている。

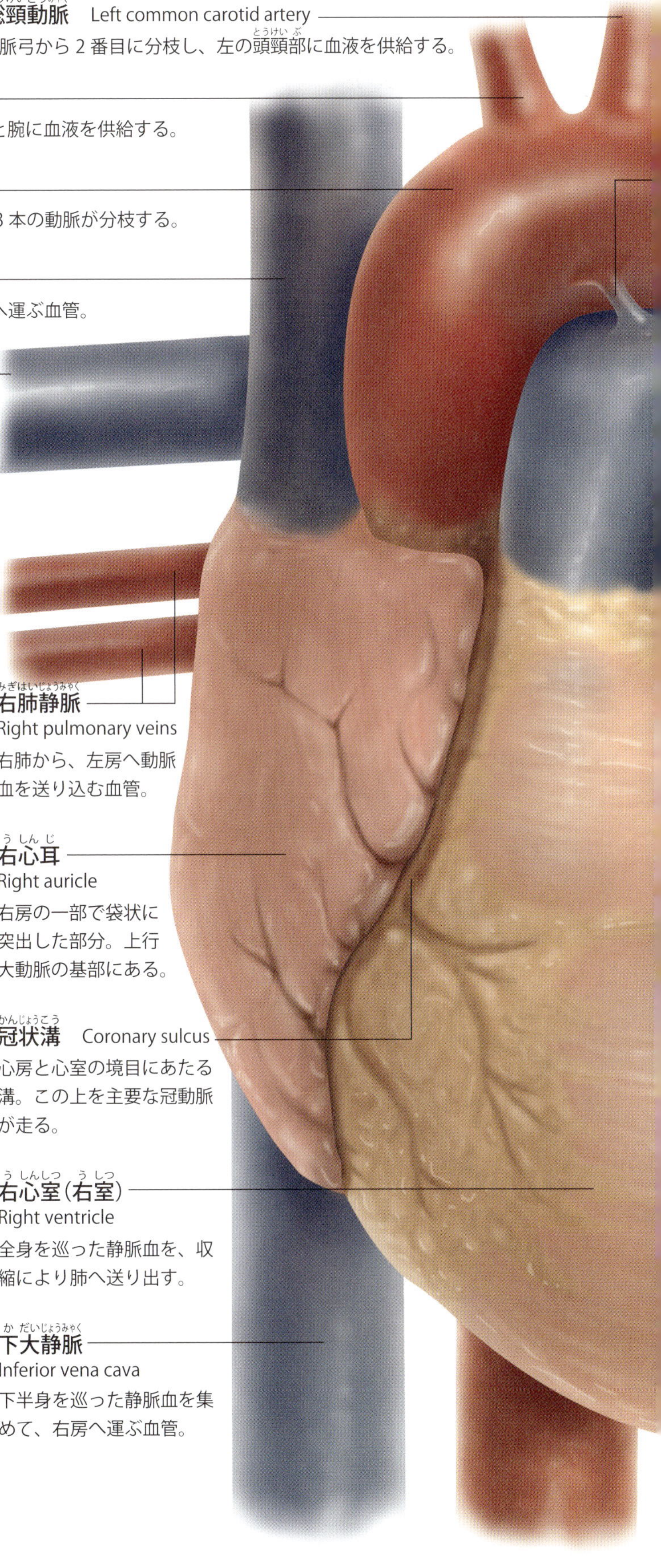

右肺静脈《みぎはいじょうみゃく》
Right pulmonary veins
右肺から、左房へ動脈血を送り込む血管。

右心耳《うしんじ》
Right auricle
右房の一部で袋状に突出した部分。上行大動脈の基部にある。

冠状溝《かんじょうこう》 Coronary sulcus
心房と心室の境目にあたる溝。この上を主要な冠動脈が走る。

右心室《うしんしつ》（右室《うしつ》）
Right ventricle
全身を巡った静脈血を、収縮により肺へ送り出す。

下大静脈《かだいじょうみゃく》
Inferior vena cava
下半身を巡った静脈血を集めて、右房へ運ぶ血管。

心臓に血液を供給するのは、冠動脈

全身の細胞だけでなく、心臓の細胞にも、酸素や栄養の供給が不可欠だ。その役割を果たすのが、心臓をとり巻くように走る冠動脈である。

冠動脈と冠静脈が心臓をとり巻く

大動脈が分岐（枝分かれ）して心臓全体をとり巻き、
心臓を構成する心筋に血液を供給している。

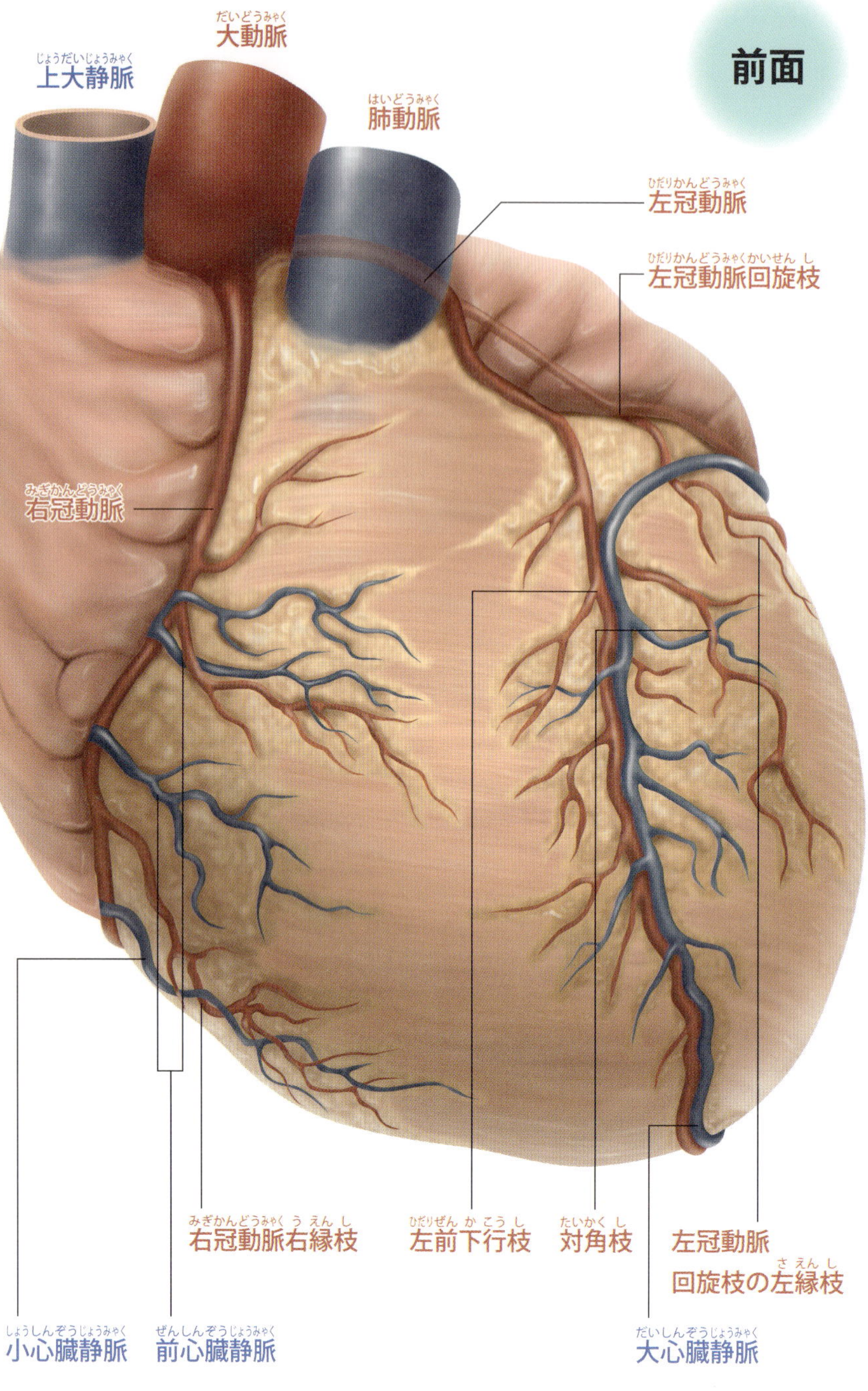
前面
大動脈《だいどうみゃく》
上大静脈《じょうだいじょうみゃく》
肺動脈《はいどうみゃく》
左冠動脈《ひだりかんどうみゃく》
左冠動脈回旋枝《ひだりかんどうみゃくかいせんし》
右冠動脈《みぎかんどうみゃく》
右冠動脈右縁枝《みぎかんどうみゃくうえんし》
左前下行枝《ひだりぜんかこうし》
対角枝《たいかくし》
左冠動脈
回旋枝の左縁枝《さえんし》
小心臓静脈《しょうしんぞうじょうみゃく》
前心臓静脈《ぜんしんぞうじょうみゃく》
大心臓静脈《だいしんぞうじょうみゃく》

左右の冠動脈は大動脈洞《だいどうみゃくどう》（大動脈の膨大部《ぼうだいぶ》）から分岐し、枝分かれしながら、血管網を形成。心臓を構成する心筋細胞に血液を送り、酸素と栄養を供給する。なお、冠動脈の$^{2}/_{3}$は、心筋内を走行している。

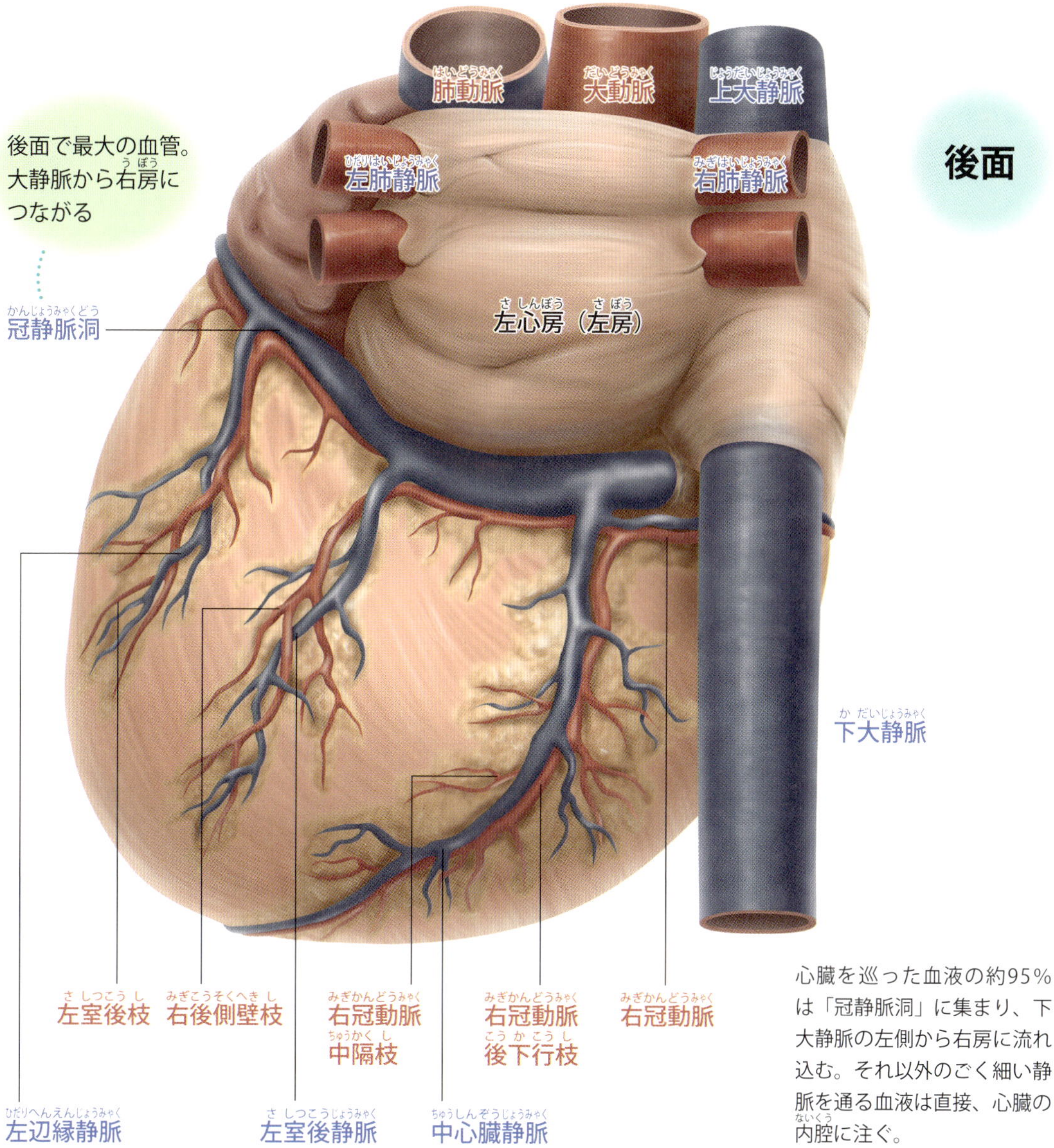
後面
肺動脈《はいどうみゃく》
大動脈《だいどうみゃく》
上大静脈《じょうだいじょうみゃく》
左肺静脈《ひだりはいじょうみゃく》
右肺静脈《みぎはいじょうみゃく》
後面で最大の血管。
大静脈から右房《うぼう》に
つながる
冠静脈洞《かんじょうみゃくどう》
左心房《さしんぼう》（左房《さぼう》）
下大静脈《かだいじょうみゃく》
左室後枝《さしつこうし》
右後側壁枝《みぎこうそくへきし》
右冠動脈《みぎかんどうみゃく》
中隔枝《ちゅうかくし》
右冠動脈《みぎかんどうみゃく》
後下行枝《こうかこうし》
右冠動脈《みぎかんどうみゃく》
左辺縁静脈《ひだりへんえんじょうみゃく》
左室後静脈《さしつこうじょうみゃく》
中心臓静脈《ちゅうしんぞうじょうみゃく》

心臓を巡った血液の約95%は「冠静脈洞」に集まり、下大静脈の左側から右房に流れ込む。それ以外のごく細い静脈を通る血液は直接、心臓の内腔《ないくう》に注ぐ。

酸素消費量が多く血管網が発達している

血液のポンプとして働く心臓は、大量の**酸素**を必要とする。とくに運動時は、安静時の5倍近くもの酸素供給が必要だ。それを可能にしているのが、2本の「**冠動脈《かんどうみゃく》（冠状動脈）**」を中心に、心臓全体に密に張り巡らされた**血管網**である。心筋細胞1個につき、およそ1本の毛細血管が存在する。

ただし、動脈どうしの吻合《ふんごう》が不十分なため融通がきかず、1本の血管の狭窄《きょうさく》や閉塞が重大な影響をおよぼす。そのため冠動脈は**機能的終末動脈**ともよばれている。

また、冠動脈の走行には個人差がある。心臓後壁《こうへき》への栄養は**右冠動脈《みぎかんどうみゃく》**が分枝した**後《こう》下《か》行《こう》枝《し》**が担うことが多いが（右優位型）、左右の冠動脈で栄養するタイプ（バランス型）や、**左冠動脈《ひだりかんどうみゃく》**の後下行枝が栄養するタイプ（左優位型）もある。

心臓を巡った血液のほとんどは**大心臓静《だいしんぞうじょう》脈《みゃく》**や**中心臓静脈《ちゅうしんぞうじょうみゃく》**などから、心臓後面を走る**冠静脈洞《かんじょうみゃくどう》**に集まり、右房《うぼう》へ戻る。この心臓の血液循環を**冠循環《かんじゅんかん》**といい、安静時には6～8秒で血液が一巡する。

内部には4つの腔があり、右心系、左心系にわけられる

心臓の内部を見ると、血液のポンプとしての機能がよくわかる。内部は4つの腔にわかれ、血液を強く押し出す役割を心室が担っている。

左心系は体循環、右心系は肺循環を司る

下図は左心系がよく見えるよう、大動脈弓に平行に切断した図（肺動脈幹《はいどうみゃくかん》は省略）。左図は右心系を見るため、肺動脈と上大静脈の基部で切断した図。

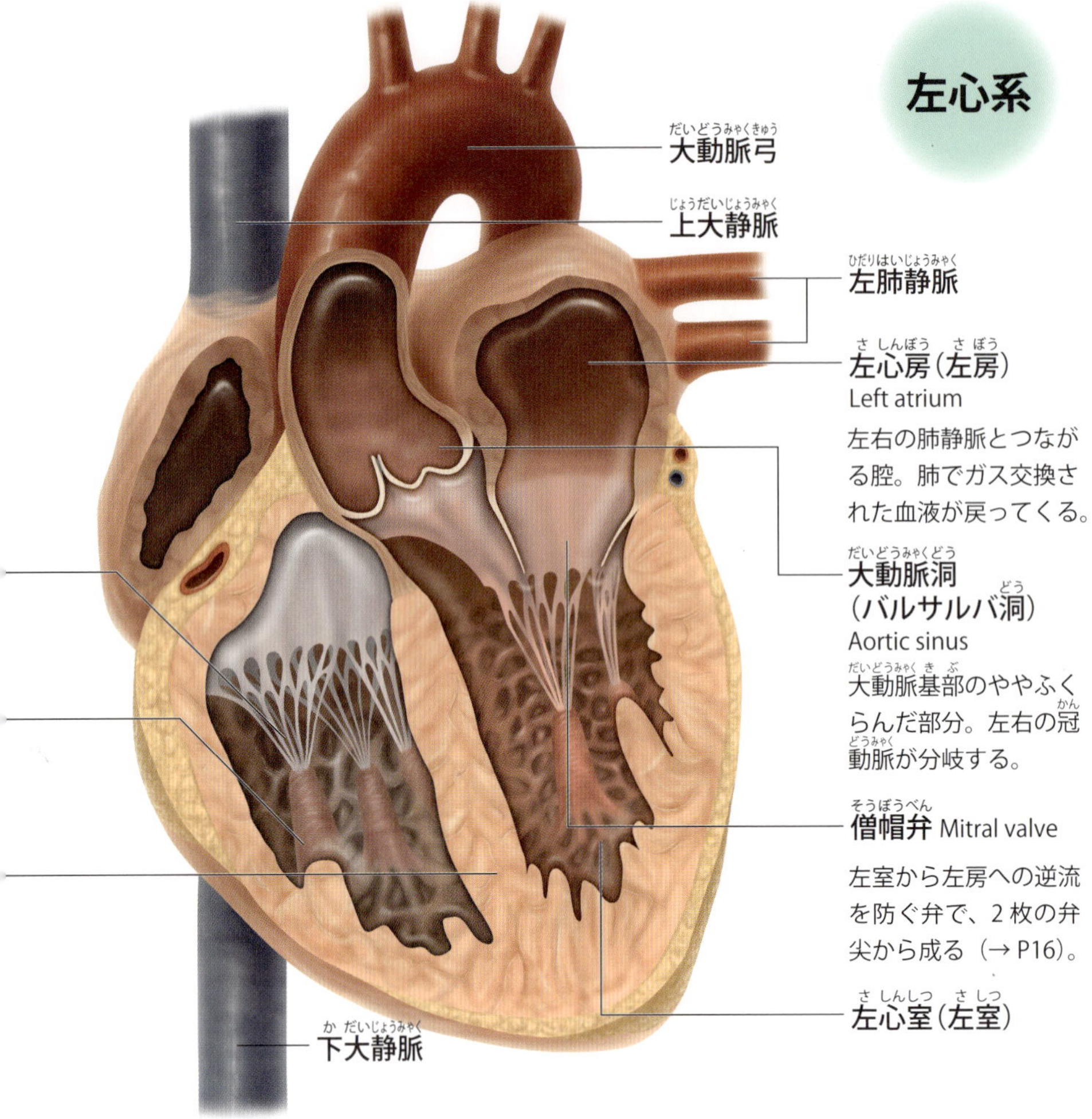
左心系
大動脈弓《だいどうみゃくきゅう》
上大静脈《じょうだいじょうみゃく》
左肺静脈《ひだりはいじょうみゃく》
左心房《さしんぼう》（左房《さぼう》）
Left atrium
左右の肺静脈とつながる腔。肺でガス交換された血液が戻ってくる。
大動脈洞《だいどうみゃくどう》
（バルサルバ洞《どう》）
Aortic sinus
大動脈基部《だいどうみゃくきぶ》のややふくらんだ部分。左右の冠《かん》動脈《どうみゃく》が分岐する。
僧帽弁《そうぼうべん》 Mitral valve
左室から左房への逆流を防ぐ弁で、2枚の弁尖から成る（→ P16）。
左心室《さしんしつ》（左室《さしつ》）
下大静脈《かだいじょうみゃく》

全身の血液は右心系に、肺からの血液は左心系に入る

心臓の内部は、右心房《うしんぼう》（右房《うぼう》）、右心室《うしんしつ》（右室《うしつ》）、左心房《さしんぼう》（左房《さぼう》）、左心室《さしんしつ》（左室《さしつ》）の4つの部屋にわかれている。ポンプとして働くのは右室と左室で、左右の心房は、血液をためる貯血槽となる。

肺循環を担うのが「**右心系**」だ。全身を巡った静脈血《じょうみゃくけつ》は、上大静脈口《じょうだいじょうみゃくこう》・下大静脈口《かだいじょうみゃくこう》から右房に戻る。その後、右室の収縮により、肺動脈《はいどうみゃく》から肺に送られる。

一方、体循環を担うのが「**左心系**」だ。肺でガス交換を終えた動脈血《どうみゃくけつ》は、肺静脈《はいじょうみゃく》から左房に入り、左室の収縮によって、大動脈から全身に送り出される。

心室内面には「**肉柱《にくちゅう》**」という多数の筋性の束が不規則に突出し、とくに発達した「**乳《にゅう》頭筋《とうきん》**」が房室弁《ぼうしつべん》の開閉に関与する（→P16）。

右心系

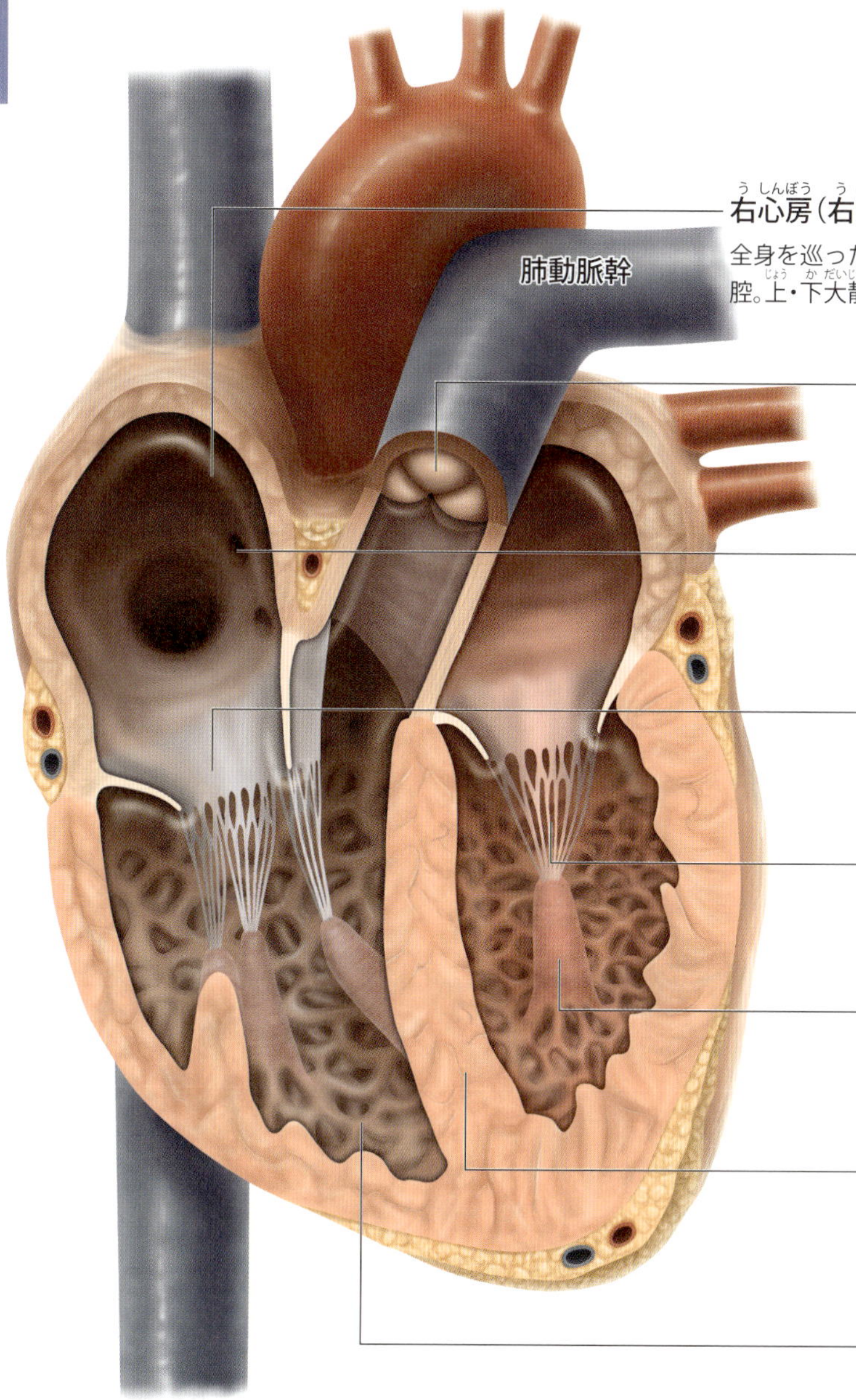

右《う》心房《しんぼう》（右《う》房《ぼう》） Right atrium

全身を巡った静脈血《じょうみゃくけつ》が戻ってくる腔。上《じょう》・下《か》大静脈《だいじょうみゃく》とつながっている。

肺動脈弁《はいどうみゃくべん》 Pulmonary valve

右室と肺動脈を仕切る弁。半月状の、3枚の弁尖《べんせん》から成る。

卵円窩《らんえんか》 Fossa ovalis

左右の心房を隔てる心房中隔《しんぼうちゅうかく》にある、楕円形のくぼみ。胎児期の卵円孔の痕跡。

三尖弁《さんせんべん》 Tricuspid valve

右室から右房への逆流を防ぐ弁で、3枚の弁尖から成る。

腱索《けんさく》 Chordae tendineae

弁尖の先と乳頭筋をつないでいる、ひも状の組織。

乳頭筋《にゅうとうきん》 Papillary muscle

心室の壁から突き出ている円錐状の肉《にく》柱《ちゅう》。腱索を介して房室弁《ぼうしつべん》を開閉する。

心室中隔《しんしつちゅうかく》 Interventricular septum

左右の心室を隔てる壁。左室のほうが圧が強いため右室側に張り出している。

右《う》心室《しんしつ》（右《う》室《しつ》）

左室の壁は右室の3倍も厚い

心房と**心室**の大部分は**筋肉**でできているが、心室の筋肉は心房のそれより厚い。また、**右室**と**左室**でも、筋肉の厚さは違う。右室の内圧が25～30㎜Hgと低いのに対し、収縮時の左室では120～140㎜Hgもの高圧になる。長距離・高圧の体循環に耐えられるよう、左室の壁のほうが厚く、右室の約3倍となっている。

もうひとつ重要なのは、心房と心室の筋肉が、直接つながっていない点だ。心房と心室が同時に収縮すると、血液を送り出せない。連動しながらも、別々に収縮する必要がある。そこで、「**線維輪《せんいりん》**」（↓P16）という結合組織をベースに、上部に心房、下部に心室がくっついた構造になっている。

線維輪は4つの弁をとり囲むようにある組織で、**心室中隔《しんしつちゅうかく》**の上部（膜性部《まくせいぶ》）も線維輪にくっついている。心臓全体を支えているため、線維性骨格ともよばれる。絶縁体としても機能し、線維輪のなかを通る**刺激伝導系**（ヒス束《そく》↓P22）以外は、電気的信号が伝わらないようになっている。

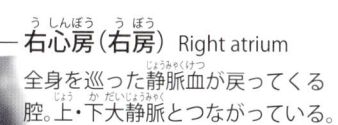

弁の開閉によって血流がコントロールされる

心臓の血液が血管に逆流するのを防ぎ、心房と心室の血流をわけるのが、弁の役割だ。血液の圧が高まると弁が開口し、血液を通過させる。

心房をとり除くと、弁の開閉がよく見える

心房をとり除き、大動脈・肺動脈の基部で切断して上から見た図。
弁の縁を囲むのが「線維輪《せんいりん》」で、心房と心室をつないでいる。

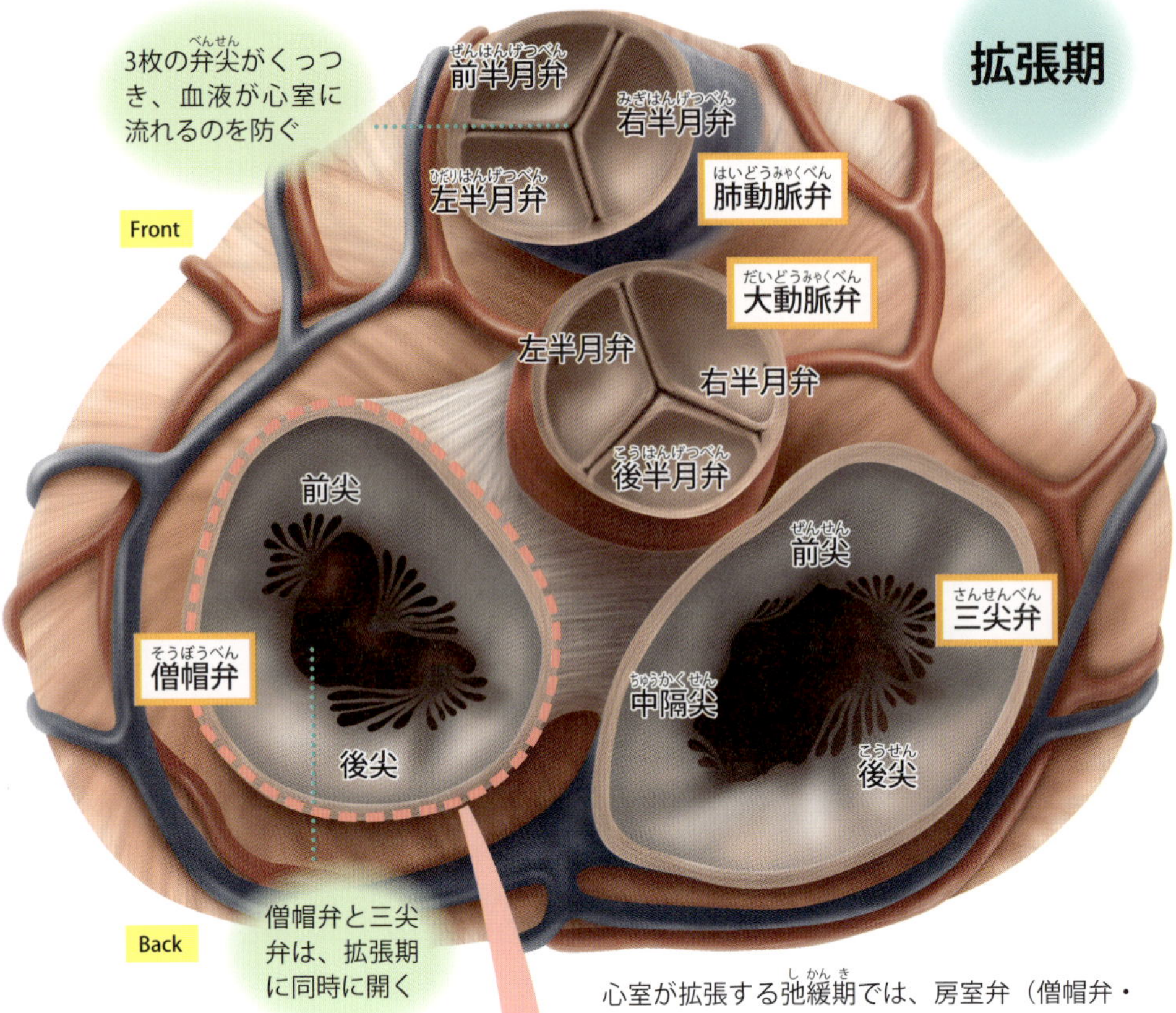
拡張期
3枚の弁尖《べんせん》がくっつき、血液が心室に流れるのを防ぐ
前半月弁《ぜんはんげつべん》
右半月弁《みぎはんげつべん》
左半月弁《ひだりはんげつべん》
肺動脈弁《はいどうみゃくべん》
Front
大動脈弁《だいどうみゃくべん》
左半月弁
右半月弁
後半月弁《こうはんげつべん》
前尖
前尖《ぜんせん》
三尖弁《さんせんべん》
僧帽弁《そうぼうべん》
中隔尖《ちゅうかくせん》
後尖
後尖《こうせん》
Back
僧帽弁と三尖弁は、拡張期に同時に開く

心室が拡張する弛緩期《しかんき》では、房室弁（僧帽弁・三尖弁）が開き、心房から心室へ血液が流れる。大動脈や肺動脈から心室への逆流を防ぐため、半月弁（大動脈弁・肺動脈弁）は閉じる。

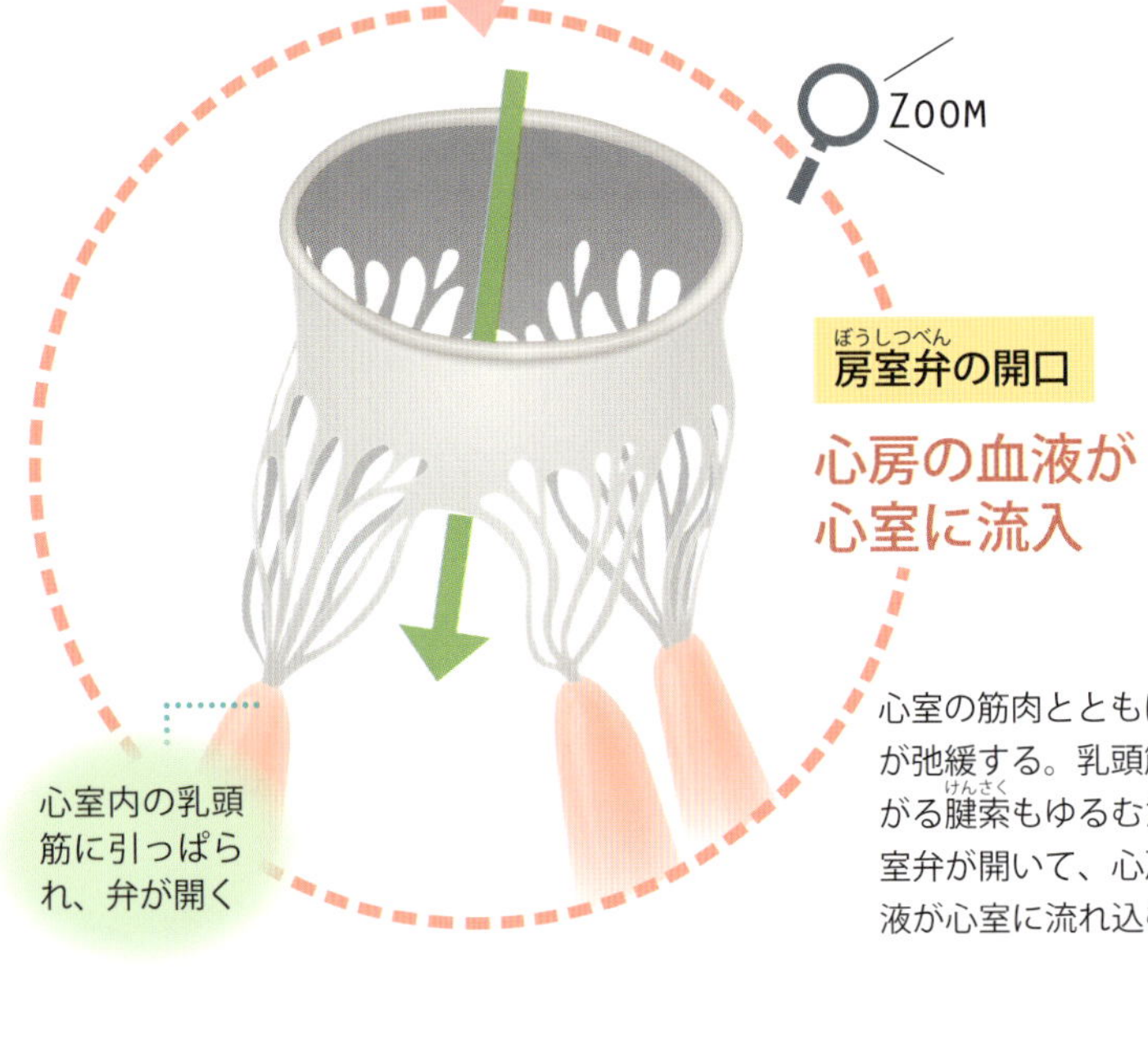
ZOOM
房室弁《ぼうしつべん》の開口
心房の血液が心室に流入
心室内の乳頭筋に引っぱられ、弁が開く

心室の筋肉とともに乳頭筋《にゅうとうきん》が弛緩する。乳頭筋とつながる腱索《けんさく》もゆるむため、房室弁が開いて、心房内の血液が心室に流れ込む。

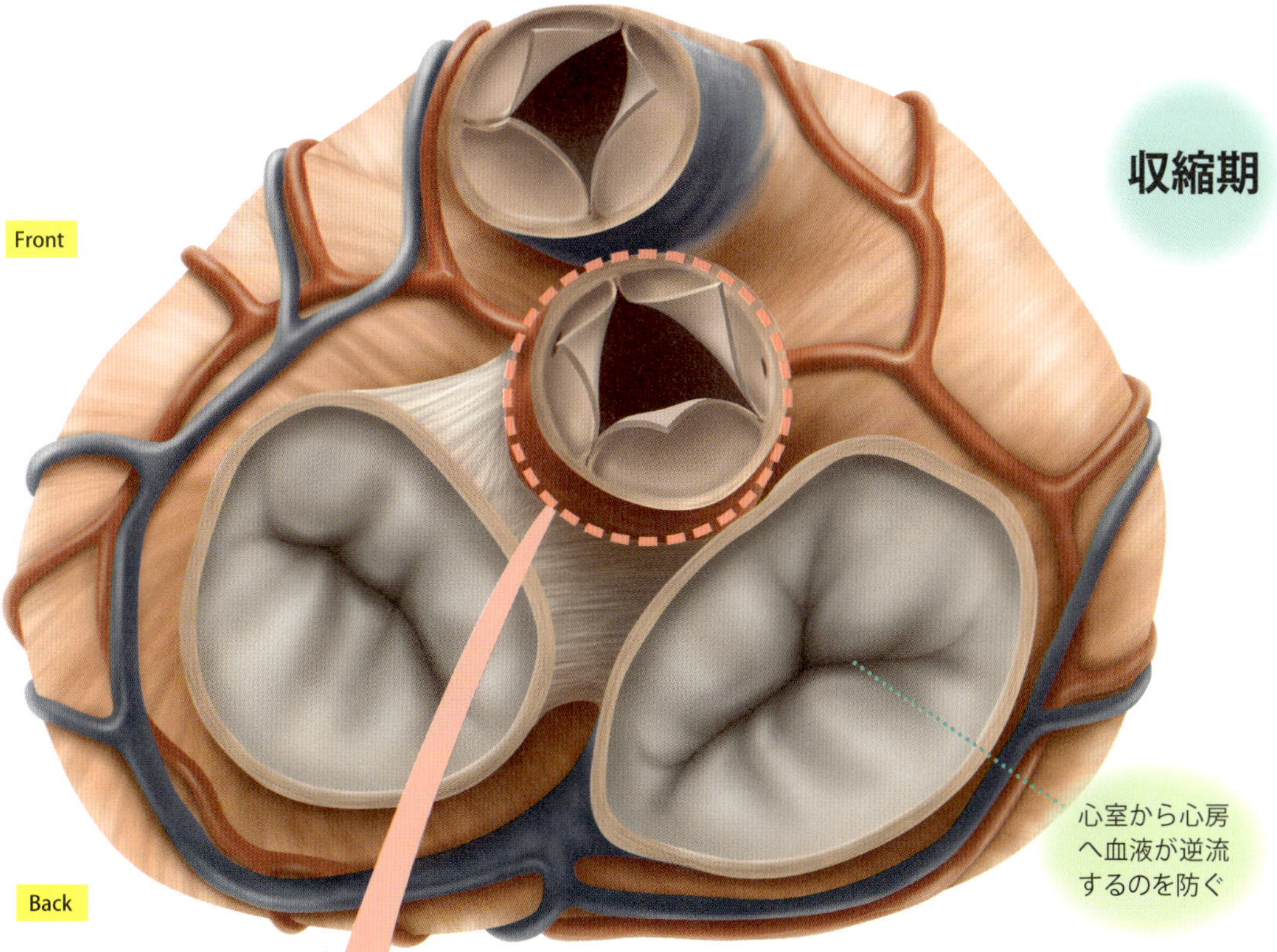

心室が収縮する収縮期では、半月弁（大動脈弁・肺動脈弁）が開いて、心室から大動脈や肺動脈へ血液が流れる。心室から心房への逆流を防ぐため、房室弁（僧帽弁・三尖弁）は閉じる。

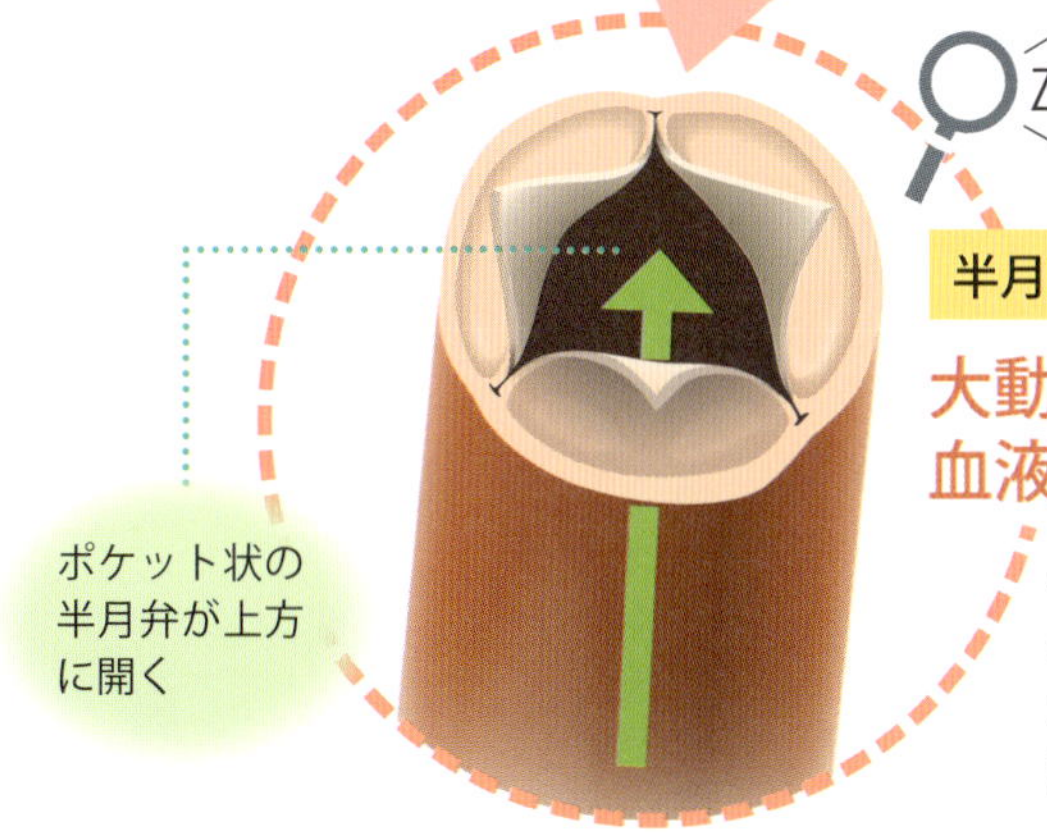

半月弁の開口

大動脈、肺動脈に血液が流出

心室の筋肉が大きく収縮すると、心室内圧が高まる。すると半月弁が上方に押し開かれ、心室内の血液が、大動脈や肺動脈に流れ出る。

心房・心室を区切る「房室弁」、動脈出口の「半月弁」がある

心臓には4つの「**弁**」があり、血液の逆流を防いでいる。薄い結合組織でできていて、筋肉はない。心臓の拍動にともなう圧変化に応じて、受動的に開閉している。

心房と心室間の逆流を防ぐのが**房室弁**《ぼうしつべん》だ。右房《うぼう》と右室《うしつ》を区切る弁は、3枚の弁尖《べんせん》から成るため、**三尖弁**《さんせんべん》とよばれる。左房と左室を区切る弁は**僧帽弁**《そうぼうべん》といい、2枚の弁尖から成る。

房室弁の弁尖の先には、ひも状の**腱索**《けんさく》がつながっており、これを心室から突き出た**乳頭筋**《にゅうとうきん》が引っぱっている。心室の収縮・弛《し》緩《かん》にともない、乳頭筋と腱索を介して弁が反転し、血液が逆流するのを防いでいる。

心臓と動脈間の逆流を防ぐのが**半月弁**《はんげつべん》で、大動脈出口にあるものを**大動脈弁**《だいどうみゃくべん》、肺動脈出口にあるものを**肺動脈弁**《はいどうみゃくべん》という。房室弁とは異なり、3枚の弁尖によるシンプルな構造で、大動脈側はポケット状になっている。動脈内の血液が逆流しようとしても、ポケット内に血液が充満するため、その圧で弁がぴったりと閉じる。

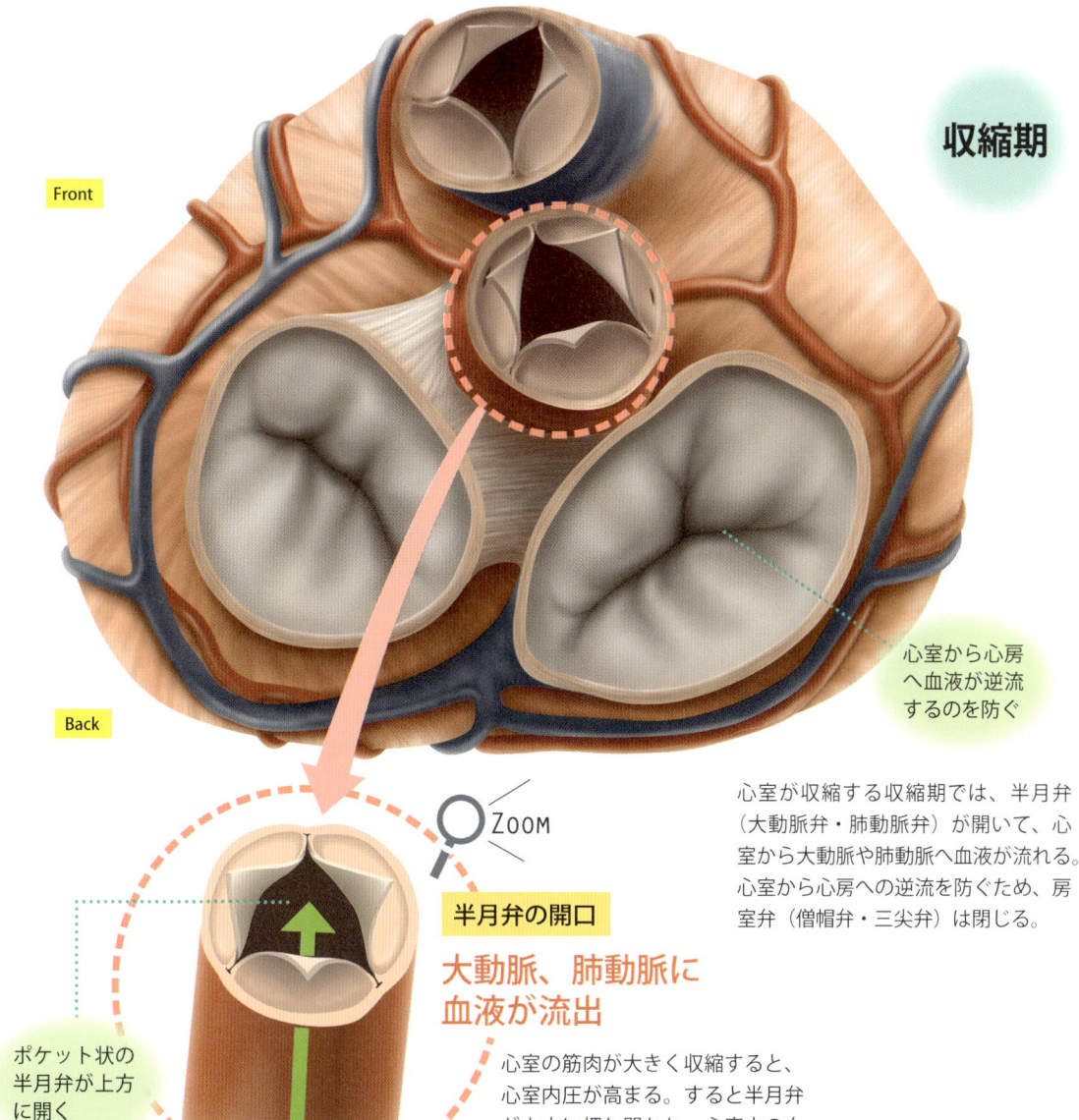

収縮と拡張をくり返し血液のポンプとして機能する

心臓は、収縮と拡張をくり返すことで、血液のポンプとして働く。まず心房が収縮し、ついで心室が収縮することで、血液を送り出す。

心周期は5つのステージにわけられる

心周期とは、収縮と拡張から成る1回の拍動のことで、5段階にわけられる。

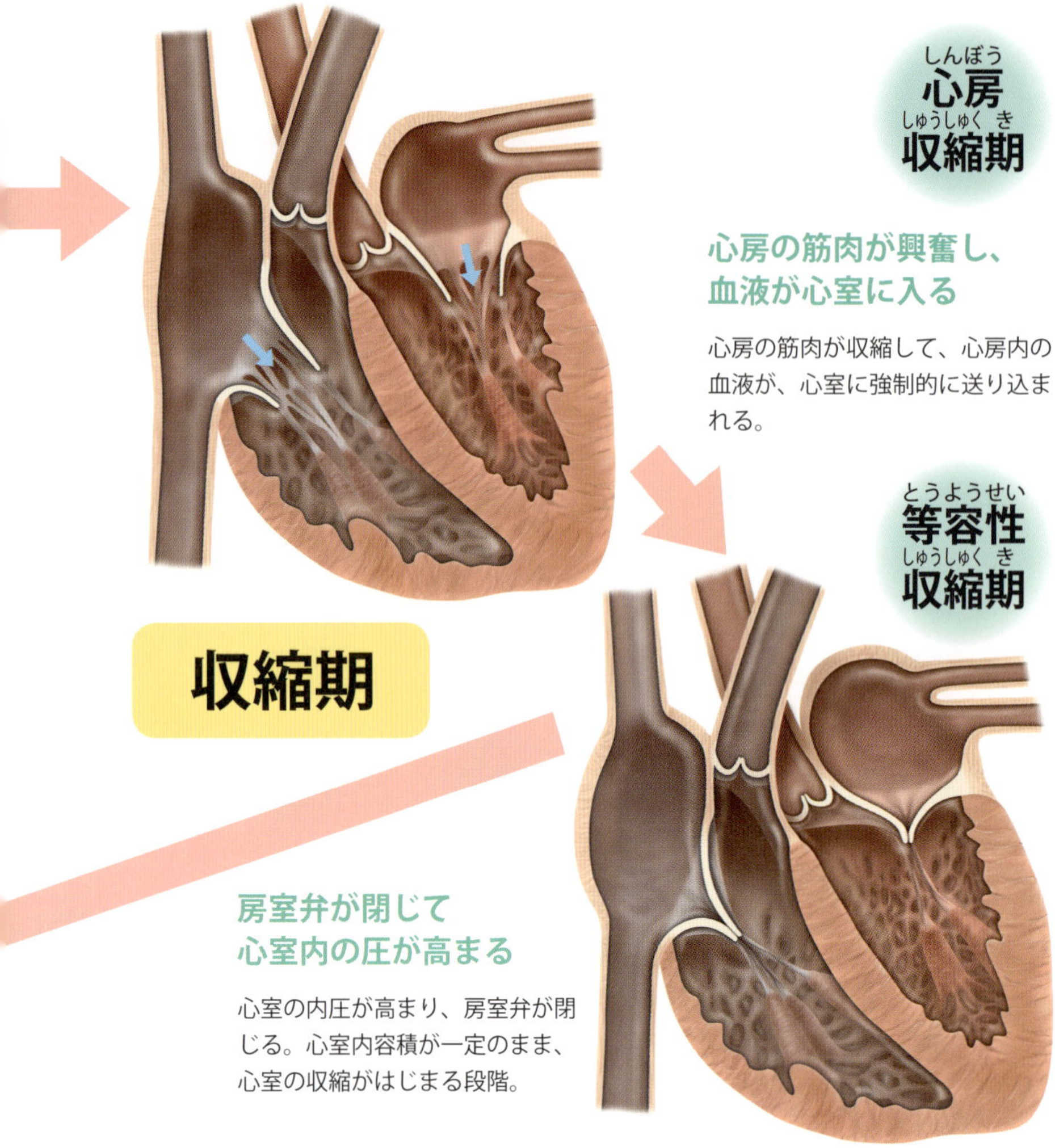
心房《しんぼう》
収縮期《しゅうしゅくき》
心房の筋肉が興奮し、血液が心室に入る
心房の筋肉が収縮して、心房内の血液が、心室に強制的に送り込まれる。
等容性《とうようせい》
収縮期《しゅうしゅくき》
収縮期
房室弁が閉じて心室内の圧が高まる
心室の内圧が高まり、房室弁が閉じる。心室内容積が一定のまま、心室の収縮がはじまる段階。

機械的活動によってポンプの役割を果たす

心臓は収縮と拡張をくり返して、全身に血液を送り出している。心臓のポンプとしての活動を、**「心周期」**という。

心周期は、**「心房《しんぼう》収縮期《しゅうしゅくき》」「等容性《とうようせい》収縮期《しゅうしゅくき》」「駆出期《くしゅつき》」「等容性《とうようせい》弛緩期《しかんき》」「充満期」**の5つのステージにわけられる。このうち、心室が大きく**収縮**して血液を全身に送り出すのが、**駆出期**だ。ただし、安静時は左室《さしつ》内の全血液を送り出すわけでなく、3分の1程度は残されている。これは、運動時に**心拍出量**を増やすための予備となる。

1回の心周期に要する時間は安静時で約0・9秒だが、そのなかで拡張期が約0・5秒と、全体の半分以上を占める。運動時には**心拍数**が増えるぶん、拡張期における充満期が短くなる。

心室に血液が流れ込み、大きく拡張する

心室内圧が心房内圧より低くなると、房室弁が開く。心房内にたまっていた血液が心室内に流れ込み、心室が拡張する。

充満期

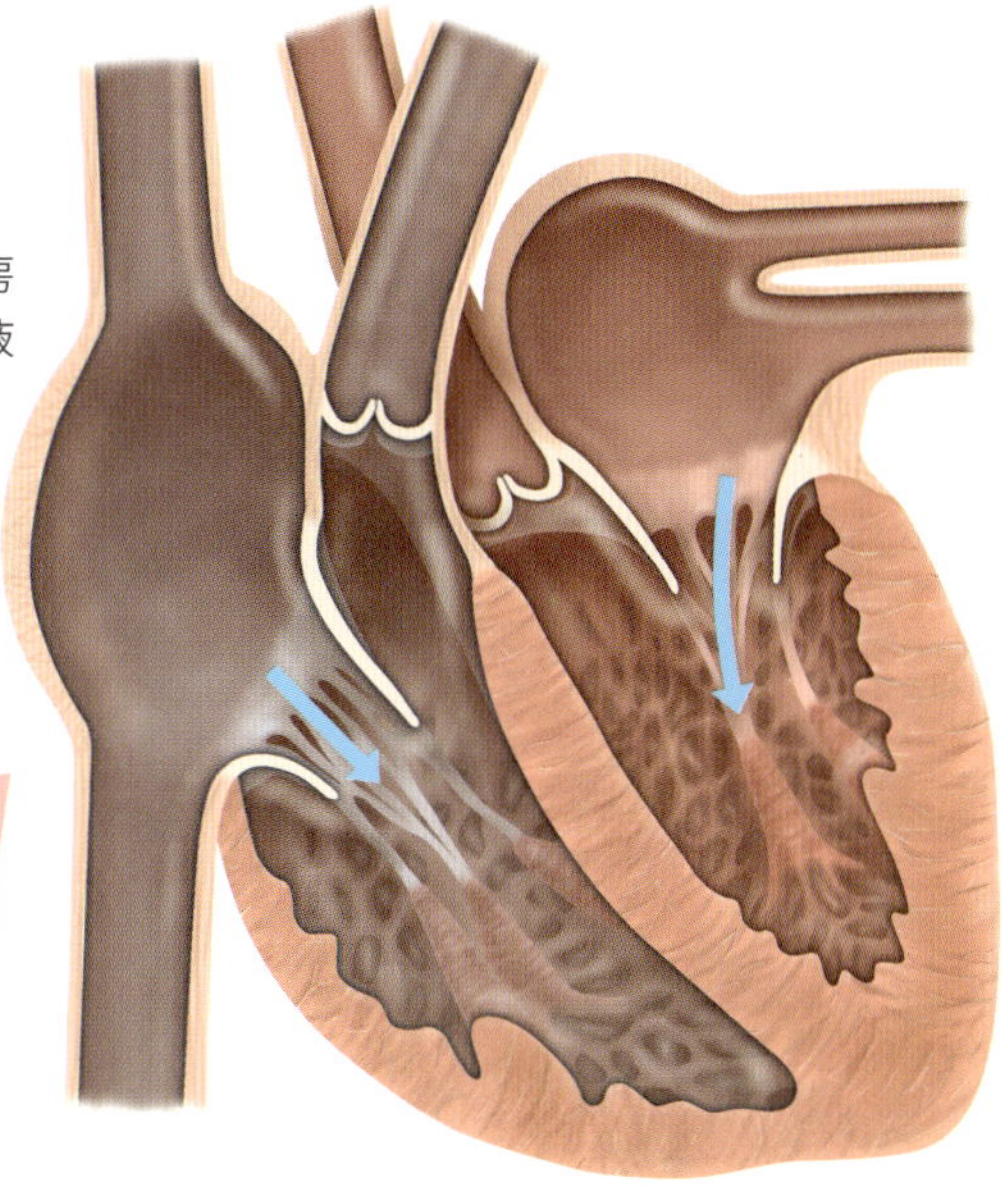

等容性《とうようせい》弛緩期《しかんき》

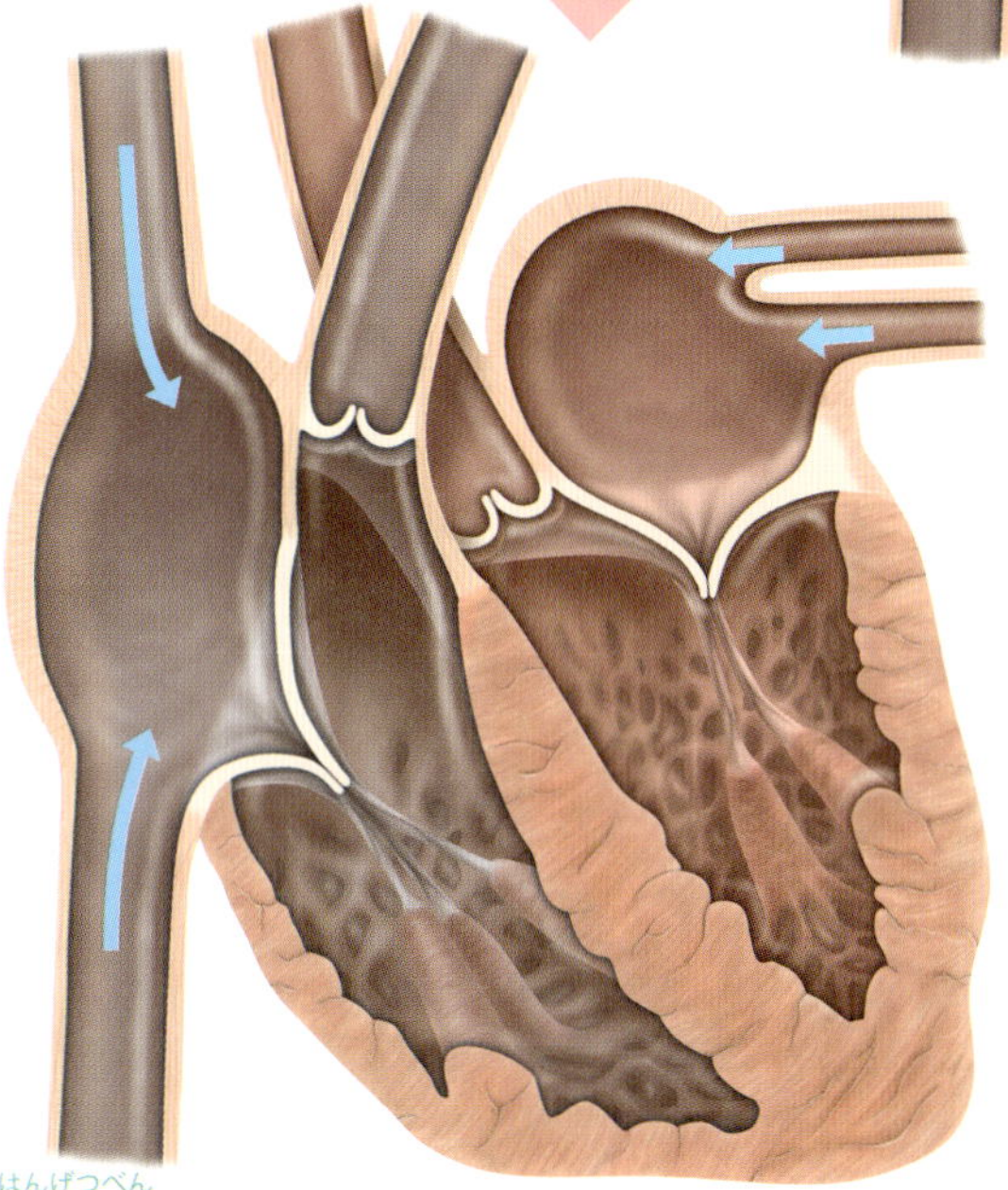

半月弁《はんげつべん》が閉じて心室の緊張がゆるむ

半月弁が閉じて、心室の筋肉の弛緩がはじまるが、心室内容積は変わらない段階。心房には血液が流入する。

拡張期

駆出期《くしゅつき》

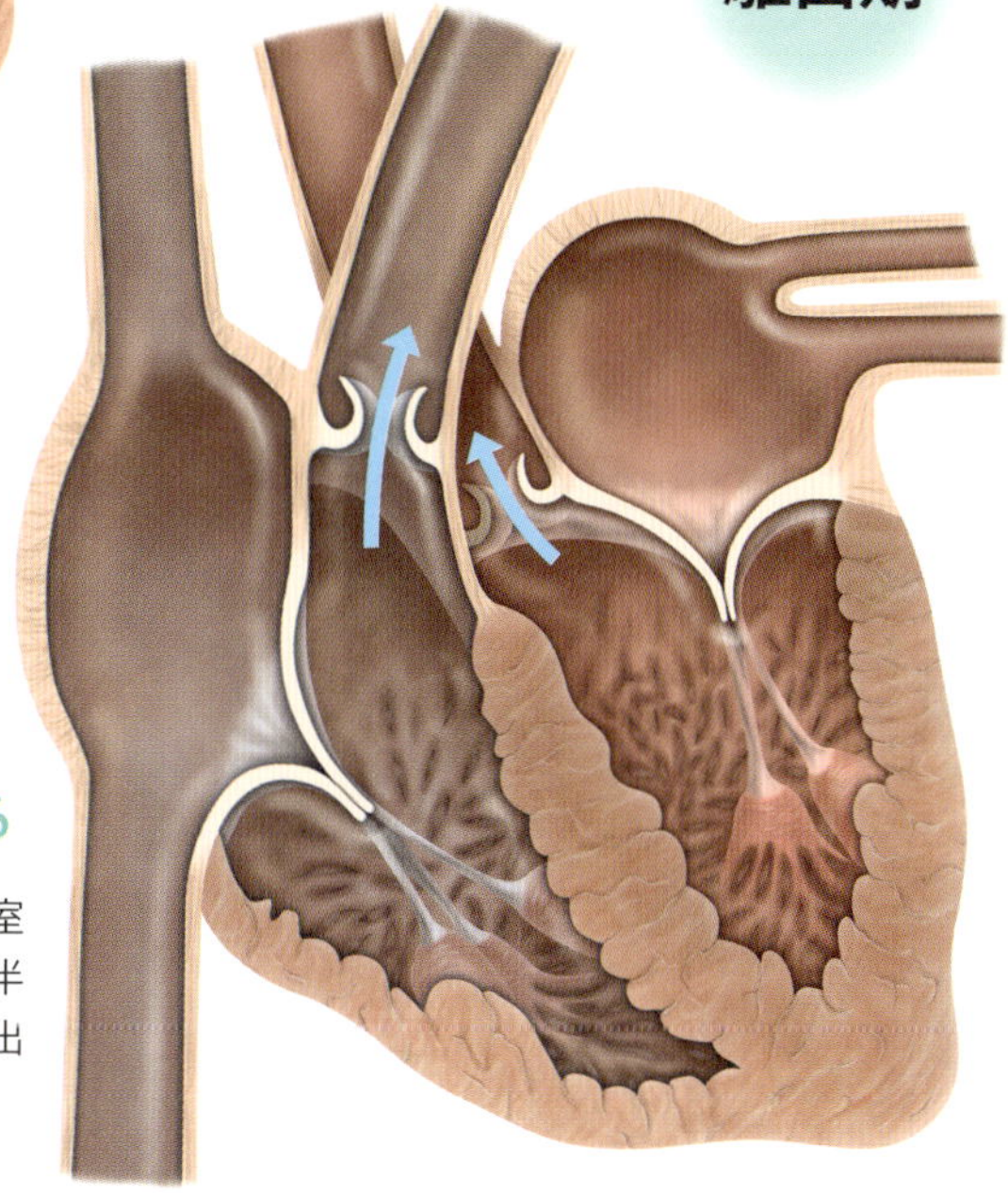

半月弁が開いて血液が一気に拍出される

心室の筋肉が強く収縮する。心室内圧が動脈内圧より高くなって半月弁が開き、血液が一気に送り出される。

心臓活動の周期は心電図波形にあらわれる

心臓の収縮と拡張を、心電図で見てみよう。最初にあらわれるのは、心房の収縮を示すP波。次に心室の収縮が、QRS波としてあらわれる。

心電図と心音から、心周期を理解する

心周期における、心臓の収縮と弛緩《しかん》、弁の開閉は、心電図や心音図から読みとることができる。心音図のⅢ音、Ⅳ音は「過剰心音」ともよばれる。

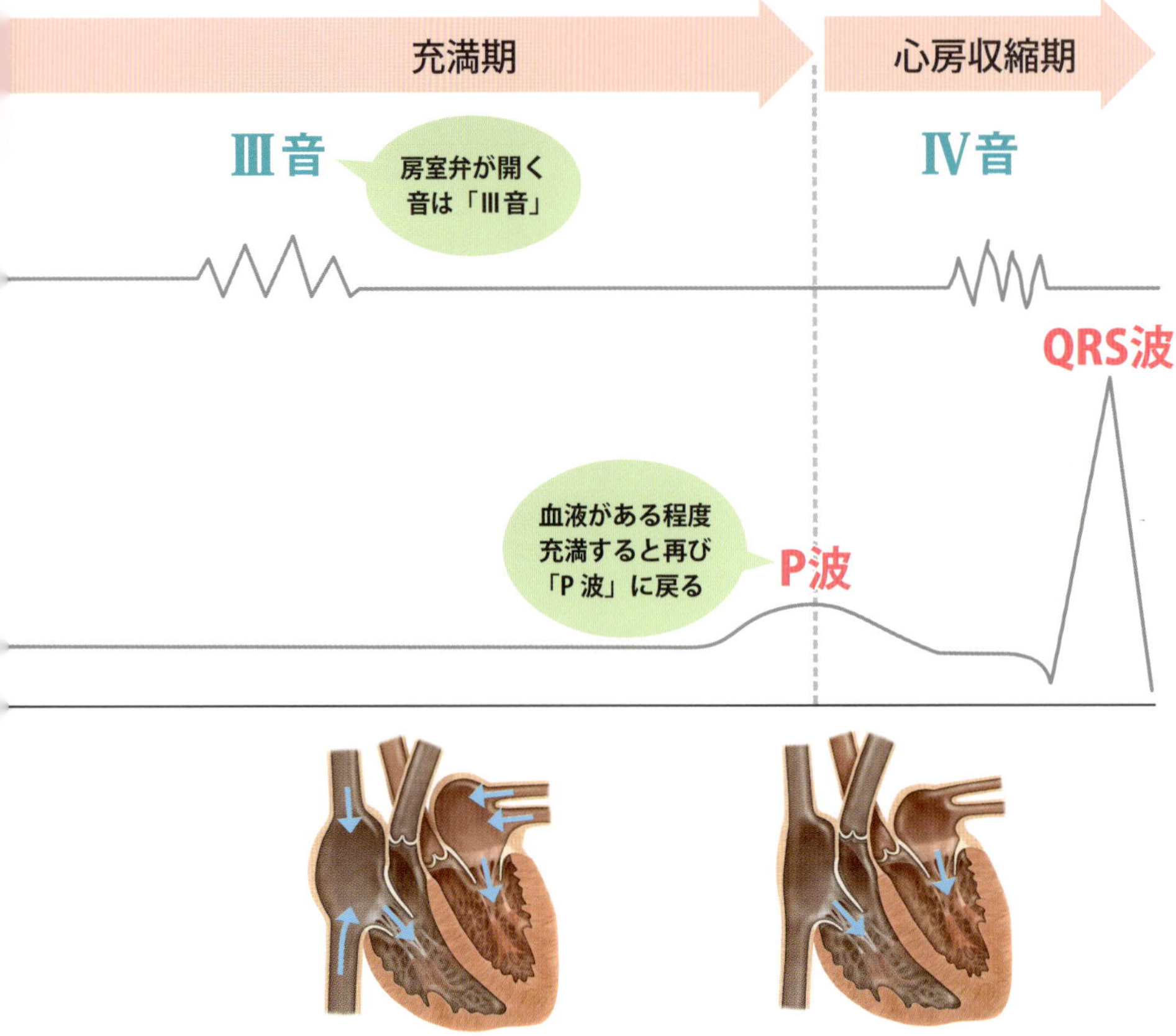
充満期
心房収縮期
Ⅲ音
房室弁が開く音は「Ⅲ音」
Ⅳ音
QRS波
血液がある程度充満すると再び「P波」に戻る
P波

充満期。房室弁が開き、血液が心房から心室に流入する。

再び心房収縮期となり、新たな心周期がはじまる。

心電図は、「プライマリ」のP波からはじまる

心臓の拍動は、**洞結節**《どうけっせつ》から発生する**電気的信号**でコントロールされている（→P22）。信号が心筋に伝わると、心筋は興奮して収縮する（**脱分極**）。その後、興奮からさめると、心筋は弛緩《しかん》する（**再分極**）。

このような心筋の電気的変化を体表から捉えて、波形として記録するのが、**心電図**である。心電図でまずあらわれるのが**P波**だ。これは心房の脱分極を意味し、P波の出現直後に心房は収縮する。

P波のPは「Primary（1次）」の頭文字で、以降にあらわれる4つの波は、アルファベット順に**Q波**、**R波**、**S波**、**T波**と名づけられた。のちに、Q～S波はすべて心室の電気的興奮によるものと判明し、まとめて**QRS波**とよぶようになっている。

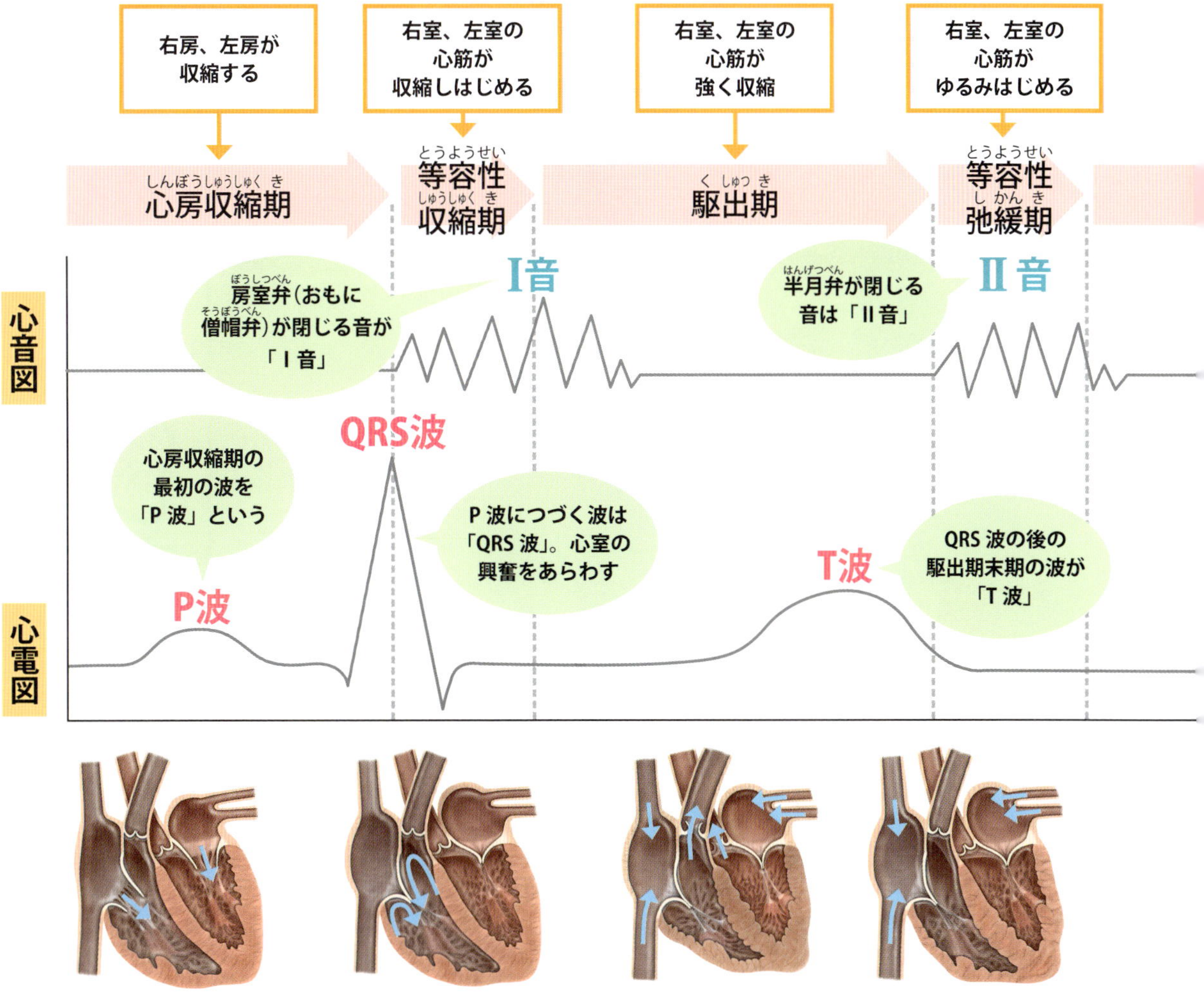
右房、左房が
収縮する
右室、左室の
心筋が
収縮しはじめる
右室、左室の
心筋が
強く収縮
右室、左室の
心筋が
ゆるみはじめる
心房収縮期《しんぼうしゅうしゅくき》
等容性《とうようせい》
収縮期《しゅうしゅくき》
駆出期《くしゅつき》
等容性《とうようせい》
弛緩期《しかんき》
心音図
房室弁《ぼうしつべん》(おもに
僧帽弁《そうぼうべん》)が閉じる音が
「I音」
I音
半月弁《はんげつべん》が閉じる
音は「II音」
II音
QRS波
心房収縮期の
最初の波を
「P波」という
P波につづく波は
「QRS波」。心室の
興奮をあらわす
T波
QRS波の後の
駆出期末期の波が
「T波」
P波
心電図

心房収縮期。心房の筋肉に脱分極が起こり、P波としてあらわれる。

等容性収縮期。心室の筋肉に脱分極が起こり、QRS波があらわれる。房室弁が閉鎖する。

駆出期。心室の電気的興奮がさめて、再分極を起こし、T波があらわれる。

等容性弛緩期。心室の筋肉の弛緩がはじまり、心室内圧が低下。半月弁が閉じる。

心音は、弁の開閉音。I〜III音にわけられる

QRS波は心室の脱分極を示す波形でもっとも大きくなり、**Q波**の時点で心室の収縮がはじまる。最後に出現するのが**T波**で、心室の再分極をあらわす。この直後に心室は弛緩をはじめ、拡張期へと移行する。

また、心周期にともない、生理的な音響現象も起こる。これを「**心音**」という。心音計での記録のほか、聴診器でも確認できる。

心室が収縮して内圧が高まると、**房室弁**《ぼうしつべん》が閉じる。この閉鎖音がI音で、ブーンと響く低い音である。次に、心室の収縮が弱まって心室内圧が低くなると、**半月弁**《はんげつべん》が閉じる。この音がII音で、I音より短く鋭い。

そして、心房内の血液が心室に流入し、心室壁にぶつかるときに生じる音が**III音**である。若年者では正常例でも聞かれるが、高齢者の場合には、心不全などの疾患のサインとなる。心肥大などがあるときは、心房収縮期(拡張後期)の心房の過大な収縮により、**IV音**が聞かれることがある。III音、IV音の両方があると、馬が走る足音に聞こえることから、**ギャロップ**とよばれている。

刺激伝導系の活動は洞結節からはじまる

心臓の拍動が生じ、心臓全体に伝わるルートを刺激伝導系という。右心房に位置する洞結節で電気的信号が生まれ、心室全体に伝わっていく。

心基部から心尖部へと、活動電位が伝わる

電気的興奮は、その発生・伝播に特化した特殊な心筋細胞のルートを通って、心臓全体に伝わる。このルートを「刺激伝導系」という。

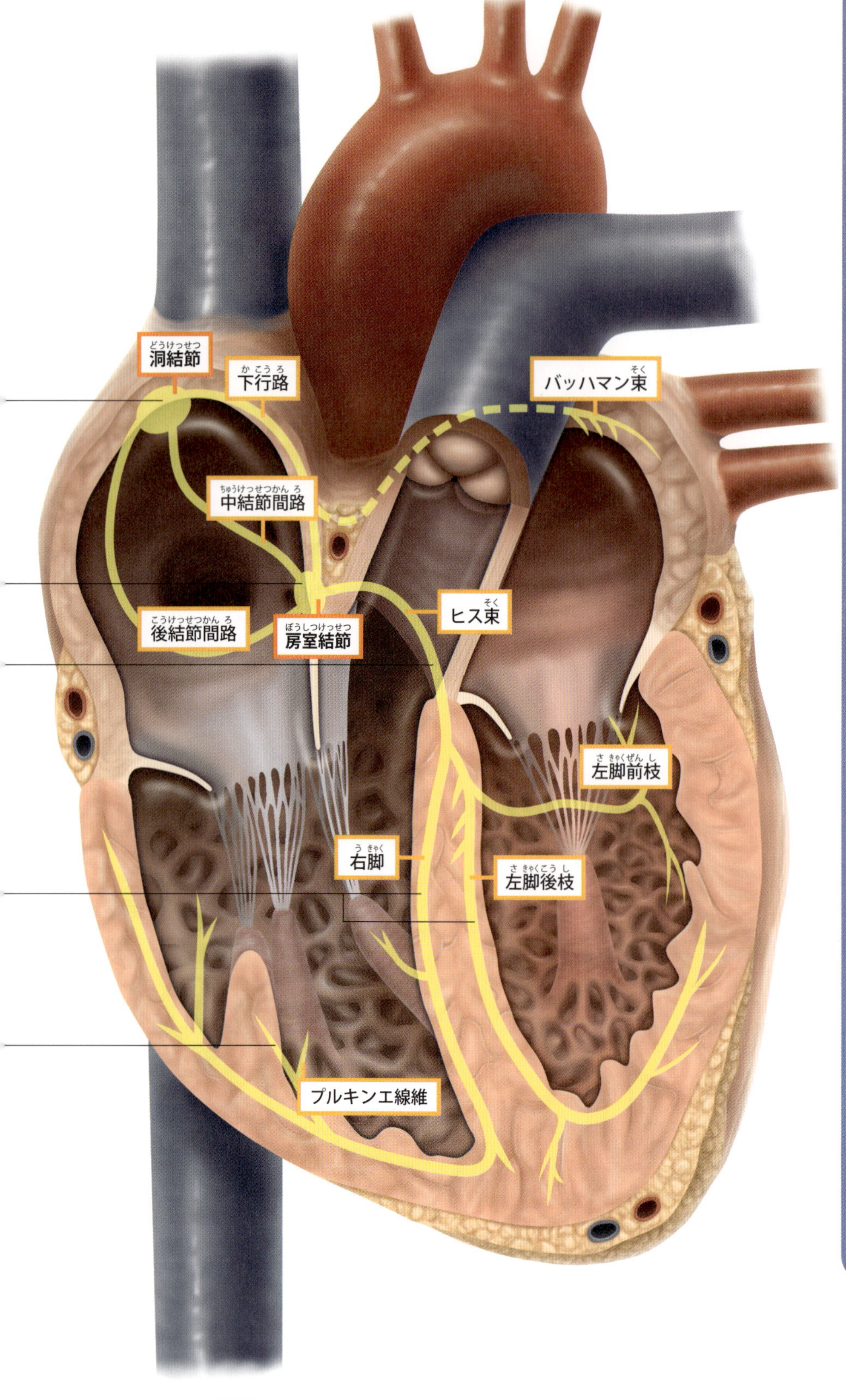

洞結節《どうけっせつ》
下行路《かこうろ》
バッハマン束《そく》
中結節間路《ちゅうけっせつかんろ》
ヒス束《そく》
後結節間路《こうけっせつかんろ》
房室結節《ぼうしつけっせつ》
左脚前枝《さきゃくぜんし》
右脚《うきゃく》
左脚後枝《さきゃくこうし》
プルキンエ線維

刺激伝導系を心電図で見ると……

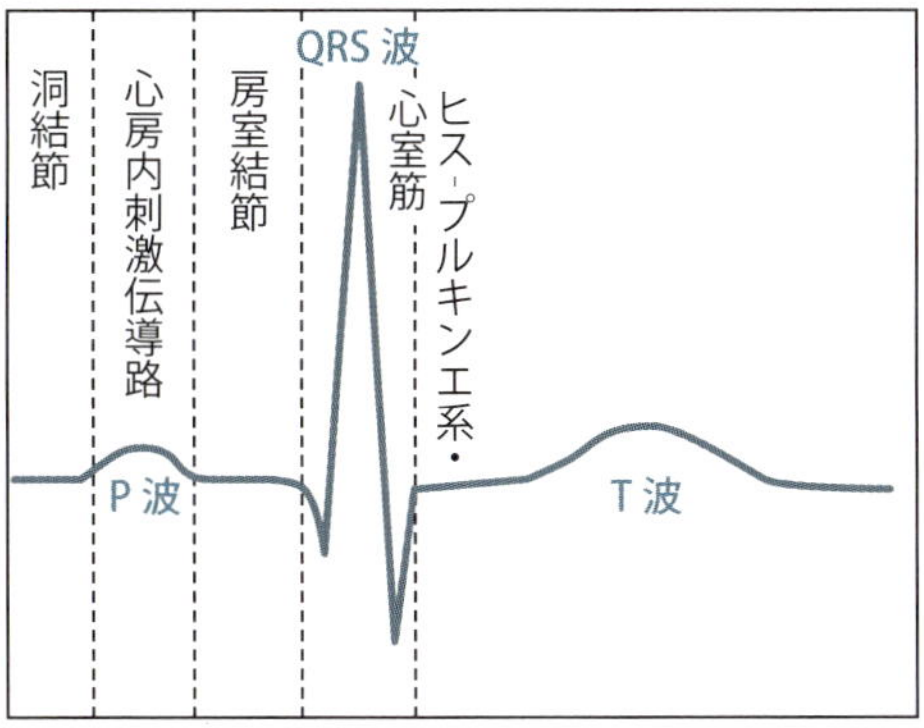

洞結節の電気的興奮が心房筋に伝わると、P 波があらわれる。房室結節とヒス - プルキンエ系を介して、興奮が心室筋に伝わると、QRS 波があらわれる。

刺激が高速で伝わるルートとゆっくり伝わるルートがある

心臓は体外にとり出しても、適切な溶液に入れると再び拍動する。これは自ら電気的興奮を起こす「自動能」をもつからだ。電気的興奮は**洞結節**《どうけっせつ》（洞房結節《どうぼうけっせつ》）で発生し、**房室結節**《ぼうしつけっせつ》、**ヒス束**《そく》、**脚**《きゃく》、**プルキンエ線維**というルートで伝わる。これらは特殊な心筋細胞から成り、**「刺激伝導系」**とよばれる。

洞結節は、1秒間に約1回の興奮を発生させることができる。ほかの部位も自動能をもつが、刺激伝導系の下位ほど、その能力は劣る。そのため、通常は洞結節から発生した興奮に従って拍動している。

興奮を伝導する速度は、ルートによって違う。もっとも遅いのが、心房から心室へ興奮を伝える**房室結節**だ。いちばん速いのが**プルキンエ線維**で、興奮をすばやく伝えることで、心室の力強い収縮を可能にする。

1 洞結節（洞房結節《どうぼうけっせつ》）

心臓のペースメーカとして働く

右房後壁《うぼうこうへき》の上大静脈《じょうだいじょうみゃく》近くにある特殊な心筋細胞群。毎秒約１回、電気的興奮を起こして拍動を司る。
ここで生じた興奮は、中結節間路などの結節間伝導路を経て右房へ、心房間伝導路（バッハマン束）を経て、左房《さぼう》へ伝わる。

2 房室結節

活動電位を心室に伝えるための伝導路

心房中隔《しんぼうちゅうかく》の下後方にあり、電気的興奮を心房から心室へ伝える。伝導速度がもっとも遅く、秒速 0.05 m程度。

ヒス - プルキンエ系

3 ヒス束

心室中隔《しんしつちゅうかく》で、活動電位をすばやく伝える

心室中隔上部にある線維性の束。心房と心室を隔てる線維輪《せんいりん》を貫通し、心室へ電気的興奮を伝える。
伝導速度は、秒速 2m 程度。

4 脚《きゃく》（右脚、左脚）

心尖部《しんせんぶ》に向けて、活動電位を一気に伝導

ヒス束から分枝する伝導路で、右脚と左脚がある。左脚はさらに前枝と後枝にわけられる。伝導速度は、秒速 2m 程度。

5 プルキンエ線維

心室に分布する、高速伝導路の最終ルート

もっとも太い特殊な心筋細胞で、枝分かれして心室筋に広く分布している。伝導速度は秒速 4m と、刺激伝導系のなかで最速。

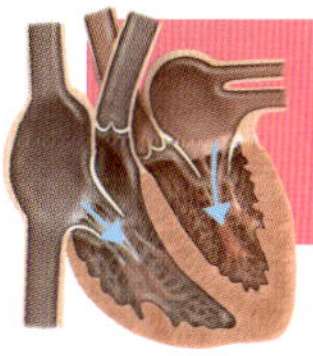

心室筋全体に電位が伝わり、心室が収縮。血液が拍出される

電気的信号が心筋細胞間で伝導される

心臓の収縮・拡張のしくみを、さらにくわしく見てみよう。心臓を構成する無数の心筋細胞間を電気的信号が伝わっていくようすが理解できる。

心筋細胞の"筋節"が、収縮の最小単位

心筋細胞は「筋原線維」という線維状の束から成り、筋原線維の「筋節」というブロックごとに収縮が起こる。

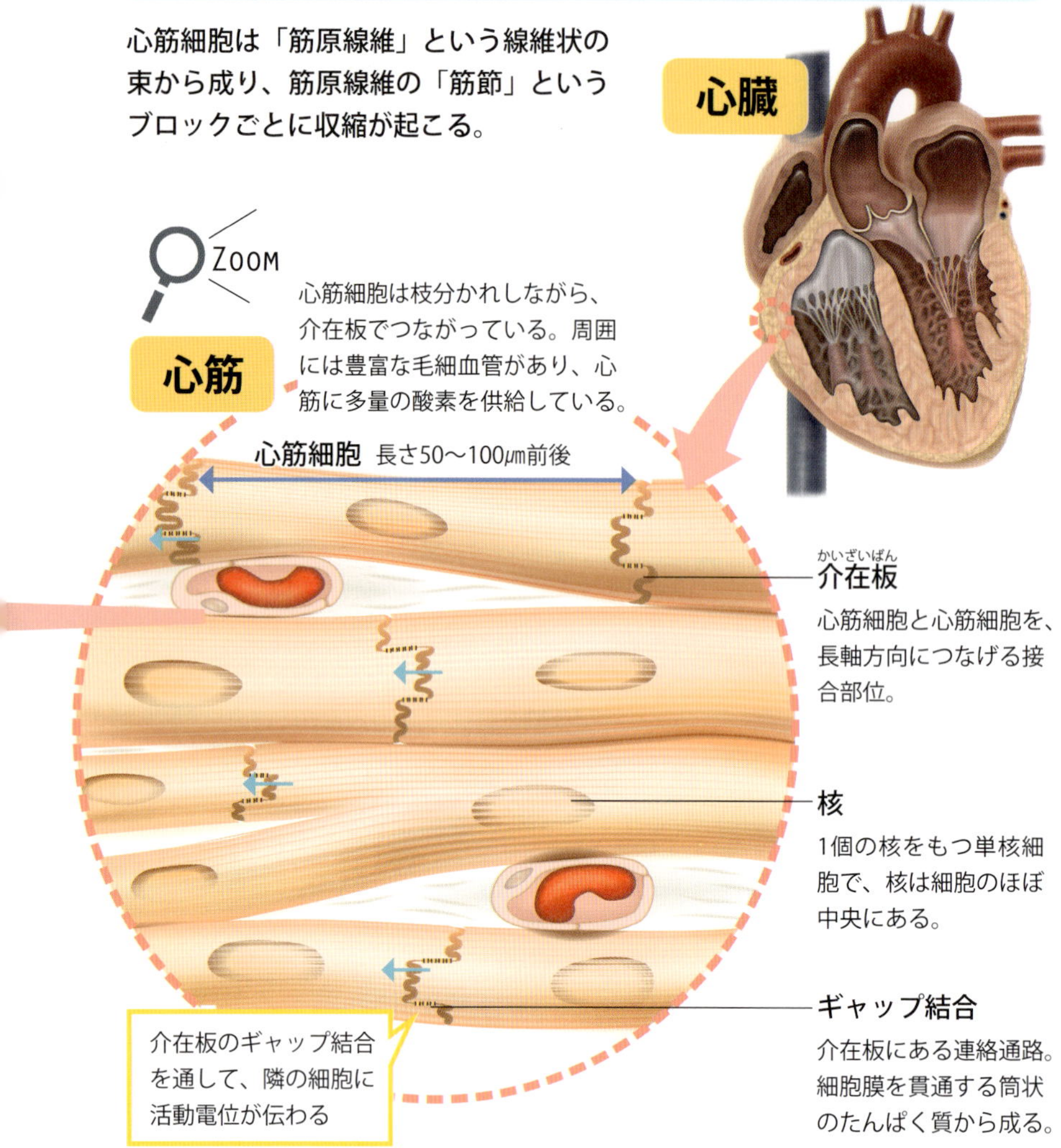
心臓
ZOOM
心筋
心筋細胞は枝分かれしながら、介在板でつながっている。周囲には豊富な毛細血管があり、心筋に多量の酸素を供給している。
心筋細胞 長さ50～100μm前後
介在板《かいざいばん》
心筋細胞と心筋細胞を、長軸方向につなげる接合部位。
核
1個の核をもつ単核細胞で、核は細胞のほぼ中央にある。
ギャップ結合
介在板にある連絡通路。細胞膜を貫通する筒状のたんぱく質から成る。
介在板のギャップ結合を通して、隣の細胞に活動電位が伝わる

心筋細胞ひとつひとつが収縮装置として働く

心筋細胞は円筒形の**単核細胞**《たんかくさいぼう》で、内部には線維状の**筋原線維**《きんげんせんい》がたくさん詰まっている。筋原線維の構成要素は、規則的に配列したふたつのフィラメントで、「**アクチン**」と「**ミオシン**」という。心臓の収縮は、これらふたつのフィラメントが互い違いにすべり込み、その配列を変化させることで起こる。その最小単位を「**筋節**《きんせつ》」という。

心筋は骨格筋と同じ**横紋筋**《おうもんきん》だが、大きく違うのは細胞どうしのつながりかただ。心筋細胞どうしは、細胞膜を貫通するたんぱく質のトンネルでつながっており（**ギャップ結合**）、これを介して細胞間の**電気的興奮**の伝導がすばやくおこなわれる。その結果、心房（または心室）を構成する、多数の心筋細胞がほぼ同時に**収縮**できる。

筋線維 ZOOM

筋細胞膜（筋線維鞘《きんせんいしょう》）

筋原線維の束を包み込んでいる膜。

筋原線維《きんげんせんい》

心筋細胞のなかに、円筒形にぎっしりと詰まっている線維状の束。太さは直径約1μm。

T《ティー》 管《かん》

筋細胞膜が細胞内部に入り込んでできた管。細胞内部に電気的興奮を伝える。

筋小胞体《きんしょうほうたい》

細胞内の管腔器官で、筋収縮に関与するカルシウムイオンの貯蔵庫。

ミトコンドリア

収縮に必要なエネルギー（ATP《エーティーピー》）を供給する。

Z《ゼット》 帯《たい》

アクチンどうしが結合した部分。顕微鏡で見ると、明るい帯の中央にある黒い線。

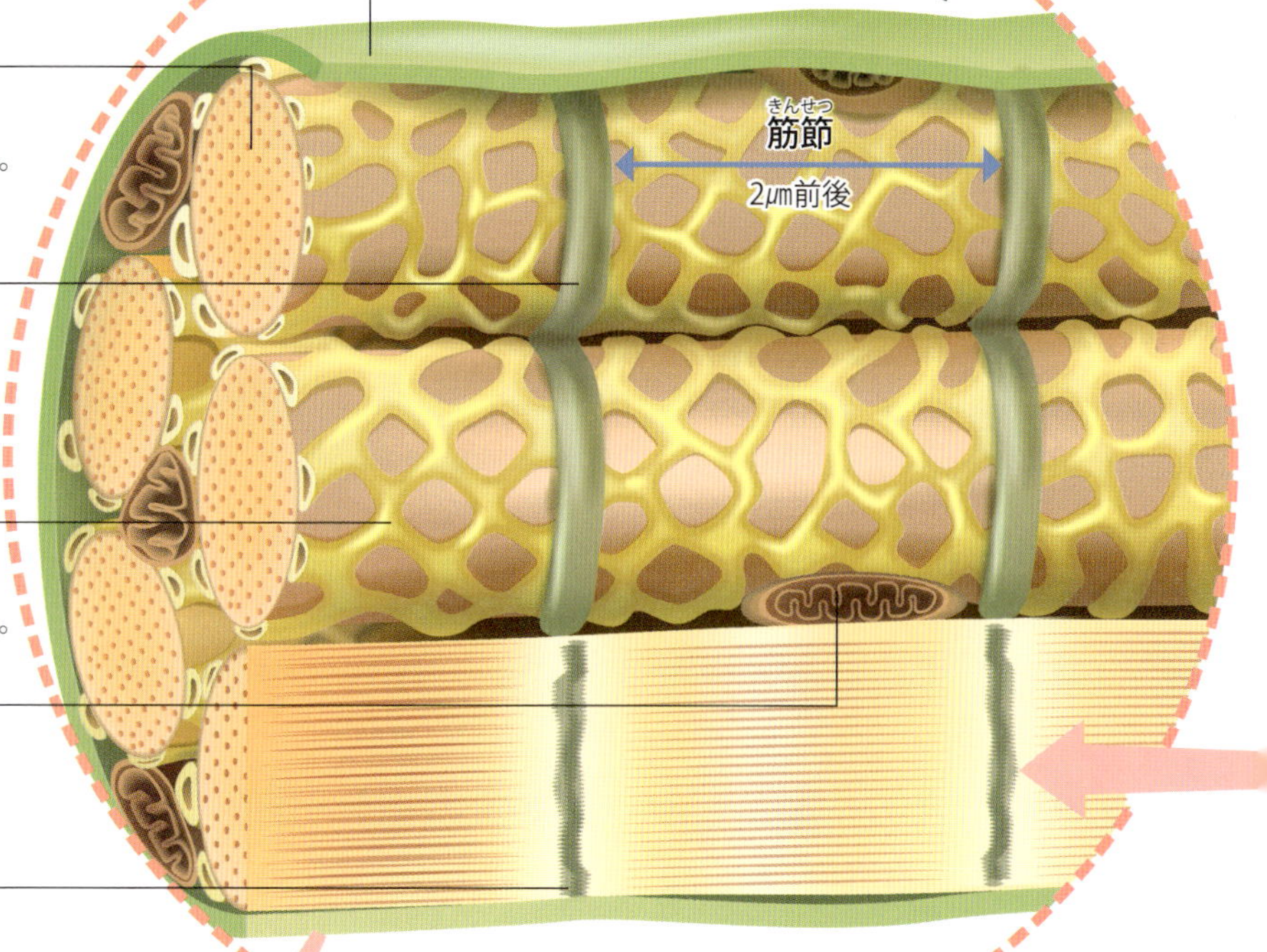
筋節《きんせつ》
2μm前後

筋節は、Z帯から次のZ帯までのあいだをさす。心筋細胞の収縮の最小単位。

フィラメント ZOOM（模式図）

筋原線維を構成する線維で、ミオシンとアクチンがある。顕微鏡で見ると縞模様（横紋《おうもん》）を呈し、その明暗からH帯、I帯、A帯、Z帯に区別される。

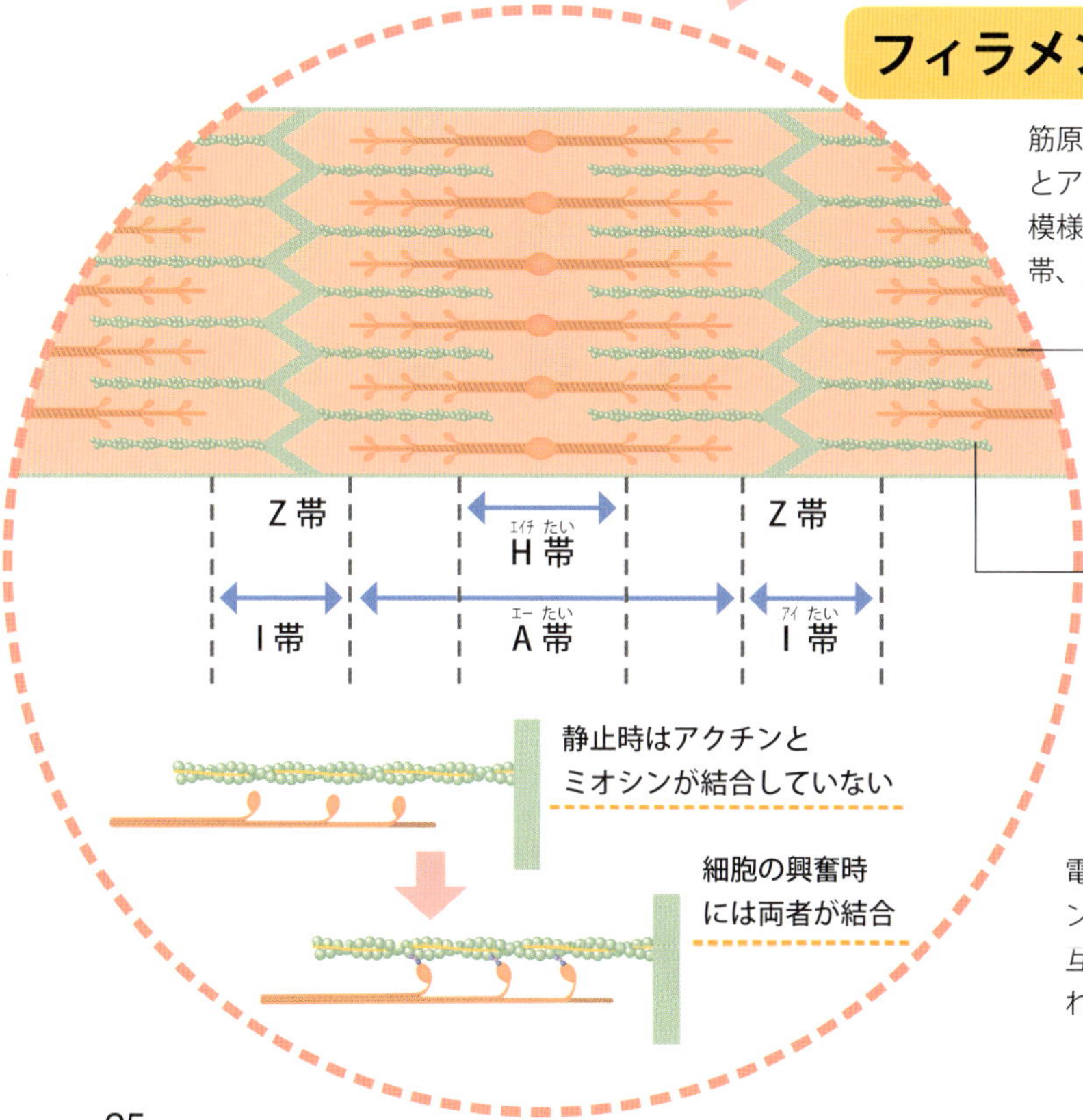
Z 帯
H《エイチ》 帯《たい》
Z 帯
I 帯
A《エー》 帯《たい》
I《アイ》 帯《たい》
静止時はアクチンと
ミオシンが結合していない
細胞の興奮時
には両者が結合

ミオシン（太いフィラメント）

1.6μm前後

筋節の中央に平行に配置されている。1つのミオシン分子は2つの頭部をもつ。

アクチン（細いフィラメント）

1.05μm前後

ミオシンとミオシンのあいだに入り込むように配列している。中央側はどこにも結合せず、反対側はZ帯に結合。

電気的興奮が起こると、アクチンとミオシンの頭部が結合し（架橋《かきょう》）、H帯に向かって、互い違いにすべり込むように移動する。これにより、筋収縮が起こる。

イオン濃度の勾配によって活動電位が生まれる

心筋細胞の内部にはカリウムイオンが、外側にはナトリウムイオンとカルシウムイオンが多く存在する。これらが移動することで、心臓の活動電位が生じる。

イオンの移動は、4つの経路でおこなわれる

イオンは、細胞膜上にある特定のたんぱく質を介して細胞内外に移動する。
このたんぱく質をイオン輸送体といい、おもに4つがある。

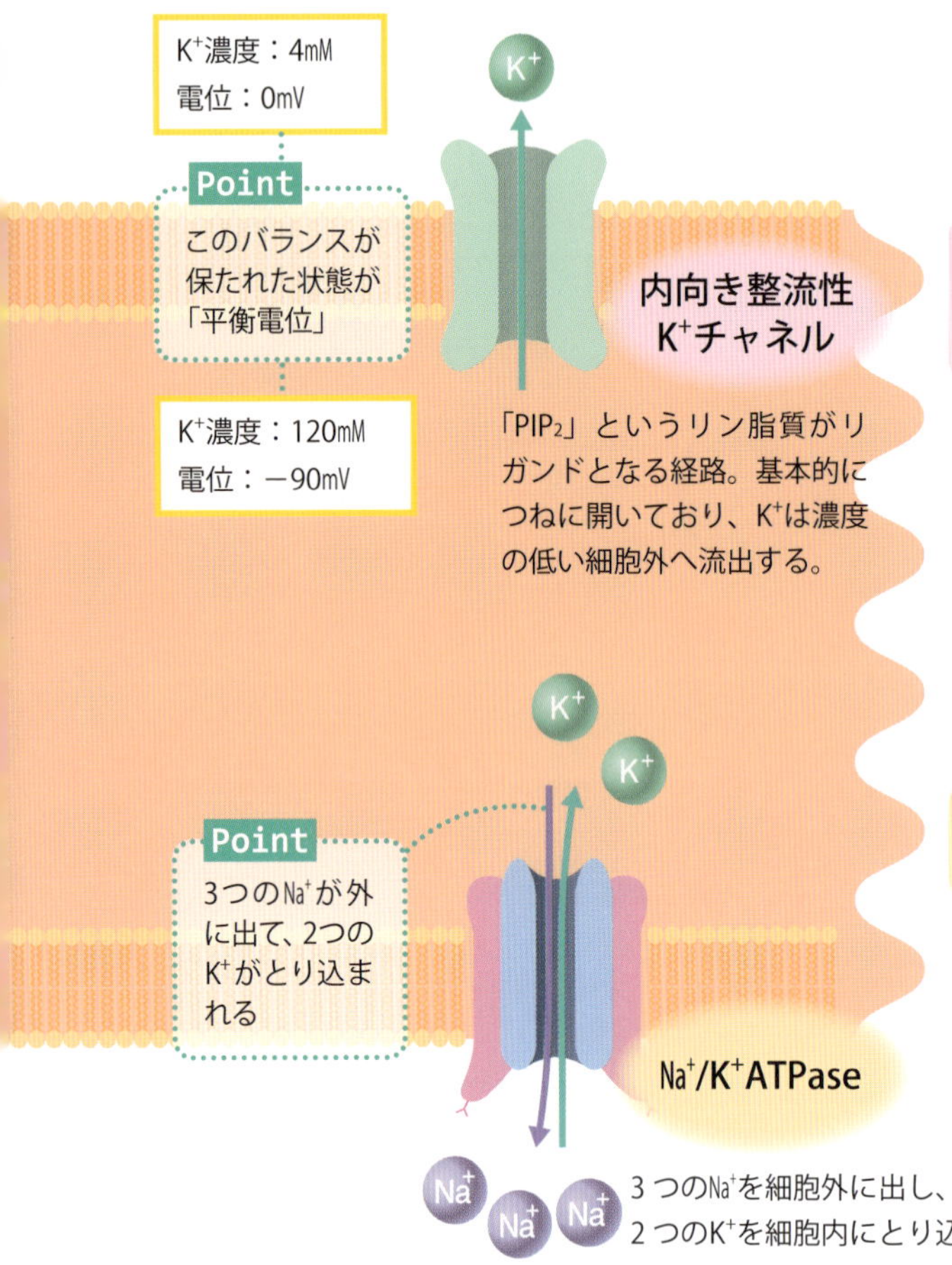

K^+濃度：4mM
電位：0mV
Point
このバランスが保たれた状態が「平衡電位」
K^+濃度：120mM
電位：－90mV
K^+
内向き整流性 K^+チャネル
「PIP_2」というリン脂質がリガンドとなる経路。基本的につねに開いており、K^+は濃度の低い細胞外へ流出する。
K^+
K^+
Point
3つのNa^+が外に出て、2つのK^+がとり込まれる
Na^+/K^+ATPase
Na^+
Na^+
Na^+
3つのNa^+を細胞外に出し、2つのK^+を細胞内にとり込む。

I 非電位依存性イオンチャネル

膜電位の変化以外で、その開閉がコントロールされる経路。化学物質（リガンドとよぶ）の結合によるものが多い。

III イオンポンプ

イオン濃度の勾配《こうばい》に逆らい、エネルギー（おもにATP《エーティーピー》）を使って、強制的にイオンを細胞内外に輸送する。

細胞内にカリウムが多くマイナス帯電しているのが基本

心筋細胞から心筋細胞への電気的興奮の伝導は、**膜電位**の変化によって、すばやくおこなわれている。膜電位とは、細胞膜の内側表面と外側表面に生じる**電位差**をさす。

心筋細胞が興奮していないとき（**静止時**）、細胞の内側はマイナス、外側はプラスに帯電している（**分極**）。静止時の膜電位を**静止膜電位**といい、心筋細胞の静止膜電位はマイナス約90mVで安定している。

膜電位が発生するのは、心筋細胞の内外で、イオン分布が大きく違うからだ。心筋細胞の収縮に重要なのは、**ナトリウムイオン**（Na^+）、**カリウムイオン**（K^+）、**カルシウムイオン**（Ca^{2+}）の3つだが、静止時は細胞内にK^+が非常に多く、細胞外にはNa^+とCa^{2+}が多い状態となっている。

Ⅱ 電位依存性イオンチャネル

膜電位の変化を感知して開閉する経路で、イオン濃度が高いほうから低いほうへ移動する。特定の陽イオンのみ通過させるチャネル（右図）のほか、すべての陽イオンを通過させる非選択的陽イオンチャネルもある。

Ⅳ イオントランスポーター

2種類のイオンを濃度勾配《こうばい》に従って同じ方向に輸送する「シンポーター」と、濃度勾配に逆らって反対方向に輸送する「アンチポーター」がある。

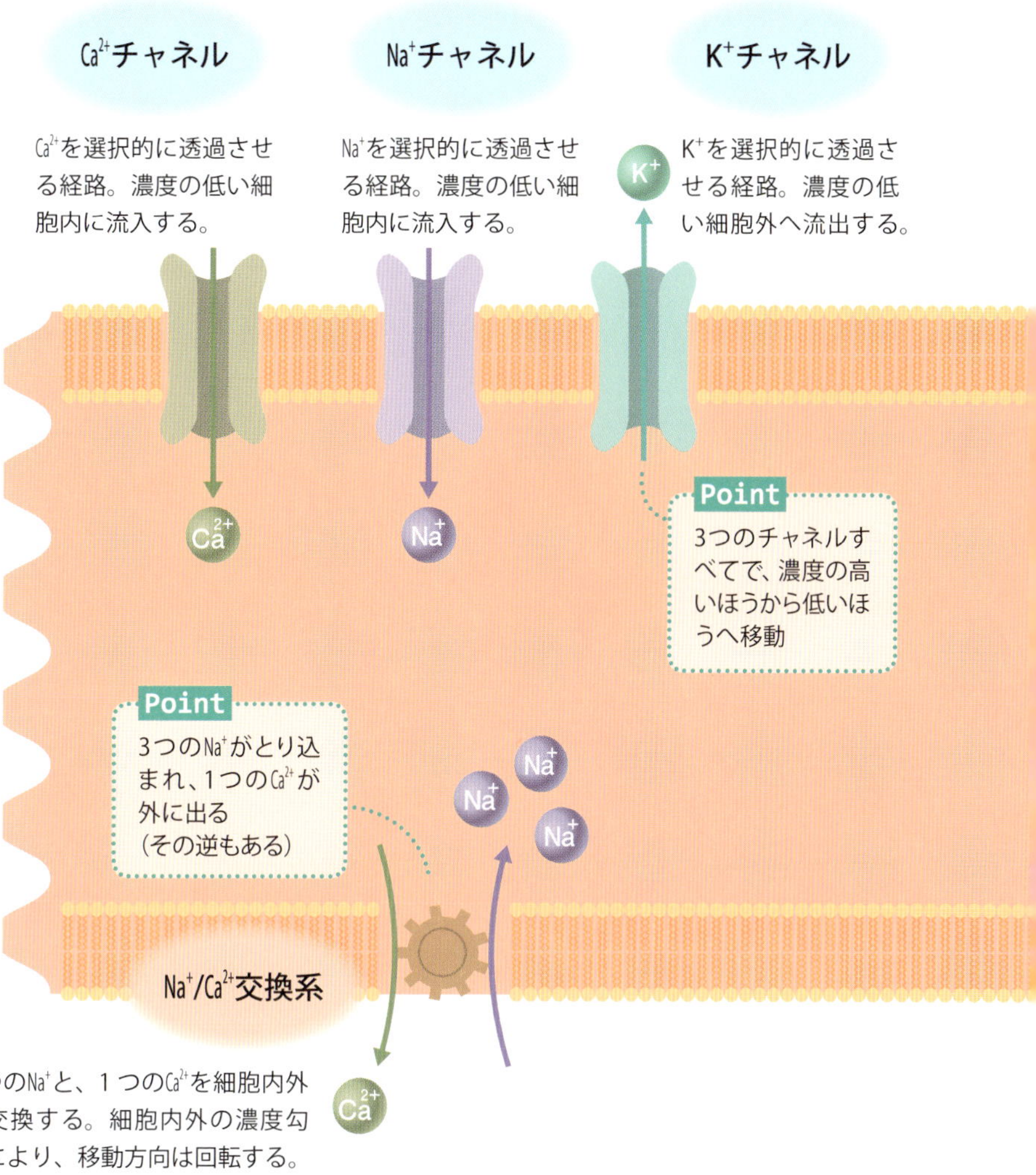
Ca^{2+}チャネル
Ca^{2+}を選択的に透過させる経路。濃度の低い細胞内に流入する。
Na^{+}チャネル
Na^{+}を選択的に透過させる経路。濃度の低い細胞内に流入する。
K^{+}チャネル
K^{+}を選択的に透過させる経路。濃度の低い細胞外へ流出する。
K^{+}
Ca^{2+}
Na^{+}
Point
3つのチャネルすべてで、濃度の高いほうから低いほうへ移動
Point
3つのNa^{+}がとり込まれ、1つのCa^{2+}が外に出る（その逆もある）
Na^{+}
Na^{+}
Na^{+}
Na^{+}/Ca^{2+}交換系
3つのNa^{+}と、1つのCa^{2+}を細胞内外で交換する。細胞内外の濃度勾配により、移動方向は回転する。
Ca^{2+}

Ca^{2+}、Na^{+}の流入で細胞が脱分極する

イオンはそもそも、**脂質二重層**である**細胞膜**を自由に通過することができない。にもかかわらず、細胞内外でイオン分布が大きく異なるのは、細胞膜上に**「イオン輸送体」**というしかけがあるからだ。**イオンポンプ**や**イオンチャネル**などのイオン輸送体が、細胞内外のイオン移動を調節することで、静止膜電位を保っている。

ところが、刺激伝導系や隣の心筋細胞から**電気的興奮**が伝わると、膜電位は少し上昇する。膜電位が**閾値**《いきち》（マイナス60〜マイナス65mV）まで達すると、それをきっかけに、Na^{+}チャネルが開く。ついでCa^{2+}チャネルも開くため、Na^{+}やCa^{2+}が大量に細胞内に流入する（→P28）。

すると、細胞内の電荷が急激にプラスに転じるため、膜電位も一気にプラス方向に変化するが、すぐにもとに戻る。この一連の電気活動を**活動電位**という。

なお、膜電位が分極状態からプラス方向へ傾くことを**脱分極**、マイナス方向へ傾くことを**再分極**とよんでいる。

カルシウムが流入すると心筋細胞の収縮がはじまる

心筋細胞収縮の引き金となるのは、細胞外からのカルシウムイオンの流入だ。これを機にアクチン、ミオシンが結合し、細胞の収縮がはじまる。

心筋の活動電位は、5 段階にわけられる

活動電位はイオンチャネルの開閉のタイミングなどから、次の5段階にわけられる。

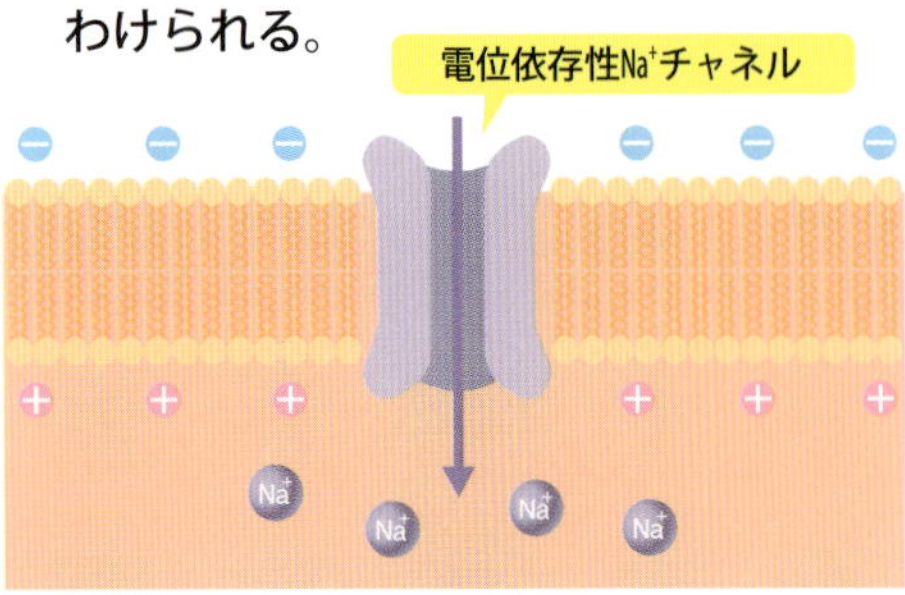

電位依存性Na^+チャネル
Na^+

第 0 相（脱分極）

Na^+が細胞内に一気に流入

Na^+チャネルが開いてNa^+が細胞内に一気に流入し、脱分極が起こる。

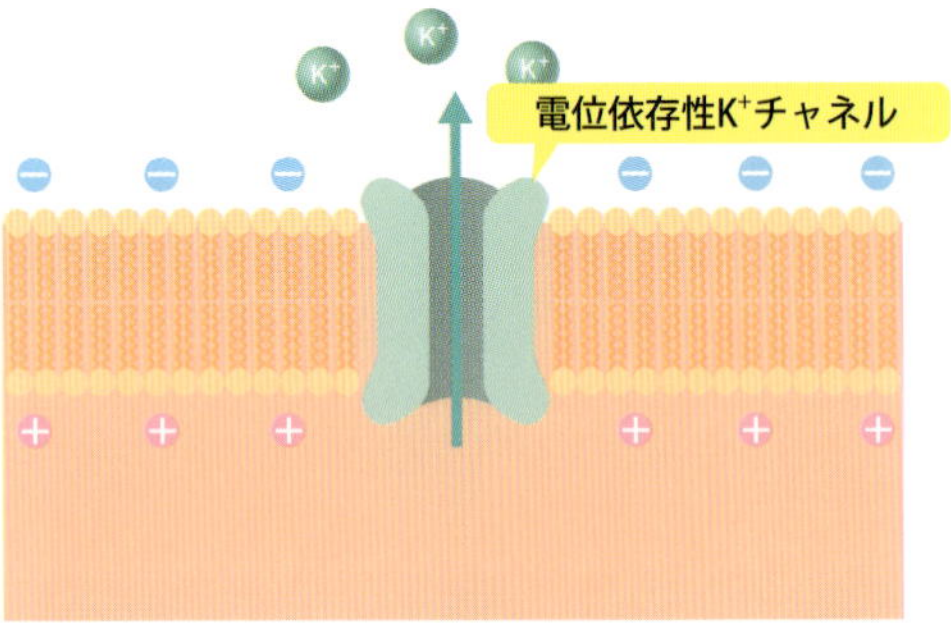

K^+
電位依存性K^+チャネル

第 Ⅰ 相（プラトー相）

K^+の移動で膜電位がやや低下

K^+チャネルが開いてK^+が細胞外に流出し、膜電位が少し低下する。

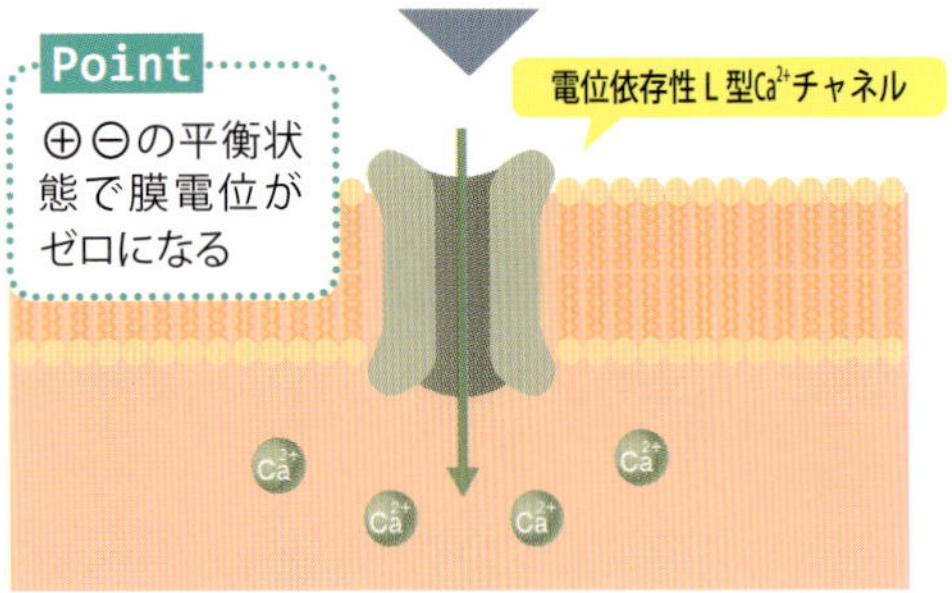

Point
⊕⊖の平衡状態で膜電位がゼロになる
電位依存性Ｌ型Ca^{2+}チャネル
Ca^{2+}

第 Ⅱ 相（プラトー相）

細胞外からCa^{2+}が流入

T管《ティーかん》にある電位依存性L《エル》型Ca^{2+}チャネルが開いて、細胞外からCa^{2+}が流入する。

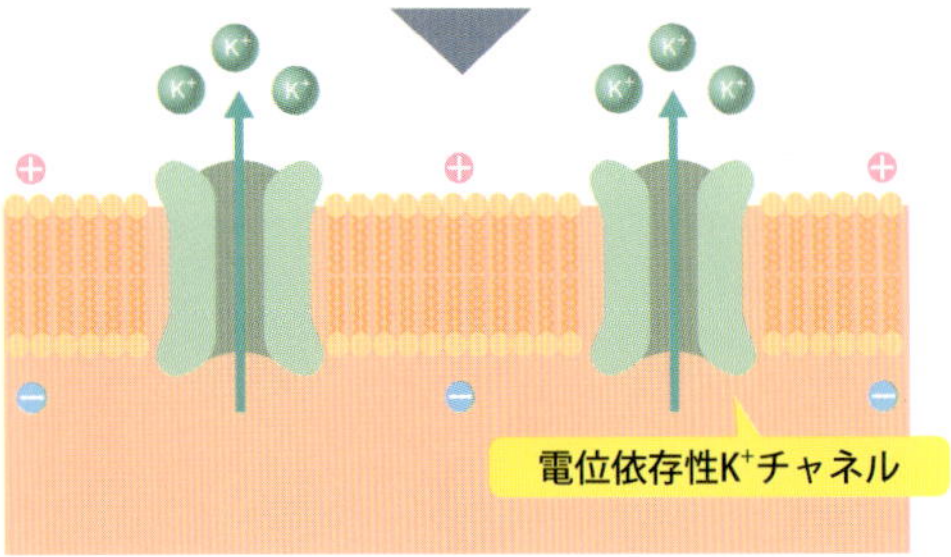

K^+
電位依存性K^+チャネル

第 Ⅲ 相（再分極）

ふたつのK^+チャネルが開く

ふたつのK^+チャネルが順に開いて、K^+が細胞外に流出。再分極が起こる。

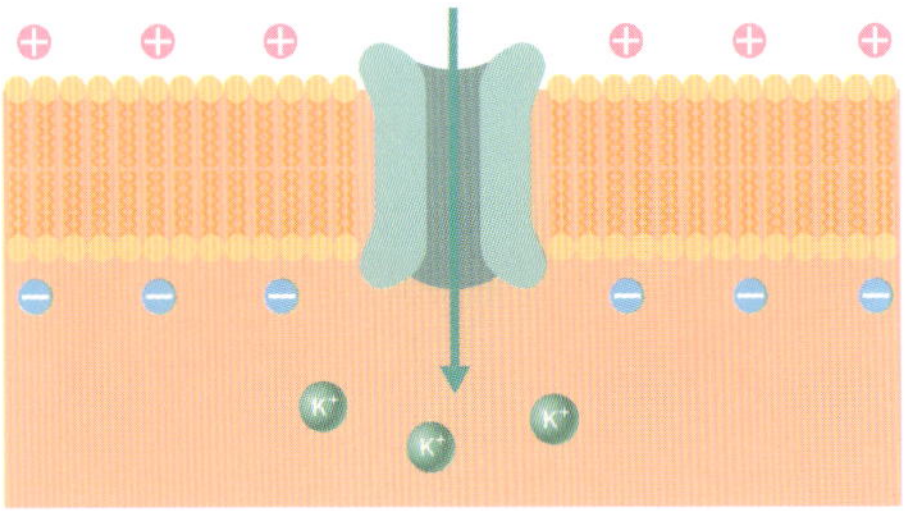

K^+

第 Ⅳ 相（静止膜電位）

平衡電位に近い状態へ戻る

内向き整流性K^+チャネルを介して、K^+が細胞外から流入し、静止膜電位に調整される。

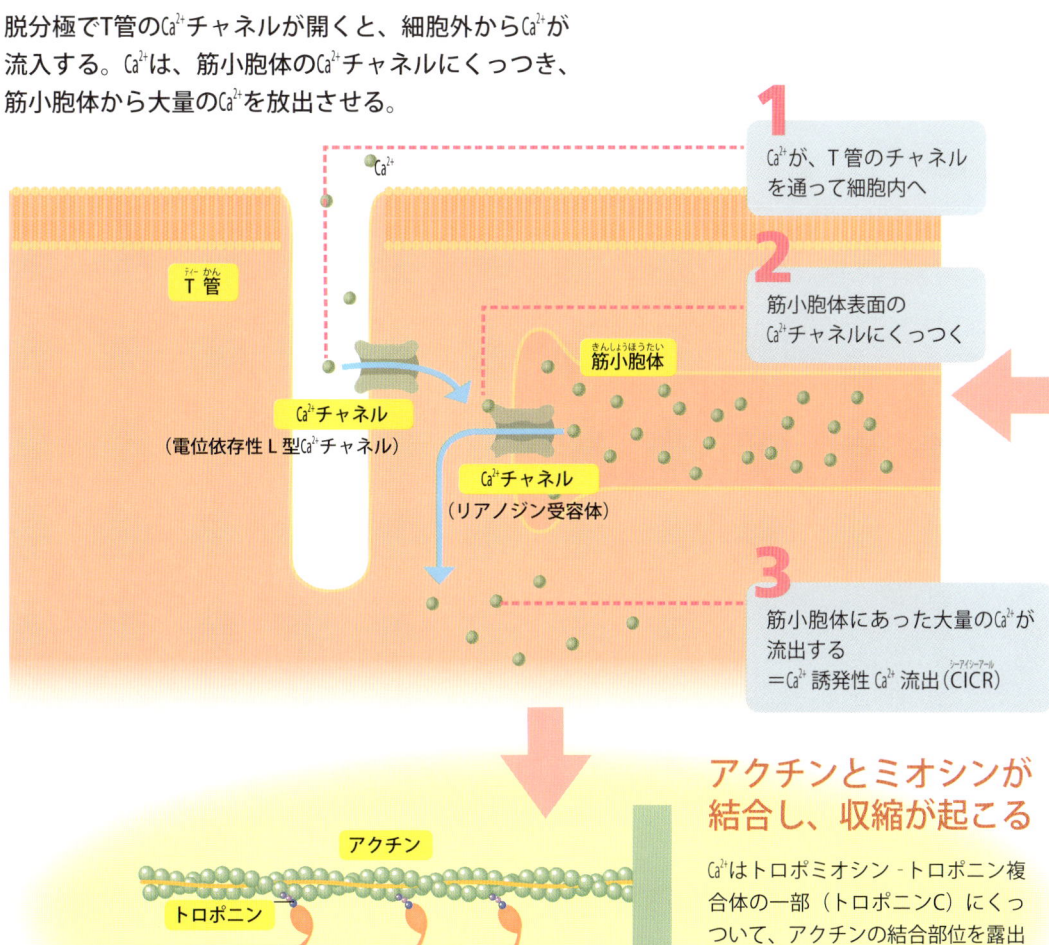

カルシウムチャネルが開くと「興奮 - 収縮連関」が起きる

心筋細胞に**活動電位**が発生すると、どのように収縮が起こるのだろうか。その鍵を握るのは**Ca^{2+}（カルシウムイオン）**だ。

活動電位は**第0相**から**第Ⅳ相**までの5段階にわけられる（右図参照）。このうちの第Ⅱ相で、T管《ティーかん》にある**電位依存性L《エル》型Ca^{2+}チャネル**が開口し、細胞外からCa^{2+}が流入する。T管は細胞内に深く入り込んでいるため、細胞全体にCa^{2+}が広がるが、収縮を起こすには量が少なすぎる。

そこで利用されるのが、**筋小胞体《きんしょうほうたい》**に貯蔵されているCa^{2+}だ。細胞外から流入したCa^{2+}は、筋小胞体のCa^{2+}放出チャネル（**リアノジン受容体**）を活性化し、大量のCa^{2+}を放出させるのだ。

放出されたCa^{2+}は、ミオシンのトロポミオシン - トロポニン複合体の一部（**トロポニンC**）に結合し、その立体構造を変化させて、アクチンとの結合部位を露出させる。すると、アクチンとミオシンが結合してたがいにすべり込み、収縮が起きる。この一連の流れを**「興奮 - 収縮連関」**とよぶ。

カルシウム濃度の上昇により、細胞が収縮

脱分極でT管のCa^{2+}チャネルが開くと、細胞外からCa^{2+}が流入する。Ca^{2+}は、筋小胞体のCa^{2+}チャネルにくっつき、筋小胞体から大量のCa^{2+}を放出させる。

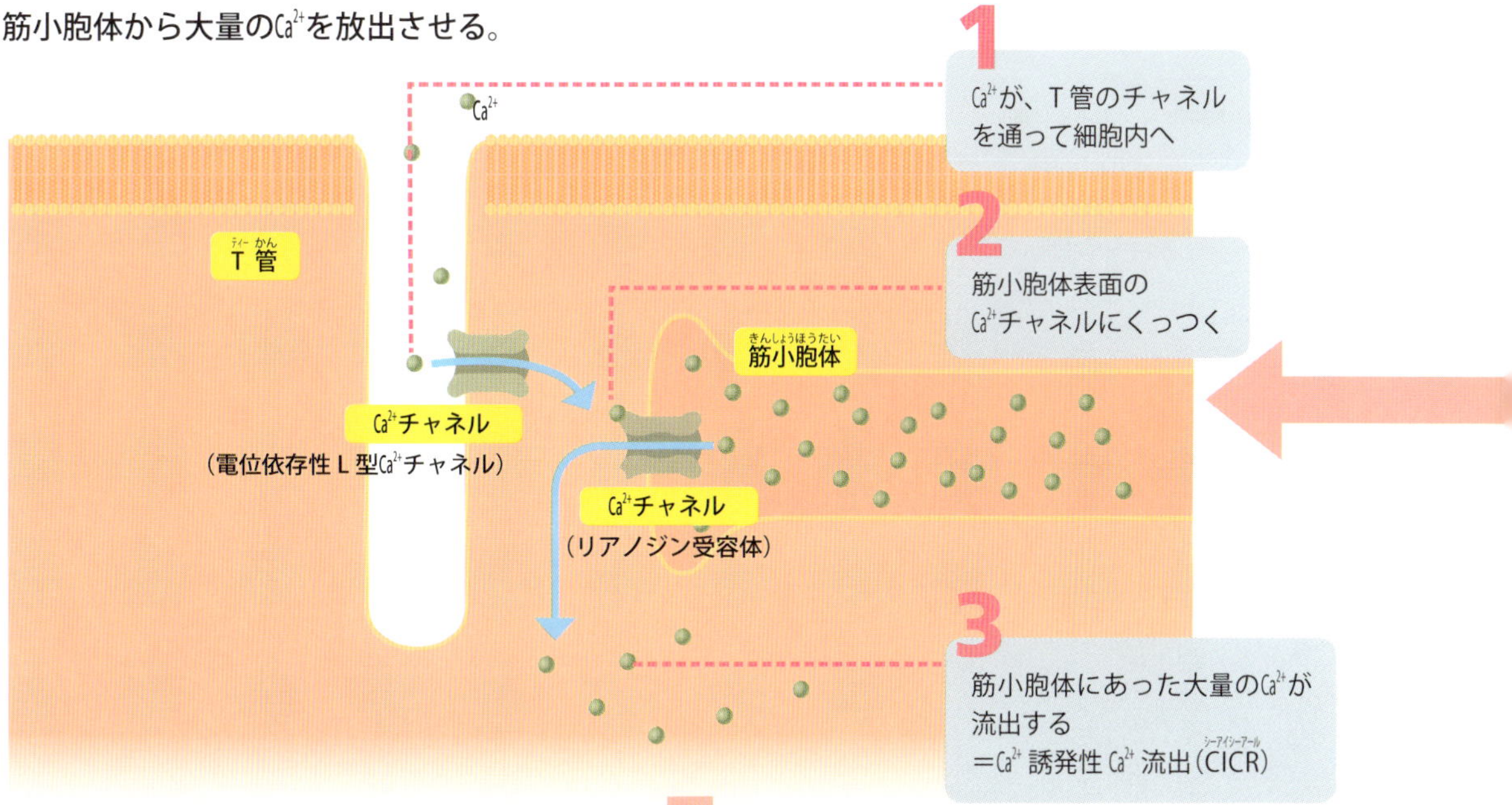
Ca^{2+}
T管《ティーかん》
Ca^{2+}チャネル
（電位依存性L型Ca^{2+}チャネル）
筋小胞体《きんしょうほうたい》
Ca^{2+}チャネル
（リアノジン受容体）
1
Ca^{2+}が、T管のチャネルを通って細胞内へ
2
筋小胞体表面のCa^{2+}チャネルにくっつく
3
筋小胞体にあった大量のCa^{2+}が流出する
＝Ca^{2+}誘発性Ca^{2+}流出（CICR《シーアイシーアール》）

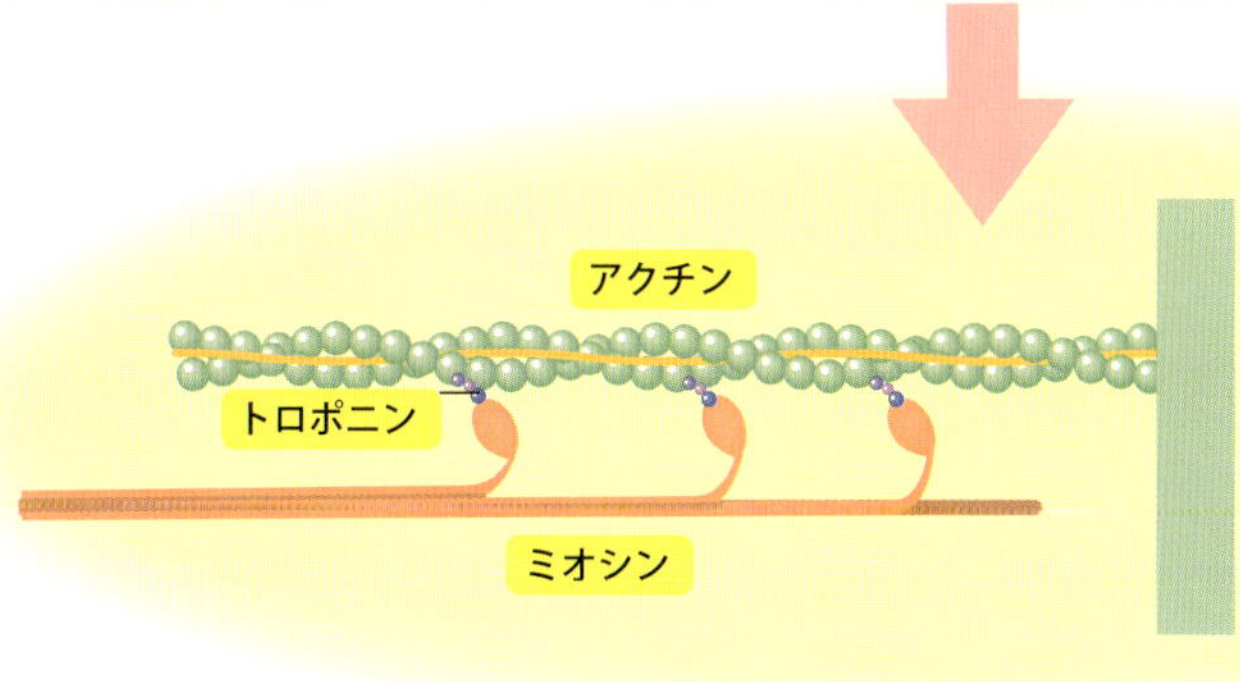
アクチン
トロポニン
ミオシン

アクチンとミオシンが結合し、収縮が起こる

Ca^{2+}はトロポミオシン - トロポニン複合体の一部（トロポニンC）にくっついて、アクチンの結合部位を露出させる。すると、アクチンとミオシン頭部が結合し、収縮が起こる。

心臓から送られた血液は動静脈、毛細血管を巡る

心臓から拍出された血液を全身に送り出す血管のしくみを見てみよう。心臓に近い血管ほど太く、多くの血液を運搬することができる。

末梢にいくほど、血管が細くなる

動脈系は枝分かれをして末梢にいくほど細くなり、静脈系は末梢から合流しながら太くなる。

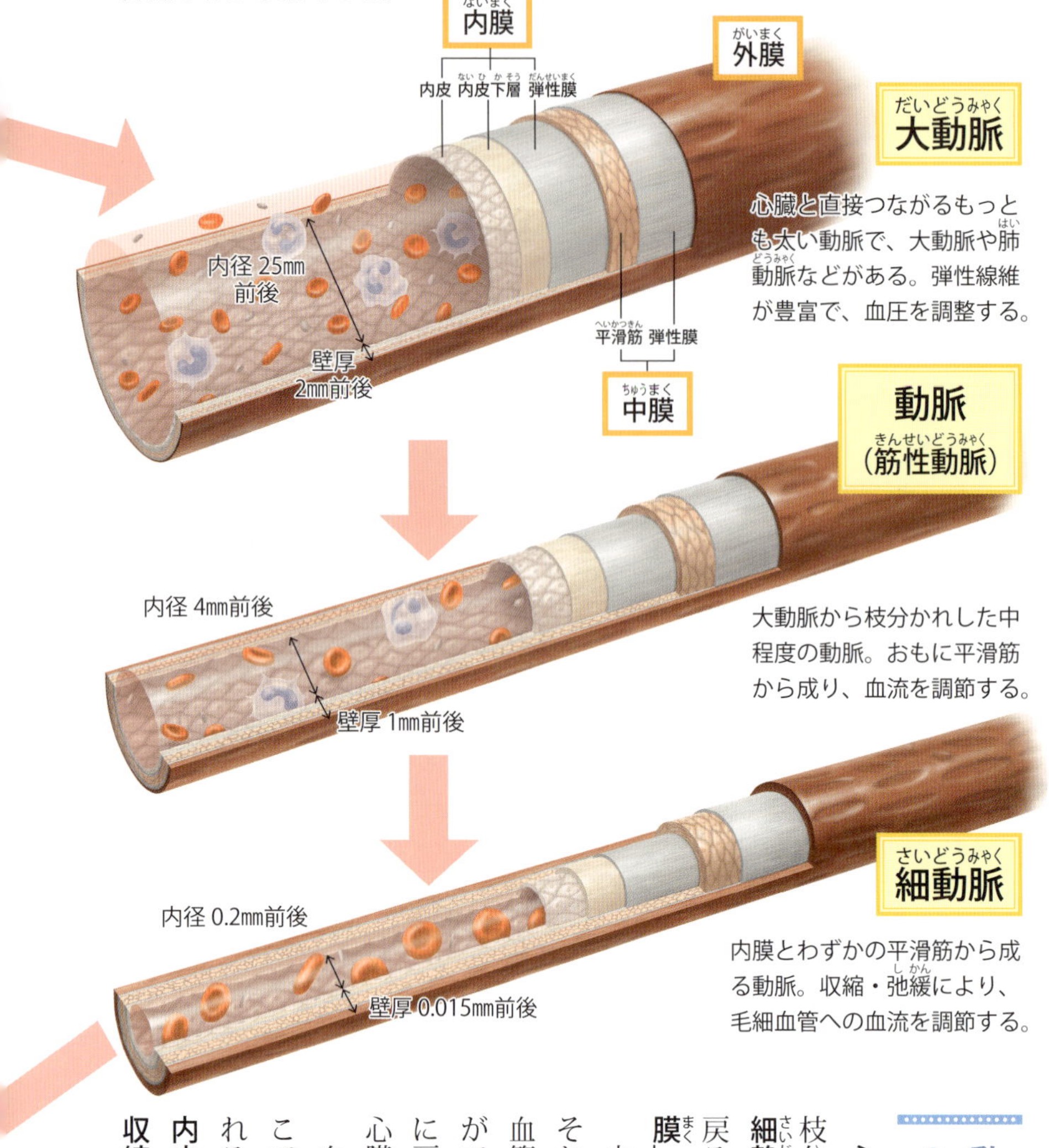
内膜《ないまく》
内皮
内皮下層《ないひかそう》
弾性膜《だんせいまく》
外膜《がいまく》
大動脈《だいどうみゃく》
心臓と直接つながるもっとも太い動脈で、大動脈や肺《はい》動脈《どうみゃく》などがある。弾性線維が豊富で、血圧を調整する。
内径 25㎜前後
壁厚 2㎜前後
平滑筋《へいかつきん》
弾性膜
中膜《ちゅうまく》
動脈
（筋性動脈《きんせいどうみゃく》）
内径 4㎜前後
壁厚 1㎜前後
大動脈から枝分かれした中程度の動脈。おもに平滑筋から成り、血流を調節する。
細動脈《さいどうみゃく》
内径 0.2㎜前後
壁厚 0.015㎜前後
内膜とわずかの平滑筋から成る動脈。収縮・弛《し》緩《かん》により、毛細血管への血流を調節する。

動脈と静脈は3つの層でできている

心臓から出た**大動脈《だいどうみゃく》**は、**動脈**、**細動脈《さいどうみゃく》**と枝分かれして、**毛細血管**に至る。その後は、**細静脈《さいじょうみゃく》**から**静脈**、**大静脈《だいじょうみゃく》**に合流し、心臓に戻る。毛細血管を除くすべての血管は、「**外《がい》膜《まく》**」「**中膜《ちゅうまく》**」「**内膜《ないまく》**」から構成される。

中膜の**弾性線維**が豊富なのが、大動脈と、それにつづく太い動脈だ。伸展性にすぐれ、血管壁を拡げて血液を一時的にためることができる。心臓の弛緩期《しかんき》には、もとの状態に戻りながら、貯留した血液を末梢に送り、心臓の〝補助ポンプ〟として働く。

血液循環の最終目的地が毛細血管だ。ここで、組織と血液間の**物質交換**がおこなわれる。毛細血管は内膜から成るが、内膜の**内皮細胞**は血管作動性物質を分泌し、**血管収縮**において重要な役割を担う（↓P41）。

心臓・肺

全身を巡った静脈血《じょうみゃくけつ》は、肺循環において動脈血《どうみゃくけつ》となり、再び全身に送られる。

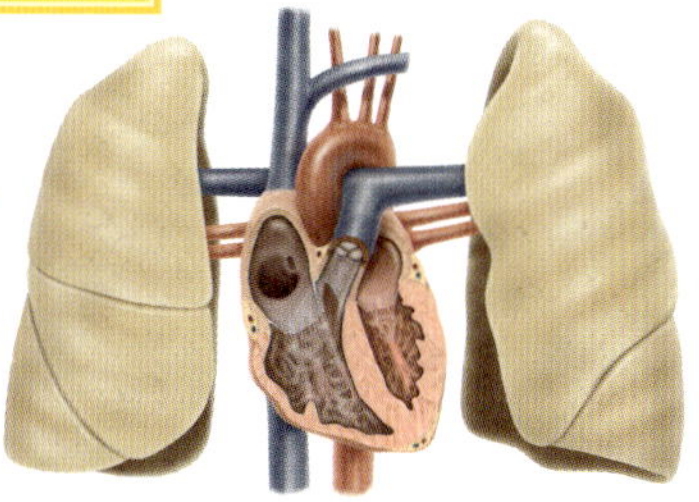

心臓へと戻る静脈の血液の流れを「静脈還流」という

大静脈《だいじょうみゃく》

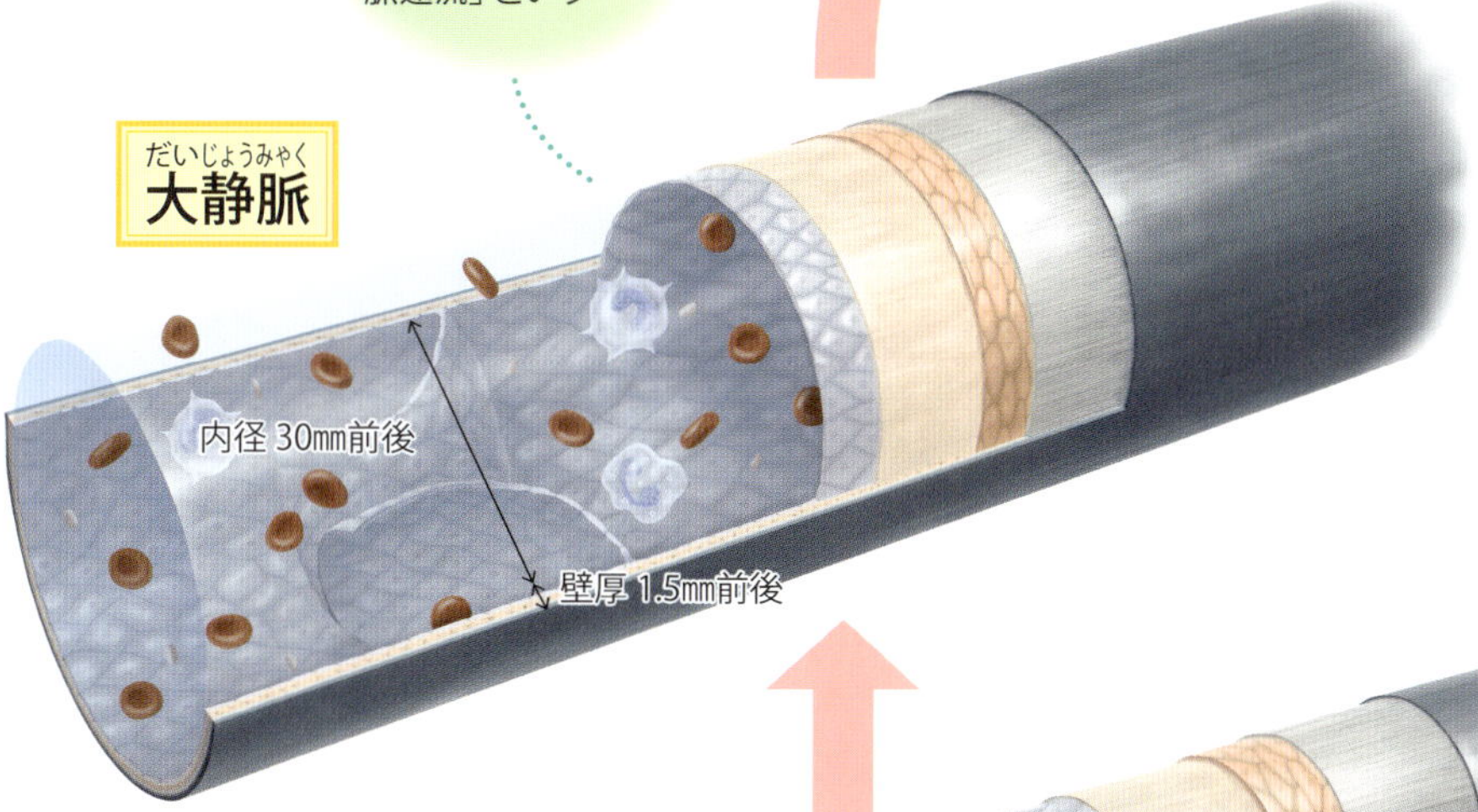
内径 30㎜前後
壁厚 1.5㎜前後

すべての血管のなかでもっとも太く、心臓に血液を戻す。上《じょう》・下《か》大静脈《だいじょうみゃく》、肺静脈《はいじょうみゃく》、腎静脈《じんじょうみゃく》などがある。

静脈

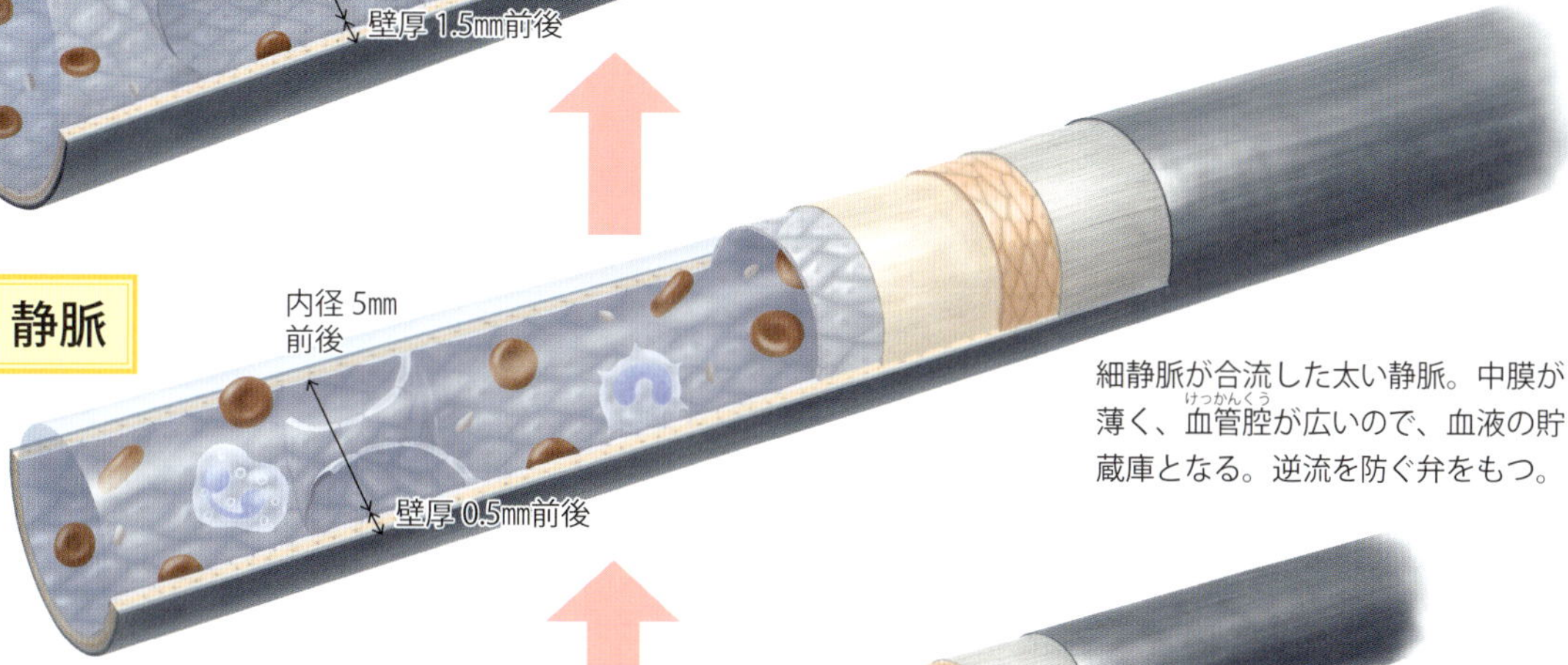
内径 5㎜
前後
壁厚 0.5㎜前後

細静脈が合流した太い静脈。中膜が薄く、血管腔《けっかんくう》が広いので、血液の貯蔵庫となる。逆流を防ぐ弁をもつ。

細静脈《さいじょうみゃく》

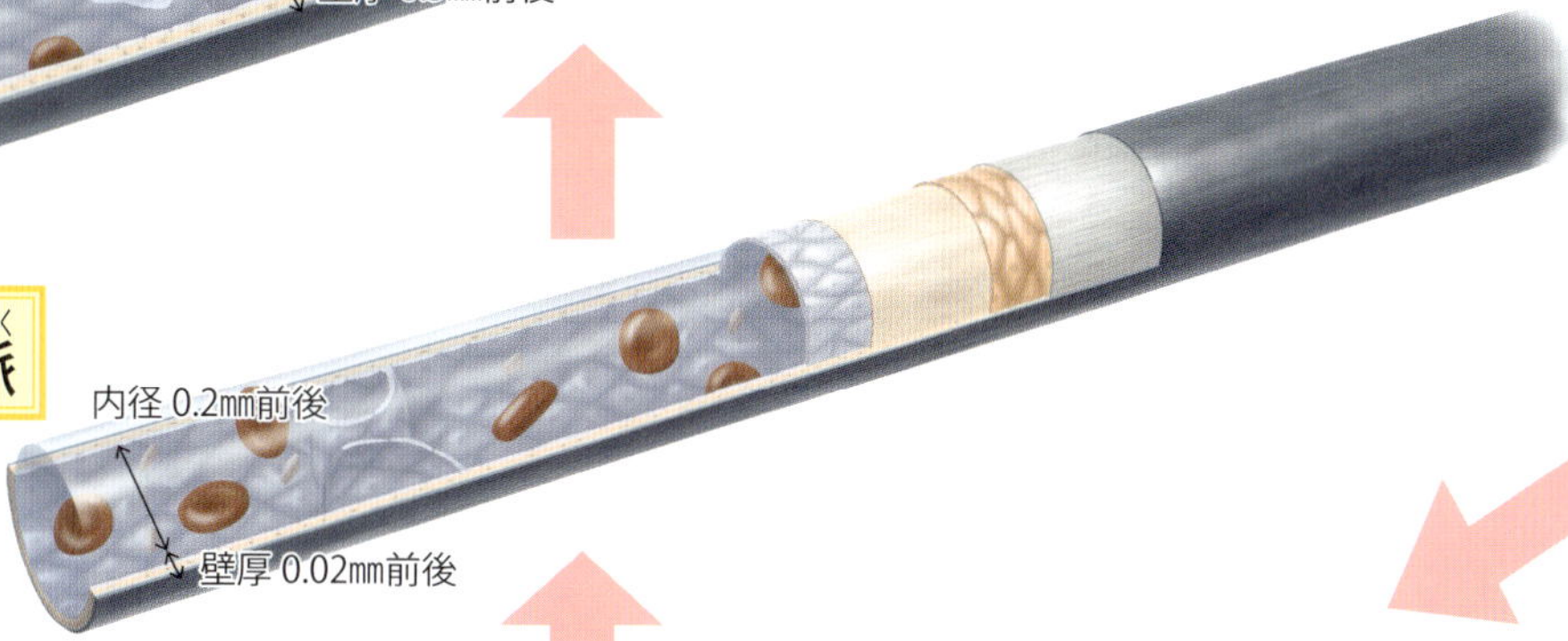
内径 0.2㎜前後
壁厚 0.02㎜前後

毛細血管が合流した細い静脈。わずかな平滑筋をもち、血流量に影響を与える。

毛細血管

動脈系と静脈系をつなぐ非常に細い血管。ただし数が多いため、総断面積は最大。細胞との物質交換の場として機能する（→P34）。

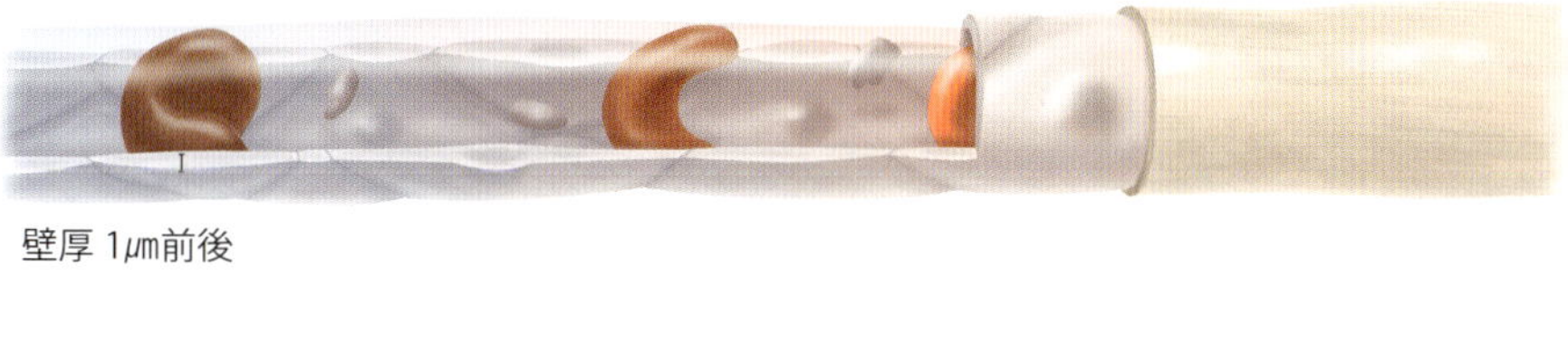
内径 0.5μm前後
壁厚 1μm前後

血管内の圧、抵抗、血流などを「血行動態」という

心臓から送り出された血液は、血管内の圧や抵抗、血流速度の変化によって、動脈、毛細血管、静脈を循環し、再び心臓へと戻ってくる。

血管の圧「血圧」は末梢にいくほど小さくなる

血流量を決める要素として、**血圧**（**血管内の圧**）や**抵抗**（**流れにくさ**）がある。これらの関係性を「**血行動態**」という。

血圧は**大動脈**《だいどうみゃく》でもっとも高く、末梢《まっしょう》にいくほど低くなる。血流にともなって生じる摩擦で、エネルギーが失われていくからだ。しかし大動脈やおもな動脈では、抵抗が小さく、平均血圧はほとんど低下しない。

血圧が急激に低下するのが、**細動脈**《さいどうみゃく》だ。平滑筋《へいかつきん》が発達した細動脈は、**交感神経**《こうかんしんけい》（→P42）の働きで**収縮・弛緩**《しかん》し、内径を変化させる。抵抗は半径の4乗に反比例するため（**Poiseuille**《ポアズイユ》**の法則**）、内径のわずかな減少が、血圧の急激な低下につながるのだ。

ただし毛細血管は、総断面積が大きいため、全体での抵抗は細動脈より小さい。

大動脈〜大静脈で、血行動態は大きく変わる

大動脈に拍出された血液が、心臓に戻るまでの血行動態の変化（図の左から右へ）。血管が細いほど抵抗が大きくなり、血圧や血流速度は低下する。流体力学で用いるDarcyの法則で考えると、心拍出量は以下のように求められる。

流量と圧差の関係
（Darcy《ダルシー》の法則）

心拍出量（CO《シーオー》）＝ 平均大動脈圧（Pa《ピーエー》）－中心静脈圧（CVP《シーヴィーピー》） ／ 総末梢抵抗《そうまっしょうていこう》（TPR《ティーピーアール》）

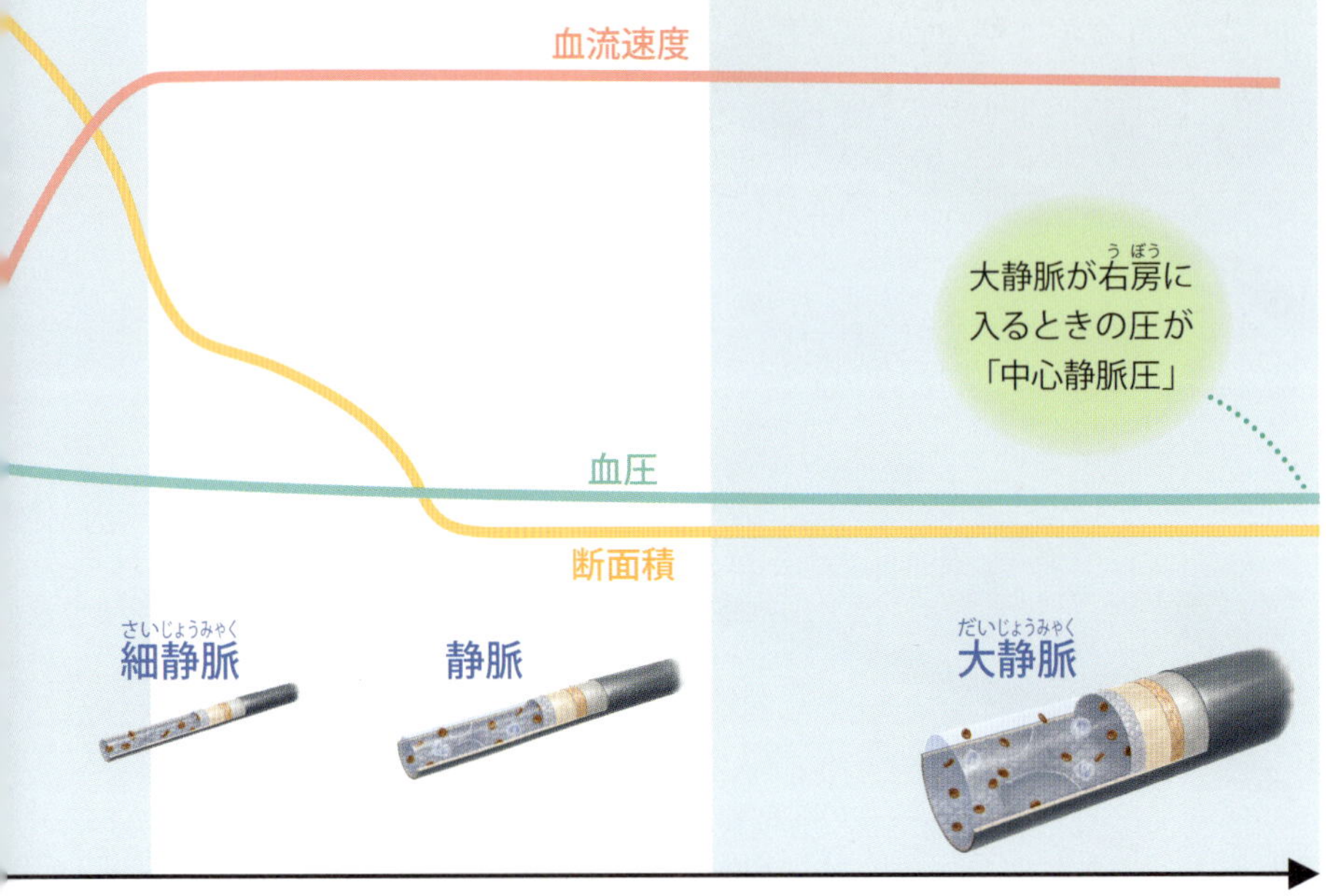

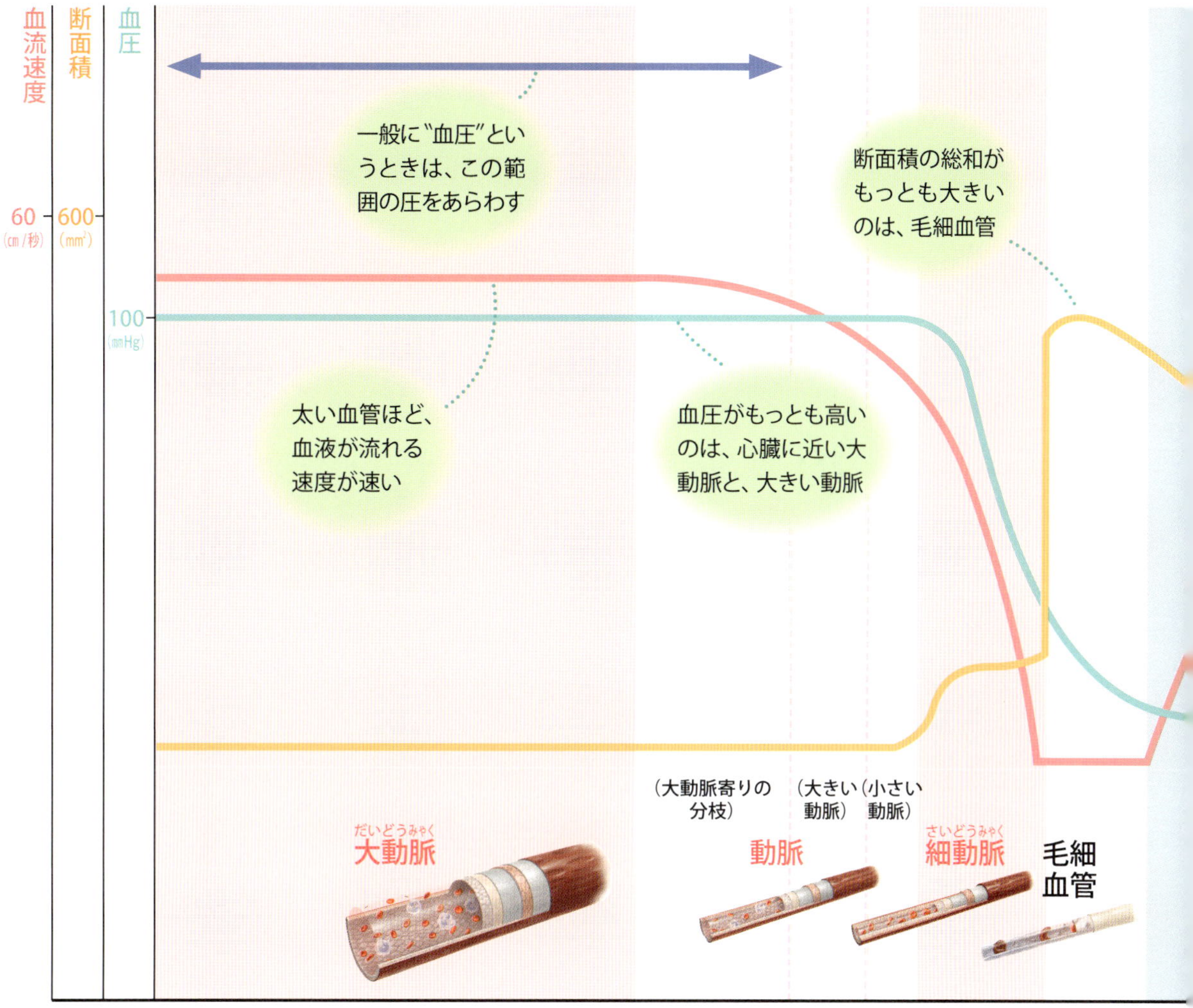
血流速度
断面積
血圧
60
(cm/秒)
600
(mm²)
100
(mmHg)
一般に"血圧"というときは、この範囲の圧をあらわす
断面積の総和がもっとも大きいのは、毛細血管
太い血管ほど、血液が流れる速度が速い
血圧がもっとも高いのは、心臓に近い大動脈と、大きい動脈
(大動脈寄りの分枝)
(大きい動脈)
(小さい動脈)
大動脈《だいどうみゃく》
動脈
細動脈《さいどうみゃく》
毛細血管

血液の60～70%は、静脈を流れている

臓器別の分布　臓器別に見た血流量の分布。心筋への配分は少ないが、そのぶん、冠動脈血からの酸素抽出率は非常に高い。

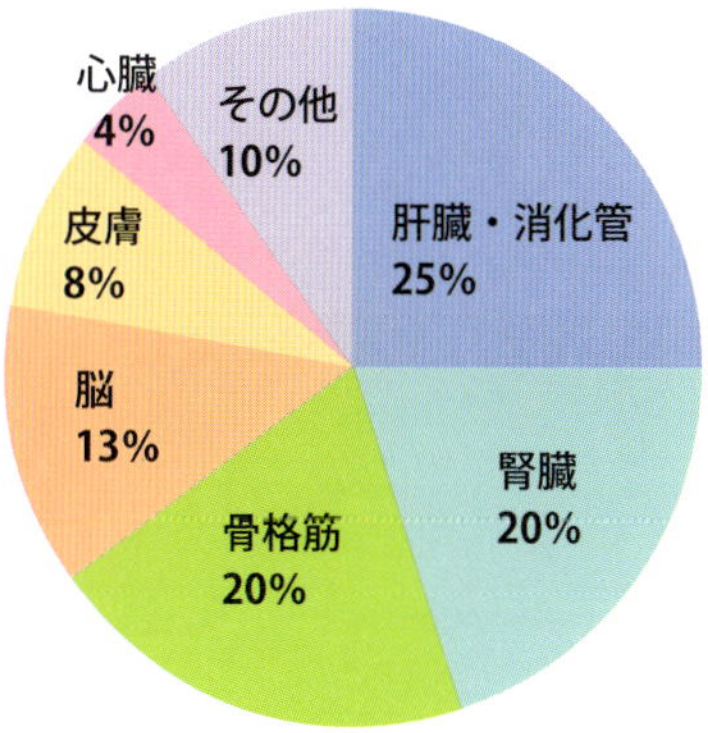
心臓
4%
その他
10%
皮膚
8%
肝臓・消化管
25%
脳
13%
腎臓
20%
骨格筋
20%

循環系の分布　安静時・臥位《がい》での循環血液の分布。静脈・細静脈は大量の血液を蓄え、局所の血流量を調節している。

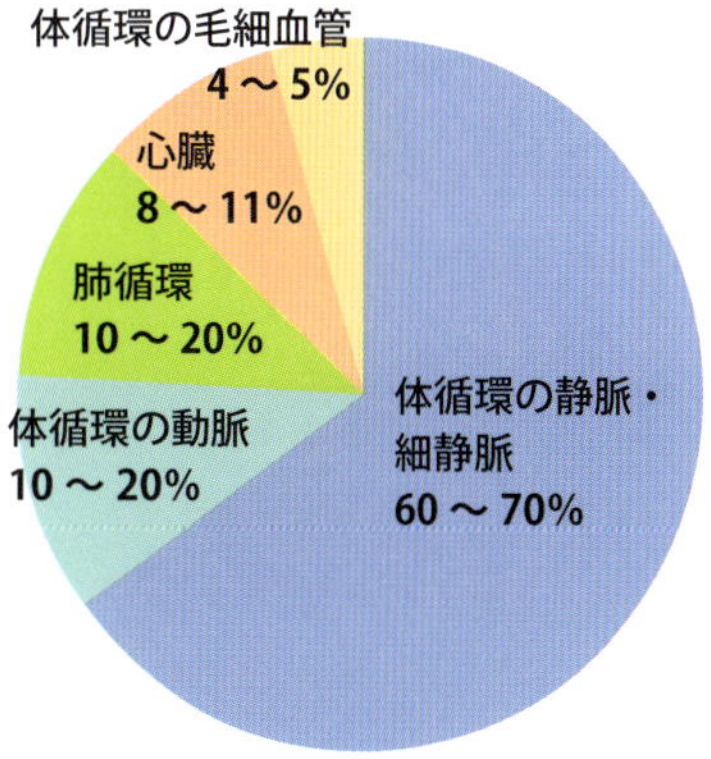
体循環の毛細血管
4～5%
心臓
8～11%
肺循環
10～20%
体循環の動脈
10～20%
体循環の静脈・細静脈
60～70%

末梢の循環は、毛細血管やリンパ管などで構成される

毛細血管へと届いた血液は、細胞間を満たす間質液を介して、物質のやりとりをしている。これを「微小循環」という。

細胞、血管、リンパ管のあいだを物質が移動する

物質交換は、細動脈《さいどうみゃく》、毛細血管、細静脈《さいじょうみゃく》、リンパ管でおこなわれている。これを「微小循環《びしょうじゅんかん》」とよぶ。

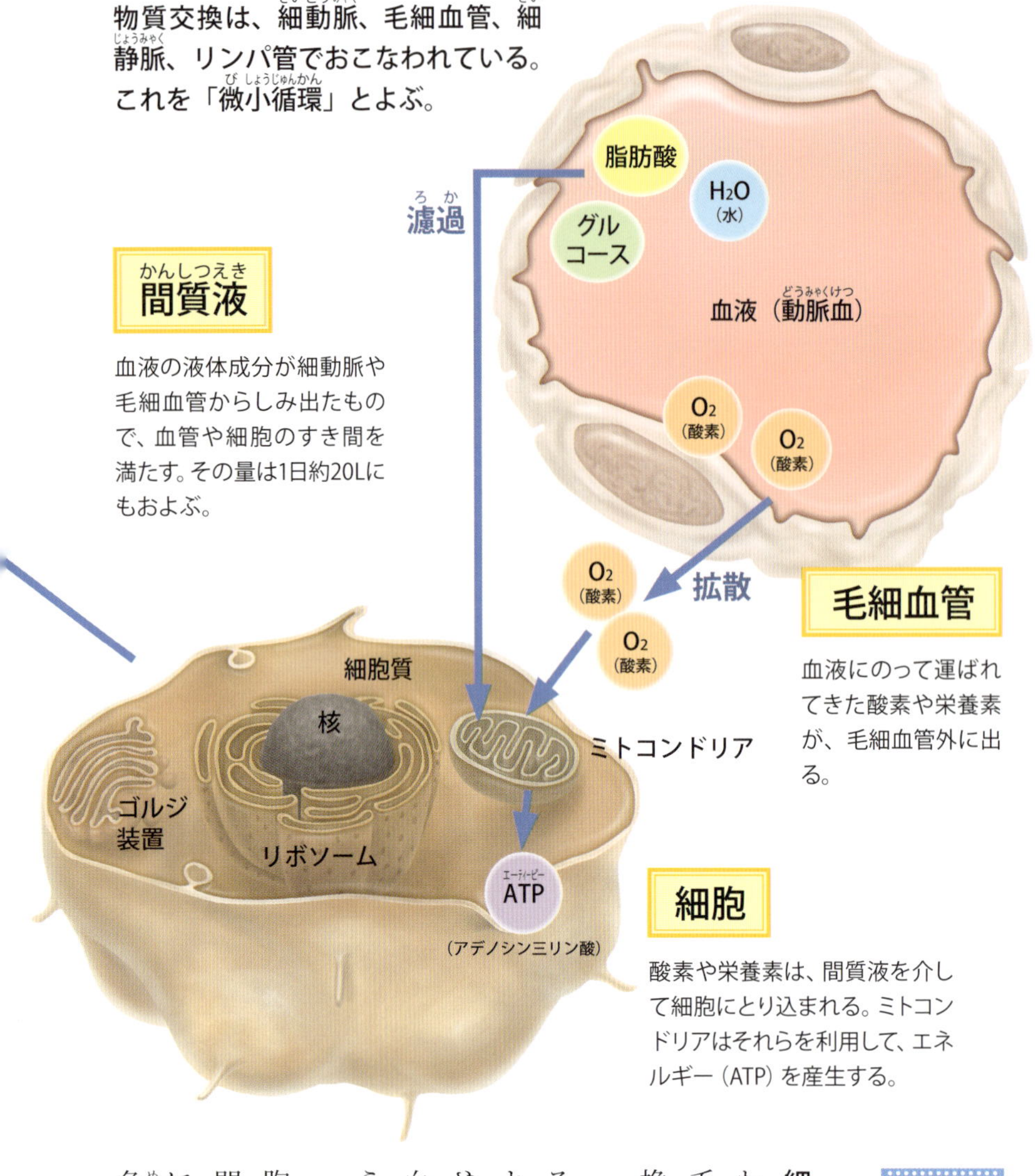

脂肪酸
H_2O（水）
グルコース
血液（動脈血《どうみゃくけつ》）
O_2（酸素）
O_2（酸素）
濾過《ろか》
拡散
O_2（酸素）
O_2（酸素）
細胞質
核
ミトコンドリア
ゴルジ装置
リボソーム
ATP《エーティーピー》
（アデノシン三リン酸）

間質液《かんしつえき》

血液の液体成分が細動脈や毛細血管からしみ出たもので、血管や細胞のすき間を満たす。その量は1日約20Lにもおよぶ。

毛細血管

血液にのって運ばれてきた酸素や栄養素が、毛細血管外に出る。

細胞

酸素や栄養素は、間質液を介して細胞にとり込まれる。ミトコンドリアはそれらを利用して、エネルギー（ATP）を産生する。

全身の細胞へ酸素や栄養素を送り届ける

心血管系の主目的である**物質交換**は、**毛細血管**を中心とした「**微小循環《びしょうじゅんかん》**」でおこなわれる。心筋や脳など、代謝が高い組織で毛細血管の密度がとくに高いのは、物質交換を効率的にすばやくおこなうためだ。

物質交換は、**間質液《かんしつえき》**を介しておこなわれる。**酸素**などの脂溶性《しようせい》物質は、濃度勾配《こうばい》による「**拡散**」で、血管外に移動する。**水分**や**栄養素**の移動は、内圧による「**濾過《ろか》**」だ。血管壁の内皮細胞《ないひさいぼう》間のすき間や小さな孔から、ゆっくりと血管外に流れ出ていく。

間質液に溶け込んだ酸素や栄養素は、細胞にとり込まれる。**二酸化炭素**や**老廃物**は、間質液とともに、再び**毛細血管**や**リンパ管**に入り、心臓へと戻る。この**リンパ系**は、免疫《めんえき》においても重要な役割を担っている。

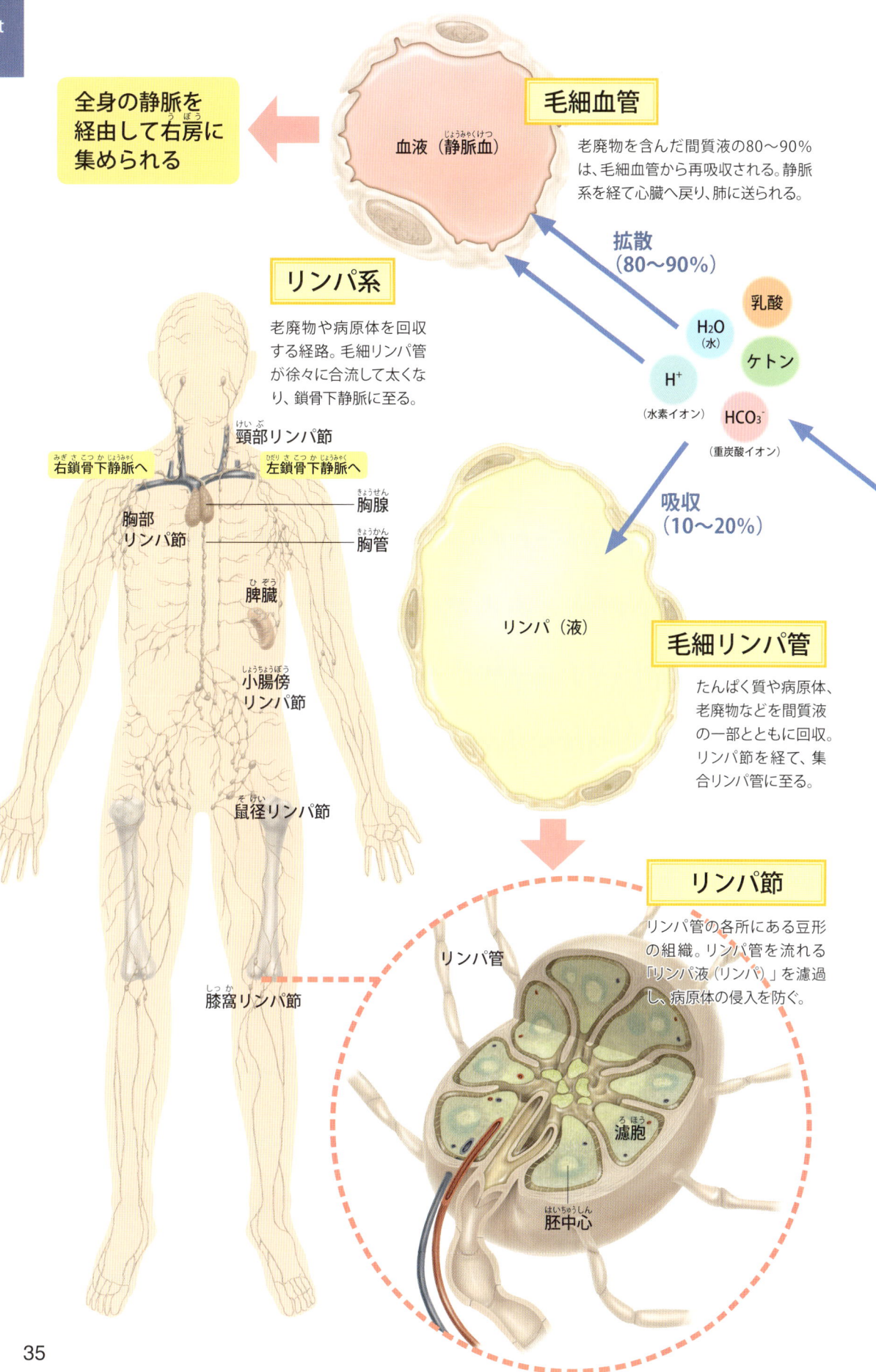

全身の静脈を経由して右房《うぼう》に集められる

毛細血管

老廃物を含んだ間質液の80〜90%は、毛細血管から再吸収される。静脈系を経て心臓へ戻り、肺に送られる。

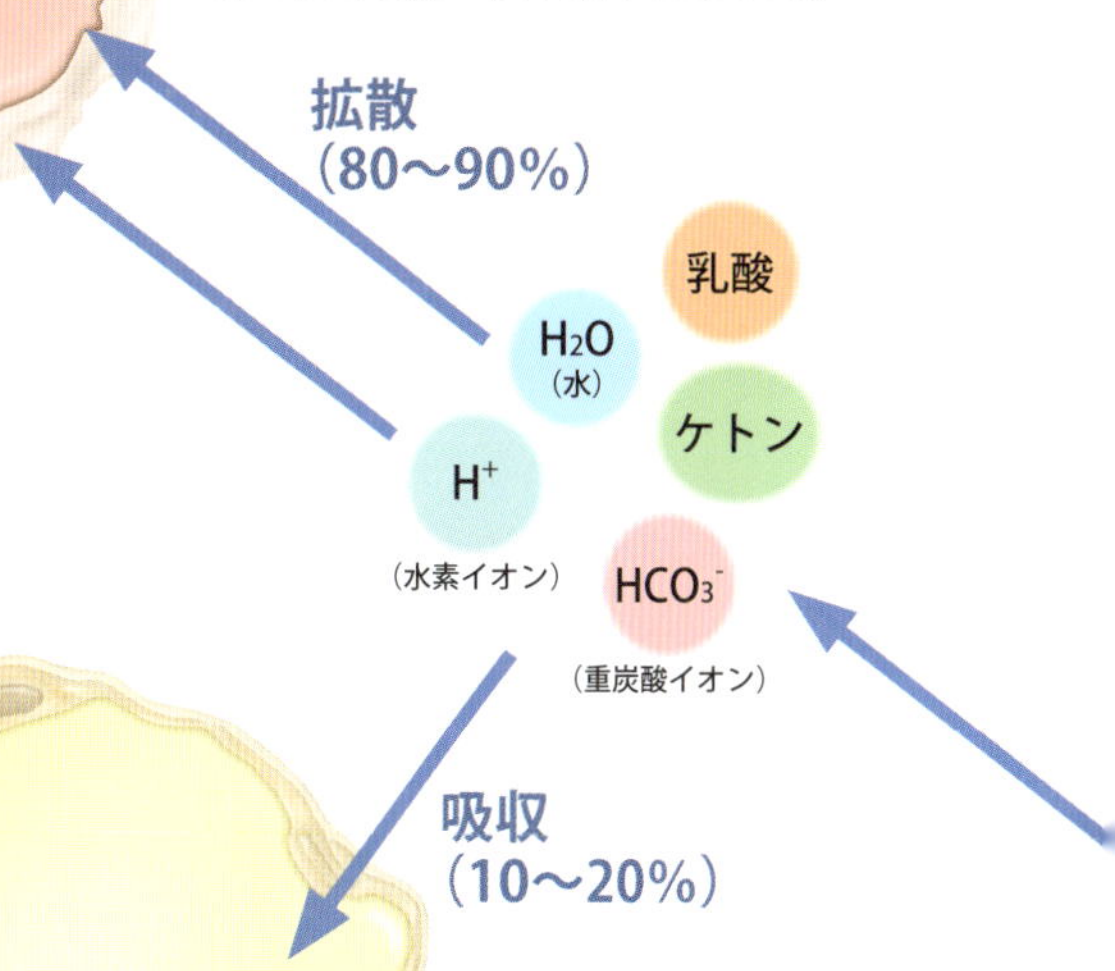

リンパ系

老廃物や病原体を回収する経路。毛細リンパ管が徐々に合流して太くなり、鎖骨下静脈に至る。

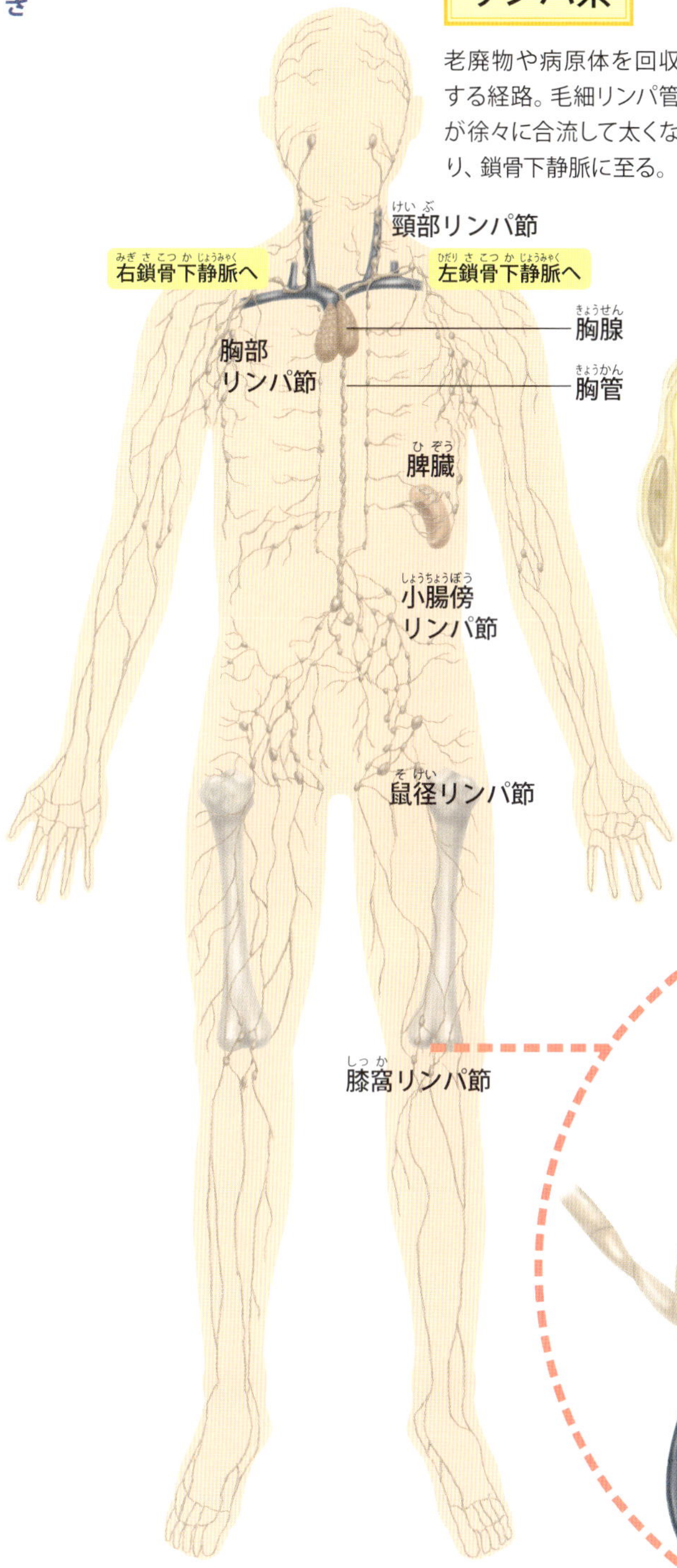

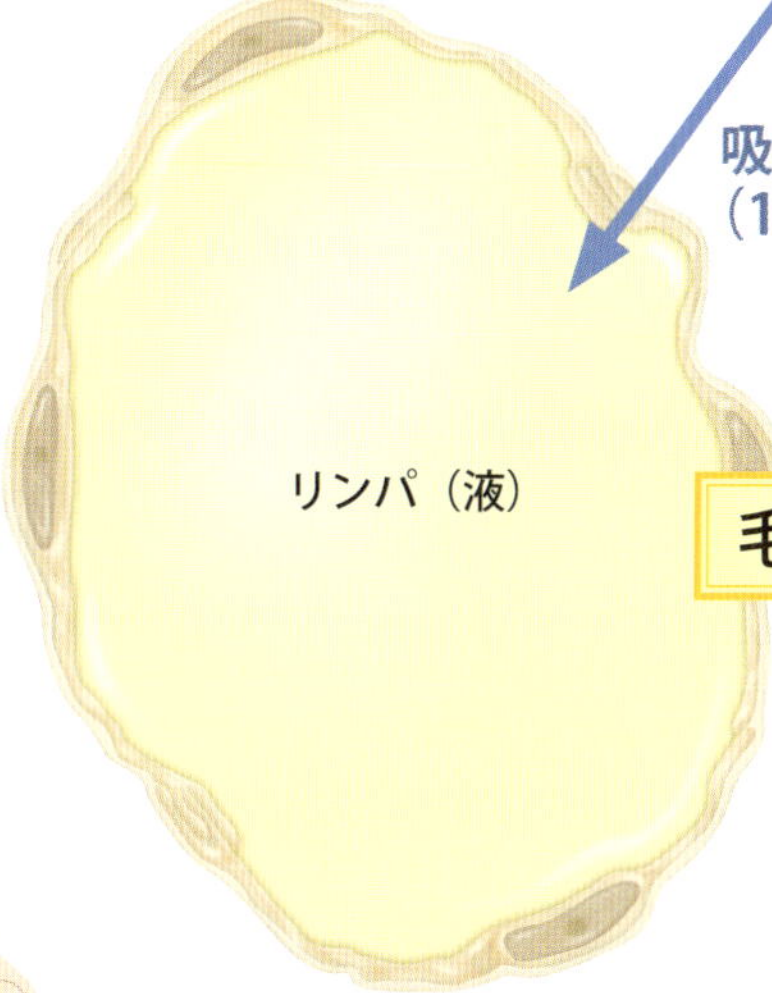

毛細リンパ管

たんぱく質や病原体、老廃物などを間質液の一部とともに回収。リンパ節を経て、集合リンパ管に至る。

リンパ節

リンパ管の各所にある豆形の組織。リンパ管を流れる「リンパ液（リンパ）」を濾過し、病原体の侵入を防ぐ。

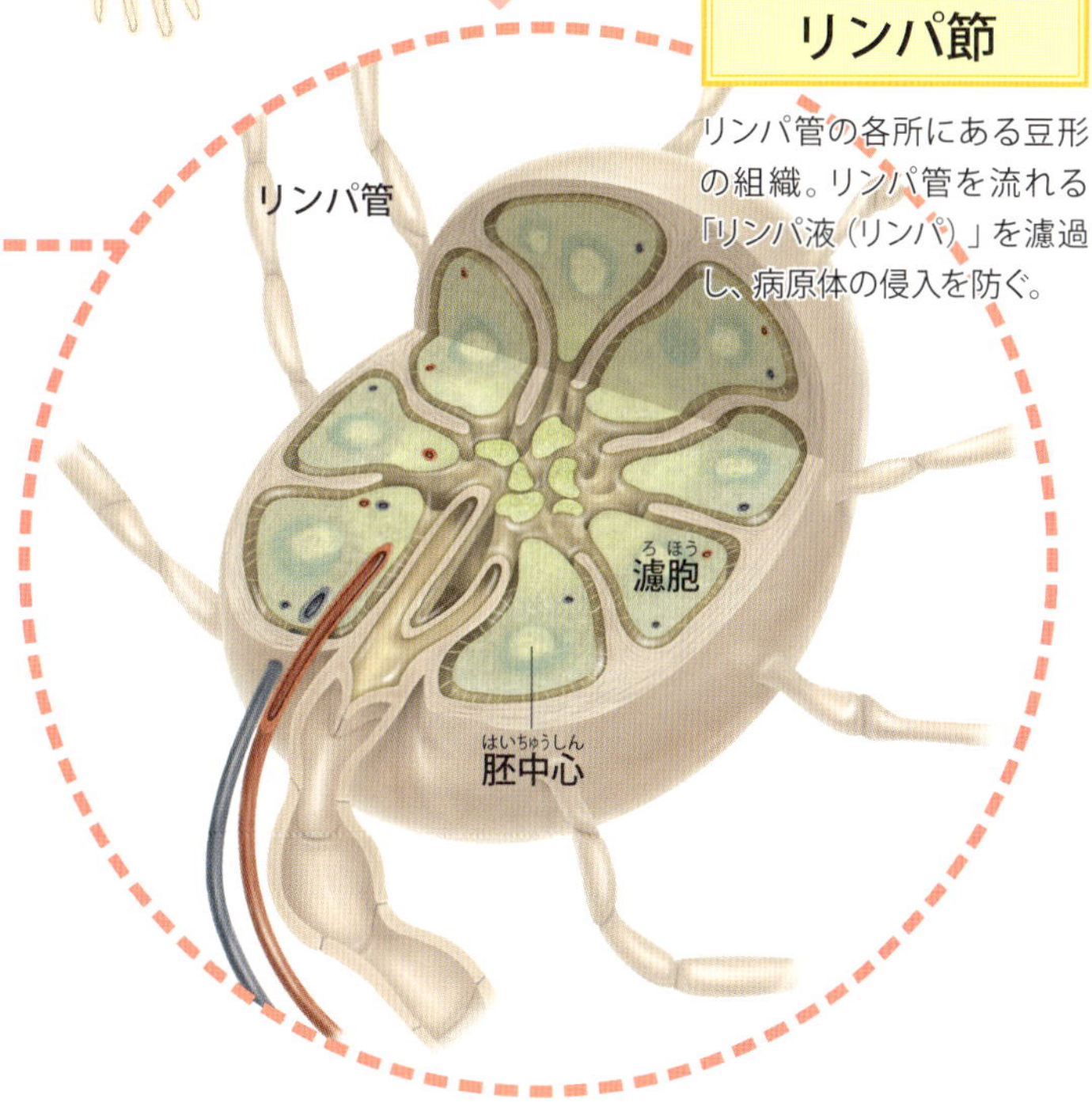

血液は「運搬」「免疫」「止血」などの役割を担う

血液中の血液細胞は、酸素や栄養素の運搬、免疫、止血などの機能を担う。体温を一定に保つのも、血液の重要な役割である。

血液は、血漿と血液細胞で構成される

血液の約半分は液体成分の血漿で、残りの約半分は赤血球などの血液細胞である。

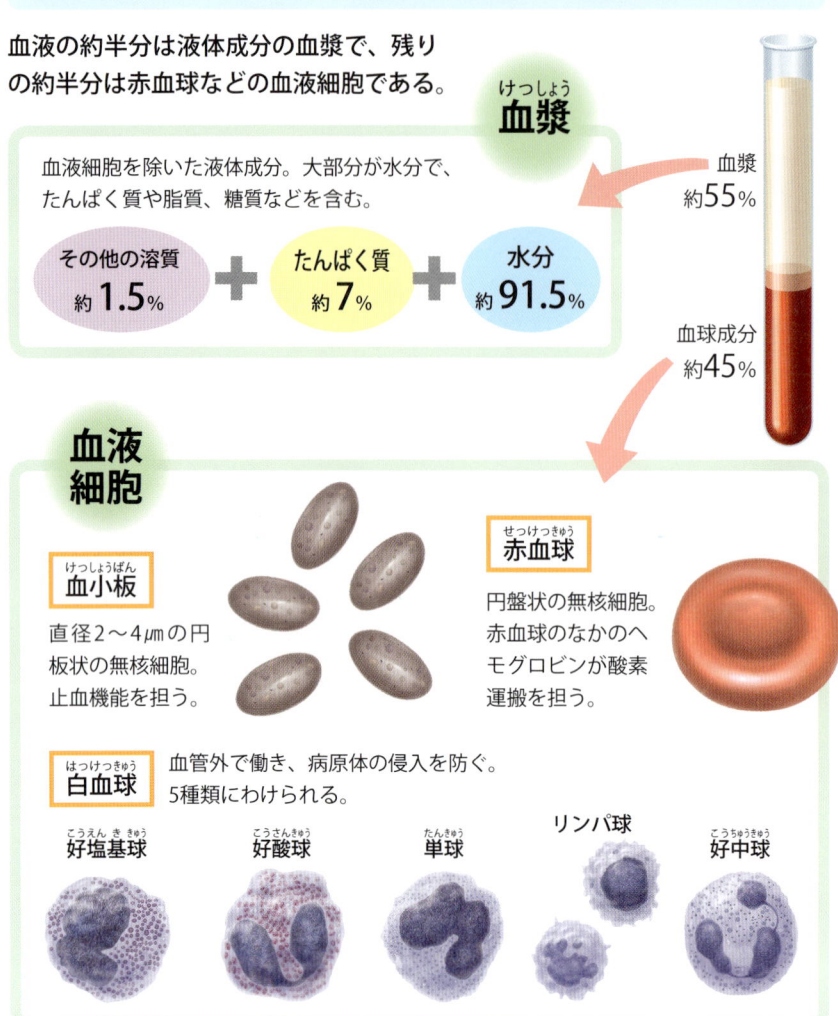

血漿 約55％

血球成分 約45％

血漿《けっしょう》

血液細胞を除いた液体成分。大部分が水分で、たんぱく質や脂質、糖質などを含む。

その他の溶質 約1.5％ ＋ たんぱく質 約7％ ＋ 水分 約91.5％

血液細胞

血小板《けっしょうばん》

直径2～4μmの円板状の無核細胞。止血機能を担う。

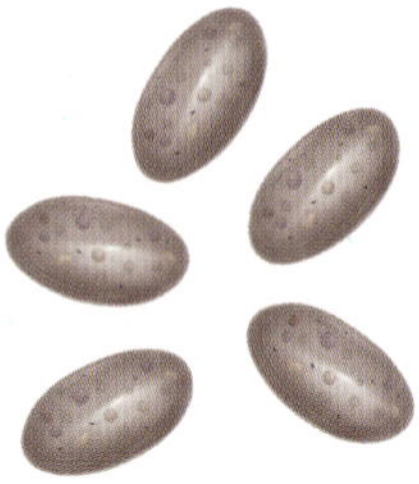

赤血球《せっけっきゅう》

円盤状の無核細胞。赤血球のなかのヘモグロビンが酸素運搬を担う。

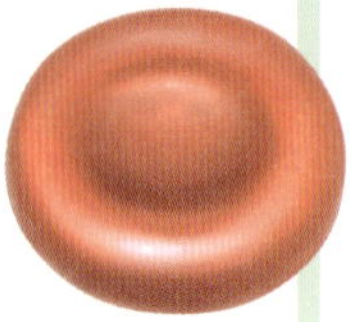

白血球《はっけっきゅう》

血管外で働き、病原体の侵入を防ぐ。5種類にわけられる。

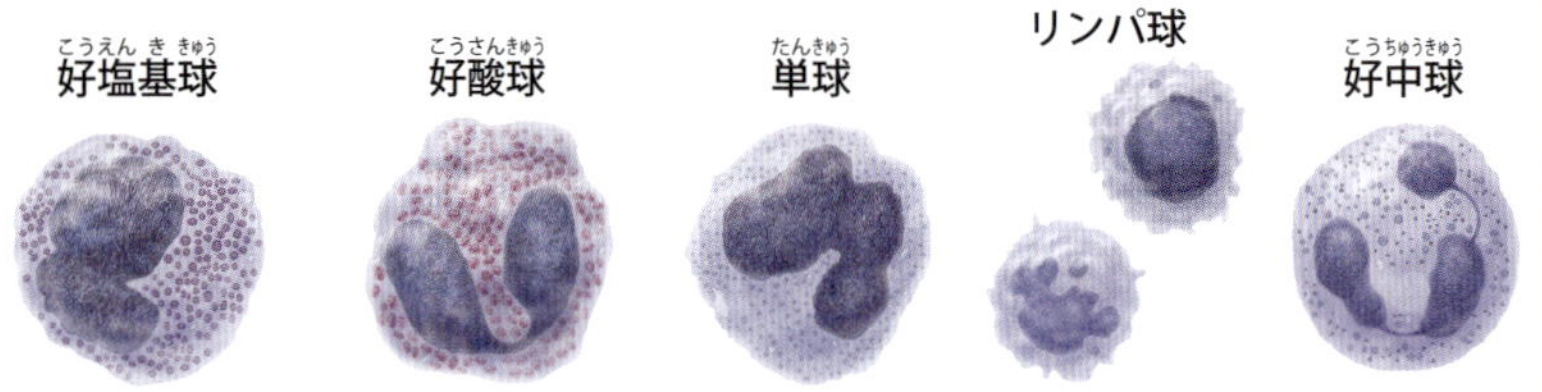

体重の約8％もの血液が全身の血管を巡る

心血管系を巡る**血液**は、体重の約8％に相当し、成人では約4～5Lにもなる。全身に**酸素**や**栄養素**を運搬するだけでなく、免疫《めんえき》や止血、ホメオスタシスの維持という重要な役割も担っている。

血液の構成成分は**血液細胞**と**血漿**《けっしょう》だ。血液細胞には「**赤血球**《せっけっきゅう》」「**白血球**《はっけっきゅう》」「**血小板**《けっしょうばん》」の3つがあり、いずれも骨髄《こつずい》で産生されて、分化・成熟し、血液中に移行する。このうち、酸素を運ぶのは、赤血球中の「**ヘモグロビン**」というたんぱく質である。

一方、糖質などの栄養素は、液体成分の血漿に溶け込んだ状態で運ばれる。脂質や一部のビタミンなどといった脂溶性《しようせい》物質は、血漿たんぱく質（アルブミン）と結びついた形で運搬されている。

血管内や血液の組織で、生体維持のために働く

血液は心血管系を巡りながら、下記の4つの役割を果たしている。

Ⅰ 酸素・栄養素の運搬

酸素や栄養素を運ぶ媒体として働く

血液は、毛細血管を中心とした「微小循環《びしょうじゅんかん》」に至り、酸素や栄養素を細胞に届ける。心血管系の異常で虚血《きょけつ》が起こると、細胞は酸素不足となり、壊死《えし》する。

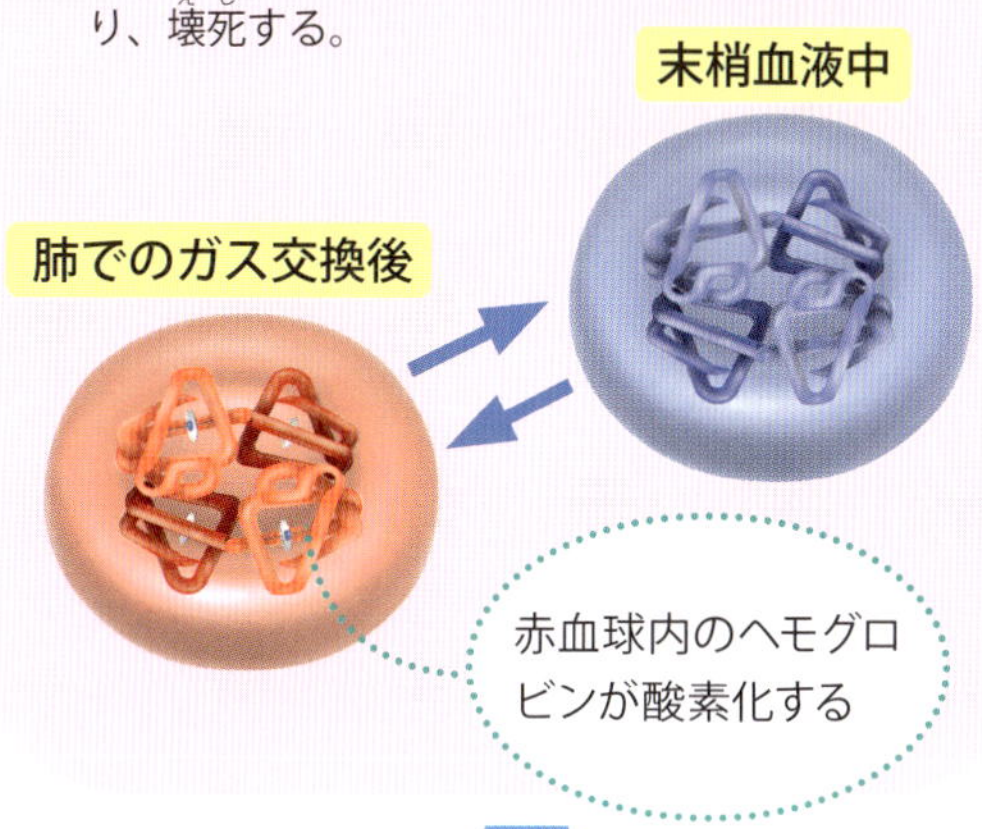
末梢血液中
肺でのガス交換後
赤血球内のヘモグロビンが酸素化する

Ⅱ ホメオスタシスの維持

体温を一定に保ち、ホルモンを臓器に届ける

血液は、体内で産生した熱を全身に運んだり、特定の臓器にホルモンを運搬したりして、体内環境を維持している。

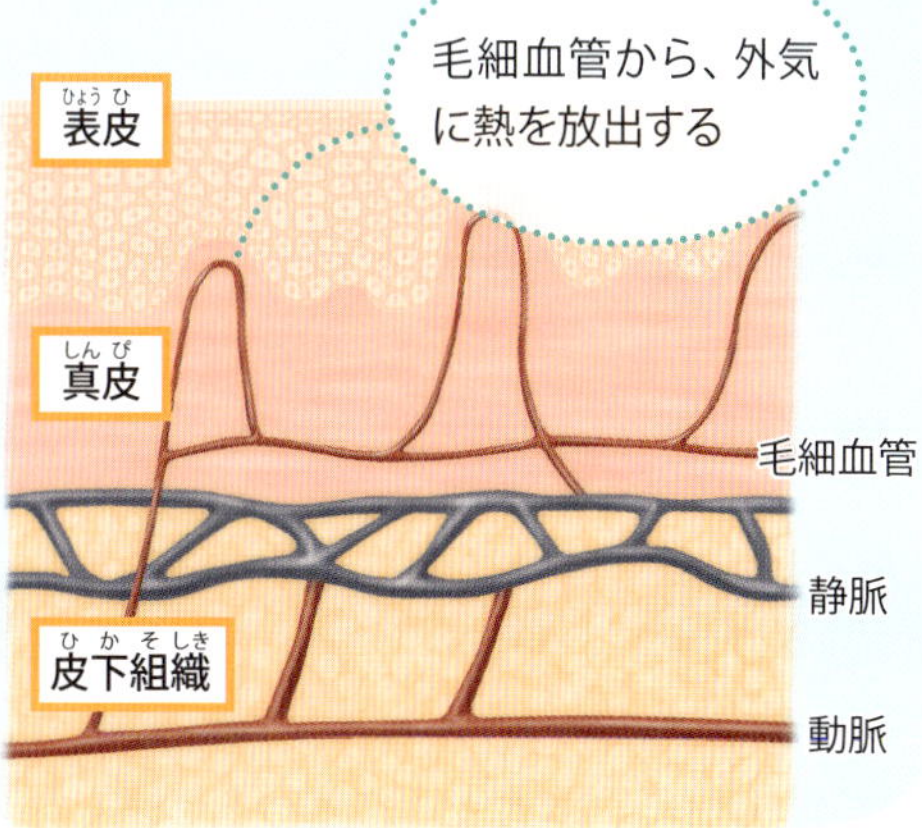
毛細血管から、外気に熱を放出する
表皮《ひょうひ》
真皮《しんぴ》
皮下組織《ひかそしき》
毛細血管
静脈
動脈

Ⅲ 免疫《めんえき》（生体防御）

白血球が細菌やウイルスを死滅させる

白血球は、体内に侵入した細菌やウイルスを見つけると、血管外に出て、それらを食べて破壊する。また、たがいに連携して病原体排除に役立つたんぱく質（抗体）をつくり、攻撃する。

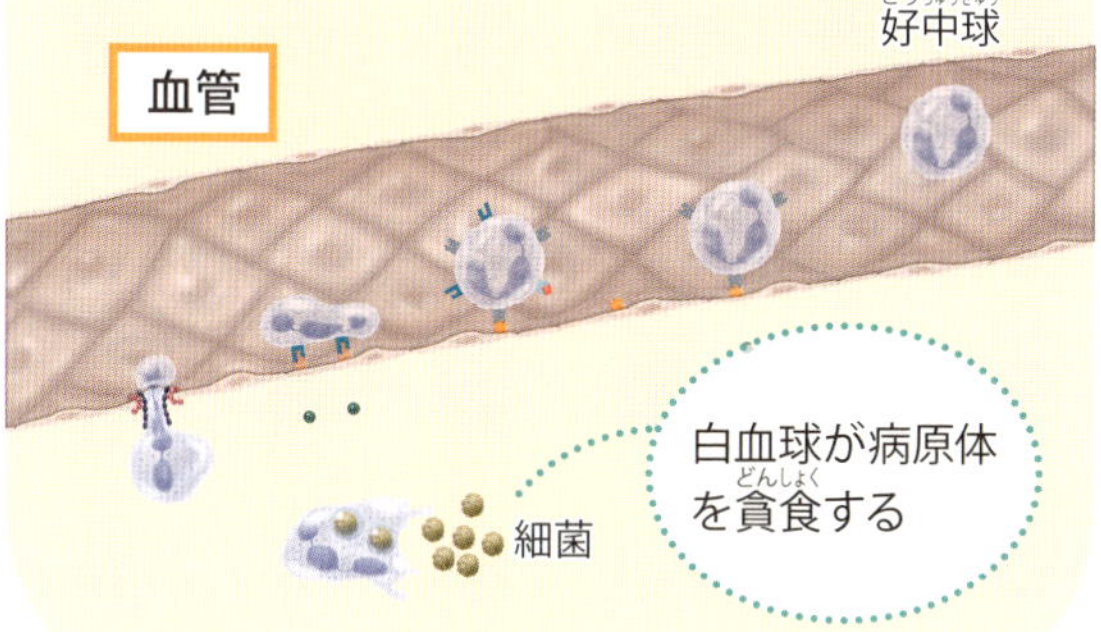
好中球《こうちゅうきゅう》
血管
白血球が病原体を貪食《どんしょく》する
細菌

Ⅳ 止血（血液凝固）

血小板が傷口を塞ぎ、血栓をつくる

出血があると、血小板が活性化して傷口を塞ぎ、血栓をつくる。さらに、血液凝固因子が連鎖的に反応して、血栓を線維状の「フィブリン」で覆い固めて止血する。

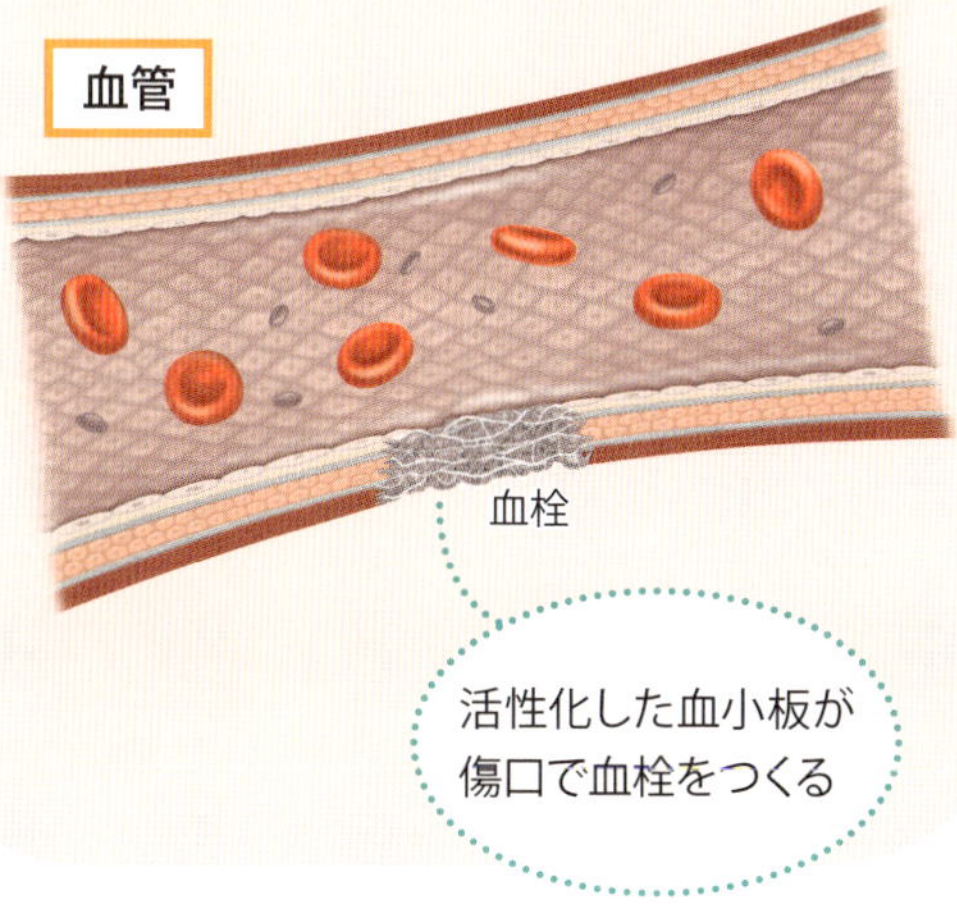
血管
血栓
活性化した血小板が傷口で血栓をつくる

心拍出量は、心臓のポンプ機能の指標

心臓が送り出す血液量を心拍出量といい、心臓の仕事量のめやすとなる。心拍出量は、心臓に入る血液量や、血管の圧の影響を大きく受けている。

ポンプ機能の調節によって全身の血流が保たれる

すべての細胞は、血液を介して酸素や栄養を受けとっている。この血液を循環させるポンプが**心臓**だ。心室内に血液を充満させてから、収縮して圧をかけることで、血流を生み出し、全身に循環させている。

心臓のポンプ機能の指標となるのが、**「心拍出量」**である。1分間に左室《さしつ》から大動脈《だいどうみゃく》に駆出《くしゅつ》される血液量のことをいい、**「1回拍出量（1回の収縮で駆出される血液量）」**と**「心拍数（1分間の拍動回数）」**の積で求められる。

このうち、心拍数は**運動**をすると高くなるほか、**発熱**や**外部環境**、**神経性因子**（↓P42）、**体液性因子**（↓P44）などで規定される。なお、心拍数のほうが変動の幅があるため、心拍出量に与える影響は大きい。

心拍数と１回拍出量で、心拍出量が決まる

成人の安静時の１回拍出量は70～80㎖、心拍数は60～70回なので、心拍出量は約4～5Ｌとなる。

心拍出量（Cardiac Output：CO《シーオー》）＝ **１回拍出量**（Stroke Volume：SV《エスヴィー》）× **心拍数**（Heart Rate：HR《エイチアール》）

- 心拍出量：１分間に左室《さしつ》から大動脈《だいどうみゃく》に駆出される血液量
- １回拍出量：１回の拍動によって、左室から大動脈に駆出される血液量
- 心拍数：１分間あたりに心臓が拍動する回数

１回拍出量の調節因子

- **前負荷《ぜんふか》** ➡P39
  （心室拡張末期時の容積）
- **後負荷《こうふか》** ➡P39
  （末梢血管抵抗《まっしょうけっかんていこう》など）
- **心室コンプライアンス**
  （心室の拡張機能の正常度）

1回拍出量は左心系、右心系ともに同じになるよう、自動的に調整されている。

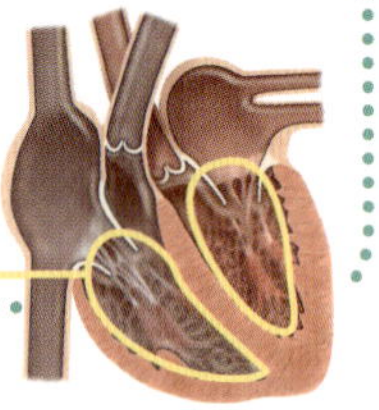

心拍数の調節因子

- **神経性因子** ➡P42
  （交感神経《こうかんしんけい》／副交感神経《ふくこうかんしんけい》のバランス）
- **体液性因子** ➡P44
  （アンジオテンシンⅡなどのホルモン変動）
- **外部環境**（気温など）
- **運動**　● **発熱**　● **痛み**

心拍数が100回を超えると、充満期（→P19）が短くなるため、かえって心拍出量は減る。

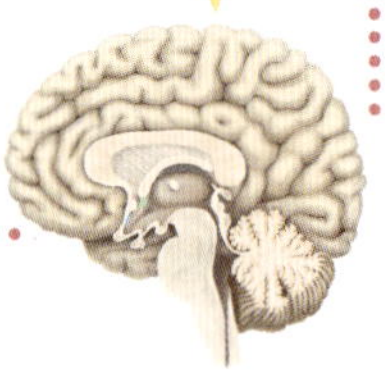

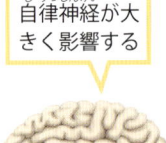

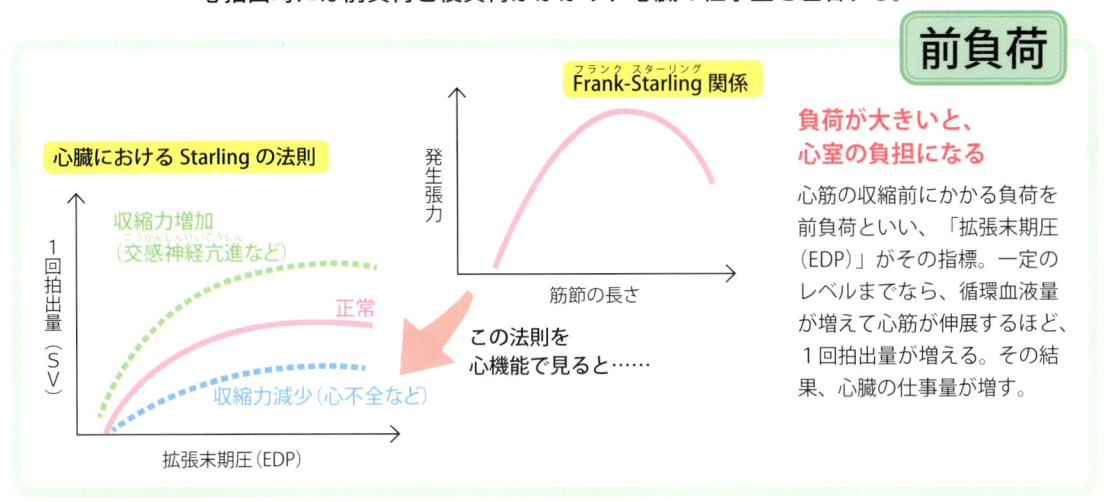

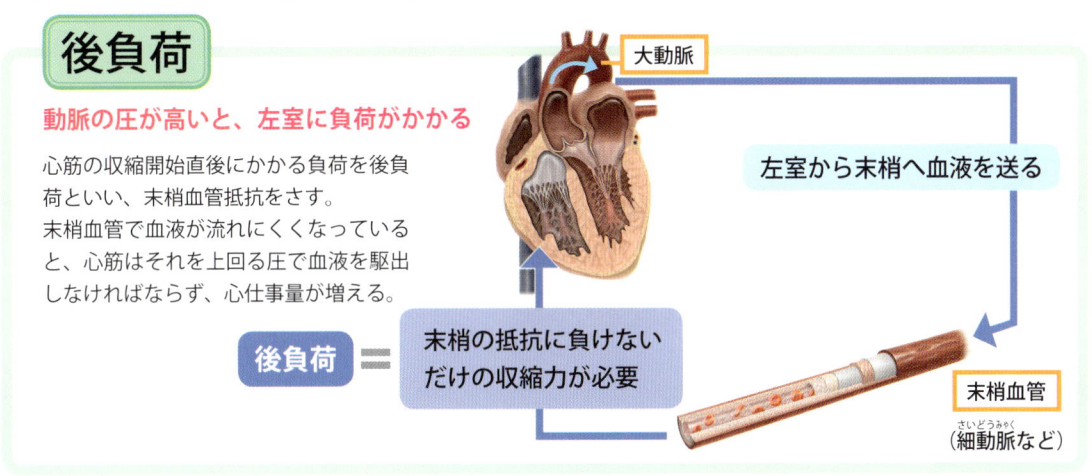

心拍出時の負荷には「前負荷」「後負荷」がある

心拍出時には前負荷と後負荷がかかり、心臓の仕事量を左右する。

前負荷

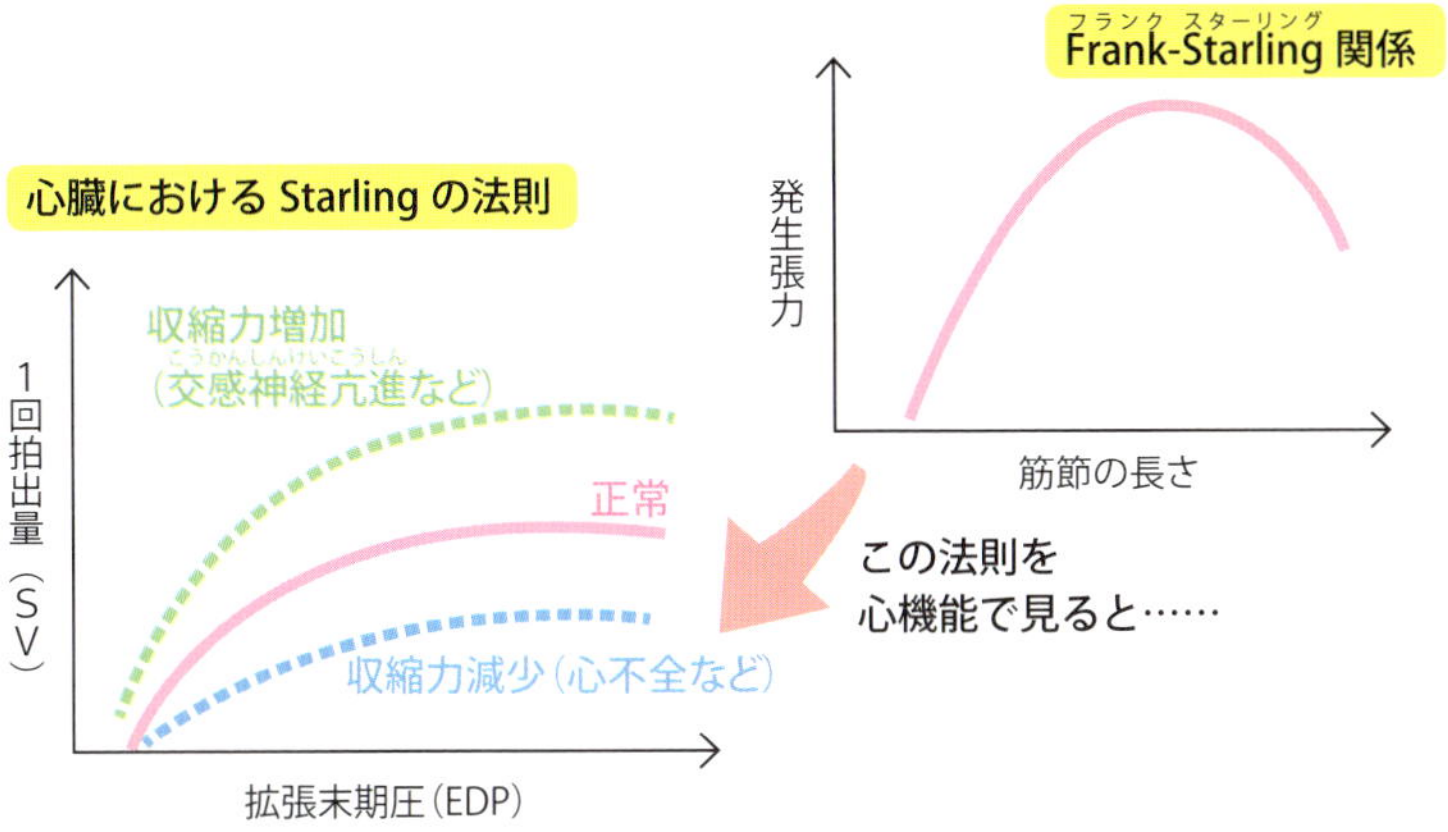
心臓における Starling の法則
1回拍出量（SV）
収縮力増加
（交感神経亢進《こうかんしんけいこうしん》など）
正常
収縮力減少（心不全など）
拡張末期圧（EDP）
Frank-Starling《フランク スターリング》関係
発生張力
筋節の長さ
この法則を
心機能で見ると……

負荷が大きいと、心室の負担になる

心筋の収縮前にかかる負荷を前負荷といい、「拡張末期圧（EDP）」がその指標。一定のレベルまでなら、循環血液量が増えて心筋が伸展するほど、1回拍出量が増える。その結果、心臓の仕事量が増す。

後負荷

動脈の圧が高いと、左室に負荷がかかる

心筋の収縮開始直後にかかる負荷を後負荷といい、末梢血管抵抗をさす。
末梢血管で血液が流れにくくなっていると、心筋はそれを上回る圧で血液を駆出しなければならず、心仕事量が増える。

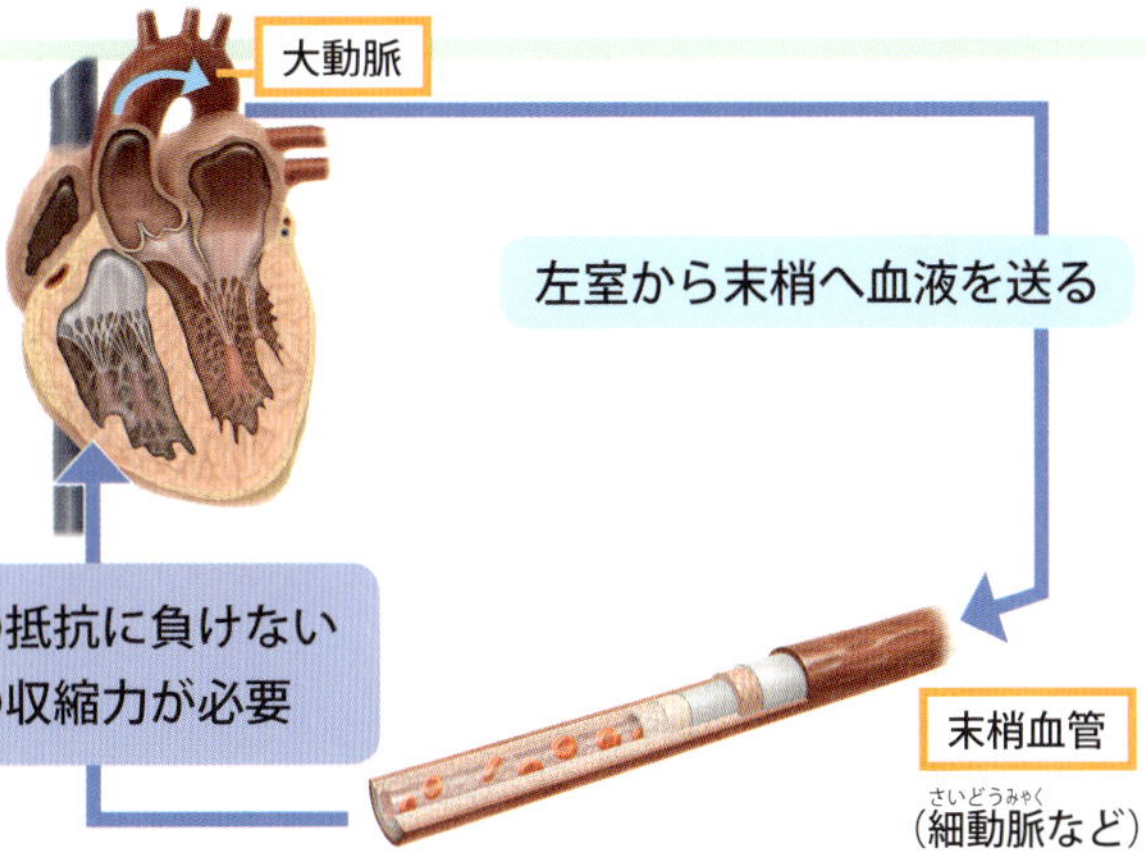
大動脈
左室から末梢へ血液を送る
末梢血管
（細動脈《さいどうみゃく》など）

後負荷 ＝ **末梢の抵抗に負けないだけの収縮力が必要**

循環血液量が多いと心臓の仕事量も増える

1回拍出量を規定する因子として、心筋にかかる負荷がある。心筋が収縮する直前にかかる負荷を「**前負荷**《ぜんふか》」、収縮をはじめた直後にかかる負荷を「**後負荷**《こうふか》」とよぶ。

前負荷には、心房の収縮力や心筋の伸展しやすさ（心室コンプライアンス）も関与するが、とくに影響するのが**静脈還流量**だ。

心筋は生理的範囲内ならば、伸展させるほど、その収縮力が強くなることがわかっている（**Frank-Starling**《フランク スターリング》**関係**）。つまり、静脈還流量が増加すると、心筋は大きく伸展したぶん、強く収縮することとなり、心筋の仕事量が増えるのだ。正常な心臓の場合、一定のレベルまでは、前負荷の増加にしたがって、1回拍出量が増える。しかし、前負荷が一定レベルを超えると、心筋が耐えられなくなり、1回拍出量は減る。

後負荷となるのは、おもに**末梢**《まっしょう》**血管**《けっかん》**抵抗**《ていこう》である。末梢血管の抵抗が強いと、心臓はそれを上回る圧で駆出しなければならず、1回拍出量は減る。前負荷が同じ場合、後負荷が小さくなるほど1回拍出量が増える。

血管の収縮・拡張により血圧が調節される

心臓から送り出された血液により、動脈にかかる圧を「血圧」という。血圧が変動することで、各臓器に十分な血液を送り届けることができる。

心拍出量と血管抵抗で、血圧が決まる

一般に、動脈内にかかる血液の圧を「血圧」といい、心拍出量と総末梢血管抵抗で決まる。

血圧（Blood Pressure：BP《ビーピー》） ＝ **心拍出量**（Cardiac Output：CO《シーオー》） × **総末梢血管抵抗《そうまっしょうけっかんていこう》**（Vascular Resistance：VR《ヴィーアール》）

- 血圧：血管系のある点における圧力（ここでは体循環において動脈にかかる圧をあらわす）
- 心拍出量：1分間に左室《さしつ》から大動脈《だいどうみゃく》に駆出される血液量
- 総末梢血管抵抗：細動脈《さいどうみゃく》を中心とした末梢血管での、血液の流れにくさ

心拍出量の規定因子

- 前負荷《ぜんふか》・後負荷《こうふか》 ➡P39
- 心室コンプライアンス（心室の拡張機能の正常度）
- 神経性因子 ➡P42（交感神経《こうかんしんけい》／副交感神経《ふくこうかんしんけい》のバランス）
- 体液性因子 ➡P44（カテコラミンなどのホルモン変動）

など

上記の規定因子により、「1回拍出量×心拍数」で決まる。

総末梢血管抵抗の規定因子

- 血管の半径と長さ
- 層流と乱流（血液の流れかた）
- 血液粘性
- 壁張力《へきちょうりょく》（血管壁の内外の圧力の差）

肺血管以外の血管抵抗の和が、総末梢血管抵抗となる。いくつかある規定因子のなかでは、血管の半径の影響がもっとも大きく、細い血管であるほど抵抗が大きくなる。

血圧には、臨床上重要なバリエーションがある

さまざまな種類の"血圧"があり、臨床的に使いわけられている。

脈圧
Pulse Pressure：PP

収縮期血圧から拡張期血圧を差し引いたもの。脈圧が大きいほど、動脈硬化（→P52）が進行していると考えられる。

収縮期血圧／拡張期血圧
Systolic Blood Pressure：SBP／Diastolic Blood Pressure：DBP

心臓の収縮期に動脈内にかかる圧を収縮期血圧、心臓の拡張期に動脈内にかかる圧を拡張期血圧という。

平均血圧（平均動脈圧）
Mean Arterial Pressure：MAP

心臓が1回、収縮・拡張するあいだに、動脈内にかかる平均血圧のこと。「（脈圧÷3）＋拡張期血圧」で求められる。

中心静脈圧
Central Venous Pressure：CVP

大静脈《だいじょうみゃく》が右房《うぼう》に注ぐ部位にかかる圧のことで、通常は3～6㎜Hg。前負荷や循環血液量の指標となり、心不全などの異常があると高くなる。

血管平滑筋が収縮・拡張し、循環血液量を変えている

血管平滑筋が収縮して血管径を変えることで、臓器の血流量を調節している。心筋よりも、ゆっくり持続的に収縮する。

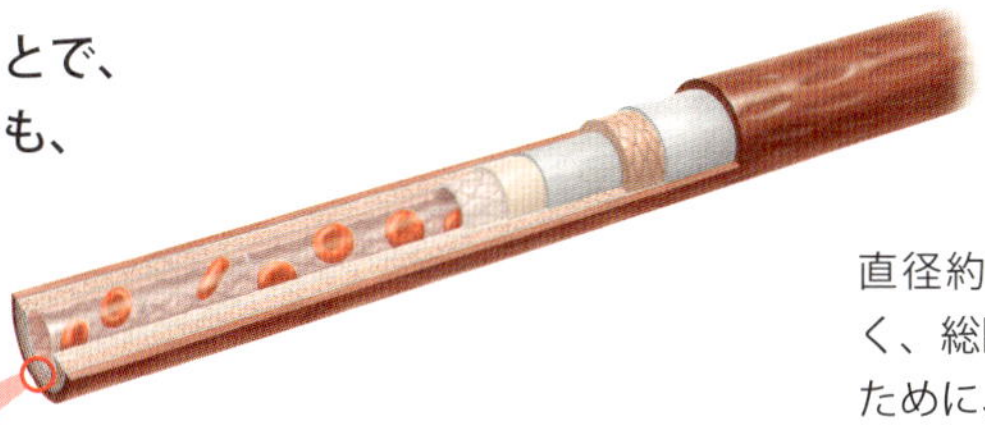

細動脈《さいどうみゃく》

直径約0.2㎜以下と細く、総断面積も小さいために、抵抗が大きい。

ZOOM

細動脈の壁構造

外膜、中膜、内膜から成る。中膜の平滑筋の収縮・拡張は、自律神経や代謝、血管作動性物質などで起こる。

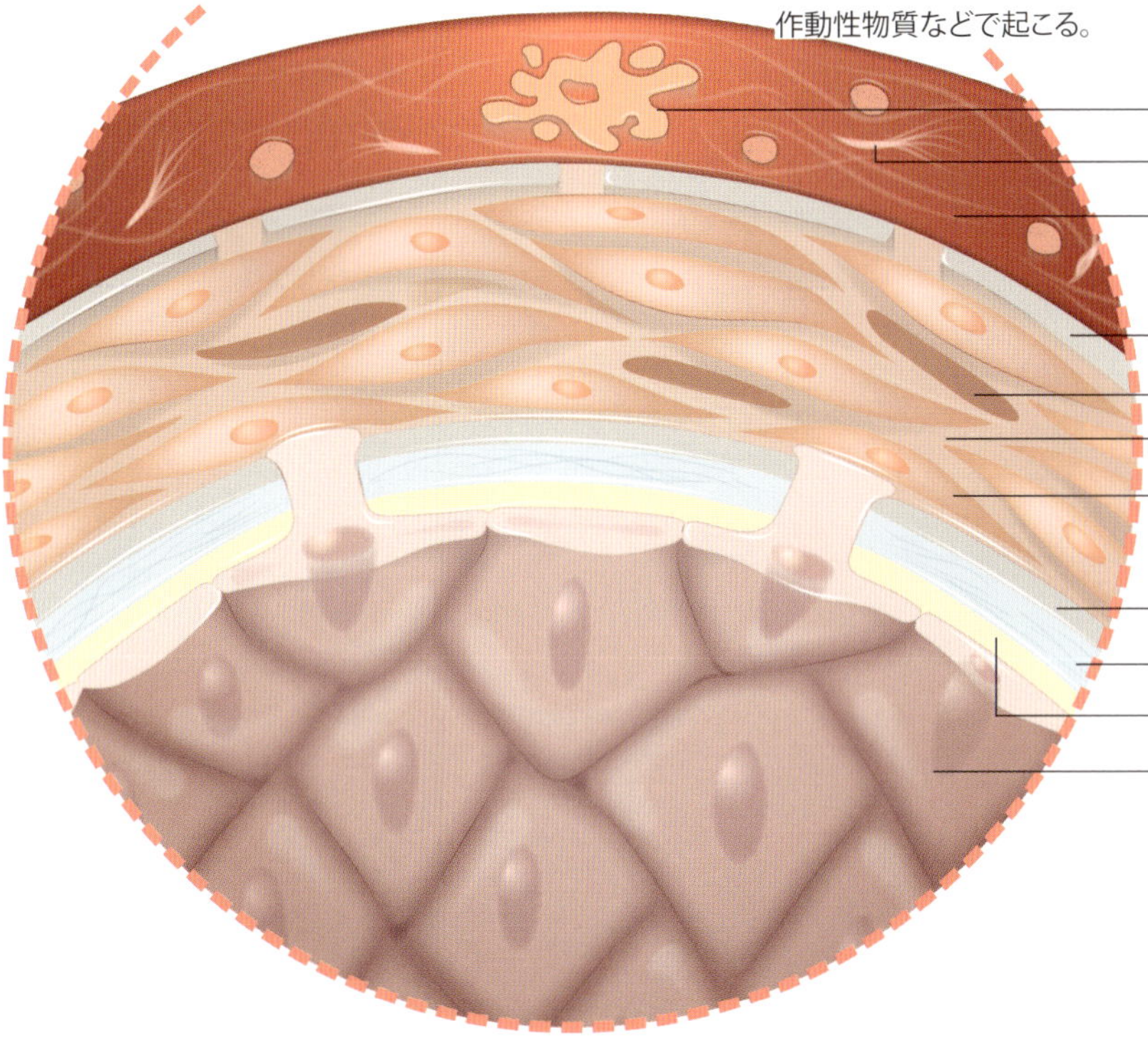
無髄《むずい》神経
コラーゲン束《そく》
弾性線維《だんせいせんい》
外膜《がいまく》
交感神経終末が多く分布し、血管収縮物質が放出される。
外弾性板《がいだんせいばん》
エラスチン
コラーゲン線維
平滑筋細胞《へいかつきんさいぼう》
中膜《ちゅうまく》
おもに平滑筋の収縮・弛緩《しかん》により、血流量を調節する。
内弾性板《ないだんせいばん》
内皮下結合組織《ないひかけつごうそしき》
基底膜《きていまく》
内皮細胞《ないひさいぼう》
内膜《ないまく》
内皮細胞は血管を収縮・拡張させる物質を多く分泌する。

血圧を調節することで臓器灌流が保たれている

「血圧」とは、血液が流れるときに、血管壁を押し広げる力をいう。心臓内も含めて血液が流れるところなら、どこにでも血圧は生じるが、一般に〝血圧〟という場合は、**動脈**内にかかる圧をさす。また、心臓が収縮したときの血圧を**「収縮期血圧」**、拡張したときの血圧を**「拡張期血圧」**とよぶ。拡張期血圧は、収縮期にふくらんだ大動脈《だいどうみゃく》が、ためた血液を送り出すときの圧である。

血圧は、**心拍出量**と**末梢血管抵抗《まっしょうけっかんていこう》**によって決まる。血圧が低すぎると、血液は全身にいきわたらない。逆に血圧が高すぎても、血管や臓器を傷つけ、浮腫《ふしゅ》を引き起こす。そのため、血圧は**自律神経《じりつしんけい》**や**ホルモン**などで厳密に調整されている（↓P42～）。

また、血管自身も局所的に血圧を調節している。血圧は心身の状況や環境によってつねに変動しているが、多くの臓器はその影響をほとんど受けない。これは、**平滑筋《へいかつきん》**の発達した**細動脈《さいどうみゃく》**が、局所で収縮・拡張することで抵抗を変化させ、**臓器灌流《かんりゅう》**を維持しているからである（↓P46）。

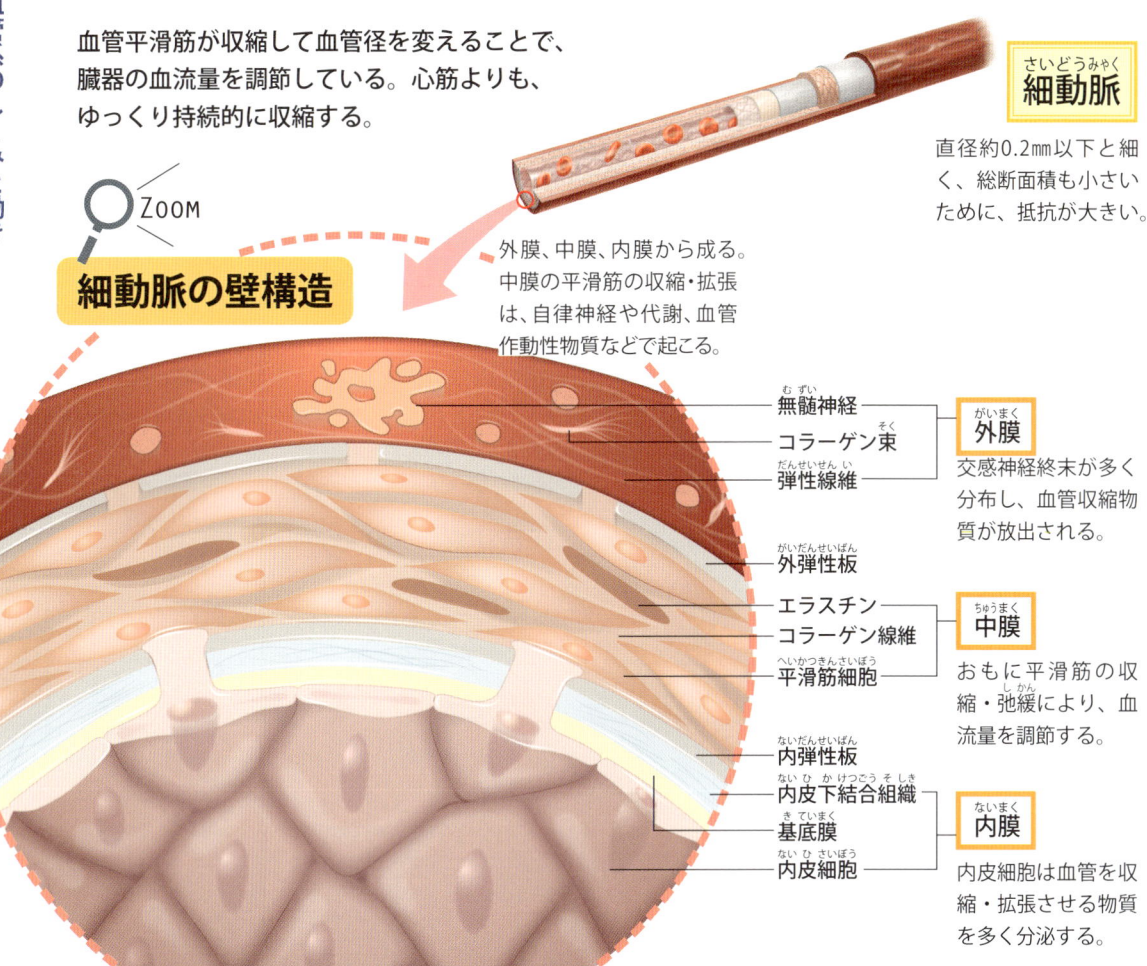

自律神経によって心拍数や血圧が調節される

心拍出量、血圧などの調節因子として、とりわけ重要なのが「自律神経」だ。交感神経が亢進すると、心臓の仕事量は増し、血管内の血液量も増加する。

交感神経と副交感神経の２系統で調節される

心臓や血管は交感神経《こうかんしんけい》と副交感神経《ふくこうかんしんけい》の二重支配を受ける。

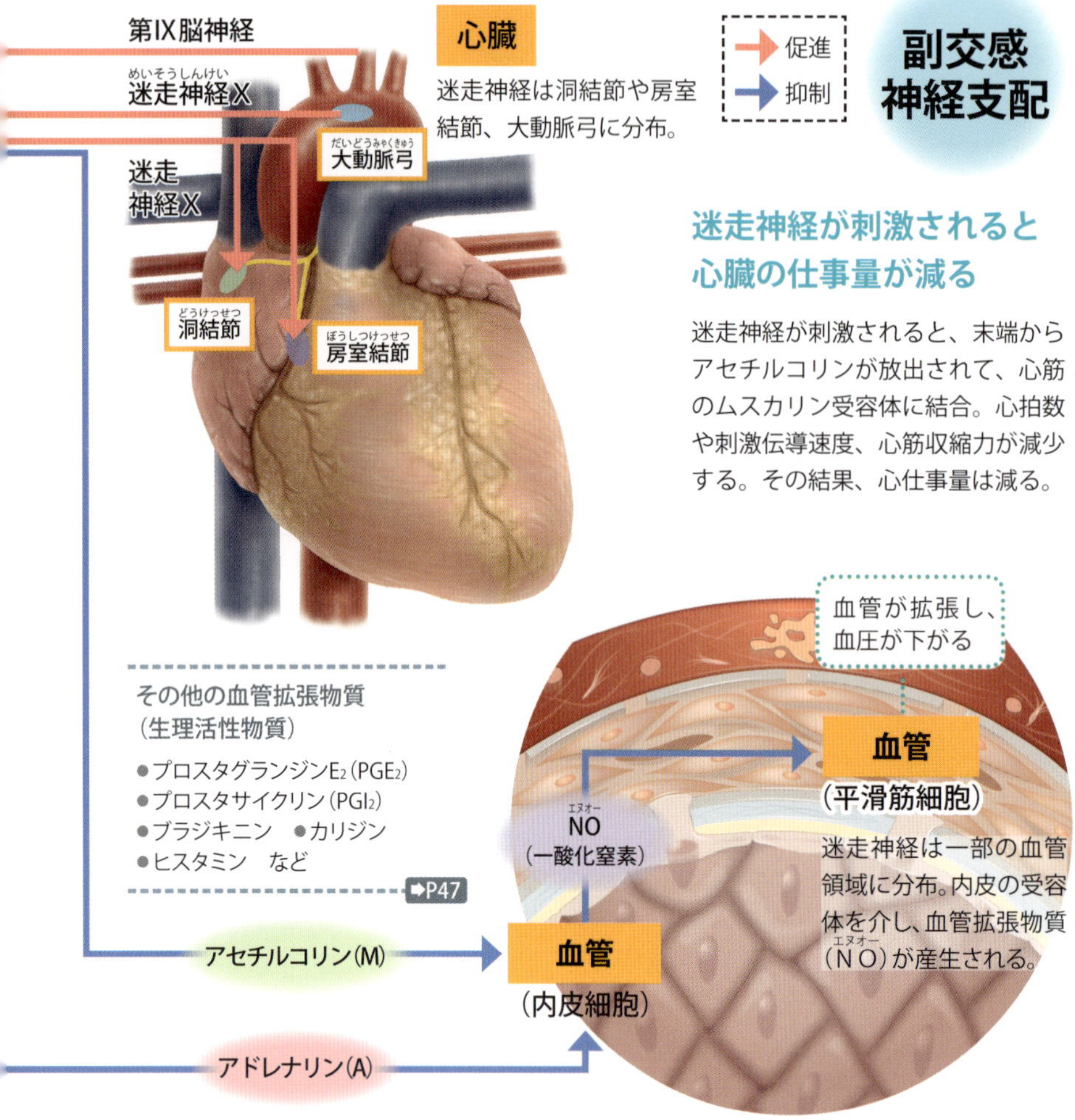
第Ⅸ脳神経
迷走神経《めいそうしんけい》Ⅹ
迷走神経Ⅹ
心臓
迷走神経は洞結節や房室結節、大動脈弓に分布。
促進
抑制
副交感神経支配
大動脈弓《だいどうみゃくきゅう》
洞結節《どうけっせつ》
房室結節《ぼうしつけっせつ》
迷走神経が刺激されると心臓の仕事量が減る
迷走神経が刺激されると、末端からアセチルコリンが放出されて、心筋のムスカリン受容体に結合。心拍数や刺激伝導速度、心筋収縮力が減少する。その結果、心仕事量は減る。
血管が拡張し、血圧が下がる
その他の血管拡張物質（生理活性物質）
●プロスタグランジンE2（PGE2）
●プロスタサイクリン（PGI2）
●ブラジキニン　●カリジン
●ヒスタミン　など
➡P47
NO《エヌオー》（一酸化窒素）
血管（平滑筋細胞）
迷走神経は一部の血管領域に分布。内皮の受容体を介し、血管拡張物質（NO《エヌオー》）が産生される。
アセチルコリン（M）
血管（内皮細胞）
アドレナリン（A）

心臓は、迷走神経と交感神経幹の支配を受ける

心血管系を支配する「**自律神経**《じりつしんけい》」のうち、**交感神経**《こうかんしんけい》は延髄《えんずい》から**交感神経幹**《こうかんしんけいかん》を介して心臓へと伸び、心室全体に広く分布する。毛細血管以外の血管にも広く分布しており、電気的信号を持続的に送っている。

一方、**副交感神経**《ふくこうかんしんけい》のひとつである**迷走神**《めいそうしん》**経**《けい》は、**洞結節**《どうけっせつ》や**房室結節**《ぼうしつけっせつ》、**大動脈弓**《だいどうみゃくきゅう》に分布し、心室にはほとんど分布しない。血管の分布も、陰茎《いんけい》や唾液腺《だえきせん》などにかぎられる。

血圧の調節は、末梢からのフィードバックでおこなわれる。血圧をモニターするセンサーは、大動脈弓と頸動脈洞《けいどうみゃくどう》にある**動脈圧受容器**と、大静脈から心房壁にある**低圧受容器**（**心肺受容体**）だ。これらから送られた情報をもとに、中枢が交感神経、副交感神経のバランスをコントロールしている。

交感神経支配

交感神経の亢進により心臓の仕事量が増える

交感神経が亢進《こうしん》すると、末端からノルアドレナリンが放出されて、心拍数や刺激伝導速度、心筋収縮力が増加。その結果、心仕事量は増える。

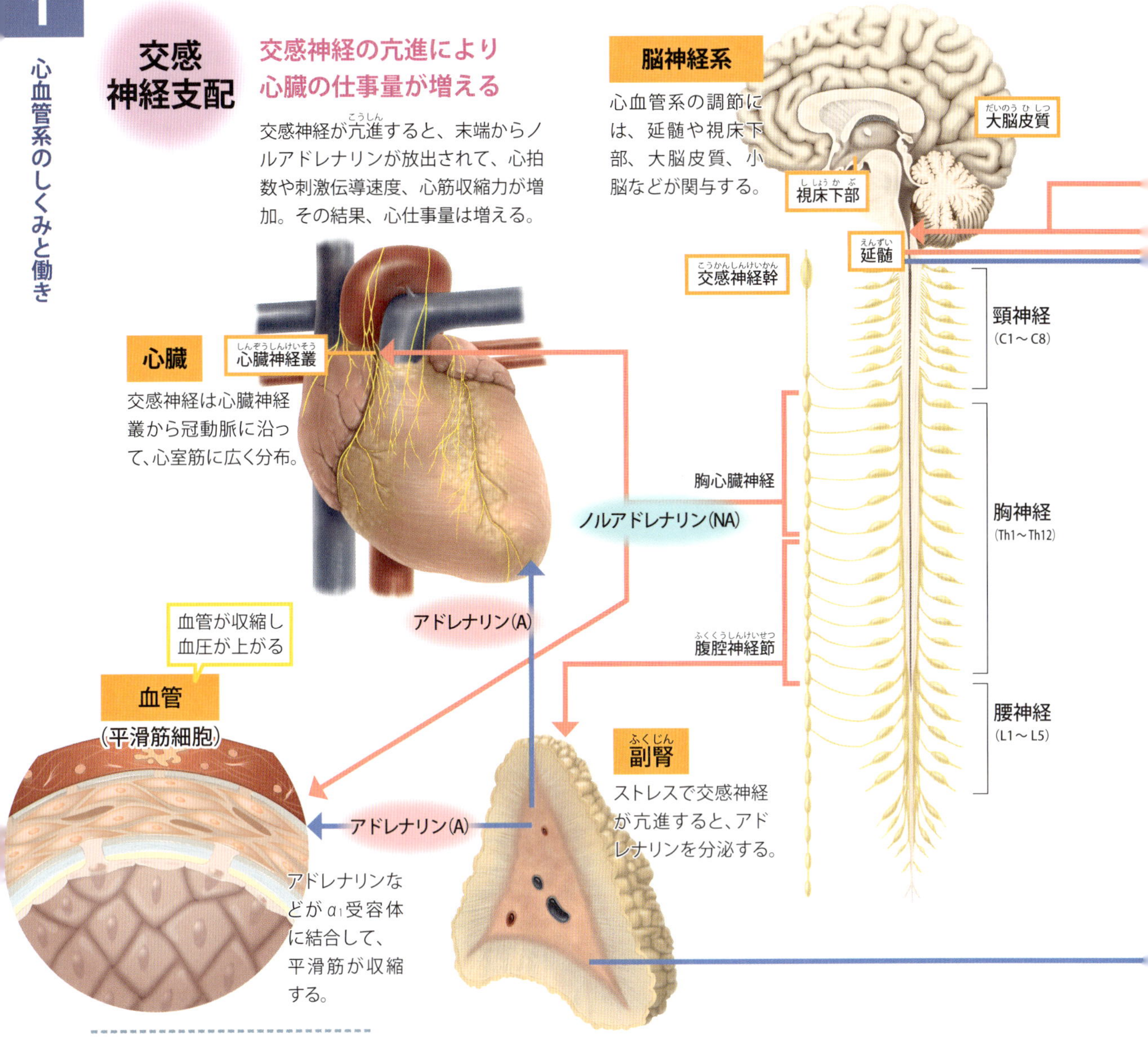
脳神経系
心血管系の調節には、延髄や視床下部、大脳皮質、小脳などが関与する。
大脳皮質《だいのうひしつ》
視床下部《ししょうかぶ》
延髄《えんずい》
交感神経幹《こうかんしんけいかん》
頸神経
（C1～C8）
胸神経
（Th1～Th12）
腰神経
（L1～L5）
心臓
心臓神経叢《しんぞうしんけいそう》
交感神経は心臓神経叢から冠動脈に沿って、心室筋に広く分布。
胸心臓神経
ノルアドレナリン(NA)
アドレナリン(A)
腹腔神経節《ふくくうしんけいせつ》
副腎《ふくじん》
ストレスで交感神経が亢進すると、アドレナリンを分泌する。
血管が収縮し血圧が上がる
血管
（平滑筋細胞）
アドレナリン(A)
アドレナリンなどがα_1受容体に結合して、平滑筋が収縮する。

その他の血管収縮物質（生理活性物質）

- エンドセリン-1（ET-1）
- プロスタグランジンF2$_\alpha$（PGF2$_\alpha$）
- トロンボキサン（TX）
- 抗利尿ホルモン（ADH）
- アンジオテンシンII（A II）　など

⇒P45、46

ノルアドレナリンなどの物質が血管を収縮・拡張させる

交感神経が亢進《こうしん》すると、交感神経終末からは**ノルアドレナリン**が放出される。これらは血管のα_1受容体に結合して、**血管平滑《けっかんへいかつ》筋《きん》**をより強く**収縮**させる。心臓ではβ_1受容体に結合し、**心拍数**、**刺激伝導速度**を高める。さらに、副腎髄質《ふくじんずいしつ》からはアドレナリンが放出される。その結果、血管が収縮して血圧が上がる。

一方、副交感神経が亢進すると、**アセチルコリン**が放出される。心臓のムスカリン受容体に結合し、**心拍数**を減らして**心拍出量**を減らす。また、血管では内皮の受容体に結合して、**血管拡張物質（一酸化窒素 →P47）**の合成を促し、血圧を下げる。

ホルモン量の増減で血液量や血圧が変動する

全身の循環血液量が減ると、臓器の酸素が不足し、重大なダメージを受ける。こうした事態を防ぐため、各種ホルモンが血液量や血圧を調節している。

脳・腎臓・副腎皮質も体液性調節にかかわる

体液性調節は、脳や腎臓、副腎皮質から分泌されるホルモンが連携しておこなわれている。

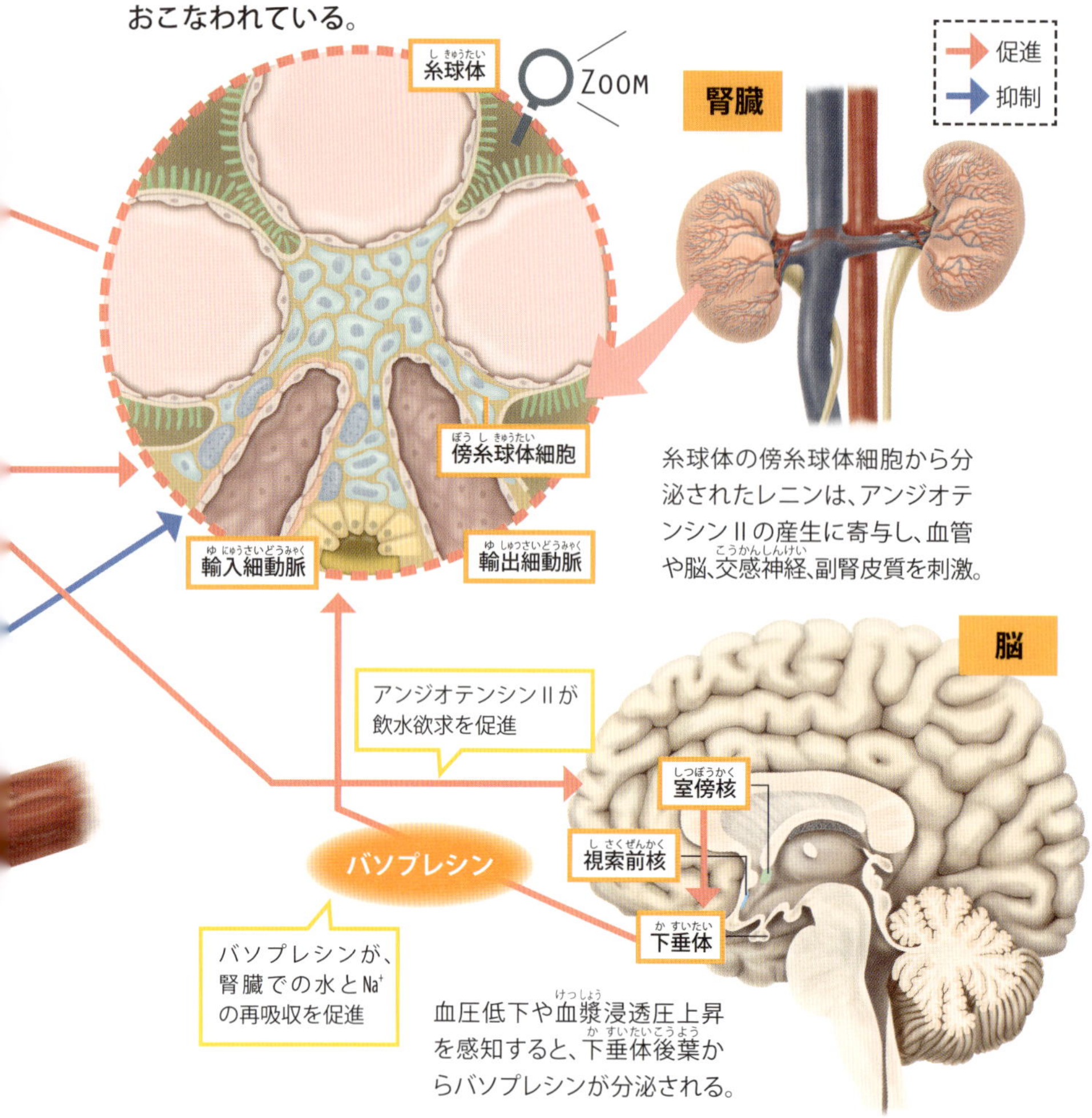

促進
抑制
糸球体《しきゅうたい》
ZOOM
腎臓
傍糸球体細胞《ぼうしきゅうたい》
輸入細動脈《ゆにゅうさいどうみゃく》
輸出細動脈《ゆしゅつさいどうみゃく》
糸球体の傍糸球体細胞から分泌されたレニンは、アンジオテンシンIIの産生に寄与し、血管や脳、交感神経《こうかんしんけい》、副腎皮質を刺激。
脳
アンジオテンシンIIが飲水欲求を促進
室傍核《しつぼうかく》
視索前核《しさくぜんかく》
下垂体《かすいたい》
バソプレシン
バソプレシンが、腎臓での水とNa+の再吸収を促進
血圧低下や血漿《けっしょう》浸透圧上昇を感知すると、下垂体後葉《かすいたいこうよう》からバソプレシンが分泌される。

血液量の不足による組織へのダメージを防ぐ

大量出血や極度の脱水などで循環血液量が不足すると、血圧が下がり、組織は酸素不足に陥る。長期的に血圧を維持するには、**循環血液量の調節**が必要となる。循環血液量の調節はおもにホルモンを介しておこなわれ、これを「**体液性調節**」という。

体液性調節で、血圧を上げるように働くのが、腎臓を中心とした「**レニン-アンジオテンシン-アルドステロン系**（**R《アール》A《エー》A《エー》S《エス》**）」だ。一方、血圧を下げるように働くホルモンは、「**心房性ナトリウム利尿ペプチド**（**ANP《エーエヌピー》**）」が代表的だ。RAASの働きを抑えるとともに、血管拡張作用や腎臓での水分・Na+排泄促進作用をもつ。また、「**脳性ナトリウム利尿ペプチド**（**BNP《ビーエヌピー》**）」も、ANPと似た作用をもっている。

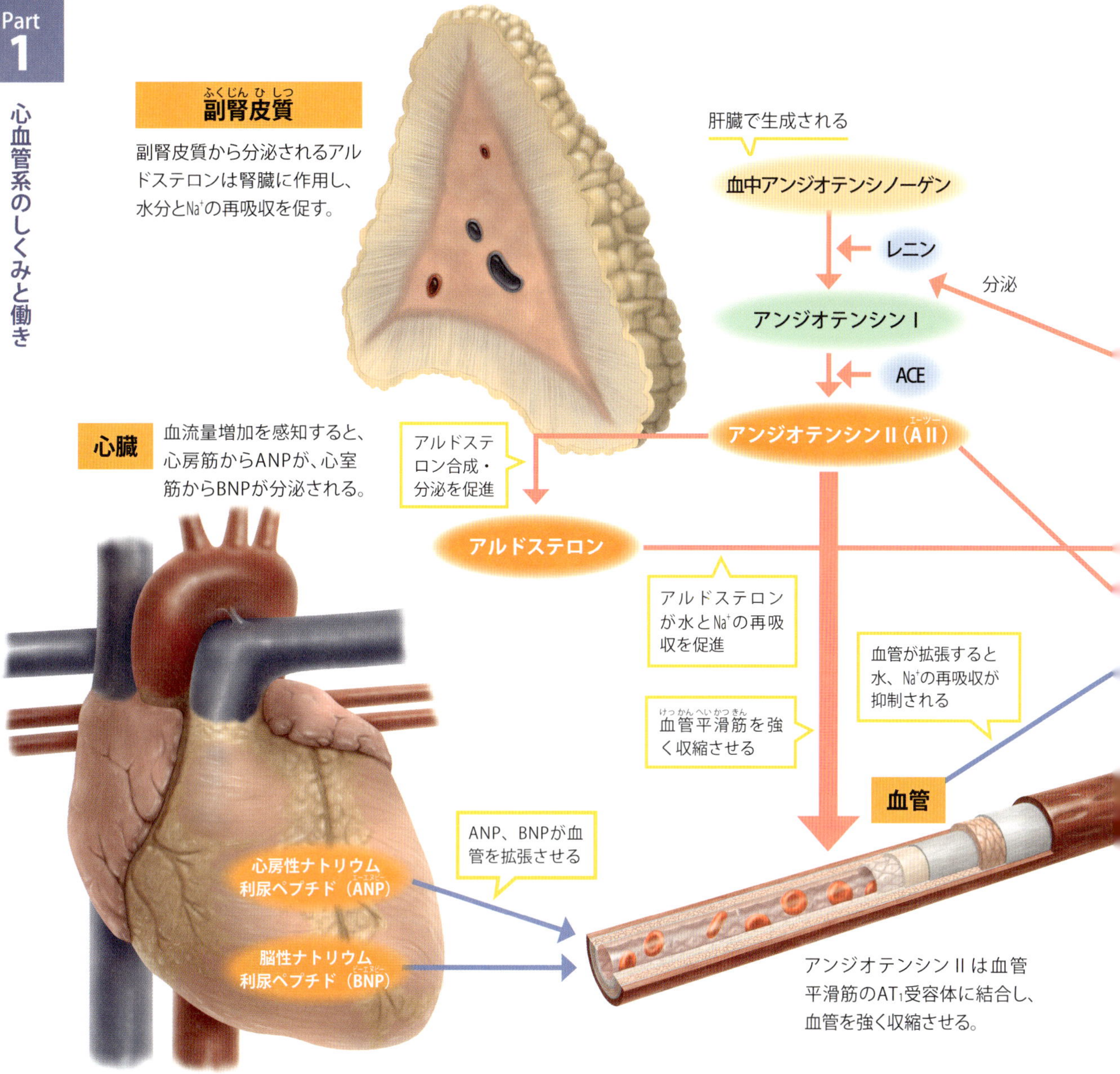
副腎皮質《ふくじんひしつ》
副腎皮質から分泌されるアルドステロンは腎臓に作用し、水分とNa^+の再吸収を促す。
肝臓で生成される
血中アンジオテンシノーゲン
レニン
分泌
アンジオテンシンⅠ
ACE
アンジオテンシンⅡ(AⅡ《エーツー》)
心臓
血流量増加を感知すると、心房筋からANPが、心室筋からBNPが分泌される。
アルドステロン合成・分泌を促進
アルドステロン
アルドステロンが水とNa^+の再吸収を促進
血管平滑筋《けっかんへいかつきん》を強く収縮させる
血管が拡張すると水、Na^+の再吸収が抑制される
血管
ANP、BNPが血管を拡張させる
心房性ナトリウム利尿ペプチド(ANP《エーエヌピー》)
脳性ナトリウム利尿ペプチド(BNP《ビーエヌピー》)
アンジオテンシンⅡは血管平滑筋のAT_1受容体に結合し、血管を強く収縮させる。

アンジオテンシンⅡが平滑筋を収縮させる

RAASをくわしく見ていこう。腎血流量の減少や交感神経《こうかんしんけい》(→P42)の刺激があると、糸球体《しきゅうたい》の傍糸球体細胞《ぼうしきゅうたいさいぼう》から**レニン**というたんぱく質分解酵素が分泌される。レニンは、血液中のアンジオテンシノーゲンを**アンジオテンシンⅠ**に分解。さらに、**アンジオテンシン変換酵素**(**ACE**《エーシーイー》)の作用を受け、**アンジオテンシンⅡ**(**AⅡ**《エーツー》)となる。

AⅡは、細動脈《さいどうみゃく》の**平滑筋**《へいかつきん》を収縮させて血圧を上げる。**副腎皮質**《ふくじんひしつ》にも作用し、水分やNa^+の再吸収を促進する**アルドステロン**の分泌を促す。さらに、**脳**に作用して口渇《こうかつ》を引き起こすとともに、抗利尿ホルモンである**バソプレシン**(**ADH**《エーディーエイチ》)の分泌を促す。その結果、循環血液量が増えて血圧が上がる。

AⅡには、交感神経終末で**ノルアドレナリン**の分泌を刺激する作用もある。交感神経とRAASのあいだには、たがいを活性化する**正のフィードバックループ**が存在するのだ。AⅡやRAASは、**虚血性心疾患**《きょけつせいしんしっかん》、**心肥大**などの各種心疾患(→P88〜)に関与し、その管理は臨床上、重要である。

各臓器の血流量は血管の自己調節で保たれる

血管には自己調節能があり、血液量をできるだけ一定に保とうとする。また、血管内外で産生される物質にも、血液量を局所的に調節する作用がある。

局所性調節によって、血管の内径が変わる

代謝産物や内皮分泌物、オータコイドなどが、血管内径を変えて局所の血流を調節する。

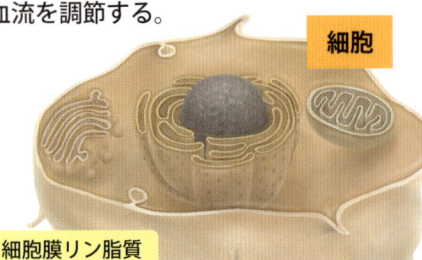

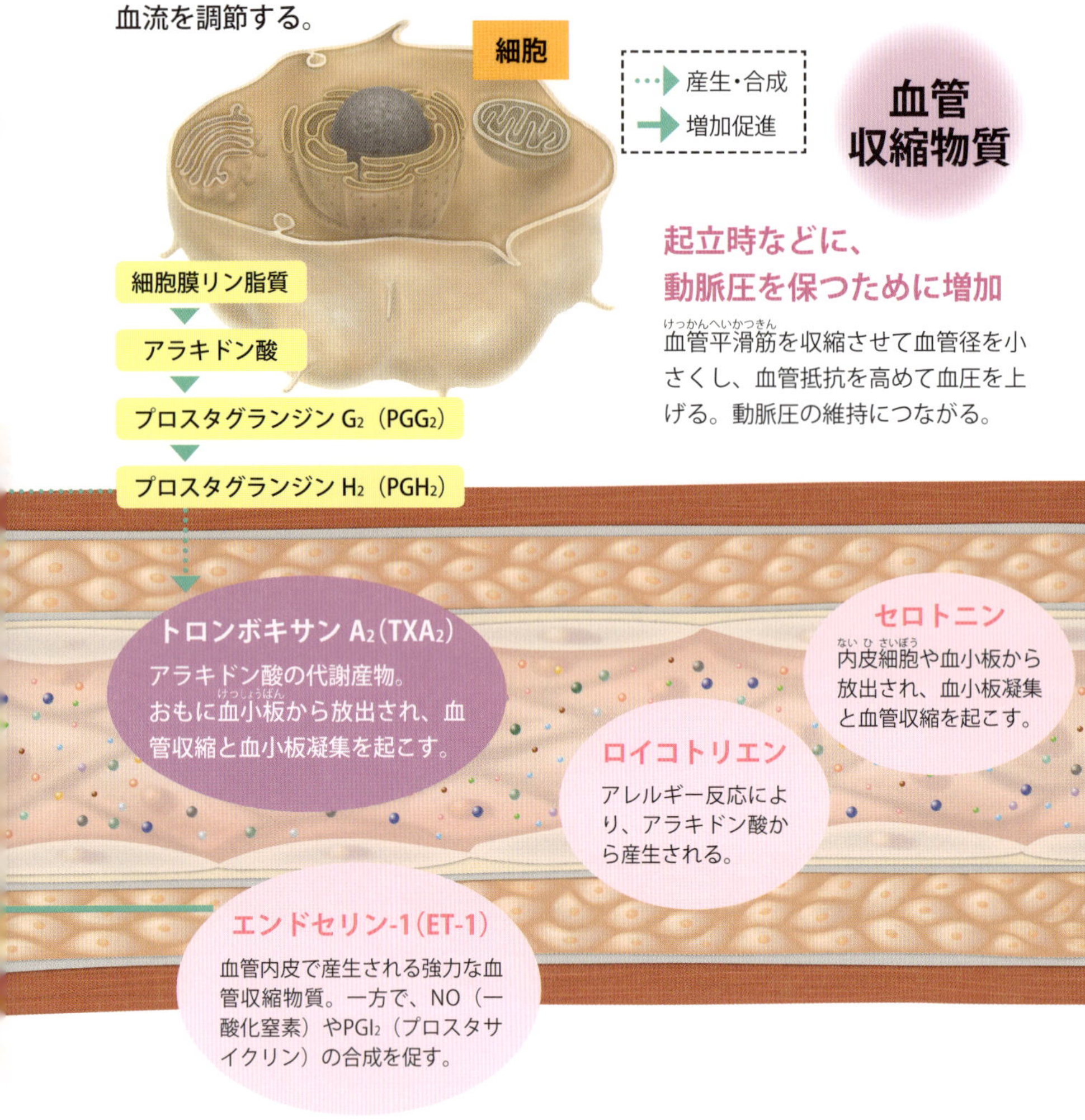

産生・合成
増加促進

収縮物質
起立時などに、
動脈圧を保つために増加
血管平滑筋《けっかんへいかつきん》を収縮させて血管径を小さくし、血管抵抗を高めて血圧を上げる。動脈圧の維持につながる。
細胞膜リン脂質
アラキドン酸
プロスタグランジン G_2（PGG_2）
プロスタグランジン H_2（PGH_2）
トロンボキサン A_2（TXA_2）
アラキドン酸の代謝産物。おもに血小板《けっしょうばん》から放出され、血管収縮と血小板凝集を起こす。
セロトニン
内皮細胞《ないひさいぼう》や血小板から放出され、血小板凝集と血管収縮を起こす。
ロイコトリエン
アレルギー反応により、アラキドン酸から産生される。
エンドセリン-1（ET-1）
血管内皮で産生される強力な血管収縮物質。一方で、NO（一酸化窒素）やPGI_2（プロスタサイクリン）の合成を促す。

伸び縮みによる調節と物質による調節がある

血管やその周囲組織にも、自律的な調節機能が備わっており、これを「**局所性調節**」とよぶ。重要臓器への灌流《かんりゅう》や、代謝活動に応じた血流量を維持するのに重要である。**血管平滑筋**《けっかんへいかつきん》は急激な血圧上昇により伸展すると、血流を一定に保とうと、すぐに収縮する性質がある。逆に急激に血圧が低下すると弛緩《しかん》する。この平滑筋の反応による局所の血流調節を「**筋原性調節**」という。

また、ある臓器の代謝が亢進《こうしん》すると、**アデノシン**や**K^+**、**二酸化炭素**などの代謝産物の濃度が高まり、局所的に血管が拡張する。これを「**代謝性調節**」とよぶ。そのほか、**内皮細胞**《ないひさいぼう》の分泌物や**オータコイド**（**局所ホルモン**）なども、血管を収縮または拡張させることで局所の血流を調節している。

血管拡張物質

運動時など、血流量を増やしたいときに増加する

血管平滑筋を弛緩《しかん》させて血管径を拡げ、局所の血圧を下げる。臓器の代謝活動に適した血流量を確保する。

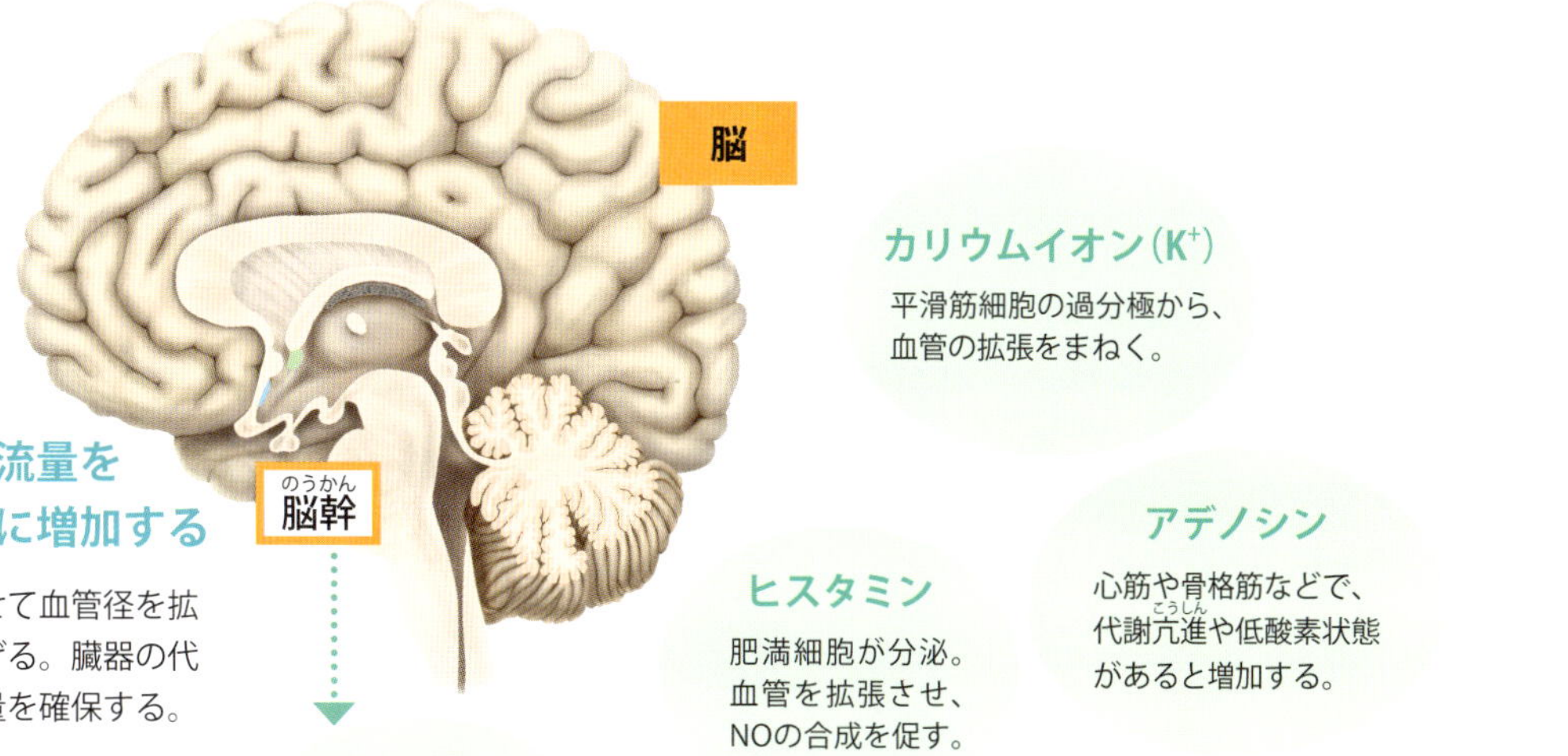
脳
脳幹《のうかん》
カリウムイオン（K^+）
平滑筋細胞の過分極から、血管の拡張をまねく。
アデノシン
心筋や骨格筋などで、代謝亢進《こうしん》や低酸素状態があると増加する。
ヒスタミン
肥満細胞が分泌。血管を拡張させ、NOの合成を促す。

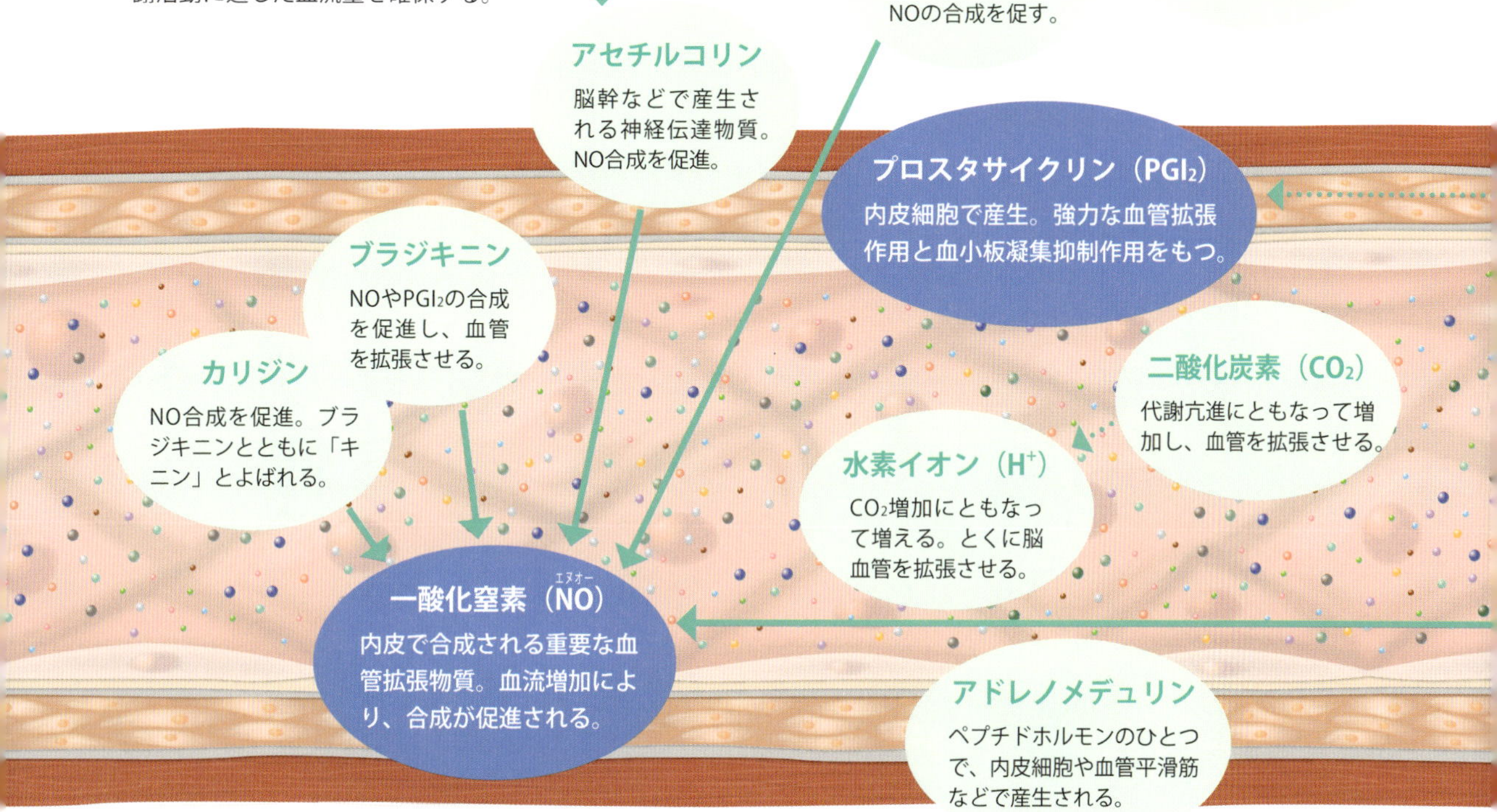
アセチルコリン
脳幹などで産生される神経伝達物質。NO合成を促進。
プロスタサイクリン（PGI_2）
内皮細胞で産生。強力な血管拡張作用と血小板凝集抑制作用をもつ。
ブラジキニン
NOやPGI_2の合成を促進し、血管を拡張させる。
カリジン
NO合成を促進。ブラジキニンとともに「キニン」とよばれる。
二酸化炭素（CO_2）
代謝亢進にともなって増加し、血管を拡張させる。
水素イオン（H^+）
CO_2増加にともなって増える。とくに脳血管を拡張させる。
一酸化窒素（NO《エヌオー》）
内皮で合成される重要な血管拡張物質。血流増加により、合成が促進される。
アドレノメデュリン
ペプチドホルモンのひとつで、内皮細胞や血管平滑筋などで産生される。

臓器ごとに至適血流量がある

臓器ごとに血流量の幅が異なる。局所の血管抵抗を変化させることで、調節している。

臓器	体重に占める割合（%）	心拍出量に占める割合（%）	通常血流量（mL／分／組織100g）	最大血流量（mL／分／組織100g）
心臓	0.5	5	80	400
脳	2	14	55	150
骨格筋	40	18	3	60
皮膚	3	4	10	150
消化器系（胃、腸、肝臓、脾臓《ひぞう》、膵臓《すいぞう》）	6	23	30	250
腎臓	0.5	20	400	600
その他	48	16	—	—

（『臨床にダイレクトにつながる 循環生理　たったこれだけで、驚くほどわかる！』Richard E. Klabunde著、百村伸一監修、石黒芳紀・讃井將満監訳、羊土社より引用、一部改変）

循環不全が起きると心血管系の代償機構が働く

心血管系には、循環機能を正常に保つ、すぐれた機能がある。しかし出血などの原因で循環系が破綻すると、低血圧・循環不全が起きてしまう。

低血圧は4つの原因で起きる

心拍出量や末梢血管抵抗を左右する「前負荷」「収縮力」「心拍数」「末梢血管抵抗」のいずれかが小さくなると、低血圧をまねく。

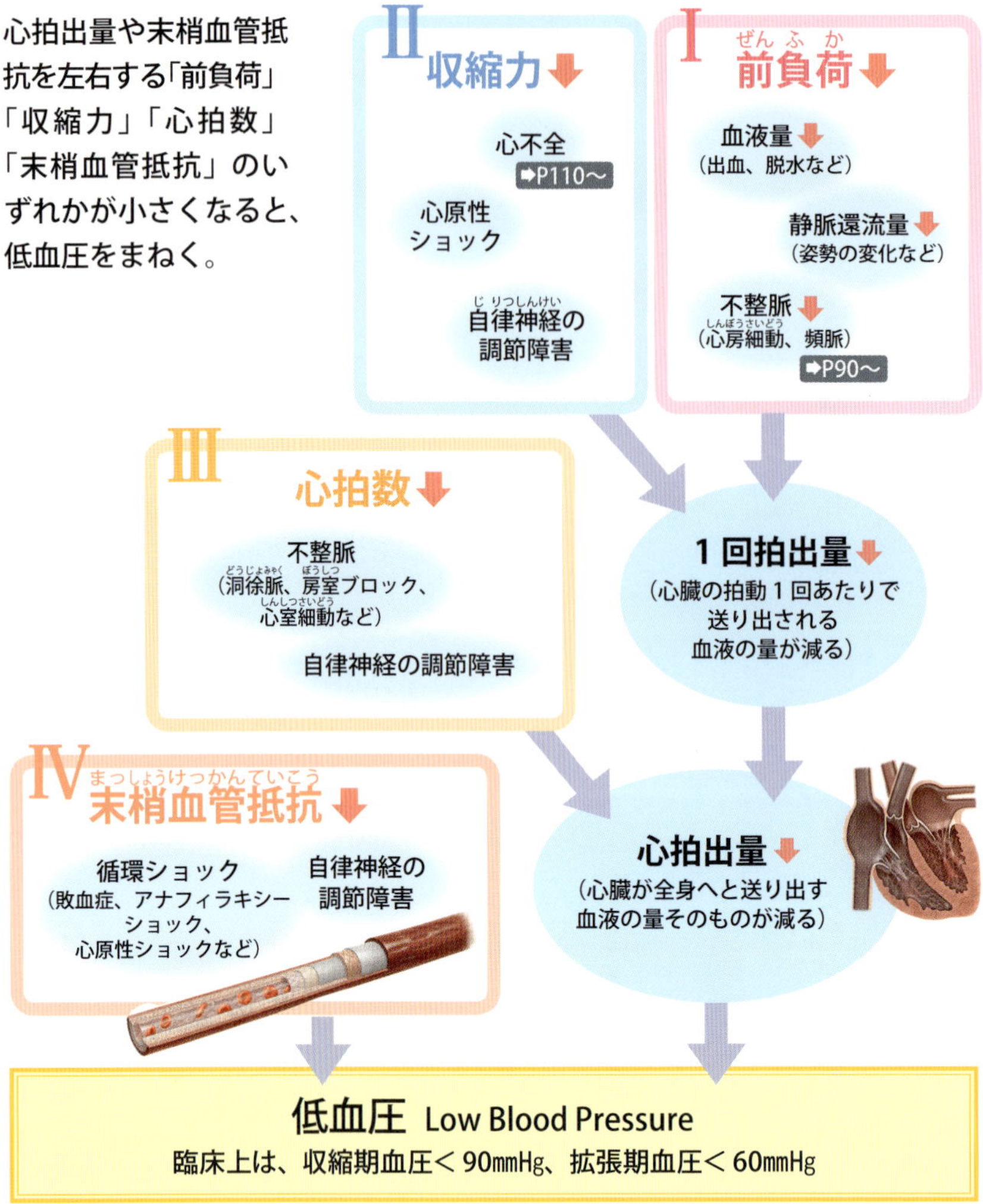

I 前負荷《ぜんふか》↓
血液量↓
（出血、脱水など）
静脈還流量↓
（姿勢の変化など）
不整脈↓
（心房細動《しんぼうさいどう》、頻脈）
➡P90〜
II 収縮力↓
心不全
➡P110〜
心原性ショック
自律神経《じりつしんけい》の調節障害
III 心拍数↓
不整脈
（洞徐脈《どうじょみゃく》、房室《ぼうしつ》ブロック、心室細動《しんしつさいどう》など）
自律神経の調節障害
IV 末梢血管抵抗《まっしょうけっかんていこう》↓
循環ショック
（敗血症、アナフィラキシーショック、心原性ショックなど）
自律神経の調節障害
1回拍出量↓
（心臓の拍動1回あたりで送り出される血液の量が減る）
心拍出量↓
（心臓が全身へと送り出す血液の量そのものが減る）
低血圧 Low Blood Pressure
臨床上は、収縮期血圧＜90mmHg、拡張期血圧＜60mmHg

血圧をもとに戻すために心臓・血管が刺激される

何らかの原因で血圧が急激に下がると、組織への灌流が不足し、組織が機能を果たせなくなる。**心拍数**は増加し、**顔面蒼白**、**尿量減少**、**虚脱《きょだつ》**、**口渇《こうかつ》**などの症状が発現する。このような急性かつ重篤な循環不全を**ショック**という。なかでも多いのが**血液量減少性ショック**だ。そのほか、心筋梗塞《しんきんこうそく》や不整脈による**心原性ショック**、細菌感染による**敗血症性《はいけつしょうせい》ショック**、アレルギー反応による**アナフィラキシーショック**などがある。

ショックの進行を防ぐために働くのが、交感神経系を刺激する「**血圧代償機構**」、ホルモン分泌を促す「**容量代償機構**」だ。ただしこれらのシステムが働いても、正常な反応がなかったり、輸液・輸血が遅れたりすると、血圧がさらに低下し、死に至る。

ショック時には、「容量」「血圧」の代償機構が作動する

重要臓器への灌流《かんりゅう》を維持し、ショックを進行させないために、ふたつの代償機構が働く。

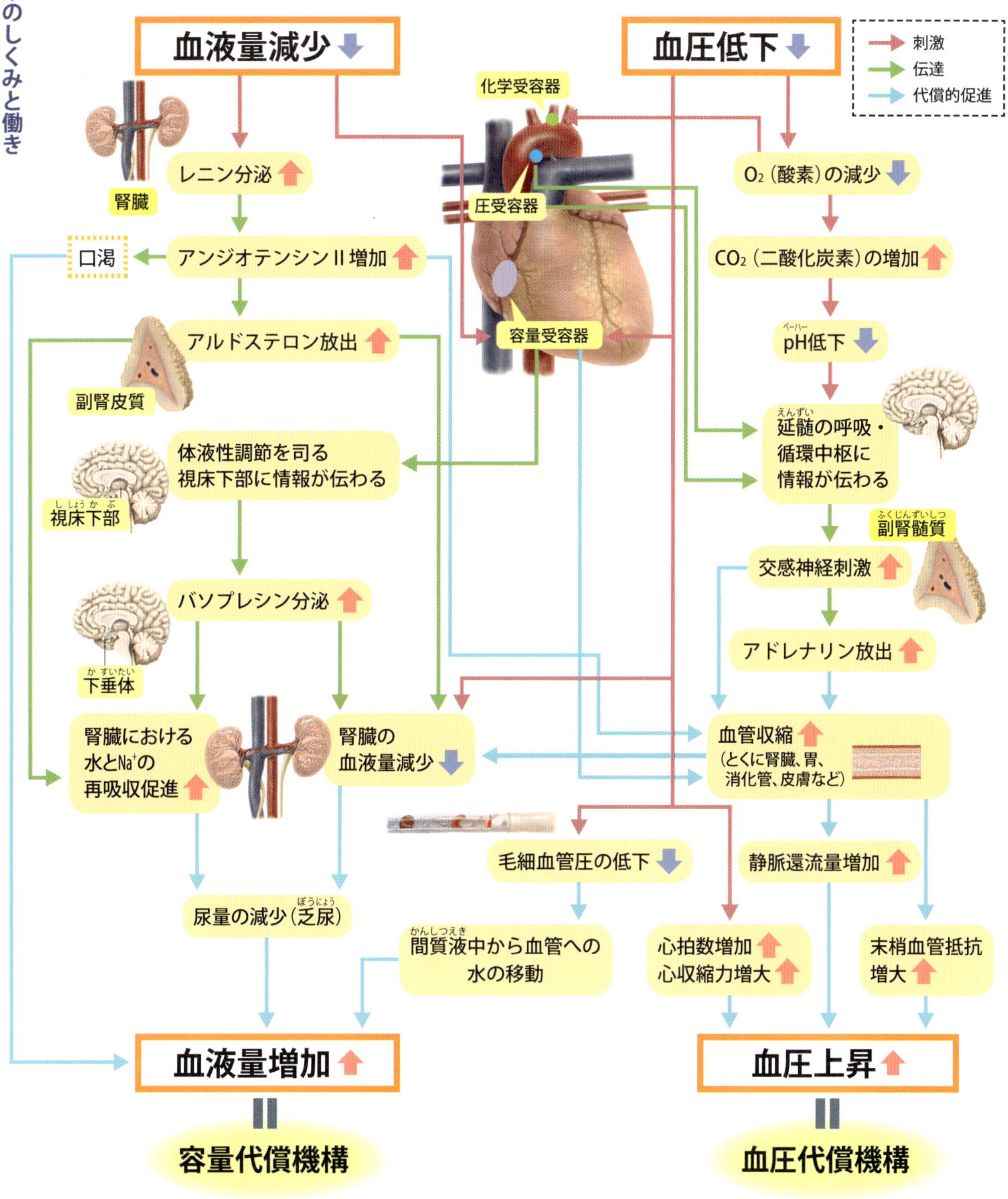

血流量が減少すると、RAAS《アールエーエーエス》（→P44）のレニンやバソプレシンの分泌が活性化し、腎臓でのNa⁺と水分の再吸収を促進する。長期の代償機構として働く。

血圧が低下すると、圧受容器から情報が送られて交感神経が亢進《こうしん》し、血管が収縮する。末梢血管抵抗が増大し、血圧が上がる。短期の代償機構として働く。

高血圧によって血管、臓器が障害される

循環系の機能的障害として、とりわけ多いのが高血圧だ。心臓などの臓器や全身の血管にダメージを与え、さまざまな疾患を引き起こす。

血管抵抗と心拍出量の増大で、血圧が上がる

高血圧は末梢血管抵抗と心拍出量の増大で起こる。とくに影響が大きいのは末梢血管抵抗の増大である。

末梢血管抵抗《まっしょうけっかんていこう》↑

交感神経亢進《こうかんしんけいこうしん》
交感神経終末からノルアドレナリンが分泌されて、血管平滑筋が収縮する。
➡P43

動脈硬化
細動脈《さいどうみゃく》の血管壁が肥厚して、内腔《ないくう》がせまくなり、血管抵抗が増す。
➡P52

RAAS《アールエーエーエス》 活性化
腎臓から分泌されたレニンが、アンジオテンシンⅡとなり、血管平滑筋《けっかんへいかつきん》を収縮させる。
➡P44

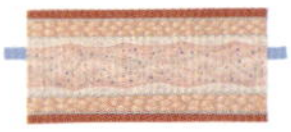

↓

高血圧 Hypertension
臨床上は収縮期血圧≧ 140mmHg、拡張期血圧≧ 90mmHgをさす

↑

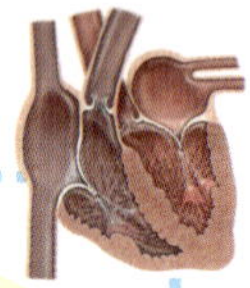

心拍出量↑

交感神経亢進
交感神経終末から分泌されたノルアドレナリンが、心臓に作用し、心拍数を高める。
➡P43

糸球体《しきゅうたい》濾《ろ》過《か》量《りょう》減少
糸球体濾過量が減少すると、RAASが活性化して循環血液量を増やす。
➡P44

Na^+排泄障害
Na^+が体内に貯留すると、水分も体内に貯留し、循環血液量が増える。
➡P44

原因があきらかでない「本態性高血圧」が約9割

高血圧のうち、何らかの病気が原因のものを**二次性高血圧**という。妊娠高血圧症候群や原発性アルドステロン症、褐色細胞腫《かっしょくさいぼうしゅ》、腎血管狭窄《じんけっかんきょうさく》などが原因となる。

しかし高血圧の約9割は、原因のはっきりしない**本態性高血圧**である。**遺伝的素因**に、過剰な**食塩摂取**、**低カリウム食**、**肥満**、**ストレス**、**飲酒**などの危険因子が加わって発症するとされるが、詳細なメカニズムははっきりしていない。現在のところ、**「体液貯留」「交感神経《こうかんしんけい》の亢進《こうしん》」「血管リモデリング」「RAAS《アールエーエーエス》の亢進」**がたがいに影響して発症すると考えられている。とくにRAASで産生されるアンジオテンシンⅡは、強力な血管収縮作用だけでなく、酸化ストレスへの関与も注目されている。

血行動態が変化し、高血圧症に至る

現在のところ、４つの要因が互いに影響し合って、高血圧を発症すると考えられている。

要因Ⅲ 血管リモデリング

壁が厚くなり、内腔はせまくなる

細動脈の中膜に構造変化が起こって肥厚し、内腔がせまくなる。血管の硬さ（スティフネス）が増すことも、要因のひとつ。

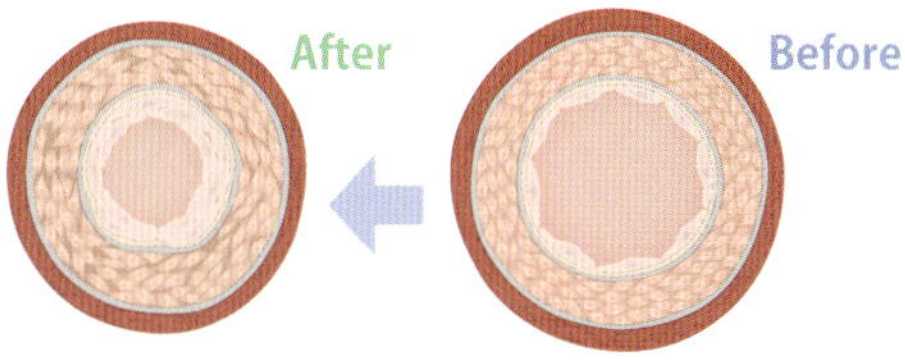
After
Before

要因Ⅰ 体液貯留

Na^+排泄のためには、より高い血圧が必要

Na^+濃度が高まると、体内の水分量が増えて血圧が上がる。しかも高血圧患者では、Na^+を排泄するために、通常よりも高い血圧が必要となる。

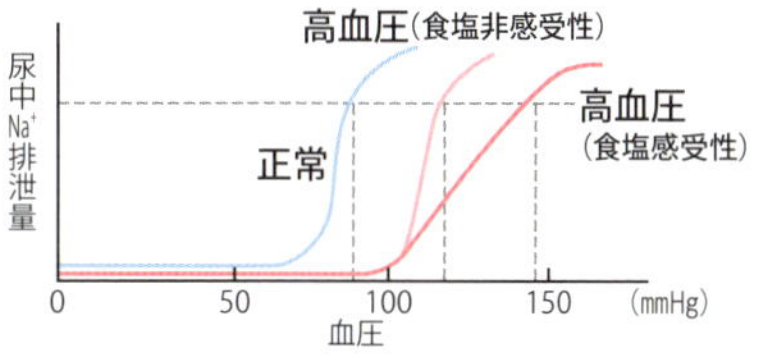
高血圧（食塩非感受性）
高血圧
（食塩感受性）
正常
尿中Na^+排泄量
0
50
100
150
（mmHg）
血圧

要因Ⅳ RAAS《アールエーエーエス》の亢進

酸化ストレスにより、NO が不活性化

アンジオテンシンⅡ（AⅡ《エーツー》）が増えると、活性酸素の産生が促進され、酸化ストレスが亢進。すると内皮由来の血管拡張物質（NO《エヌオー》）が不活性化されて、内皮機能障害をきたす。

内皮から出る NO が機能せず、血管が拡張しない

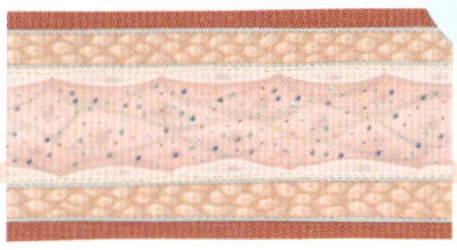

要因Ⅱ 交感神経の亢進

血管が持続的に収縮する

交感神経終末からノルアドレナリンが分泌され、血管平滑筋の収縮や心拍数増加をまねく。腎臓や副《ふく》腎《じん》にも作用し、血圧を上げる。

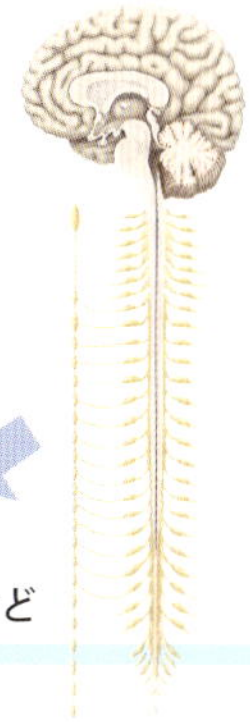

心拍数増加↑
Na^+排泄抑制
RAAS の亢進↑
ノルアドレナリン、アドレナリン増加↑
など

高血圧症

慢性疾患としての高血圧が持続し、臓器障害をまねく

臓器障害

網膜
（高血圧性網膜症）

網膜の毛細血管の動脈硬化が進むと、網膜への酸素が不足し、網膜の損傷や視力障害をまねく。

腎臓
（慢性腎不全）

糸球体《しきゅうたい》の毛細血管の動脈硬化が進むと、腎機能が低下。さらに血圧が高くなるという悪循環に。

脳
（脳梗塞などの脳血管障害）

脳血管の動脈硬化により、脳梗塞《のうこうそく》や脳出血を起こす。細い血管が詰まって血行が障害されるケースが多い。

心臓
（心筋梗塞、心不全など）

冠動脈《かんどうみゃく》の動脈硬化から、心筋梗塞《しんきんこうそく》などを起こす（→P106）。心肥大が進行すると心不全に（→P110～）。

動脈硬化とは、動脈の血管壁の炎症である

加齢などが原因で、血管に慢性的な炎症が起き、血管の機能に支障が出るのが「動脈硬化」だ。心筋梗塞など、命にかかわる疾患につながる。

炎症細胞とサイトカインが傷害を悪化させる

内皮細胞《ないひさいぼう》などのサイトカインの産生や、免疫応答反応が炎症を促進し、動脈硬化を進展させる。

1 内皮細胞の傷害

活性酸素により、ほかの物質が酸化することで生じる有害な作用を「酸化ストレス」という。「ずり応力」とは、血流により血管壁《けっかんへき》にかかる負荷。酸化ストレスやずり応力が高まり、内皮細胞が傷害されると、細胞どうしをくっつけるICAM-1などの接着分子が多く発現。NO《エヌオー》産生は低下する。

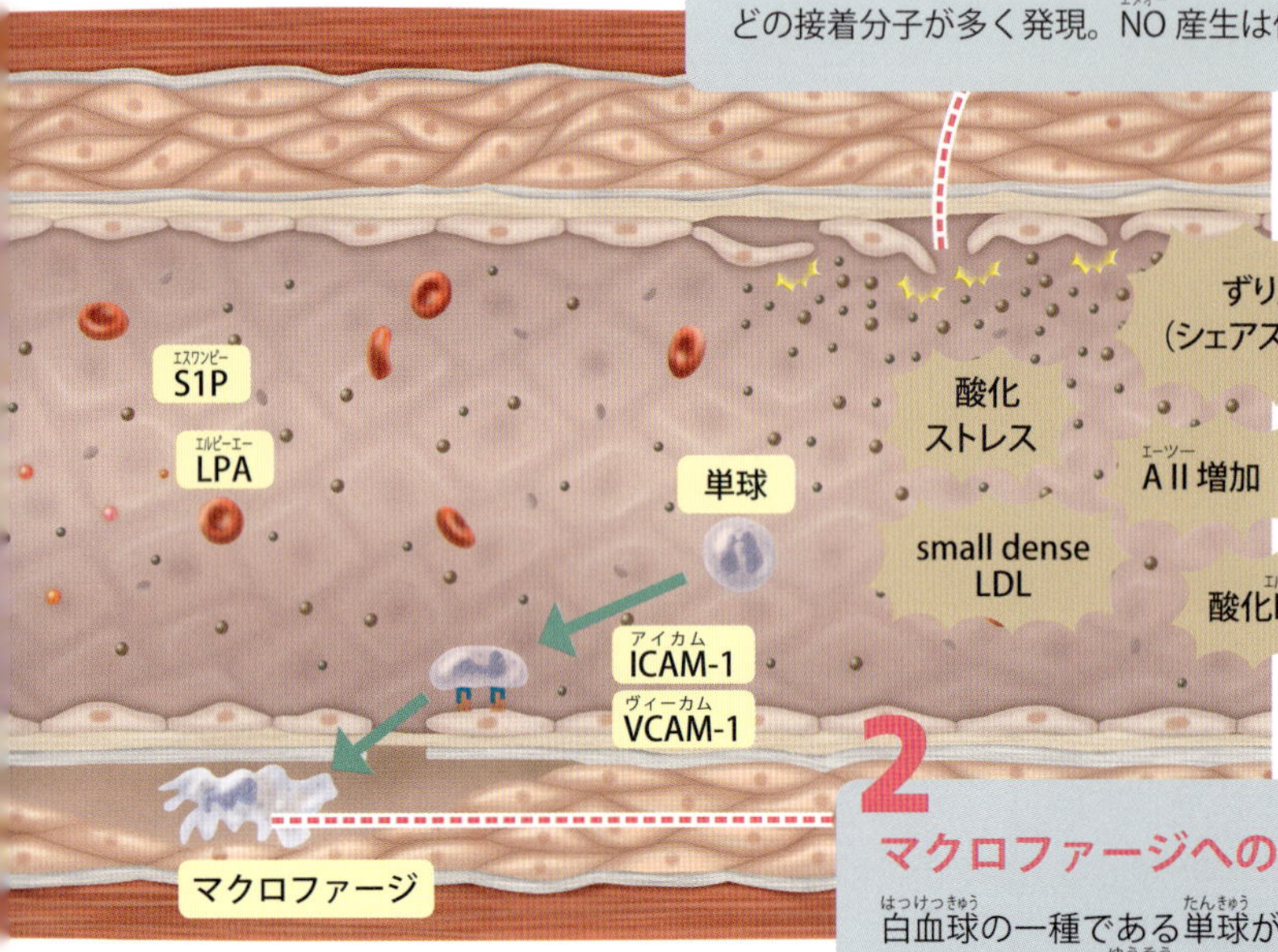
ずり応力
（シェアストレス）
S1P《エスワンピー》
LPA《エルピーエー》
酸化
ストレス
A II《エーツー》増加
単球
small dense
LDL
酸化LDL《エルディーエル》
ICAM-1《アイカム》
VCAM-1《ヴィーカム》
マクロファージ

2 マクロファージへの分化

白血球《はっけっきゅう》の一種である単球《たんきゅう》が血管壁に向かって移動し（遊走《ゆうそう》）、接着分子により血管内皮とくっついて、内皮下に入り込む。死んだ細胞や細菌などを食べて処理する「マクロファージ」に分化する。

コレステロールだけでなく炎症細胞、炎症物質も問題

「**動脈硬化**」とは、血管壁《けっかんへき》が肥厚し、弾力性を失う血管病変の総称である。もっとも多いのが**アテローム性動脈硬化**で、コレステロールなどの脂質がプラークを形成するのが特徴だ。多くの研究で、**サイトカイン**の発現や**炎症細胞**の浸潤《しんじゅん》が認められており、**血管の慢性炎症**だと考えられている。

炎症時に活躍する**樹状細胞《じゅじょうさいぼう》**や**マクロファージ**の表面には、病原体や自己細胞の特定の分子パターンを認識する受容体（P《ピー》RR《アールアール》）がある。そのうちのTo《ト》ll《ル》様《よう》受容体（TLR《ティーエルアール》）が、**酸化LDL《エルディーエル》**などを認識して、サイトカインの産生を促すという。さらに、細胞内のたんぱく質複合体で、PRRをもつ**インフラマソーム**の活性化が、炎症のきっかけではないかと注目されている。

3 炎症性サイトカイン産生

体内で炎症反応が起きたときに、それにかかわる細胞の増殖や機能に影響する物質を「炎症性サイトカイン」という。マクロファージや内皮細胞、Tリンパ球から炎症性サイトカインが産生され、平《へい》滑筋《かつきん》細胞の増殖や炎症細胞の集合を促す。

4 マクロファージの泡沫化

マクロファージは、血管内に入り込んだ酸化LDL（酸化したLDLコレステロール）などを大量に貪食《どんしょく》し、泡沫細胞となる（泡沫化）。泡沫細胞はさらに、炎症性サイトカインを放出するなどして血管に慢性的な炎症を引き起こす。

5 プラーク形成

泡沫細胞や平滑筋細胞、炎症細胞などが内膜《ないまく》下に蓄積し、線維性被膜に覆われたプラークを形成する。さらに、血管を覆う血管周囲脂肪組織でも炎症性サイトカインが増加。血管周囲脂肪組織内の血管外膜微小血管がプラーク内に侵入し、プラークを拡大させる。

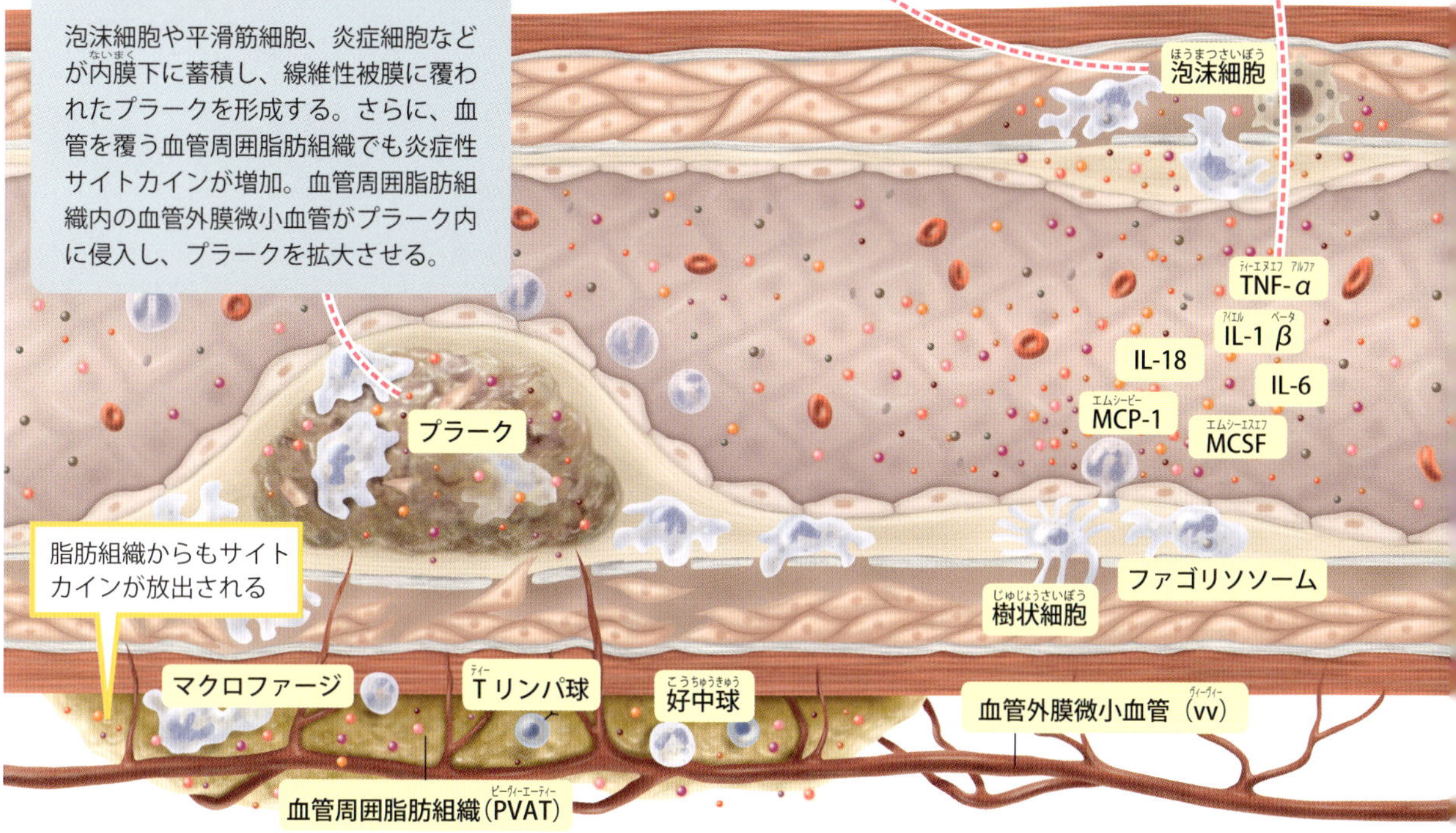
泡沫細胞《ほうまつさいぼう》
TNF-α《ティーエヌエフ アルファ》
IL-1β《アイエル ベータ》
IL-18
IL-6
MCP-1《エムシーピー》
MCSF《エムシーエスエフ》
プラーク
ファゴリソソーム
樹状細胞《じゅじょうさいぼう》
脂肪組織からもサイトカインが放出される
マクロファージ
T《ティー》リンパ球
好中球《こうちゅうきゅう》
血管外膜微小血管（vv《ヴィーヴィー》）
血管周囲脂肪組織（PVAT《ピーヴィーエーティー》）

プラークができない動脈硬化もある

割合としては少ないが、脂質沈着によるプラーク形成をともなわない動脈硬化もある。

メンケベルグ型動脈硬化
（中膜《ちゅうまく》石灰《せっかい》化《か》硬《こう》化《か》症《しょう》）

糖尿病、腎臓病患者に多く、中膜にCa^{2+}が沈着

おもに上肢や下肢の、中程度の太さの動脈に起こる。中膜の弾性線維が変性・断片化し、そこにCa^{2+}（カルシウム）が沈着して石灰化する。ただし、内腔は狭窄《きょうさく》しない。糖尿病や腎臓病に合併しやすい。

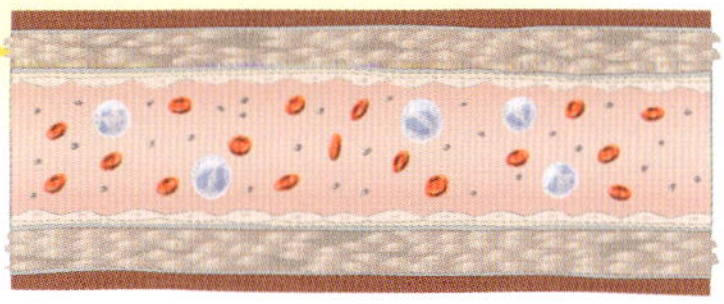
中膜は石灰化するが、内膜は保たれる

細動脈硬化

高血圧、糖尿病に合併。
ガラス様《よう》物質が血管壁につく

細い動脈に起こるタイプ。ガラス様物質が沈着したり、平滑筋細胞が増殖したりして、血管壁が厚くなり、血管内腔《ないくう》がせまくなる。高血圧に合併することが多いが、糖尿病でも見られる。

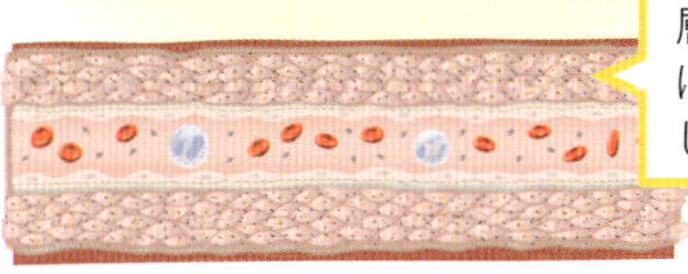
層構造がはっきりしなくなる

Part 1 心血管系のしくみと働き

Summary

心臓・血管のしくみと働き

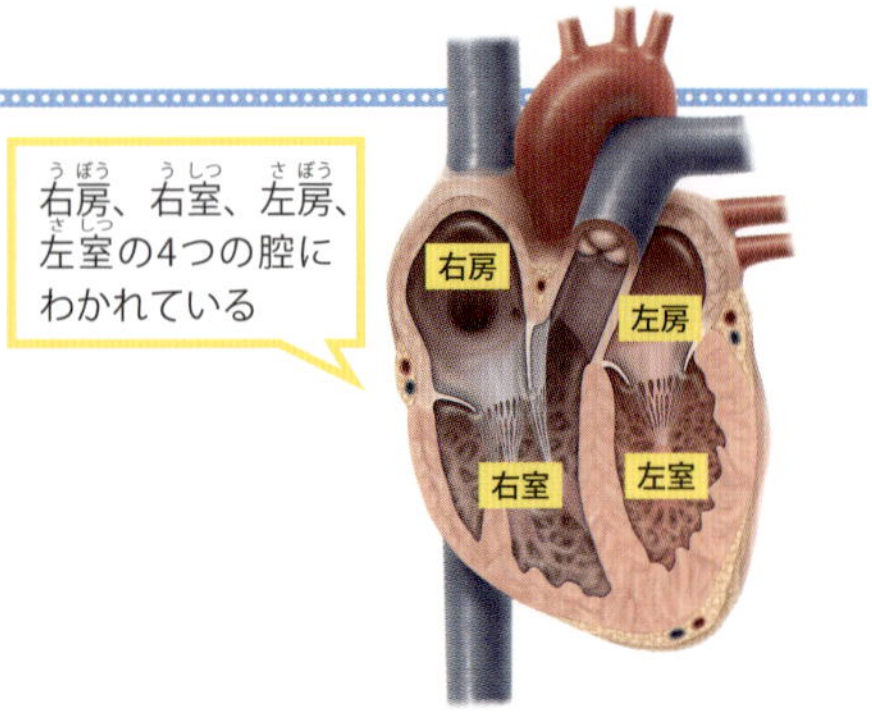

- 心臓は**収縮**と**拡張**をくり返し、全身に血液を送り出す
- **血液**は**左室**から**大動脈**《だいどうみゃく》に拍出される。全身の血管をめぐったのち、**上**《じょう》**・下**《か》**大静脈**《だいじょうみゃく》を経由して**右房**に戻ってくる
- 戻ってきた血液は**肺**に送られ、酸素豊富な**動脈血**《どうみゃくけつ》となる。この血液循環を「**肺循環**」という
- 心臓内の血液の流れは、**弁**によってコントロールされる

刺激伝導系と心周期

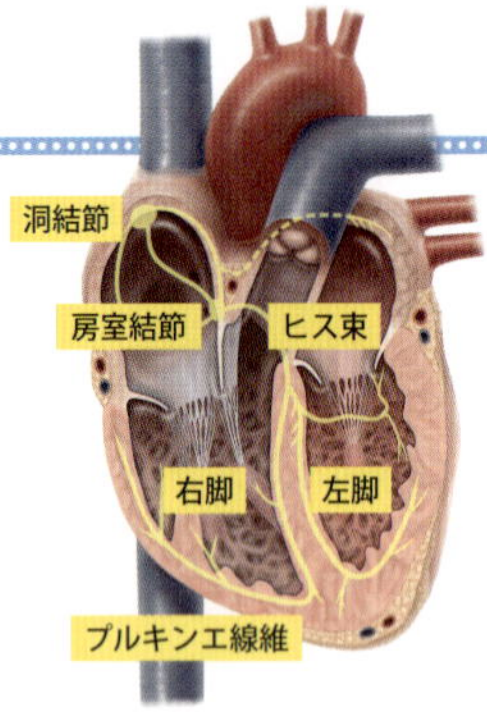

- 心臓は、無数の**心筋細胞**によって構成されている
- 心筋細胞の内外を、**ナトリウムイオン**、**カリウムイオン**、**カルシウムイオン**が移動することで、**活動電位**が生じる
- 活動電位は、右房上部の**洞結節**《どうけっせつ》で生じ、**房室結節**《ぼうしつけっせつ》、**ヒス - プルキンエ系**、**脚**《きゃく》を経由して心臓全体に伝わる。これを**刺激伝導系**という

血管・血液のしくみと働き

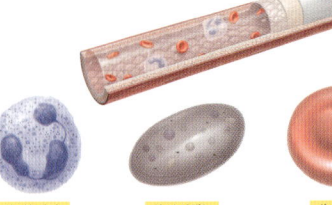

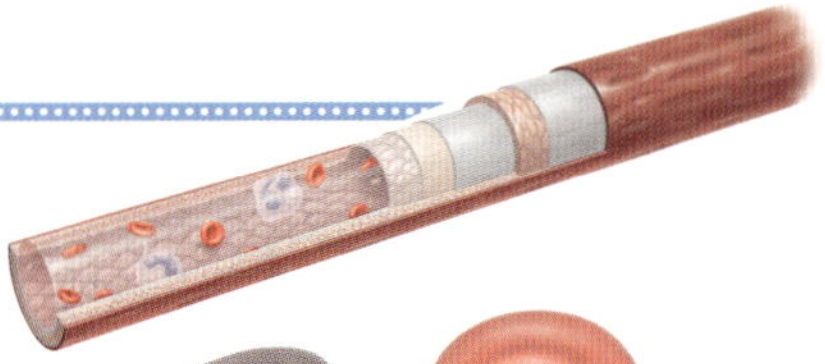

- **大動脈**に拍出された血液は、**動脈**（**筋性動脈**《きんせいどうみゃく》）、**細動脈**《さいどうみゃく》を経由して末梢に向かい、**毛細血管**に流れ込む
- 毛細血管と全身組織の細胞、リンパ管のあいだでの血液循環を「**微小循環**」という
- **血液**は**血漿**《けっしょう》と**血液細胞**で構成される。酸素などの**物質の運搬**のほか、**免疫**《めんえき》、**止血**などの役割を担う

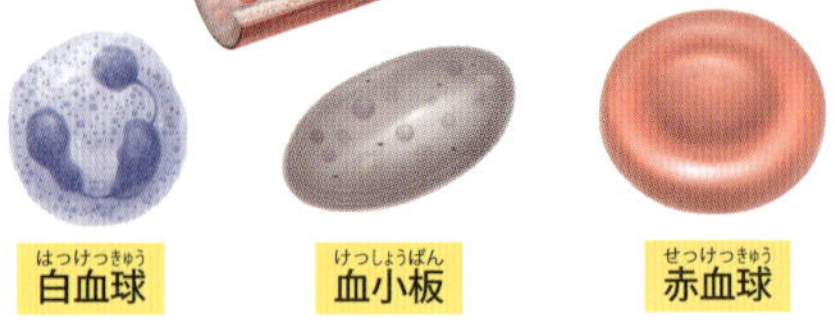

循環系の調節機能

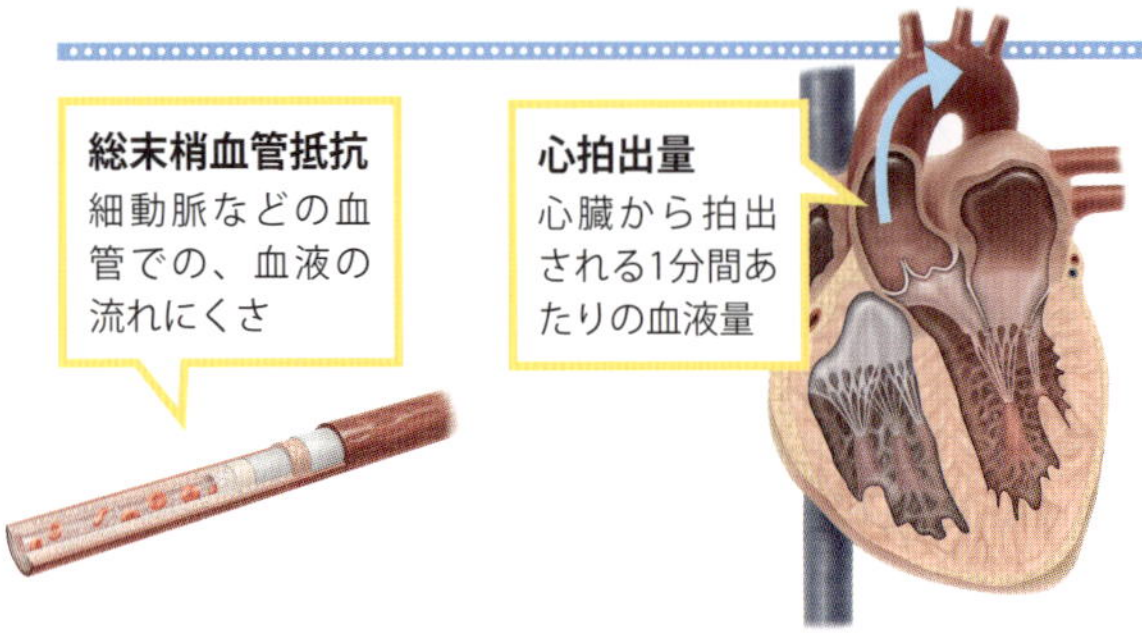

- **心拍出量**は、「**1回拍出量×心拍数**」で求められる
- **血圧**は、「**心拍出量×総末梢血管抵抗**《そうまっしょうけっかんていこう》」で求められる
- 心拍出量や血圧は、自律神経《じりつしんけい》による**神経性調節**、ホルモンなどによる**体液性調節**、血管収縮などの**局所性調節**によって変動する

血管・血液のしくみと働き

- 循環機能の低下や破綻は、**低血圧**、**ショック**をまねく
- **高血圧**の発症には、塩分摂取などによる**体液貯留**のほか、**交感神経**《こうかんしんけい》**亢進**、**血管リモデリング**、**RAAS**《アールエーエーエス》が関与する
- 動脈硬化《どうみゃくこうか》の代表である**アテローム性動脈硬化**には、**血管内皮の傷害**、**炎症性サイトカイン**が関与している

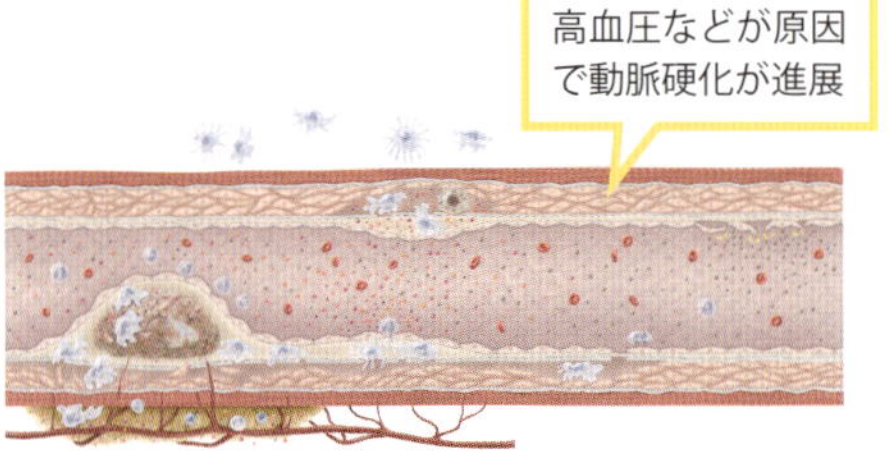

Part

2

心臓・血管の検査

心血管系の異変に気づくには、心音の聴取、血圧測定といった
基本のフィジカルアセスメントが役立つ。
胸部 X 線検査や、心電図検査、心エコーも必須の検査だ。
動脈硬化の進展度合いがわかる「ABI/PWV 検査」も普及してきている。
治療を前提とするときなどは、カテーテルを血管に挿入して
心血管系の働きを見る、侵襲的な検査をおこなうことも多い。

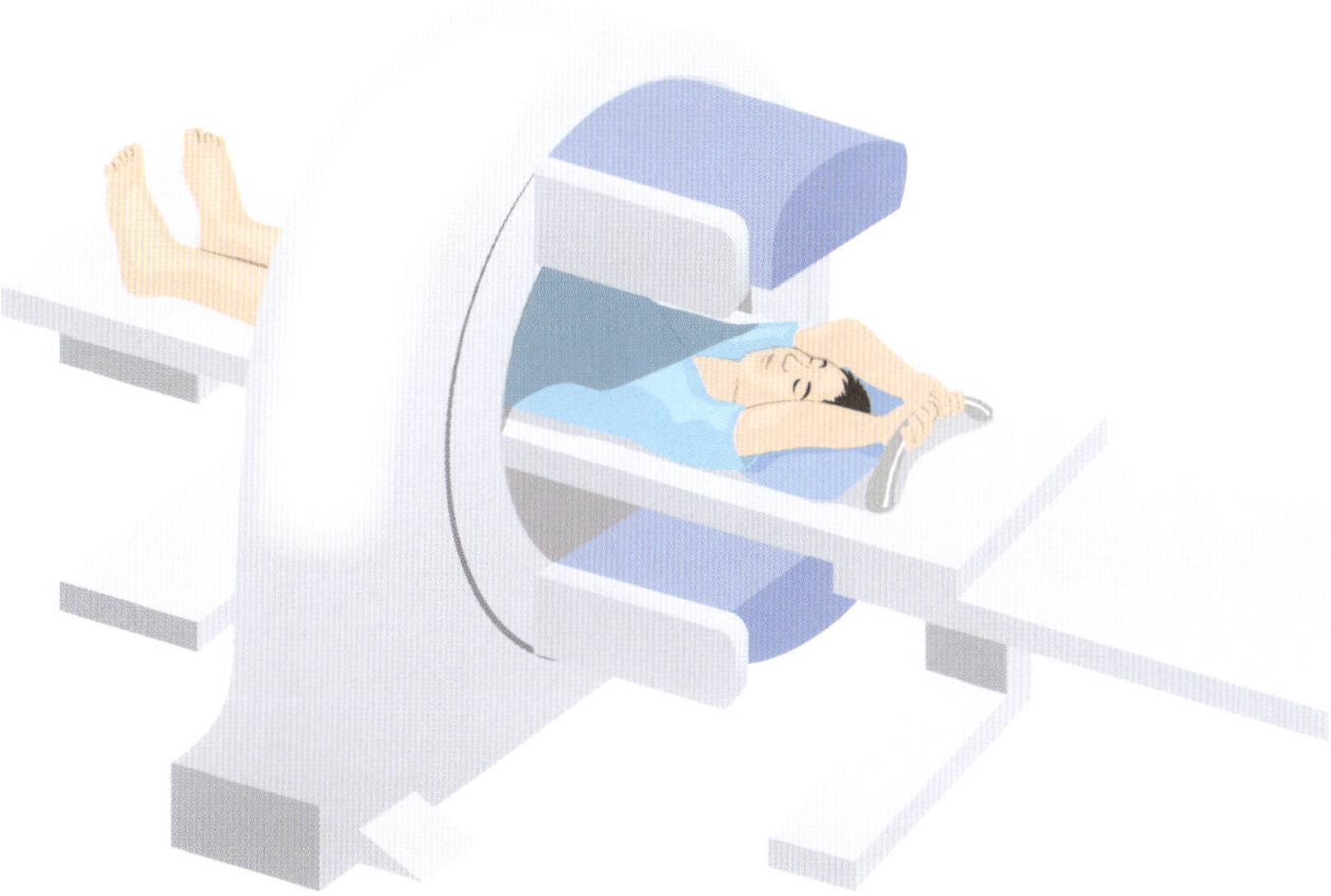

バイタルサインの確認後、心電図や画像検査へ

心血管疾患を疑うときは、基本のフィジカルアセスメントとともに、心電図検査、心エコー検査（超音波検査）などをおこなう。

全身状態をよく見て、より詳細な検査で診断

問診や診察、基本的な検査で疾患を絞り込み、より詳細な検査で診断を確定する。

Ⅰ 問診＆フィジカルアセスメント

患者の全身的な情報や局所の情報を得る。
信頼関係を築くうえでも大切。

問診

症状の有無やあらわれかた、性質、持続時間など。既往歴、家族歴も確認を。

バイタルサイン

体温、呼吸数、血圧、脈拍を見る。脈拍はリズム不整もチェックを。

視診・触診・聴診

頸静脈《けいじょうみゃく》の視診や、拍動、皮膚温、浮腫《ふしゅ》の触診など。心音の聴診も不可欠。

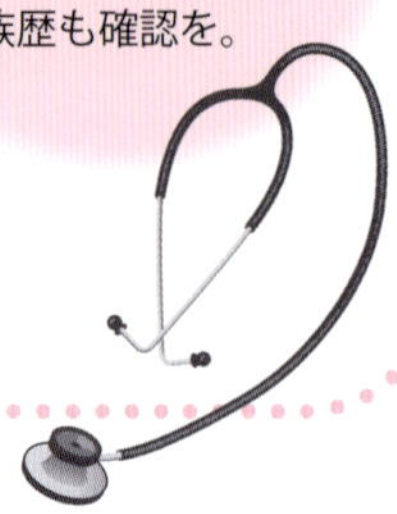

➡P58～

Ⅱ 血液・尿検査

心筋負荷を見る心筋生化学マーカーが重要。
動脈硬化を促進する基礎疾患もチェック。

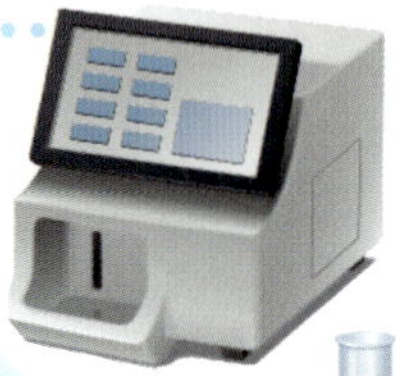

尿検査

おもに腎機能を調べる。尿たんぱく、尿糖、尿潜血反応、尿沈渣《にょうちんさ》など。

血液検査

BNP《ビーエヌピー》（→P44）などの心筋生化学マーカー、脂質、糖質、電解質などを調べる。

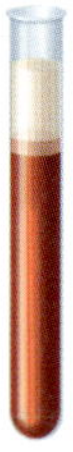

➡P64

まずは、可能性のある疾患を絞り込む

はじめにおこなうのは、**問診**と**フィジカルアセスメント**だ。症状の有無や既往歴などの情報を得たうえで、触診・聴診をおこない、可能性のある疾患を絞り込む。

その後、**心電図検査**や**胸部X《エックス》線検査**、**血液検査**などの基本的な検査をおこなう。さらにくわしく調べるために、**心エコー検査**や**CT《シーティー》検査**、**MRI《エムアールアイ》検査**などの**画像検査**を実施し、必要に応じて、**心臓カテーテル検査**など侵襲的な検査を検討する。各種検査法の特徴を把握し、必要十分な検査を実施して診断に結びつけるのが望ましい。

しかし、循環器領域は緊急度の高い領域でもある。急性心筋梗塞《きゅうせいしんきんこうそく》などが疑われる場合は、**冠動脈造影**《かんどうみゃくぞうえい》を実施し、そのまま**血行再建術**（→P105）に移るケースも多い。

Ⅲ 生理機能検査

まず低侵襲の検査を実施し、その結果から高侵襲の検査を検討する。

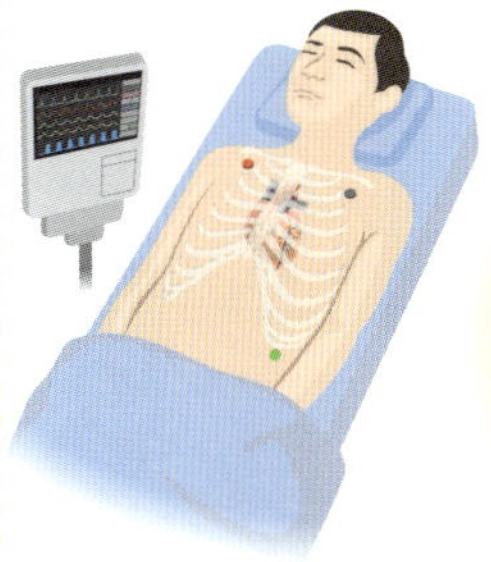

動脈硬化検査（ABI《エービーアイ》／PWV《ピーダブリューヴィー》）

上肢《じょうし》・下肢《かし》の血圧比や、血管を伝わる脈波《みゃくは》の速度から、末梢動脈《まっしょうどうみゃく》の閉塞度を調べる。

運動負荷試験

負荷をかけて心電図を記録。運動時にあらわれる不整脈や安定狭心症《きょうしんしょう》（→P102）の診断に有用。

心電図検査

心臓の電気的活動を体表から記録する。心疾患の基本的なスクリーニング検査。

心臓電気生理検査（EPS《イーピーエス》）

不整脈の有無と特徴の診断、治療薬の決定に役立つ。ペースメーカの適応判断にも有効。

心臓カテーテル検査／血管造影検査

心臓カテーテル検査では、心機能や形態を、冠動脈造影《かんどうみゃくぞうえい》では狭窄《きょうさく》の有無や程度を調べる。

超音波検査

心エコー検査。超音波を体表にあて、心臓の形態、機能を調べる。血管エコーで頸動脈《けいどうみゃく》を見ることも。

➡P66～

Ⅳ 画像検査

まずは簡便なX線検査を実施することが多い。
さらにCT検査などで、心血管の構造と機能を見る。

心臓核医学検査

心機能や心筋血流を調べる。安定狭心症の診断や、血行再建術《けっこうさいけんじゅつ》（→P105）の適応判断に有用。

CT《シーティー》検査／MRI《エムアールアイ》検査

冠動脈病変の評価に有用。狭窄の程度だけでなく、プラーク（→P52）の性状評価もできる。

胸部X《エックス》線検査

循環器疾患の基本の検査。心拡大や胸水《きょうすい》、大血管の走行、血管壁《けっかんへき》の石灰化などがわかる。

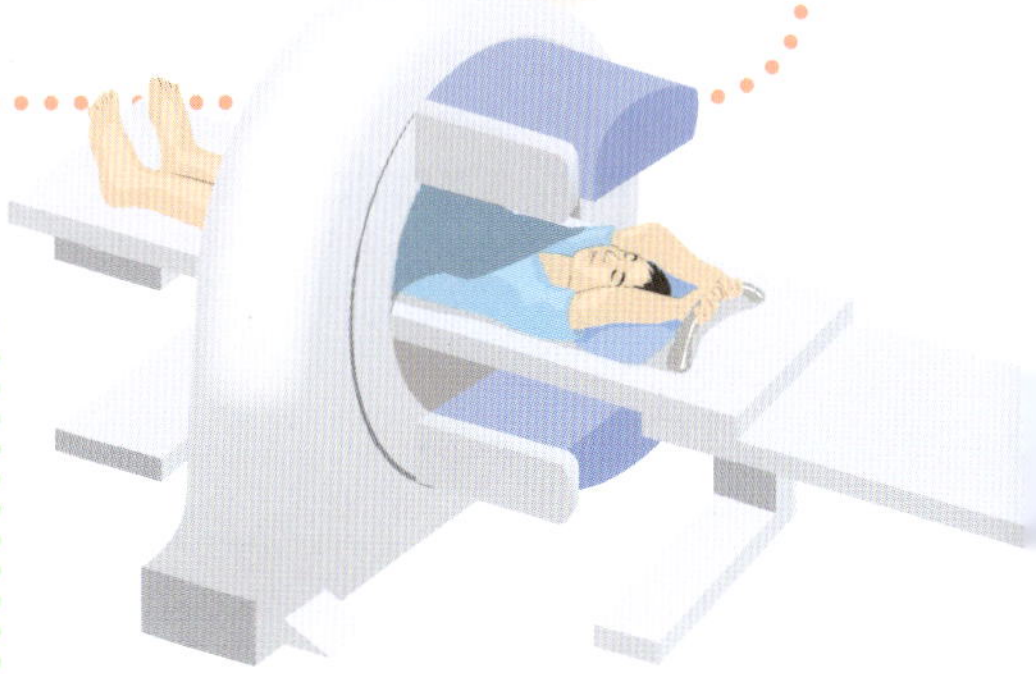

➡P80～

Ⅴ 病理検査

組織の一部を採取して、顕微鏡でくわしく見る。

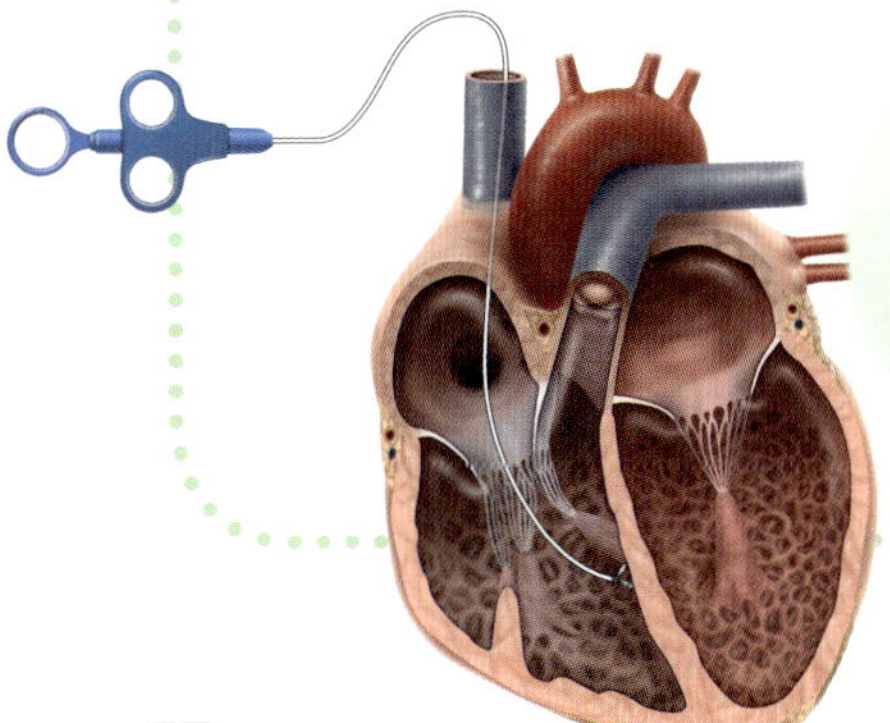

心筋生検

カテーテルを用いて心筋組織を採取し、顕微鏡で調べる。心筋疾患（→P126）の鑑別診断に有用。

➡P84

問診や視診、触診で症状と全身状態をチェック

まずは問診で、自覚症状や家族歴などを確かめる。視診と触診では、浮腫や頸静脈の怒張などが、循環器疾患の重要な徴候となる。

循環器疾患の主症状は6つに絞られる

全身状態を把握する第一歩となるのが、**問診**だ。検査や診療の方向づけをするだけでなく、患者との信頼関係を結ぶうえでも大切である。ただ、症状の感じかたには個人差があり、表現能力も違う。重要なサインを見逃さないように、適切な質問を加えながら問診を進めていく。

循環器疾患の主症状には、**胸痛**、**呼吸困難・息切れ**、**動悸**、**めまい・失神**、**浮腫**《ふしゅ》、**チアノーゼ**がある。まずは症状のあらわれかたや性質、部位、持続時間などから緊急度を判断する。たとえば、胸痛なら**急性心**《きゅうせいしん》**筋梗塞**《きんこうそく》、**大動脈解離**《だいどうみゃくかいり》（→Ｐ１４０）、**肺血**《はいけつ》**栓塞栓症**《せんそくせんしょう》（→Ｐ１４８）が緊急対応を要するため、これらを念頭に置いて診療する。**既往歴**や**家族歴**、**生活習慣**も有益な情報だ。

胸痛などの主要徴候を把握する

意識障害やショックなどの緊急事態を除き、
循環器疾患の主症状は以下の6つがある。

めまい・失神

脳血流量の低下で起こる。頻度は低いが、心室細動《しんしつさいどう》や心室頻拍《しんしつひんぱく》、洞不全症候群《どうふぜんしょうこうぐん》、房室《ぼうしつ》ブロックなどの致死性不整脈（→P90～）に起因することも。

胸痛

心筋虚血《しんきんきょけつ》や血管の異常で起こる。心筋梗塞《しんきんこうそく》（→ P106）は締めつけられるような胸痛が特徴で、痛みが周囲に広がる放散痛《ほうさんつう》などをともなうことも。

浮腫《ふしゅ》

細胞外液が過剰にたまる。全身性の浮腫は、心不全のほか、低アルブミン血症などが原因。片側性《へんそくせい》では静脈疾患（→P146～）や炎症が疑われる。

呼吸困難・息切れ

循環不全で肺に水がたまるなどして生じる。原因は呼吸器疾患や、心不全（→P110～）、心臓弁膜症《しんぞうべんまくしょう》（→P118）、先天性心疾患（→130）など。

チアノーゼ

動脈血《どうみゃくけつ》酸素濃度の低下や末梢《まっしょう》循環不全が原因で、皮膚や粘膜が青紫色になる。先天性心疾患、心拍出量減少、下肢静脈瘤《かしじょうみゃくりゅう》（→ P150）などが原因。

動悸

心拍を不快に感じる。あらわれかたや規則性、随伴症状と心電図波形から、発作性上室《ほっさせいじょうしつ》性頻拍《せいひんぱく》、心房細動《しんぼうさいどう》など、不整脈（→ P90 ～）のタイプを鑑別。

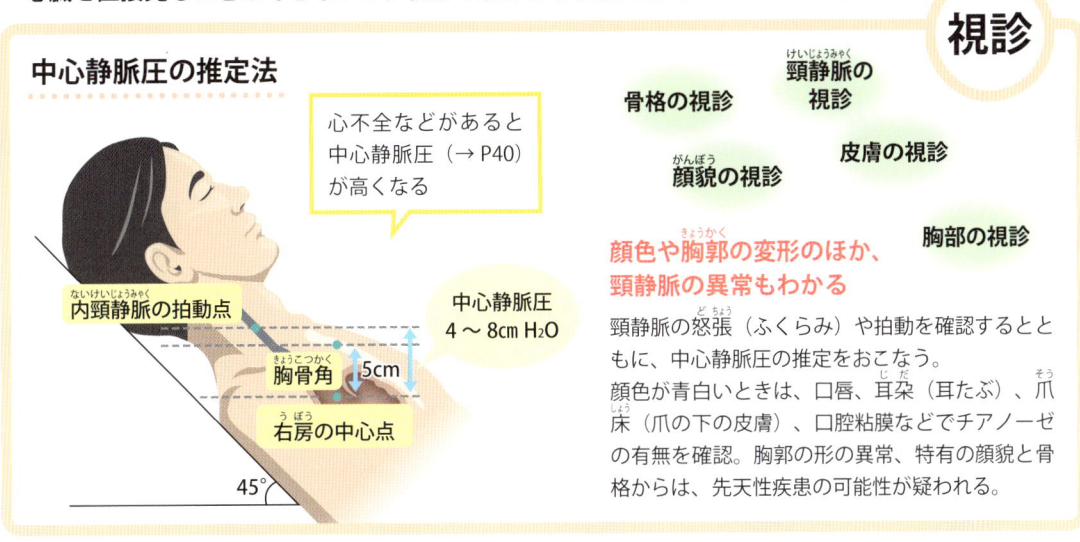

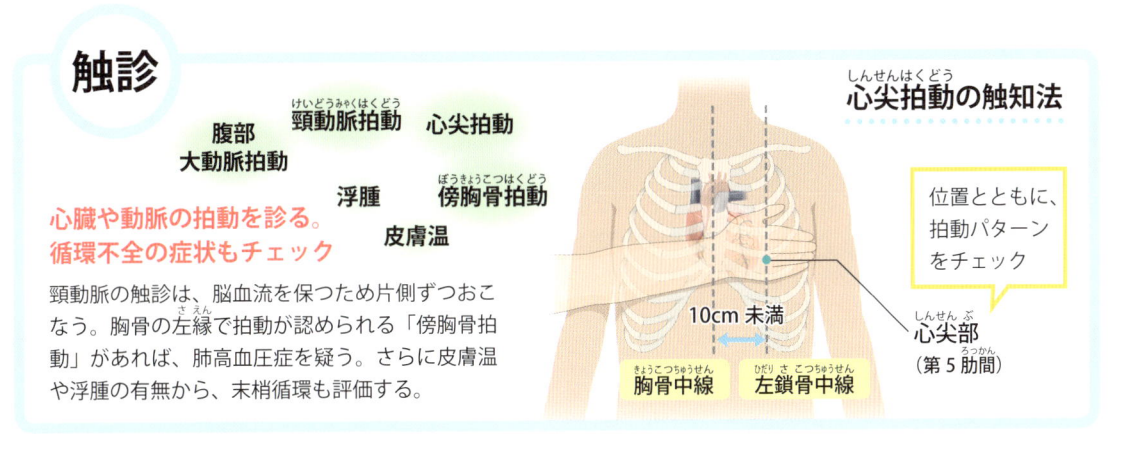

視診と触診で、心不全、不整脈の徴候に気づく

心臓を直接見ることはできないが、視診や触診から異変を探ることができる。

視診

中心静脈圧の推定法

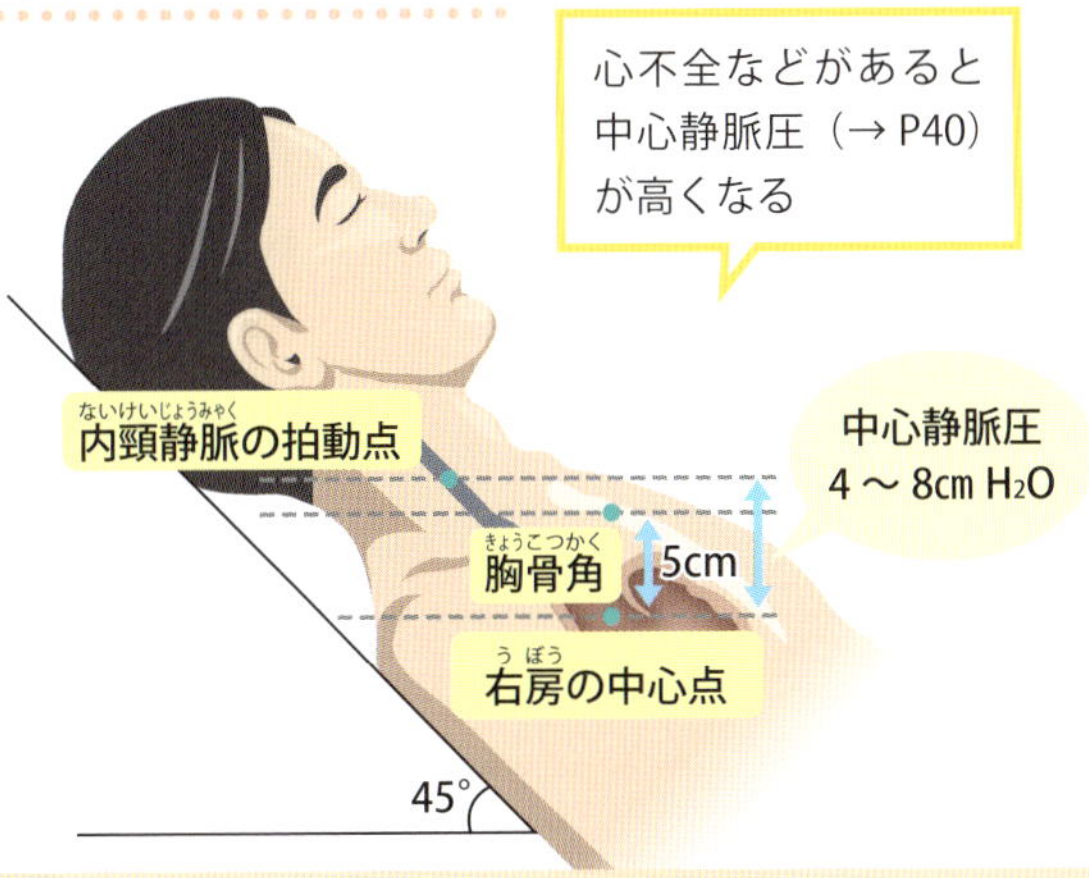
心不全などがあると
中心静脈圧（→ P40）
が高くなる
内頸静脈《ないけいじょうみゃく》の拍動点
中心静脈圧
4 ～ 8cm H_2O
胸骨角《きょうこつかく》
5cm
右房《うぼう》の中心点
45°

骨格の視診

頸静脈《けいじょうみゃく》の視診

皮膚の視診

顔貌《がんぼう》の視診

胸部の視診

顔色や胸郭《きょうかく》の変形のほか、頸静脈の異常もわかる

頸静脈の怒張《どちょう》（ふくらみ）や拍動を確認するとともに、中心静脈圧の推定をおこなう。
顔色が青白いときは、口唇、耳朶《じだ》（耳たぶ）、爪床《そうしょう》（爪の下の皮膚）、口腔粘膜などでチアノーゼの有無を確認。胸郭の形の異常、特有の顔貌と骨格からは、先天性疾患の可能性が疑われる。

触診

腹部大動脈拍動

頸動脈拍動《けいどうみゃくはくどう》

心尖拍動

浮腫

傍胸骨拍動《ぼうきょうこつはくどう》

皮膚温

心臓や動脈の拍動を診る。循環不全の症状もチェック

頸動脈の触診は、脳血流を保つため片側ずつおこなう。胸骨の左縁《さえん》で拍動が認められる「傍胸骨拍動」があれば、肺高血圧症を疑う。さらに皮膚温や浮腫の有無から、末梢循環も評価する。

心尖拍動《しんせんはくどう》の触知法

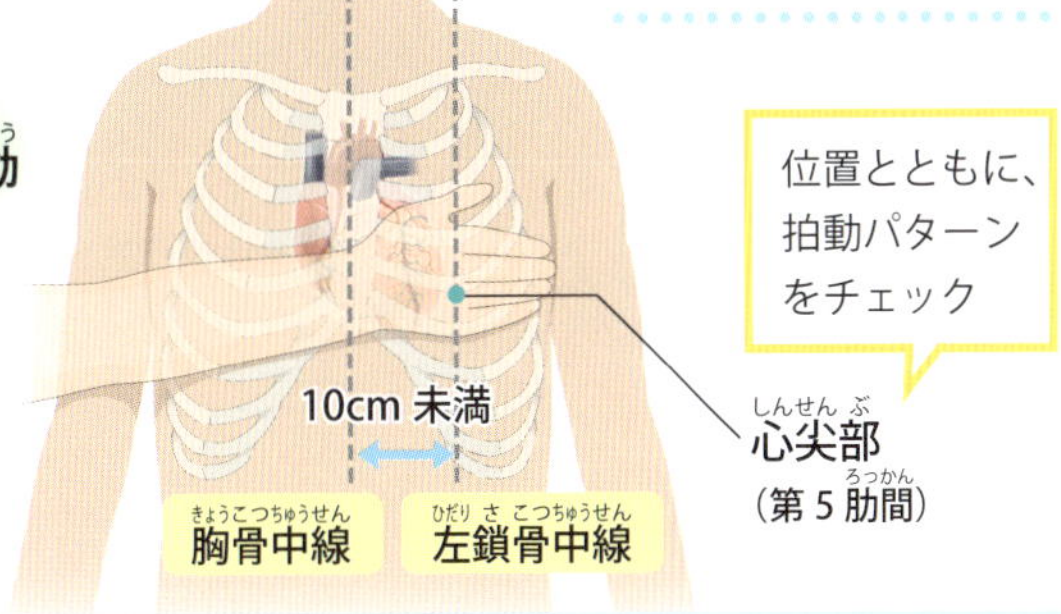
位置とともに、
拍動パターン
をチェック
10cm 未満
心尖部《しんせんぶ》
（第 5 肋間《ろっかん》）
胸骨中線《きょうこつちゅうせん》
左《ひだり》鎖骨中線《さこつちゅうせん》

体表から見て、ふれて位置や拍動の異変を調べる

視診や**触診**も、道具がいらず、非侵襲的に簡便にできる手技だ。しかし、得られる情報は主観的なため、ほかの検査所見とあわせて総合的に判断する必要がある。

視診は、患者が診察室に入ってきたときからはじまる。**意識状態**や**顔色**、**表情**、**体の動き**、**姿勢**などを観察する。動悸が主症状で、眼瞼《がんけん》の腫《は》れ、眼球突出、甲状腺腫大《こうじょうせんしゅだい》が見られる場合は、甲状腺疾患が疑われる。

重要な手がかりとなるのが、**頸静脈《けいじょうみゃく》**の視診だ。通常は仰臥位《ぎょうがい》（あお向け）で**怒張《どちょう》・拍動**が確認できるが、確認できない場合は循環血液量の減少を疑う。一方、座位《ざい》か半《はん》座位《ざい》で頸静脈の怒張・拍動があれば、**血液のうっ滞**による**静脈圧上昇**が考えられる。

拍動の触診では、心臓の位置、拍動パターンを意識する。**心尖拍動《しんせんはくどう》**が左にずれていれば左室《さしつ》拡大が疑われ、ふれた指に長くくっつくような「**抬起性《たいきせい》心尖拍動**」があれば、左室肥大《さしつひだい》の可能性がある。そのほか、末梢《まっしょう》動脈《どうみゃく》の触診で不整脈を調べたり、四肢の触診で浮腫《ふしゅ》の有無や皮膚温をチェックする。

心音、頸動脈音を聞いて雑音がないか調べる

心臓に聴診器をあてると、弁の開閉音が聞こえる。そのほかの音が認められるとき、音が弱いときは心エコーなどでくわしく調べる必要がある。

雑音があれば心エコーなどの検査が必要

心エコー（↓Ｐ78）をはじめとする検査が進歩・普及しているが、**聴診**で得られる情報は多い。緊急の場合を除き、診療の正確な方向づけのためにおこなうべき手技である。**前胸部**《ぜんきょうぶ》、**頸部**《けいぶ》、**腹部**の順に聴診する。

前胸部の聴診では、拍動にともなう**心音**（↓Ｐ21）を聞く。まず**Ⅰ音**、**Ⅱ音**を聴取し、ついで心臓の異常を示す**Ⅲ音**、**Ⅳ音**がないかを確認。心雑音の有無や、心周期にともなう音の性質、音量の変化も確かめる。聴診時、患者がすぐに深呼吸をはじめると、心音聴取の妨げとなるため、「大きく呼吸して」というまで浅い呼吸を心がけてもらう。

聴診で**心音の亢進**《こうしん》**・減弱**や**雑音**がある場合は、弁の異常や血液の逆流などが考えられるため、心エコーで確認する（↓Ｐ78）。

頸動脈雑音は冠動脈疾患、脳卒中の予測因子となる

頸動脈雑音《けいどうみゃくざつおん》は、頸動脈の**狭窄**《きょうさく》を示唆する所見である。現在は、頸動脈エコーで調べることが多くなっているが、頸動脈雑音は**冠動脈疾患**《かんどうみゃくしっかん》の予測因子としても重要だ。

複数研究のメタ解析によると、頸動脈雑音がある症例では、ない症例に比べて、心血管疾患による死亡、**急性心筋梗塞**《きゅうせいしんきんこうそく》の発症リスクが約2倍になる。また、高齢者では**大動脈弁狭窄**《だいどうみゃくべんきょうさく》に**頸動脈狭窄**を合併することがあるので、注意が必要である。

腹部大動脈や総腸骨動脈《そうちょうこつどうみゃく》、腎動脈などの**血管雑音**は、血管の狭窄や動脈瘤《どうみゃくりゅう》（↓Ｐ136）がある場合に聴取できるが、完全に閉塞していると消失する。深い位置にある血管の聴診をする際は、聴診器をやや強く押しあてておこなうのがポイントだ。

聴診器の面を使いわけ、音の強さをチェック

心雑音は弁や血液経路の異常で生じるもので、下記のⅠ〜Ⅵ度に分類される。

心雑音の分類

Ⅰ度	きわめて微弱な音。 注意深く聴診すれば聞きとれるレベル
Ⅱ度	弱い雑音だが、聴診器をあてれば 容易に聴取できる
Ⅲ度	中等度の雑音。ただし手で触知できる 振動（振戦《しんせん》）はともなわない
Ⅳ度	高度の雑音で、ふれると振戦を 触知できる
Ⅴ度	振戦をともなう非常に強い雑音。 ただし聴診器を離すと聞きとれない
Ⅵ度	振戦をともなう非常に強い雑音。 聴診器を胸から離しても聞きとれる

聴診前に、チェストピースを手で温めておく。低音はベル面、高音は膜面を強めに押しあてると聴取しやすい。

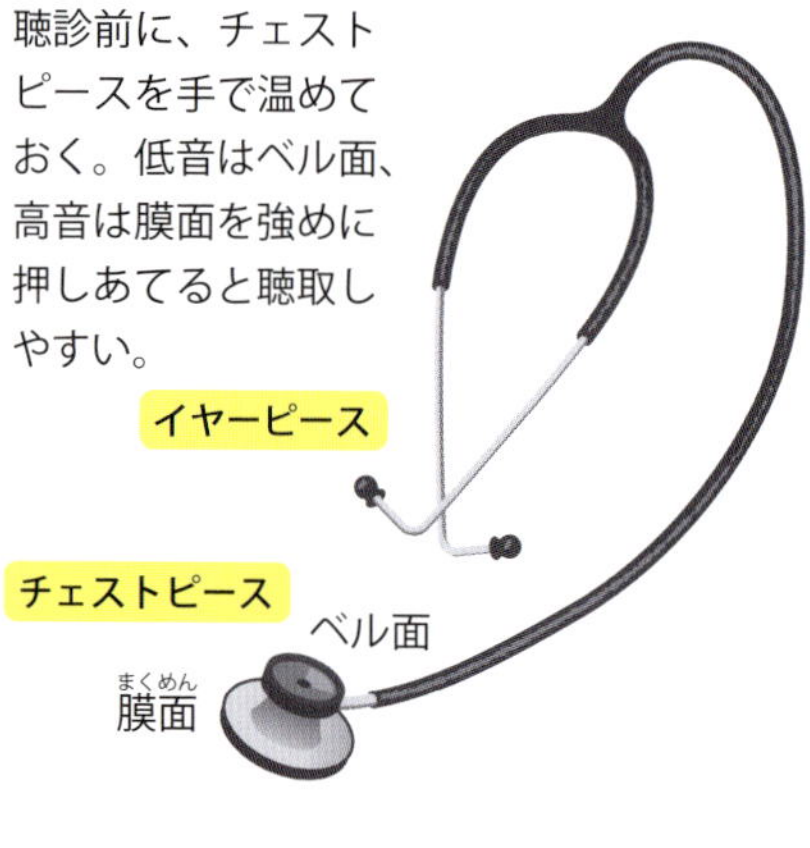

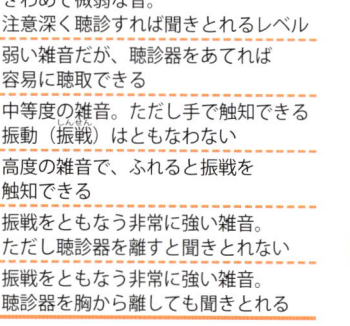

血流の主要領域に生じる雑音を聞きわける

心音の聴診部位

聴取領域は下記の5つ。決まりはないが、下記1～5の順に聴取することが多い。肺底部の呼吸音も聴取する。

5 大動脈弁領域《だいどうみゃくべんりょういき》

第2肋間胸骨《ろっかんきょうこつ》右《う》縁《えん》。大動脈弁閉鎖音が聞こえる。座って体を前傾させると聞きやすい。

4 三尖弁《さんせんべん》領域

第4肋間胸骨の右縁から左縁。三尖弁閉鎖音が大きく聞こえる。

肺底《はいてい》部《ぶ》〈呼吸音〉

心不全によるうっ血や肺水腫《はいすいしゅ》がある場合は、呼吸音にも異常（副雑音）が認められる。

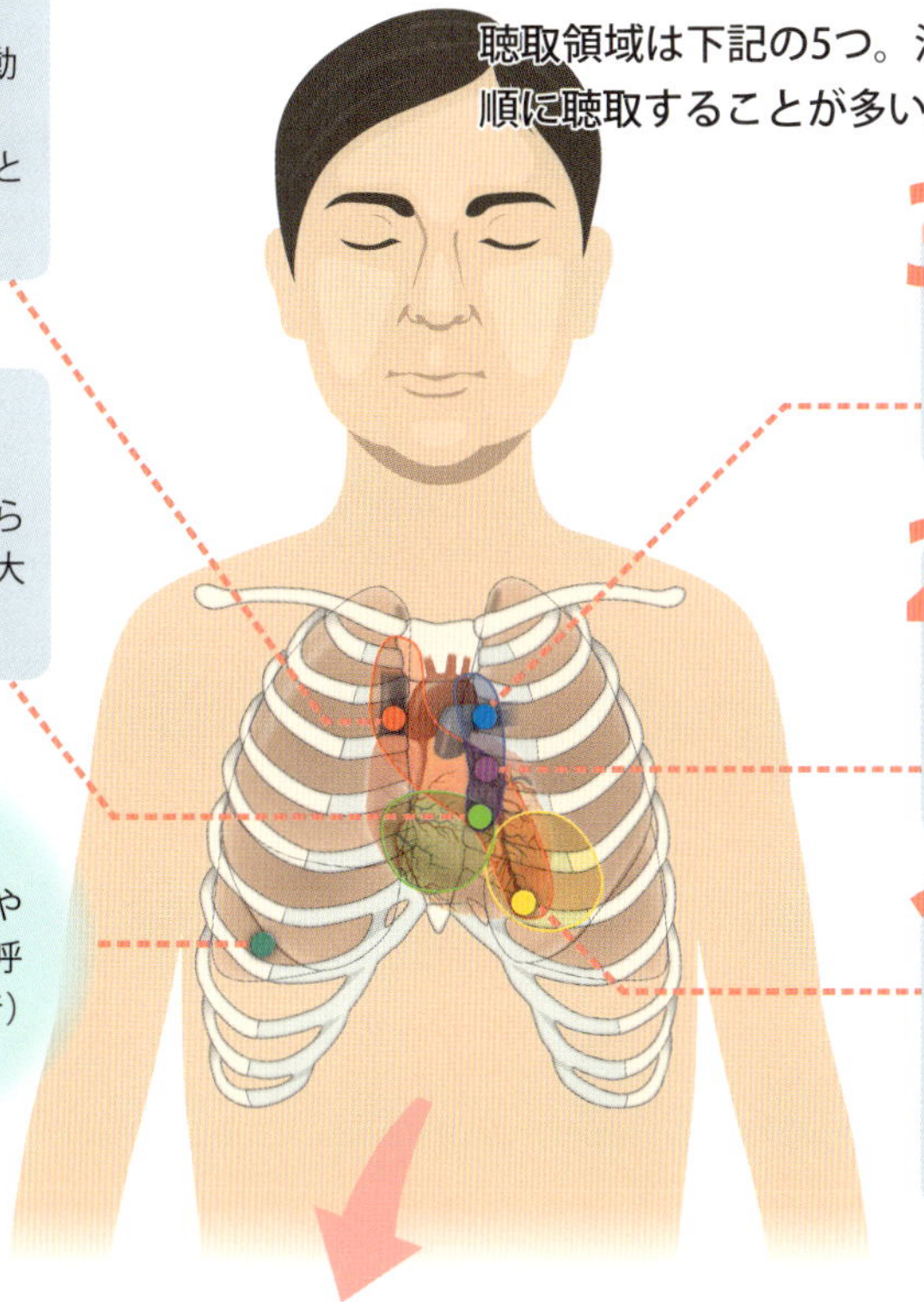

3 肺動脈弁《はいどうみゃくべん》領域

第2肋間胸骨《ろっかんきょうこつ》左《さ》縁《えん》。肺動脈弁閉鎖音が大きく聞こえる。

2 僧帽弁《そうぼうべん》領域

僧帽弁閉鎖音が大きく聞こえる。横になって左を向いてもらうととくに聞きやすい。

1 心尖《しんせん》部《ぶ》

第5肋間《ろっかん》左《ひだり》鎖《さ》骨中線《こつちゅうせん》に位置するが、心拡大があると左にずれる。ベル面と膜面で聴取。

臨床上、問題となりやすい心雑音

代表的な心雑音には、以下の5つがある。
音量や音の持続、最強点などを評価する。

逆流性収縮期雑音（全収縮期雑音）

高音でII音までつづく雑音。血液の逆流で生じる。房室弁の閉鎖不全症（→P119）、心室中隔欠損症などを疑う。

駆出性収縮期雑音（収縮中期雑音）

I音のやや後にはじまり、II音までに終了。動脈弁の狭窄症（→P118）、心《しん》室中隔欠損症《しつちゅうかくけっそんしょう》（→P130）などで起こる。

半月弁《はんげつべん》逆流雑音（拡張早期雑音）

II音と同時にはじまり、長くつづく雑音。動脈弁の閉鎖不全症（→P119）による、心室への逆流で生じる。

連続性雑音

収縮期から拡張期に発生。動脈管開存《どうみゃくかんかいぞん》、バルサルバ洞動脈瘤《どうどうみゃくりゅう》破《は》裂《れつ》などの先天性心疾患（→P130）が考えられる。

心室充満雑音

心房から心室への血流で生じる低音の雑音。僧帽弁や三尖弁狭窄症《さんせんべんきょうさくしょう》、僧帽弁閉鎖不全症など（→P119）を疑う。

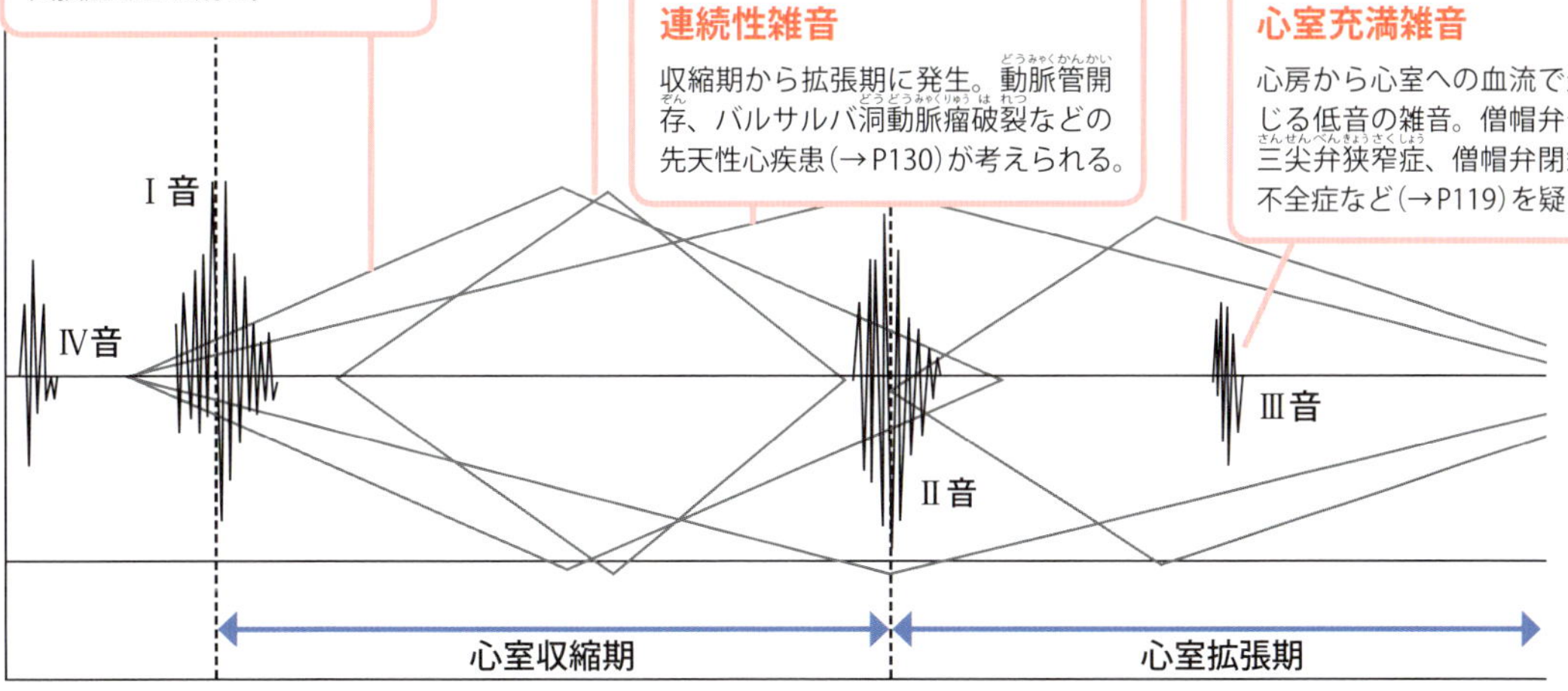
I音
IV音
II音
III音
心室収縮期
心室拡張期

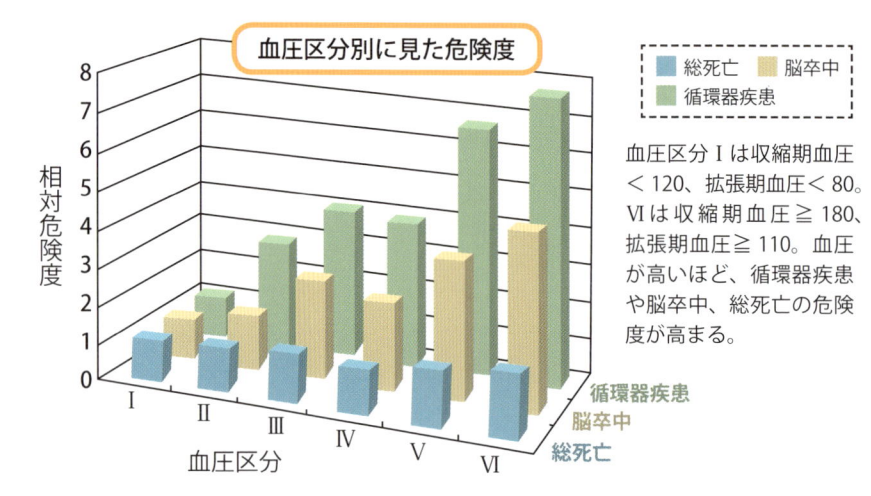

血圧、脈拍などのバイタルサインを測る

「体温」「呼吸」「血圧」「脈拍」は、生命維持における重要な要素として、バイタルサインとよばれる。循環器疾患を疑うときには、必ず調べる項目だ。

血圧から、冠動脈疾患などのリスクを予測

血圧測定は聴診法が一般的。マンシェットで血管を圧迫し、徐々に減圧。血流が発生したときの音（コロトコフ音）を聞く。

1 加圧して血流を止める

マンシェットを上腕に巻く。聴診器を上腕動脈《じょうわんどうみゃく》にあて、急速に加圧。前回測定の収縮期血圧値に 20㎜Hgを加えた数値を加圧のめやすとする。

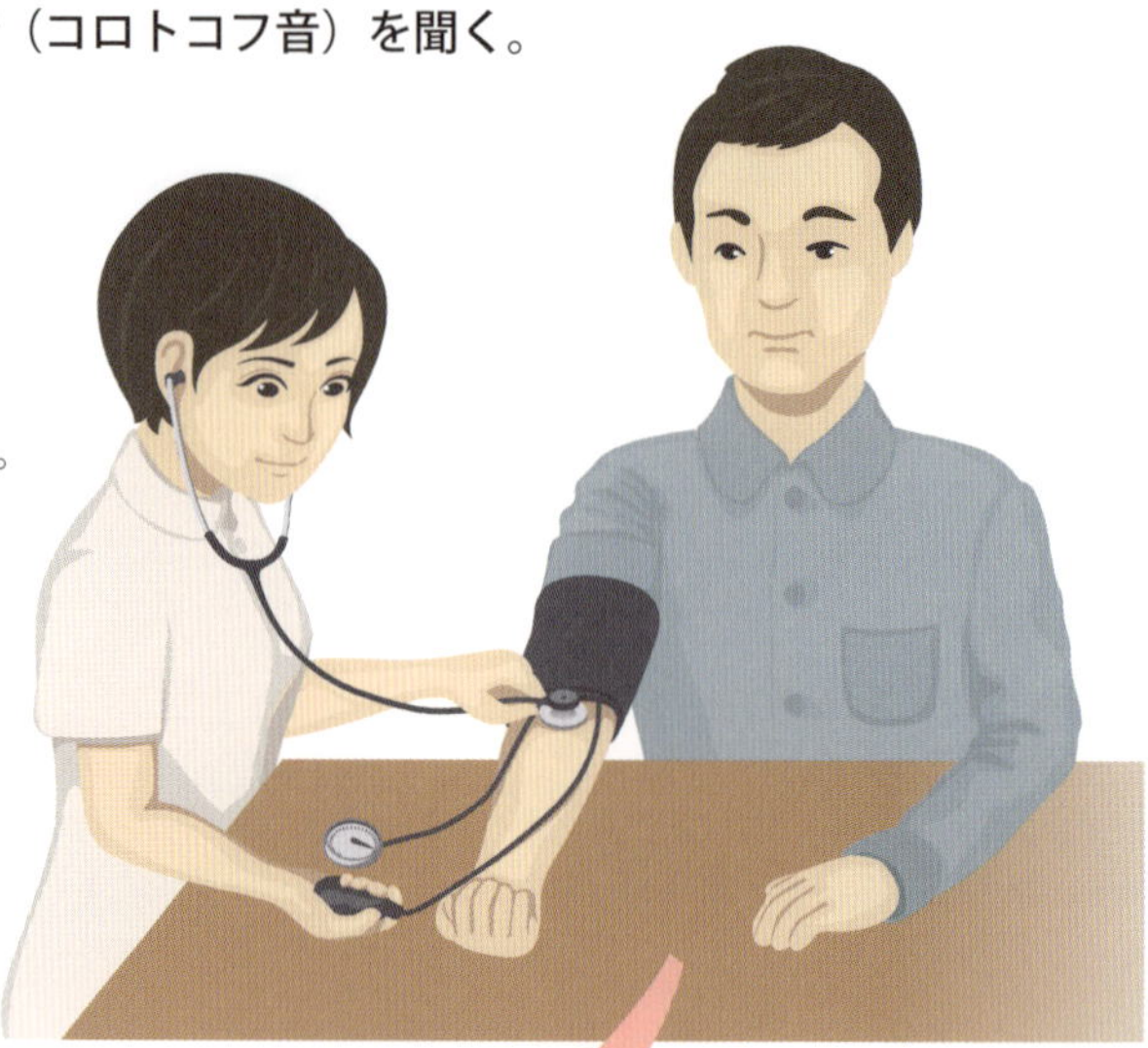

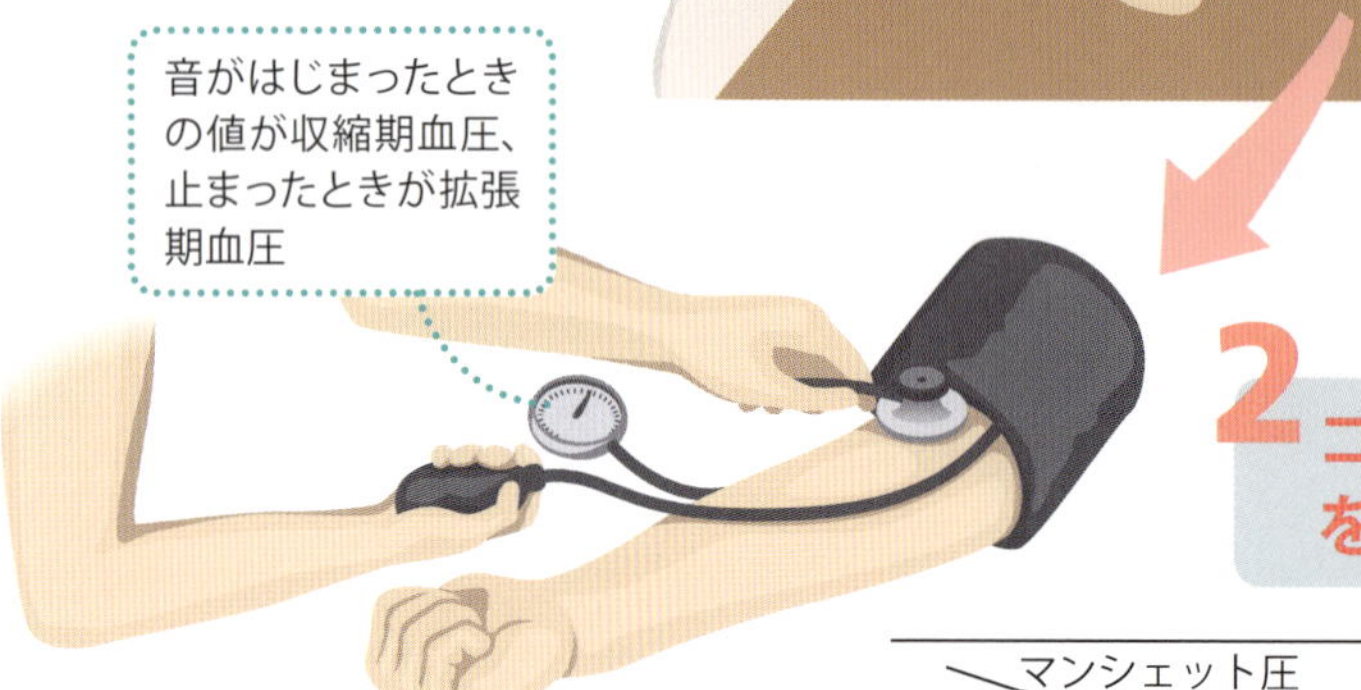
音がはじまったときの値が収縮期血圧、止まったときが拡張期血圧

2 コロトコフ音を聞く

1 秒 2㎜Hg程度の速さで圧を下げていき、最初に血管音が聞こえたときの数値を収縮期血圧とする。さらに圧を下げ、音が聞こえなくなった時点の数値を拡張期血圧とする。

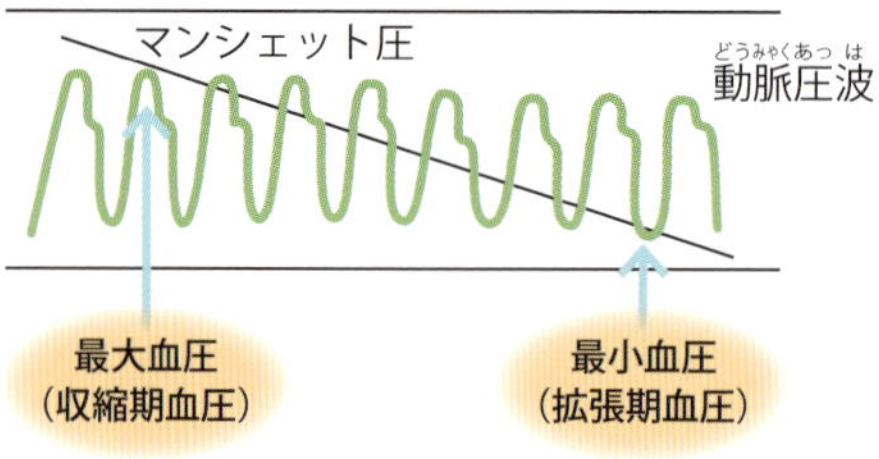
マンシェット圧
動脈圧《どうみゃくあつ》波《は》
最大血圧（収縮期血圧）
最小血圧（拡張期血圧）

血圧区分別に見た危険度

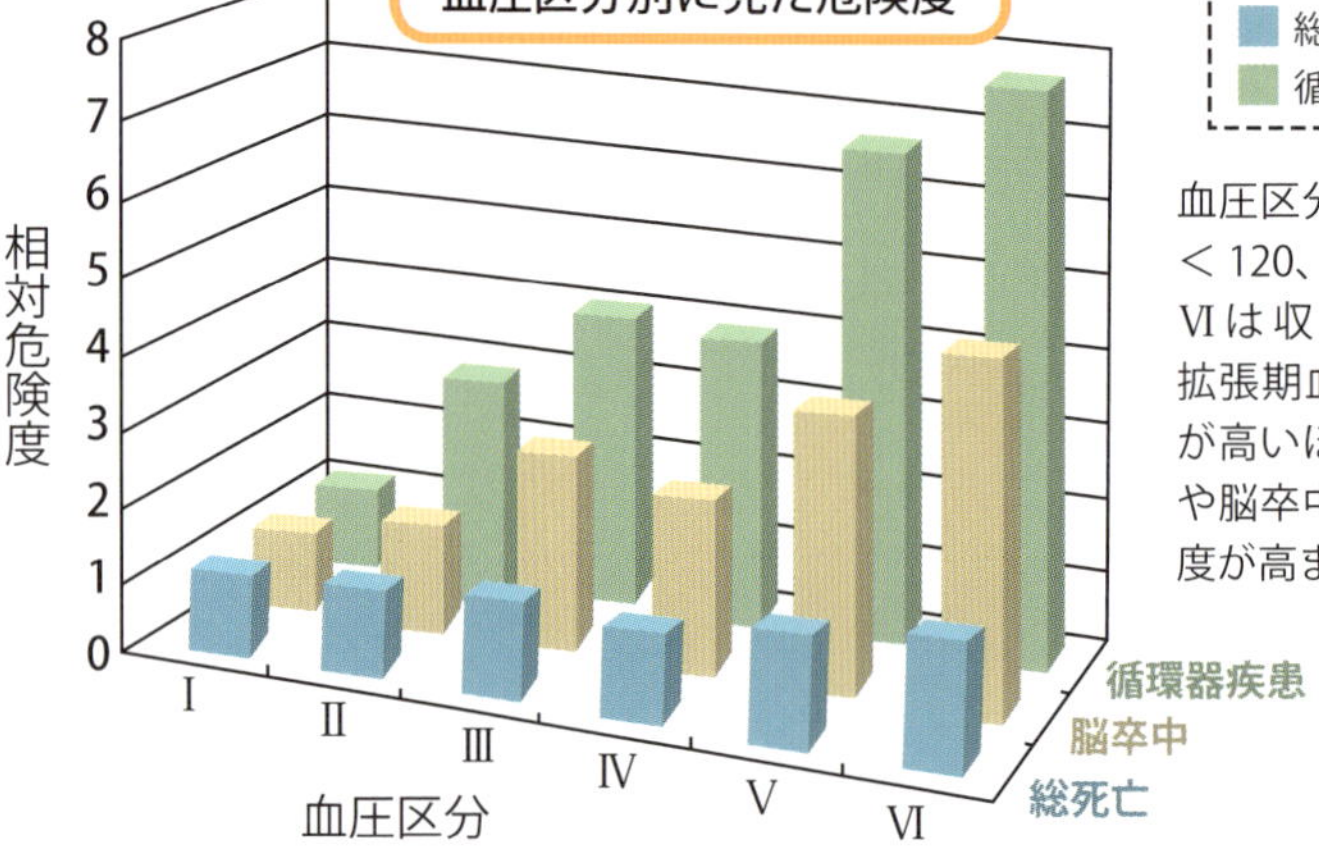
総死亡
脳卒中
循環器疾患
8
7
6
5
4
3
2
1
0
相対危険度
Ⅰ
Ⅱ
Ⅲ
Ⅳ
Ⅴ
Ⅵ
血圧区分
循環器疾患
脳卒中
総死亡

血圧区分Ⅰは収縮期血圧＜120、拡張期血圧＜80。Ⅵは収縮期血圧≧180、拡張期血圧≧110。血圧が高いほど、循環器疾患や脳卒中、総死亡の危険度が高まる。

（「Impact of elevated blood pressure on mortality from all causes, cardiovascular diseases, heart disease and stroke among Japanese：14 year follow-up of randomly selected population from Japanese —— Nippon data 80.」Nippon data 80 Research Group，J Hum Hypertens vol.17，2003 より引用）

数値だけでなく、左右差や脈のリズム不整もよく見る

バイタルサインは、血液循環と呼吸という生命活動を示す指標である。一般に**意識**、**体温**、**呼吸**、**血圧**、**脈拍**をさす。

体温の異常には、感染症による発熱、低栄養や甲状腺《こうじょうせん》機能《きのう》低下《ていか》症《しょう》による熱産生の低下などがある。呼吸は12〜20回／分が正常だが、発熱や呼吸器疾患があると、呼吸数が増える。呼吸時の姿勢もチェックする。

脈拍は、体表を走る**動脈**にふれて、数やリズムを確認する。成人は100回／分以上で**頻脈**、50回／分以下で**徐脈**とするが、高齢者はもともと徐脈傾向があるので、注意が必要だ。リズム不整があれば、**脈拍触知**と**心音の聴診**をあわせておこない、両者のリズムが一致するかどうかを調べる。

血圧は、初診時にはできるだけ両上肢と両下肢で測定する。**左右差**が20㎜Hg以上あれば、片側の動脈の狭窄《きょうさく》・閉塞を疑う。

なお、血圧がある程度保たれていても、脈拍にふれなければ、**ショック**（→P48）をきたしている可能性がある。数値だけではなく、総合的に判断することが大切だ。

動脈にふれて、脈拍数の異常を調べる

人さし指〜薬指の3指を軽く曲げてあてる。下記すべてで測る必要はなく、状況に応じて、触知しやすい動脈にふれる。

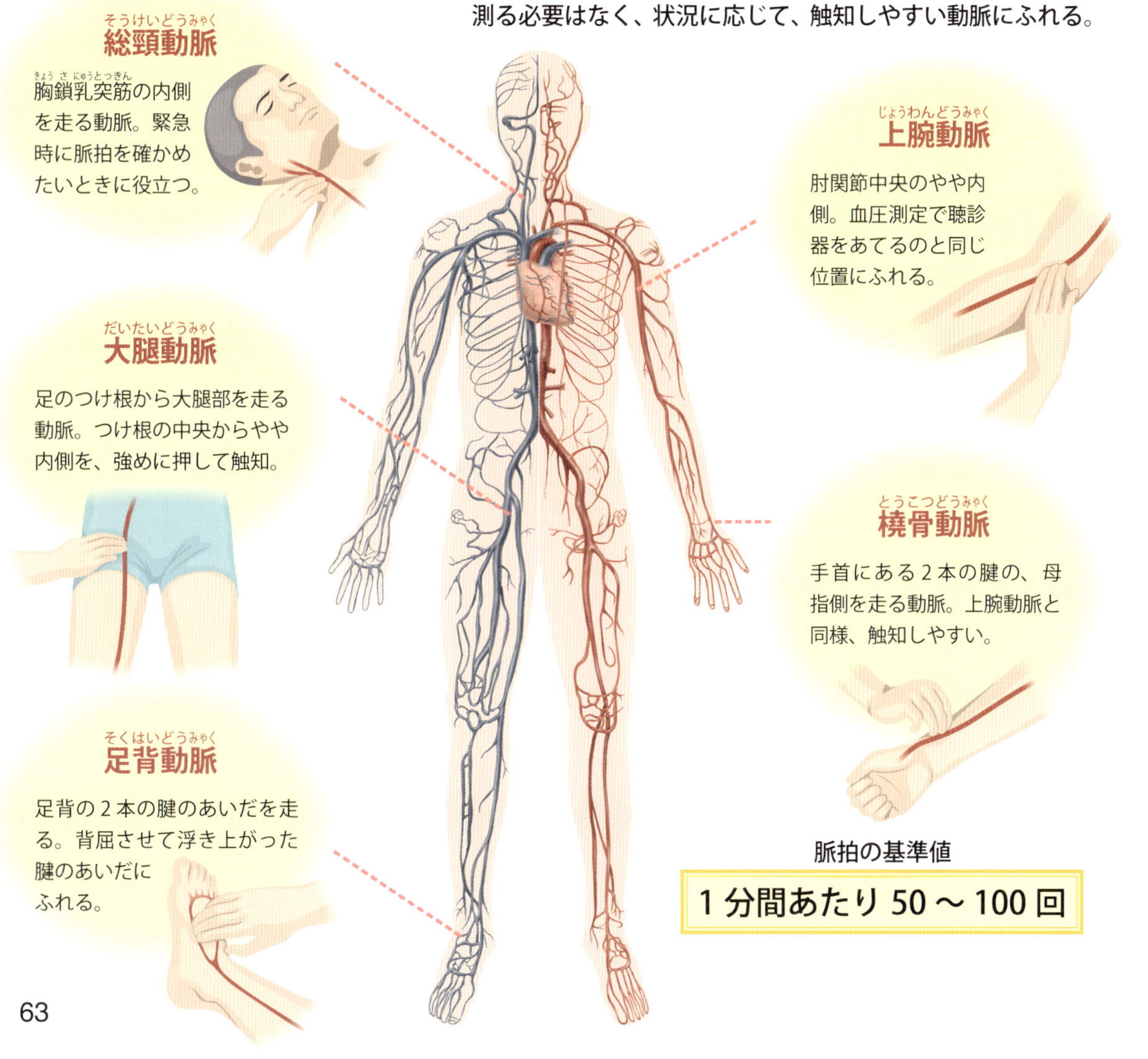
総頸動脈《そうけいどうみゃく》
胸鎖乳突筋《きょうさにゅうとつきん》の内側を走る動脈。緊急時に脈拍を確かめたいときに役立つ。
上腕動脈《じょうわんどうみゃく》
肘関節中央のやや内側。血圧測定で聴診器をあてるのと同じ位置にふれる。
大腿動脈《だいたいどうみゃく》
足のつけ根から大腿部を走る動脈。つけ根の中央からやや内側を、強めに押して触知。
橈骨動脈《とうこつどうみゃく》
手首にある2本の腱の、母指側を走る動脈。上腕動脈と同様、触知しやすい。
足背動脈《そくはいどうみゃく》
足背の2本の腱のあいだを走る。背屈させて浮き上がった腱のあいだにふれる。
脈拍の基準値
1分間あたり 50〜100回

心筋生化学マーカーで心筋梗塞、心不全に気づく

診察では、血液検査もおこなうのが一般的だ。とくに重要なのは、心不全の発症や進行、心筋梗塞の指標となる心筋生化学マーカーである。

トロポニンT、BNPなどの血中濃度を調べる

血液検査は、全身の情報を得る基本的な検査だが、循環器疾患の診断・診療でとくに重要なのが**心筋生化学マーカー**である。心筋が傷害・壊死《えし》したり、心筋に負荷がかかったりすると、血中濃度が高まる。

たとえば、心筋線維に含まれるたんぱく質**「トロポニンT」**が増えた場合は、心電図での虚血性所見が乏しくても、**急性心《きゅうせいしん》筋梗塞《きんこうそく》**（↓P106）を疑って対応する。利尿ホルモンの**「BNP《ビーエヌピー》」**は、**心不全**（↓P110〜）の診断、治療効果判定に有用だ。ただし腎機能障害があると上昇しやすい。心不全治療では尿量も指標のひとつとなる。

なお、心雑音や長期発熱、心エコー検査の結果から感染性心内膜炎《かんせんせいしんないまくえん》（↓P122）を疑うときは、**血液培養**で細菌を同定する。

血液検査で、心筋に特異的な物質を調べる

心筋細胞の障害を示すおもな生化学マーカー。下記の数値は基準値の例。

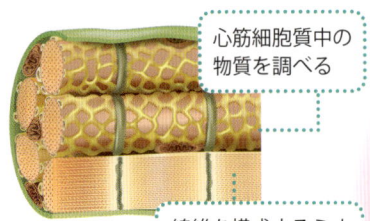

I 細胞質可溶マーカー

心筋細胞質に存在する物質で、虚血《きょけつ》などで心筋細胞が傷害されると、血中に出てくる。

クレアチニンキナーゼMB（CK-MB）	**4.4ng/mL未満**
乳酸脱水素酵素（LDH）	**120〜245U/L**
ミオグロビン	**60ng/mL以下**
ヒト心臓由来脂肪酸結合たんぱく（H-FABP）	**6.2ng/mL未満**

II 筋原線維《きんげんせんい》マーカー

筋原線維《きんげんせんい》が分解されると血中に出てくる物質で、心筋細胞の壊死《えし》を意味する。

トロポニンT（TnT）	**0.1ng/mL以下**
トロポニンI（TnI）	**26.2pg/mL以下**
ミオシン軽鎖《けいさ》	**2.5ng/mL以下**

III 心筋ストレスマーカー

心筋に負荷がかかると、分泌されるホルモン。心不全の診断・重症度の評価に有効。

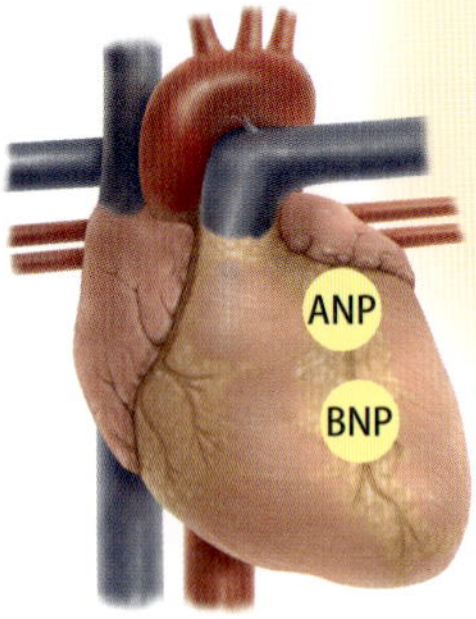

脳性ナトリウム利尿ペプチド（BNP）	**18.4pg/mL以下**
B型ナトリウム利尿ペプチド前駆体N端フラグメント（NT-proBNP）	**125pg/mL未満**
心房性ナトリウム利尿ペプチド（ANP）	**43pg/mL以下**

その他の血液検査で、循環器疾患のリスクと進行を見る

基礎疾患の有無や、循環器疾患の危険因子がないかどうかを調べる。

血液生化学検査

脂質

動脈硬化の危険因子となる。善玉とされるHDLは数値が高ければいいわけではなく、機能不全に陥っていない健常なHDLが多いことが重要。

LDL コレステロール（LDL-Chol）	65〜139mg/dL
HDL コレステロール（HDL-Chol）	男性40〜85mg/dL　女性40〜95mg/dL
トリグリセリド（TG）	50〜149mg/dL

糖質

高血糖があると血管内皮機能が低下。動脈硬化が進行し、「糖尿病性腎症」などの合併症をまねく。

グルコース（Glc）	[空腹時] 70〜109mg/dL
ヘモグロビン A1c（HbA1c）	4.3〜5.8%

電解質

電解質の異常は、不整脈を引き起こす。とくにカリウムの値が重要。

ナトリウム（Na）	135〜147mEq/L
カリウム（K）	3.5〜4.9mEq/L
マグネシウム（Mg）	1.8〜2.4mg/L

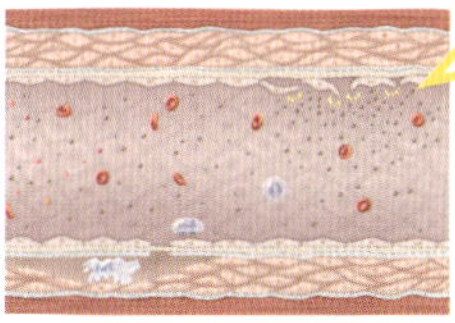

虚血性心疾患《きょけつせいしんしっかん》のリスクとなるのは、脂質と糖質

副腎《ふくじん》

血圧調節ホルモンや副腎由来のホルモンを調べる。高血圧（→P50）や心不全（→P110〜）で異常値を示す。

血漿《けっしょう》レニン濃度	[随時] 3.2〜3.6pg/mL
血中アルドステロン	[随時] 35.7〜240pg/mL
アドレナリン（A）	100pg/mL以下
ノルアドレナリン（NA）	500pg/mL以下
ドパミン（DA）	300pg/mL以下

肝臓

肝臓のほか、心筋にも存在する酵素で、急性心筋梗塞《きゅうせいしんきんこうそく》や心不全で上昇する。

アスパラギン酸アミノトランスフェラーゼ（AST）	10〜34U/L
アラニンアミノトランスフェラーゼ（ALT）	5〜46U/L
乳酸脱水《にゅうさんだっすい》素《そ》酵《こう》素《そ》（LDH）	120〜245U/L

腎臓

心不全があると、腎機能にも影響がおよび、Ccrや推定GFR値が低くなる。

尿素（UN、BUN）	7〜19mg/dL
尿酸（UA）	男性4.0〜7.0mg/dL　女性3.0〜5.5mg/dL
推定 GFR 値（e-GFR）	90mL/分/1.73㎡以上
クレアチニンクリアランス（Ccr）	91〜130mL/分

動脈血《どうみゃくけつ》ガス分析

動脈血を採取し、pH《ペーハー》や酸素分圧などを分析。酸塩《さんえん》基《き》平衡《へいこう》（酸性物質とアルカリ性物質のバランス）の評価、呼吸不全の診断目的でおこなう。

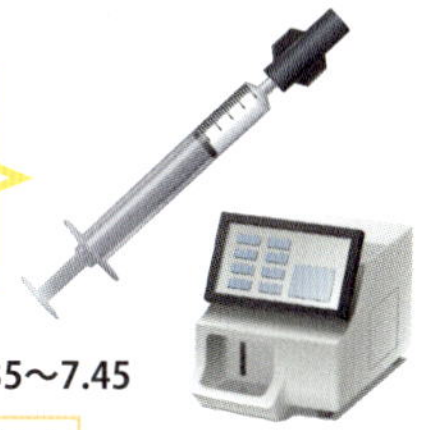

動脈血を装置に入れると数値の解析が出る

動脈血 pH	7.35〜7.45
動脈血二酸化炭素分圧（$PaCO_2$）	35〜45Torr（mmHg）
動脈血酸素分圧（PaO_2）	75〜100Torr（mmHg）
血漿重炭酸イオン（HCO_3^-）	22〜26mmol/L
塩基過剰（BE）	−2〜＋2mEq/L

血液学的検査

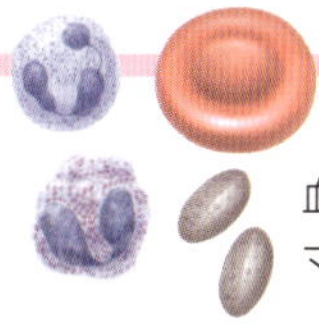

血液細胞の数や形態、凝固能を調べる。Dダイマーは肺血栓塞栓症《はいけっせんそくせんしょう》（→P148）の診断に有効。

赤血球数（RBC）	男性410万〜530万/μL　女性380万〜480万/μL
ヘモグロビン（Hb）	男性14〜18g/dL　女性12〜16g/dL
ヘマトクリット（Ht）	男性40〜48%　女性36〜42%
白血球数（WBC）	3600〜9300/μL
血小板数（PLT）	12万〜41万/μL
プロトロンビン時間（PT）	10〜12秒
活性化部分トロンボプラスチン時間（APTT）	30〜40秒
D ダイマー	150ng/mL以下
フィブリノゲン（Fbg）	170〜410mg/dL
トロンビン・アンチトロンビンⅢ複合体（TAT）	3.0ng/mL以下
フィブリン / フィブリノゲン分解産物（FDP）	5μg/mL以下

拍動にともなう電気現象を12方向の波形でチェック

洞結節で生じた電気的信号は、刺激伝導系にのって心臓全体に送られる。この動きを波形で見るのが心電図で、心疾患の診断には必須の検査である。

12誘導心電図では、「肢誘導」「胸部誘導」を見る

12誘導心電図では「肢誘導」と「胸部誘導」の計10個の電極により、心臓の電気活動を12方向から観察する。

肢《し》誘導《ゆうどう》〈6誘導〉

測定法

左右の手足に電極をつける

両手首、両足首に電極をつける。右足につけるのは電位0の基準となるアースで、誘導には関与しない。

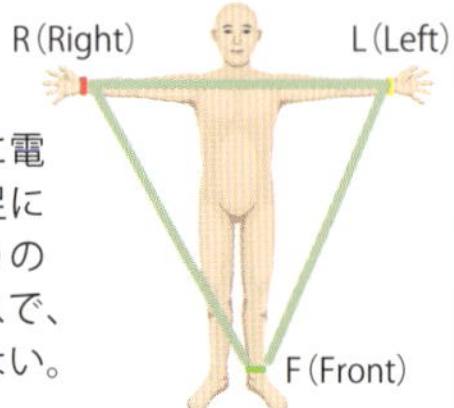

R (Right)
L (Left)
F (Front)

測定面

心臓の活動を垂直面で見る

おもに心臓の左右や上下の方向に向かう刺激伝導を調べる。

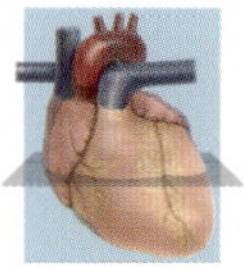

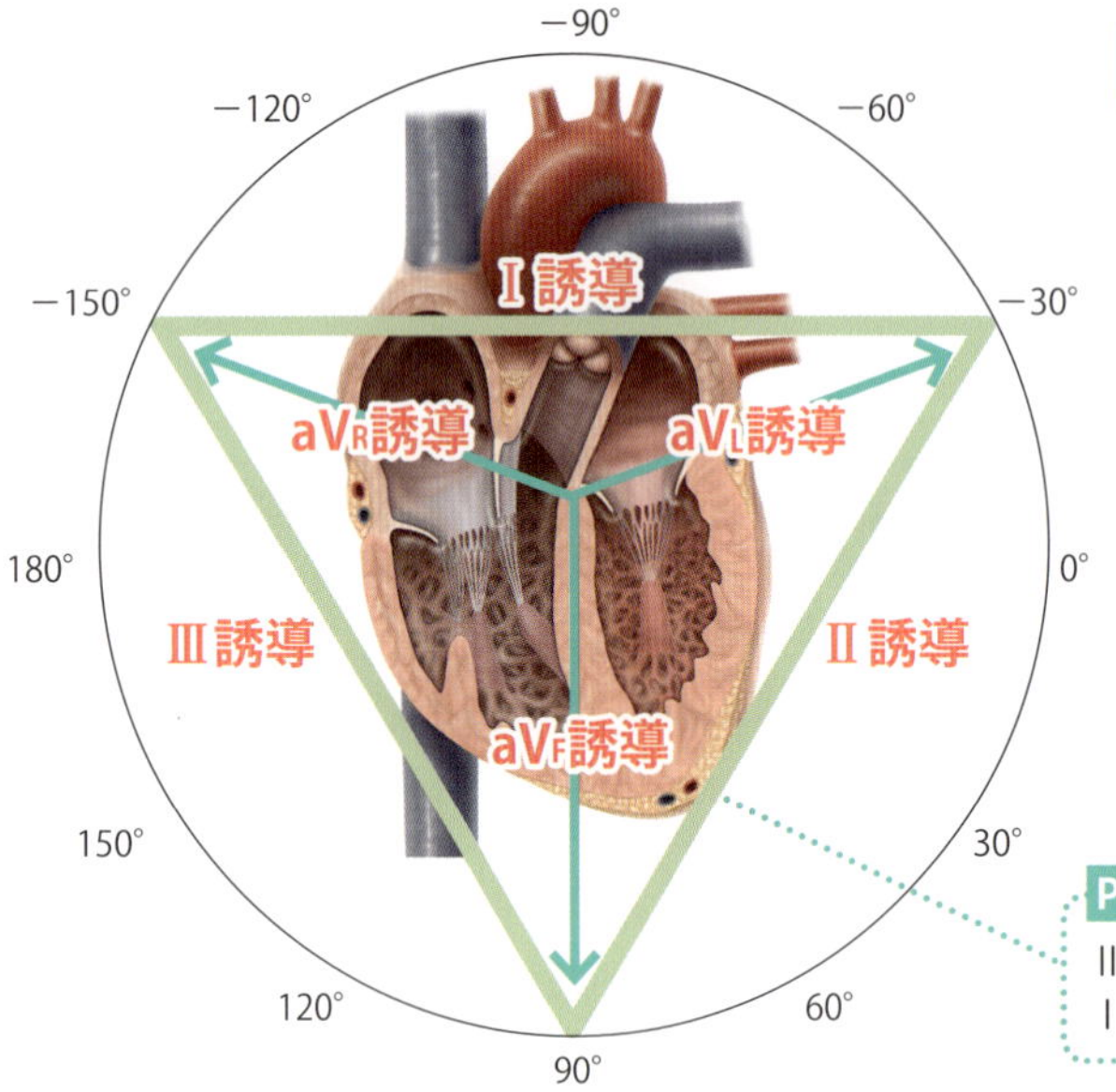

−90°
−120°
−60°
−150°
−30°
180°
0°
150°
30°
120°
60°
90°
Ⅰ誘導
aVR誘導
aVL誘導
Ⅲ誘導
Ⅱ誘導
aVF誘導

誘導の方向

矢印の先から心臓を縦に眺める

たとえばⅠ誘導では、心臓の左側に観察者が位置し、電気的活動が近づいてくるのを観察している状態。Ⅱ誘導は、心基部《しんきぶ》から心尖部《しんせんぶ》に向かう角度に近く、心臓全体の電気的活動の流れがよくあらわれる。

Point
Ⅱ、Ⅲ、aVFを下方誘導、Ⅰ、aVLを側方誘導という

不整脈や虚血性心疾患の可能性が、ひと目でわかる

心臓の**拍動**は、**脱分極**から**再分極**という電気的な変化で起こる。これを体表から記録したのが**心電図**だ。

波形の異常から、**不整脈**（↓P90～）や**虚血性心疾患**《きょけつせいしんしっかん》（↓P102～）、**心肥大**といった心疾患の可能性をひと目で判断することができる。非侵襲的で身体的な苦痛も少ないため、心疾患のスクリーニング検査としても広くおこなわれている。

もっとも一般的なのが「**12誘導心電図**」だ。手足につけた4か所の電極で「**肢**《し》**誘導**《ゆうどう》」、胸部の6か所の電極で「**胸部誘導**」という**心電図波形**を記録する。これらをあわせて、心臓の電気的活動を12方向から観察することができる。電極をつける位置が違っていると、診断の誤りにつながるため、正しい測定法を理解しておくことが大切だ。

胸部誘導〈6 誘導〉

測定法

胸骨《きょうこつ》右側～肋骨《ろっこつ》左側まで 6 か所につける

前胸《ぜんきょう》部《ぶ》の第4肋骨から第6肋骨付近に、心臓をとり囲むように6つの電極をつける。

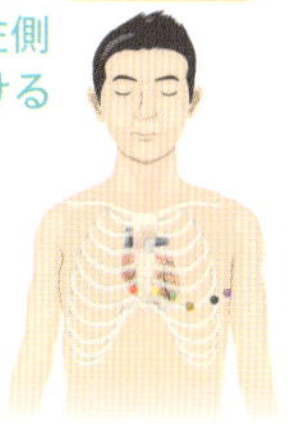

測定面

心臓の活動を水平に見る

心臓を横断する面で電気活動を観察。前後左右に向かう電気的信号の流れがわかる。

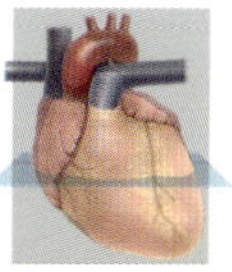

誘導の方向

方向の近い肢誘導とセットで見ることが多い

右室から左室にかけて、6つの矢印の先から、心臓の電気的興奮を観察。V_1・V_2誘導を下方誘導、V_5・V_6誘導を側方誘導という。下方誘導ではⅡ誘導、Ⅲ誘導、aV_F誘導などと、側方誘導ではⅠ誘導、aV_L誘導と、あわせて確認することが多い。

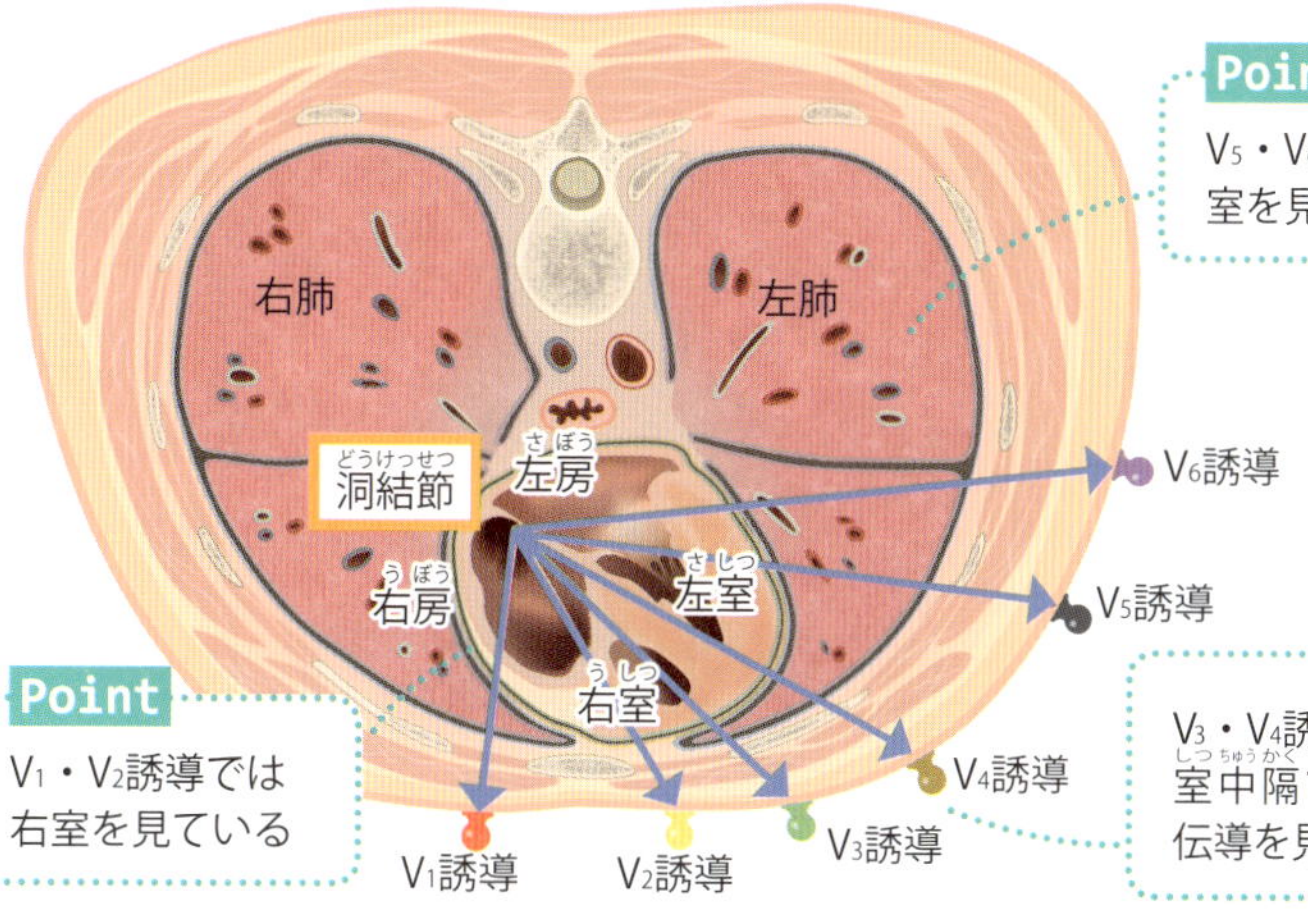
右肺
左肺
洞結節《どうけっせつ》
左房《さぼう》
右房《うぼう》
左室《さしつ》
右室《うしつ》
V6誘導
V5誘導
V4誘導
V3誘導
V2誘導
V1誘導

Point V_5・V_6誘導では左室を見ている

Point V_1・V_2誘導では右室を見ている

Point V_3・V_4誘導では、心《しん》室中隔《しっちゅうかく》での興奮の伝導を見ている

12 種の波形を、1 つの画面でチェック

12 誘導心電図は、下図のようにモニターに表示される。結果のプリントアウトも可能。

Point 細胞数が多いほど波が大きく、脂肪が多いほど波が小さい

左半分が肢誘導、右半分が胸部誘導。電気的興奮が電極に近づくときは上向き、電極から遠ざかるときは下向きの波形となる。波形の大きさは細胞数に比例し、心臓と電極間の抵抗（水や空気、脂肪）に反比例する。

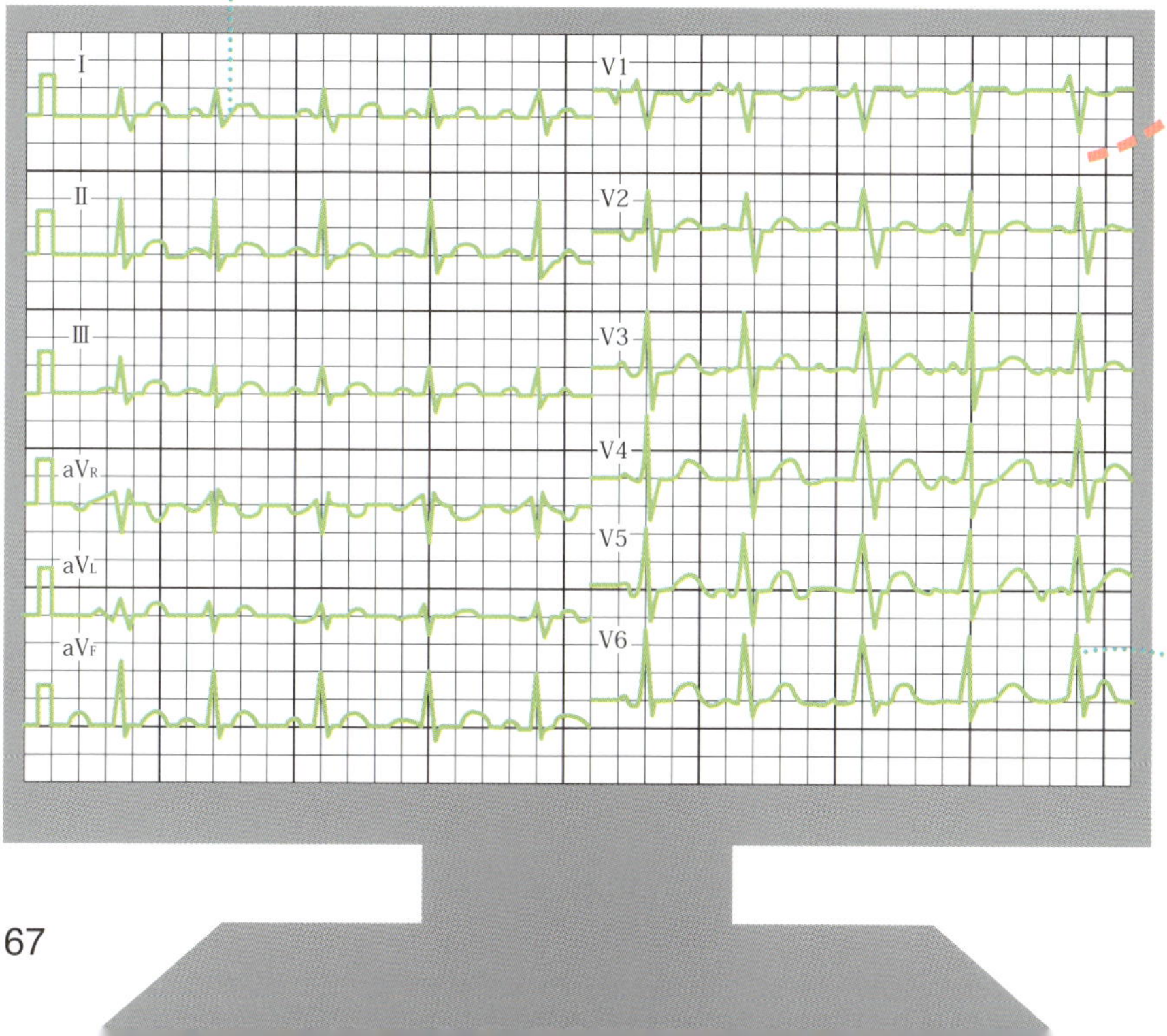
Ⅰ
Ⅱ
Ⅲ
aVR
aVL
aVF
V1
V2
V3
V4
V5
V6

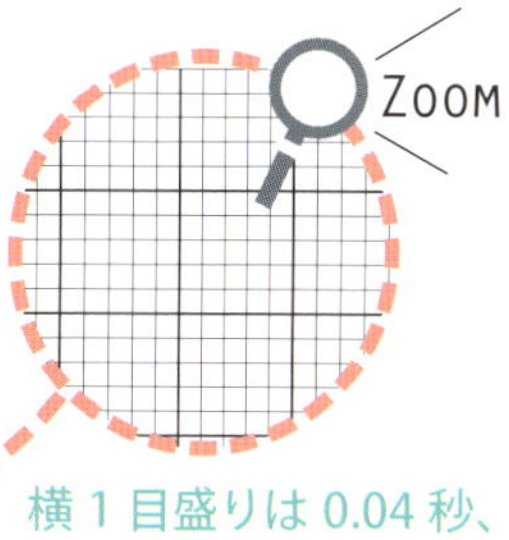
ZOOM

横 1 目盛りは 0.04 秒、縦 1 目盛りは 0.1 mV

横軸は時間、縦軸は電位をあらわし、横1目盛りは0.04秒、縦1目盛りは0.1mVとなる。5目盛り単位の太い線は、それぞれ0.2秒、0.5mVとなる。

Point 電流が近づいてくるときは上向きに、遠ざかるときは下向きにふれる

心拍数とともに拍動が正常かどうかを見る

洞結節で生じた電気信号が心臓全体に伝わり、正常なリズムで動いている状態を「洞調律」という。心電図を見るときは、洞調律か否かをまず確認する。

異常の有無と緊急性はパッと見て1分でわかる

洞結節《どうけっせつ》で生じた電気刺激は、**刺激伝導系**（→P22）を経て**心筋細胞**に伝わる。心筋の部位によって伝導に時間差があり、電流がプラスからマイナスに流れる。その結果、心電図の波形が生じる。基本の波形は、心房の脱分極を示す**P波**、心室の脱分極を示す**QRS波**、心室の再分極を示す**T波**の3つだ。なお、心房の再分極をあらわす波形は、QRS波に隠されて見えない。

心疾患には、心筋梗塞《しんきんこうそく》（→P106）など、致死性の疾患が少なくない。心電図判読に時間をかけすぎると、手遅れになる。

12誘導すべての波形を漫然と見るのではなく、ポイントをしぼることが大切だ。まずは「**心拍数**」「**洞調律**《どうちょうりつ》」「**RR間隔**」を確認し、異常の有無と緊急性を判断する。

P波の後に、QRS波とT波がつづく

II誘導の心電図をもとに、3つの基本波形を見てみよう。

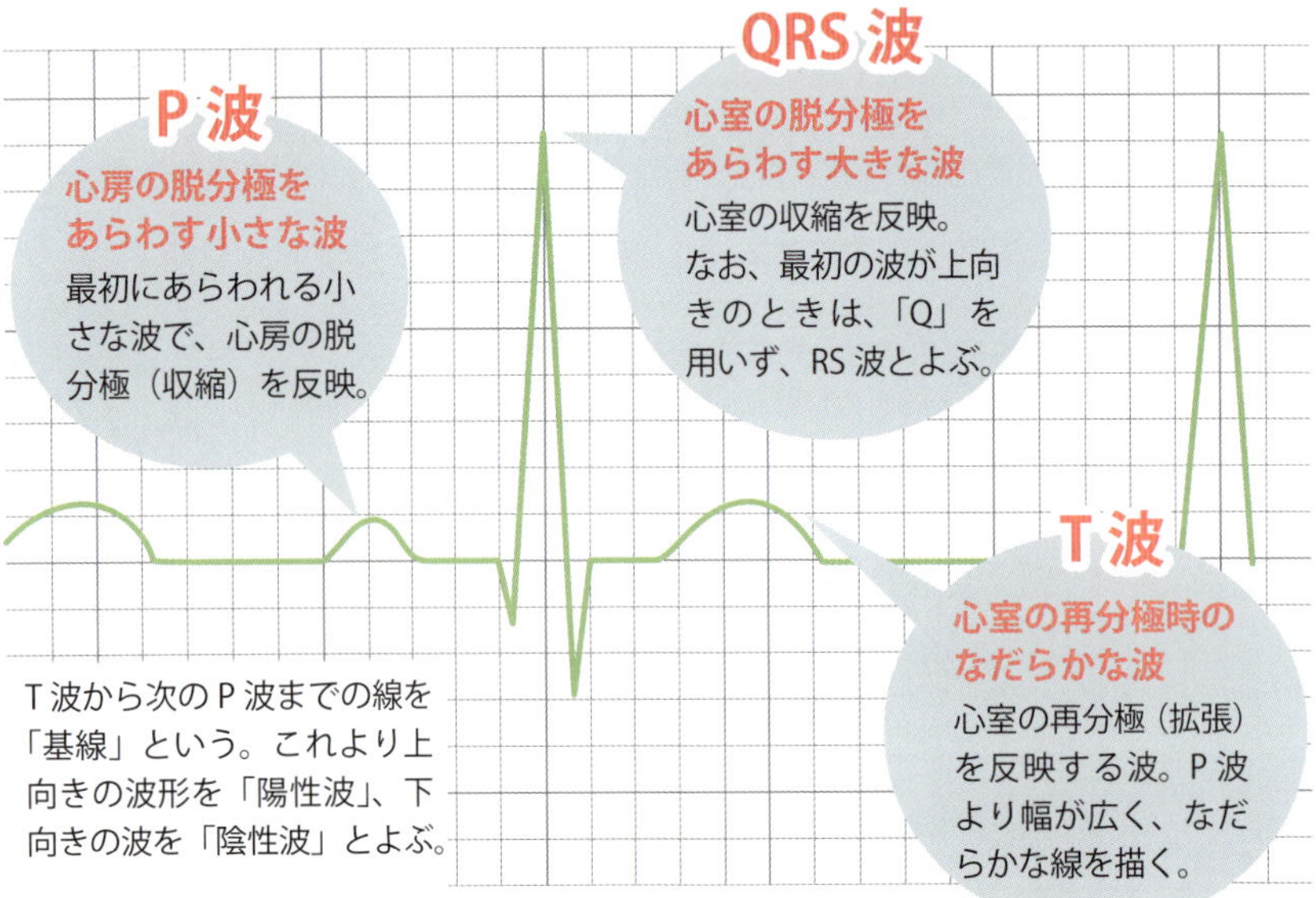
P波
心房の脱分極をあらわす小さな波
最初にあらわれる小さな波で、心房の脱分極（収縮）を反映。
QRS波
心室の脱分極をあらわす大きな波
心室の収縮を反映。なお、最初の波が上向きのときは、「Q」を用いず、RS波とよぶ。
T波
心室の再分極時のなだらかな波
心室の再分極（拡張）を反映する波。P波より幅が広く、なだらかな線を描く。
T波から次のP波までの線を「基線」という。これより上向きの波形を「陽性波」、下向きの波を「陰性波」とよぶ。

QRS波のバリエーション

バリエ1

波が小さいときは小文字であらわす

上下の振幅が太線の1目盛り（0.5mV）未満の波については、小文字であらわす。

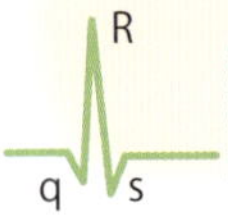
R
q
s

Point
5mm未満なら小文字で表記

バリエ2

陰性波だけのQRS波はQS波とよぶ

陽性波がなく、心室の収縮が陰性波のみであらわされるときは、QS波とよぶ。

Point
陽性波がないので「R」は入らない

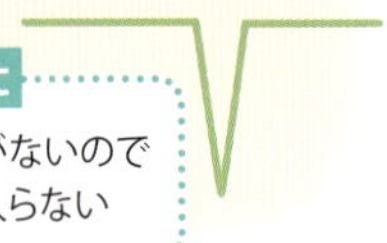

バリエ3

同じ波がくり返すときはアポストロフィーをつける

心室の脱分極時に、二度目に出てくる陽性波は「R′」、三度目は「R″」と表記する。

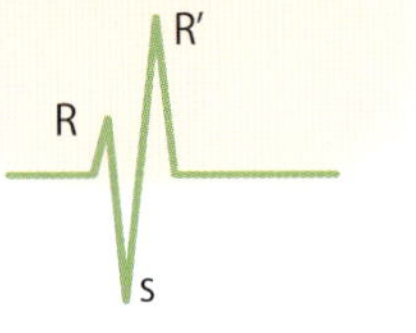
R′
R
s

心電図を見るときは、3大チェックポイントをまず確認

心電図は漫然と眺めても判読できない。
まずは「心拍数」「洞調律」「RR間隔」から、
危険な不整脈の有無を判断する。

Point 1 心拍数

QRS 波どうしの間隔が、何目盛りかを見る

心電図を時間軸で捉えると、1分間で、太線の目盛り300個分進む。QRS波とQRS波のあいだ（RR間隔）に大きな目盛りがいくつあるかを数え、その数で300を割れば、だいたいの心拍数がわかる。高すぎれば頻脈性不整脈（→ P90 ～）、低すぎれば徐脈性不整脈（→ P98 ～）と判断。

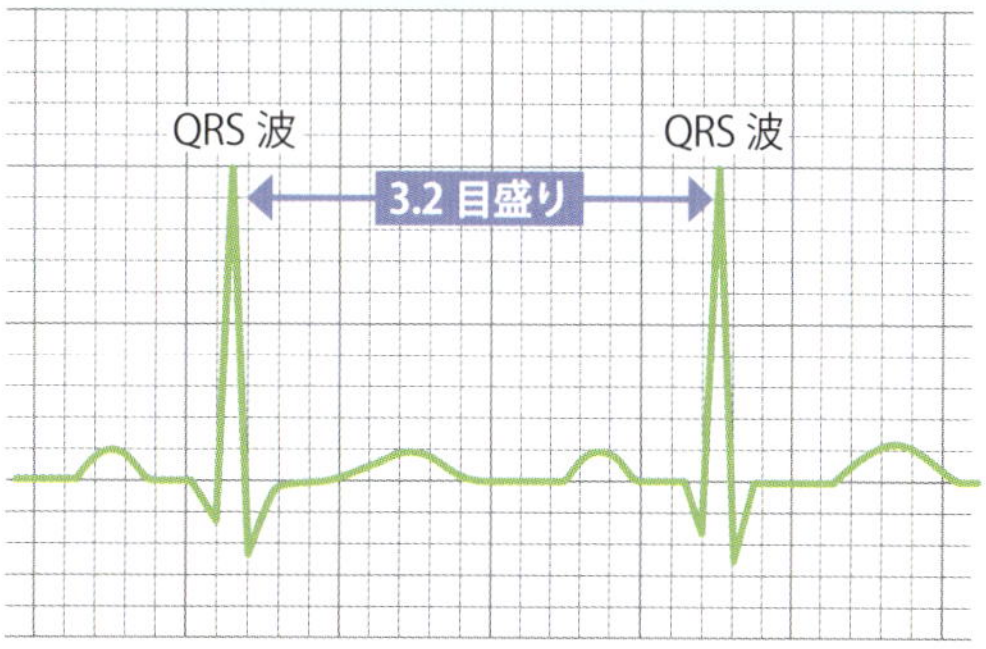
QRS 波
QRS 波
3.2 目盛り

300 ÷［目盛り数］3.2 ＝［心拍数］約 94
！50 ～ 100 の範囲なら正常

Point 2 洞調律《どうちょうりつ》かどうか

Ⅰ～Ⅲ誘導で、P波が陽性かをチェック

心拍のリズムが正常な状態を「洞調律」という。洞調律かどうかを迅速に判断するには、P波を確認。Ⅰ～Ⅲ誘導のP波がすべて陽性（上向き）、あるいはⅠ誘導と aV_F 誘導でともに陽性ならば、洞調律と考えていい。

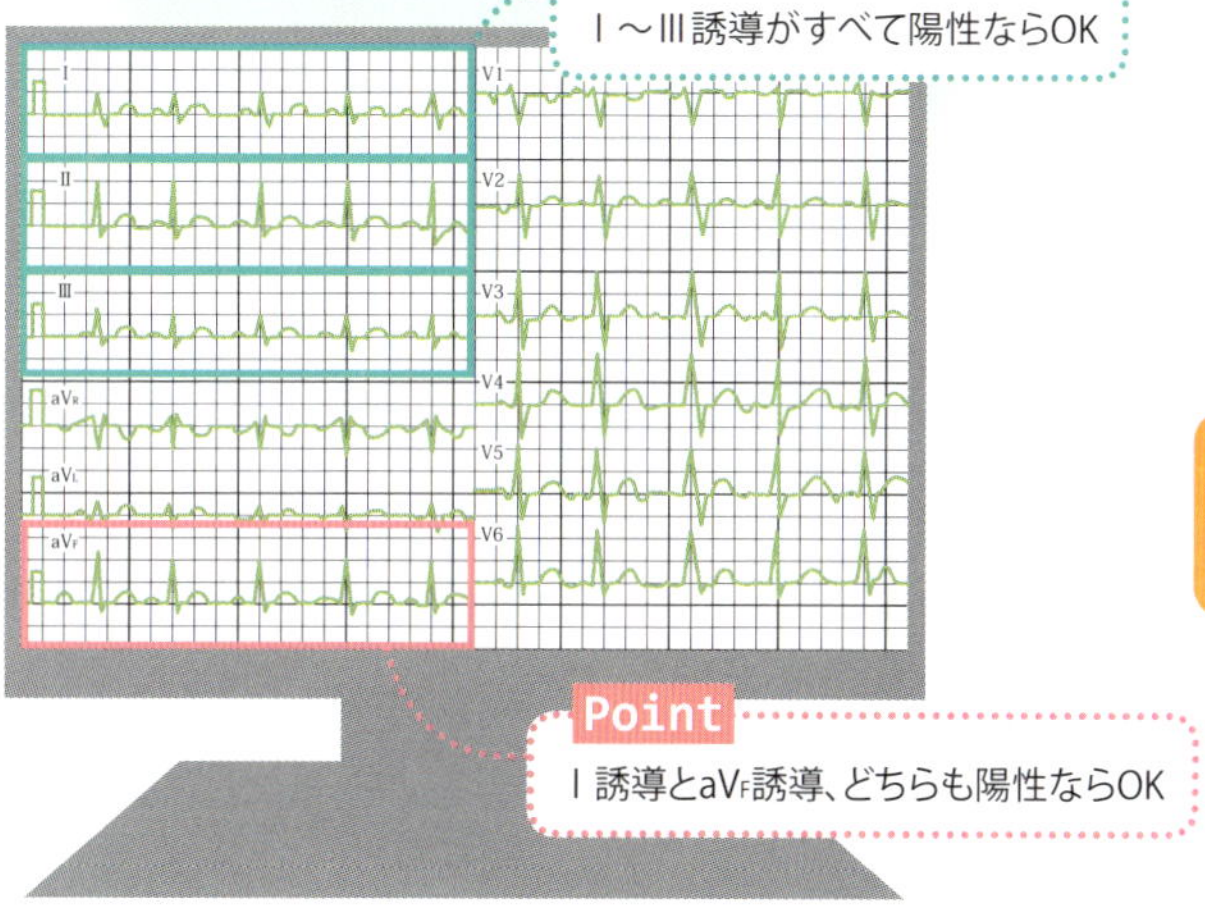
Point
Ⅰ～Ⅲ誘導がすべて陽性ならOK
I
II
III
aVR
aVL
aVF
V1
V2
V3
V4
V5
V6
Point
Ⅰ誘導とaV_F誘導、どちらも陽性ならOK

Point 3 RR 間隔

不整脈かどうか、パッと見で判断できる

RR間隔が規則的かどうかが、頻脈性不整脈の有無を判断するポイントとなる。心拍数が正常なら、大きな目盛り3～6個ごとにRが出現するはず。ただしそのつど目盛りを数える必要はない。パッと見て1、2秒で判断し、P70のポイントで詳細を確認する。

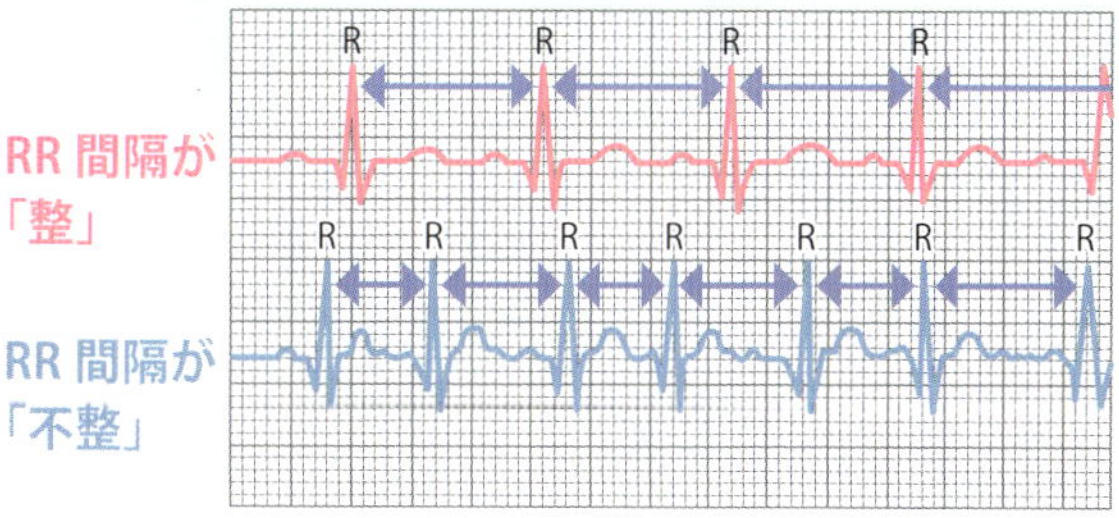
RR 間隔が「整」
RR 間隔が「不整」
R
R
R
R
R
R
R
R
R
R
R

Column

P 波にはふたつの成分がある

洞結節《どうけっせつ》で発生した電気刺激は右房《うぼう》に直接伝わるが、左房《さぼう》へは心房内刺激伝導路を経て伝わるため、少し遅れる。P波はこのふたつの成分から成る。ただし通常のⅡ誘導では、下記のようにひとつの波に見えるため、両者の区別はできない。

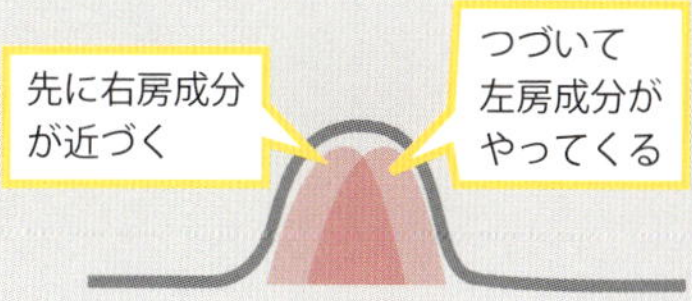
先に右房成分が近づく
つづいて左房成分がやってくる

不整脈のタイプと虚血性疾患の可能性に気づく

心拍数、洞調律、RR間隔のほかに、波形を見るときの6つのポイントを押さえておくと、時間をかけずに心臓の異常を把握することができる。

6つの判読ポイントで、おおよその診断がつく

以下の6つのポイントを判読すれば、だいたいの診断がつく。どの誘導で見ているかを意識しておこなう。

Point 1 P波とQRS波の組み合わせ

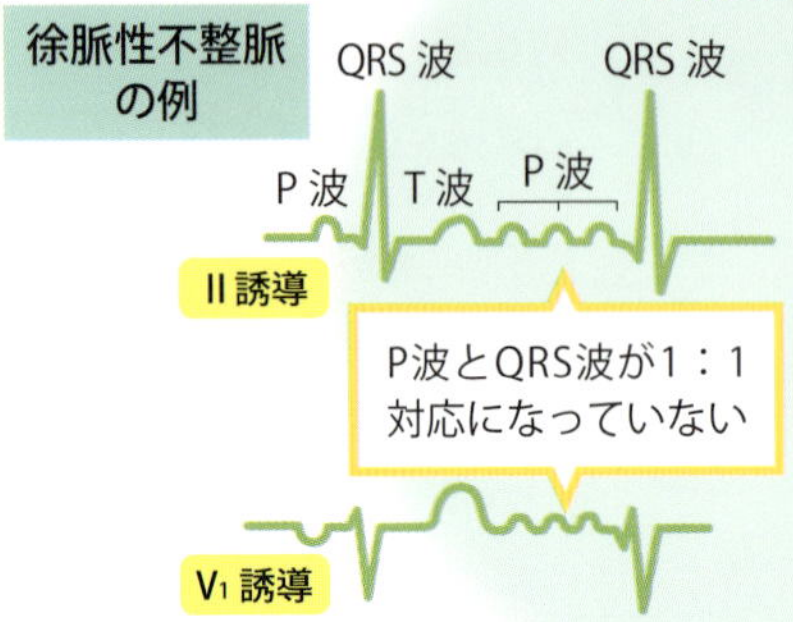
徐脈性不整脈の例
QRS波
QRS波
P波
T波
P波
II誘導
P波とQRS波が1：1
対応になっていない
V_1誘導

P波の後に、QRS波がつづいているか見る

P波の後にQRS波がつづいていない箇所があれば、徐脈性不整脈（→P98）が疑われる。P波の見やすいII誘導とV_1誘導で、P波とQRS波が対になっているかをチェックする。

Point 2 R波の増大

V_1～V_5誘導にかけて波が大きくなっていればOK

通常、V_1～V_5誘導でR波は徐々に大きく、S波は小さくなる。QRS波のもっとも大きい波形は、V_3・V_4誘導で陰性から陽性に切り替わる（移行帯）。あてはまらないときは、電極のつけ間違いや心筋梗塞《しんきんこうそく》（→P106）などが疑われる。

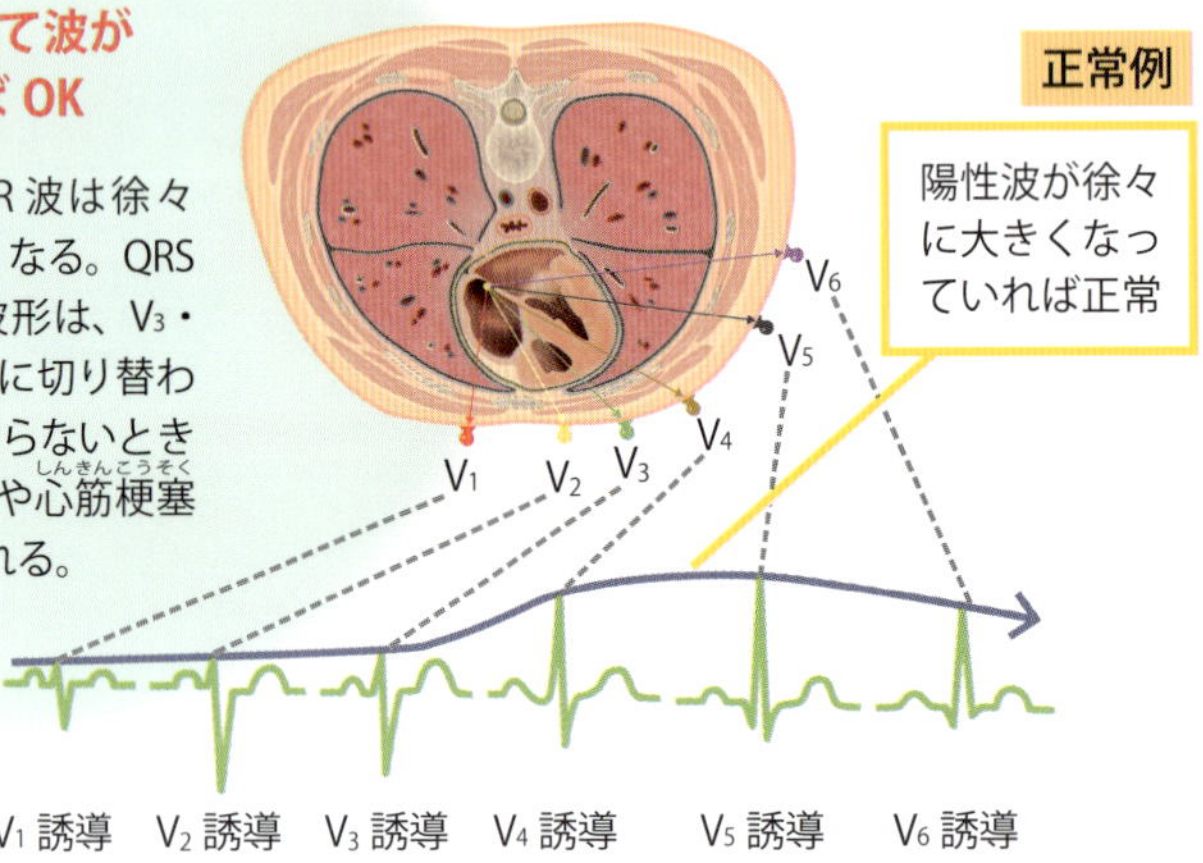
正常例
陽性波が徐々
に大きくなっ
ていれば正常
V_6
V_5
V_1
V_2
V_3
V_4
V_1誘導
V_2誘導
V_3誘導
V_4誘導
V_5誘導
V_6誘導

P波はII誘導とV_1誘導がわかりやすい

P波では、洞調律《どうちょうりつ》（→P69）とともに、QRS波が必ず追随しているかを確認する。**II誘導**と**V_1誘導**で見るとわかりやすい。

QRS波は**高さ**と**幅**に注目する。高さは胸部誘導で見る。V_1～V_5でR波が大きく、S波が小さくなっていれば正常だ。QRS波の幅は、**不整脈**（→P90～）が心房性か心室性かを判断するポイントで、おもにII誘導でチェックする。幅がせまければ**上室性（心房性）不整脈**、幅が広ければ**心室性不整脈**と考える。ただし、脚《きゃく》ブロックやWPW症候群（→P91）など、幅が広いのに上室性という例外も一部にある。

T波は、QRS波と同じ極性をもつことが原則である。ST部分が基線上にあるか、QT間隔が正常かどうかもチェックする。

Point 3 QRS波の幅

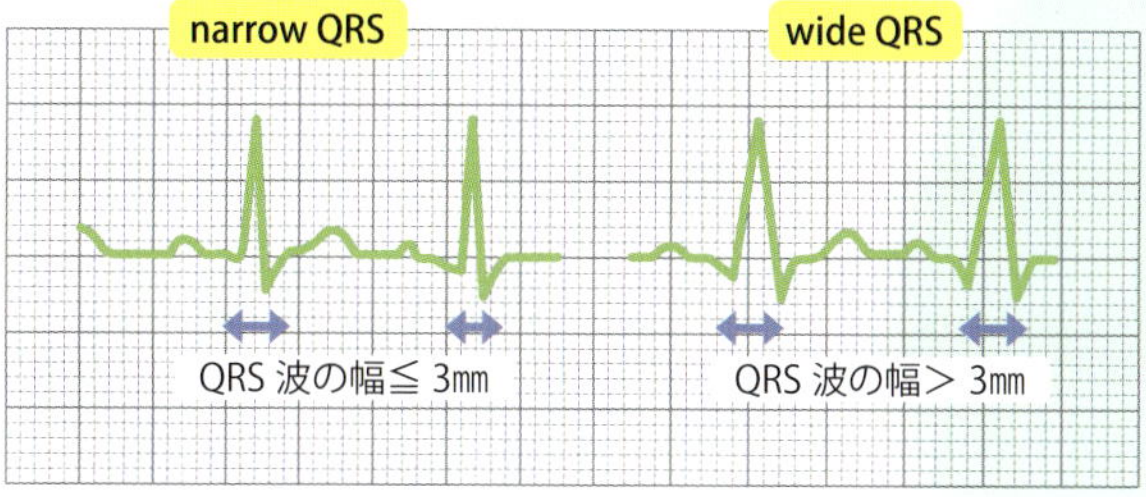
narrow QRS
wide QRS
QRS 波の幅≦ 3mm
QRS 波の幅＞ 3mm

narrow QRS（幅のせまい QRS 波）か、wide QRS（幅の広い QRS 波）かを見る

小さな目盛り 3 つ分（0.12 秒）以下を narrow QRS、3 つ分より長い場合を wide QRS とする。
頻拍などの異常があり、かつ narrow QRS の場合は心房粗動《しんぼうそどう》か上室頻拍《じょうしつひんぱく》を、wide QRS の場合は心室頻拍《しんしつひんぱく》（→ P94）を疑う。

Point 4 ST部分の高さ

心内膜《しんないまく》の虚血《きょけつ》では ST が低下。壁の虚血では ST が上昇

QRS 波のあとの ST 部分が基線より 1mm以上高ければ、異常な ST 上昇と見て、心筋梗塞や安定狭心症（→ P102）を疑う（V_2・V_3 誘導では 2mm以上）。ST 低下は、上行型で 2mm以上、水平型・下行型で 0.5mm以上の低下を異常とする。

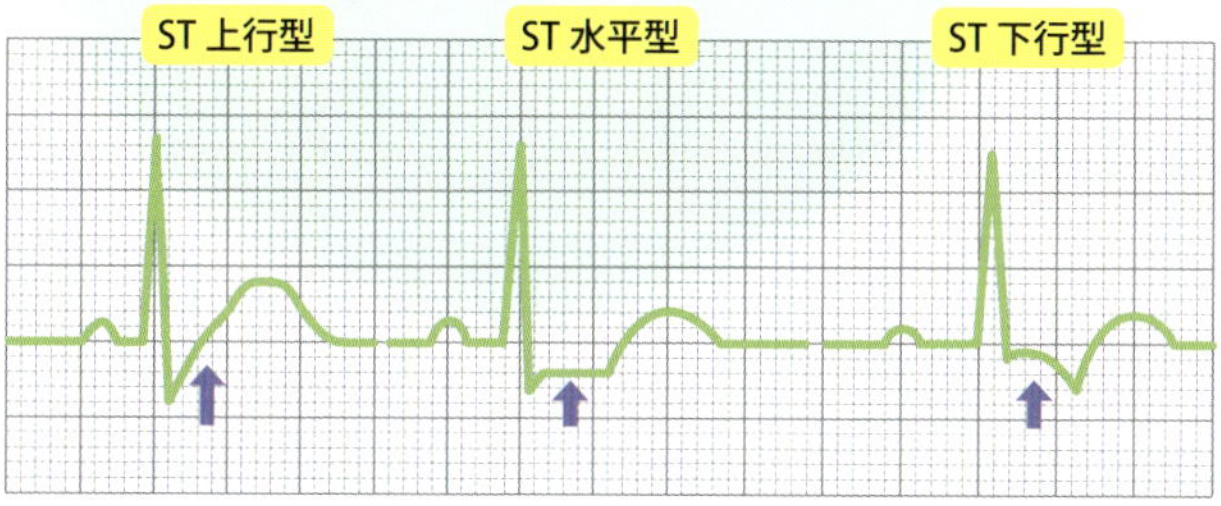
ST 上行型
ST 水平型
ST 下行型

Point 5 T波の向き

V_3 ～ V_6 誘導で T 波が陰性なら異常がある

V_3 ～ V_6 の T 波がすべて陽性（上向き）なら正常だが、陰性なら心疾患を疑う。代表的な陰性 T 波（下向きの T 波）の波形は下記の 3 つ。そのほか、陽性 T 波（上向きの T 波）で振幅が大きいものは、高カリウム血症のサインと考えられる。

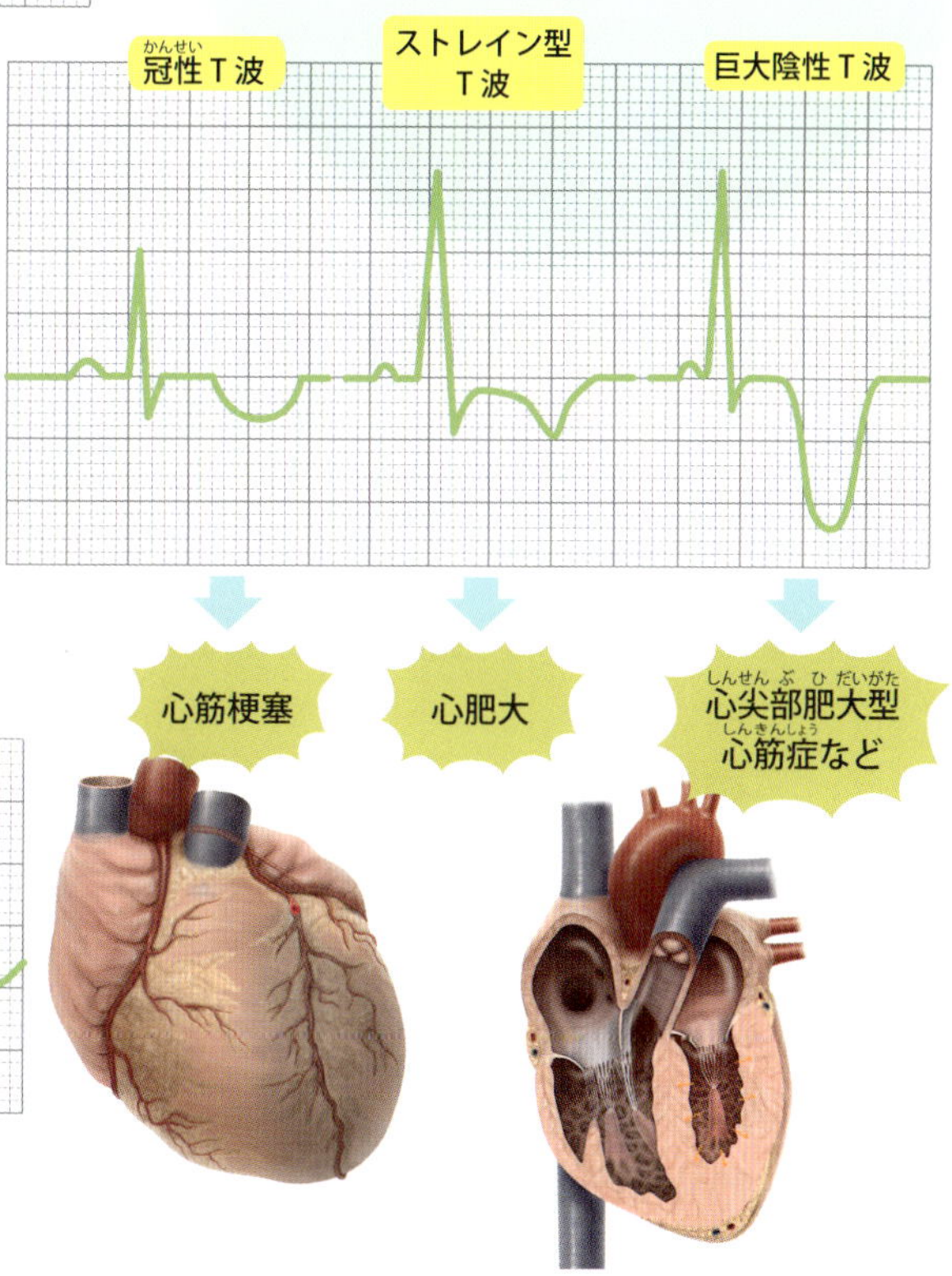
冠性《かんせい》T 波
ストレイン型 T 波
巨大陰性 T 波
心筋梗塞
心肥大
心尖部肥大型《しんせんぶひだいがた》心筋症《しんきんしょう》など

Point 6 QRS間隔

T 波の終わりが前半にあるか、後半にあるかをチェック

QT 時間は、心室の再分極にかかる時間を示す。心拍数で補正するために、RR 間隔の真ん中に補助線を引く。T 波の終わりが補助線の左側にある場合は正常、補助線の右側にある場合は QT 延長と見なし、不整脈を疑う。

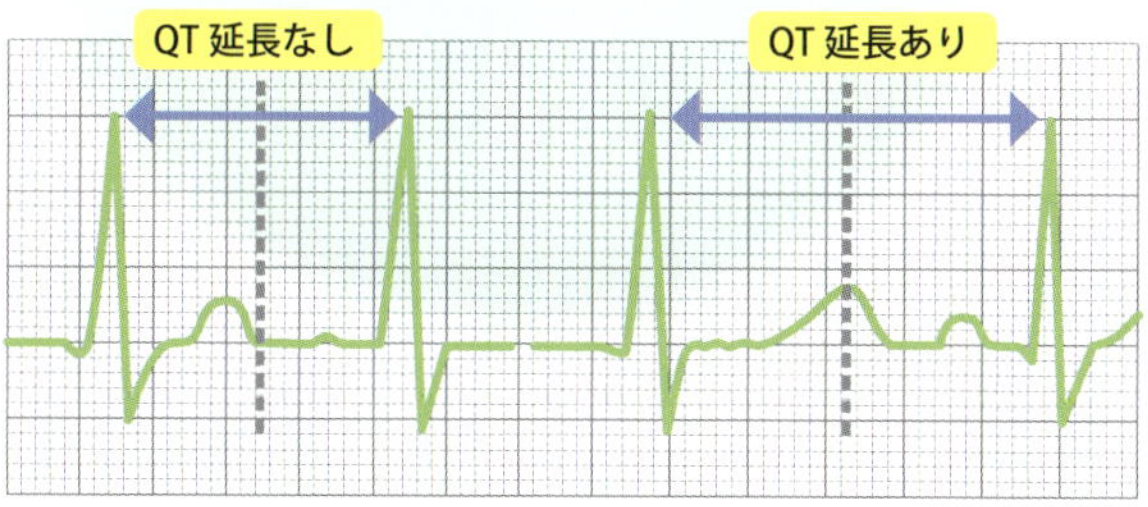
QT 延長なし
QT 延長あり

状況、症状に応じて心電図機器を使いわける

ベッドサイドでは、簡易版の「モニター心電図」で波形を確認することが多い。狭心症などの診断には、運動負荷をかけながら波形を調べる方法も有用だ。

より簡単に測定できるモニター心電図を使うことも多い

12誘導心電図は、詳細な心電図を記録できるが、長時間の観察には不向きだ。そのため病棟のベッドサイドでは、「**モニター心電図**」がよく使われる。ひとつの誘導だけを観察する簡易的な心電図で、離れた場所のモニター画面に波形を映し出すことができる。ただ、異常部位の診断まではできないため、モニター心電図で異常があれば、すぐに12誘導心電図をとる必要がある。

いつ発生するかわからない**不整脈**や**虚血《きょけつ》性変化**を捉えるには、24時間記録する「**ホルター心電図**」や、自覚症状のあるときに記録する「**イベント心電図**」が役立つ。さらに、安定狭心症（→Ｐ１０２）のように、負荷をかけたときにあらわれる変化を調べるには、「**運動負荷心電図**」が有効だ。

ベッドサイドではモニター心電図を活用

不整脈や虚血《きょけつ》性変化のモニタリングのため、病棟や集中治療室などで用いられる。

測定法

3つの電極でモニタリング

3つの電極を用いる3点誘導法が一般的。12誘導心電図のII誘導に近い。

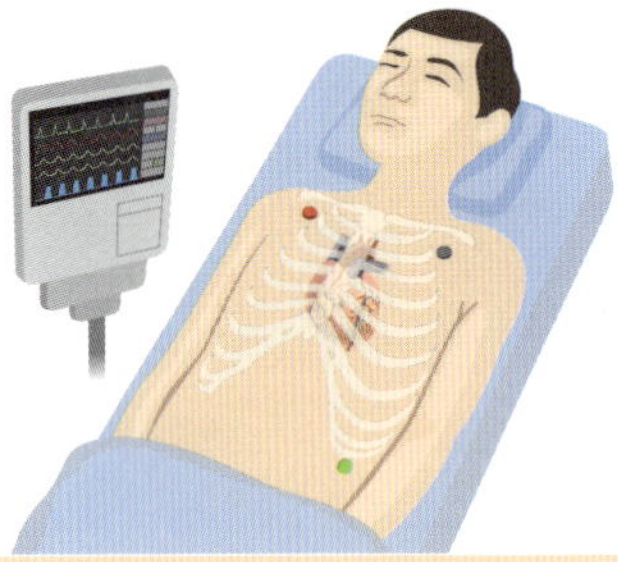

測定面

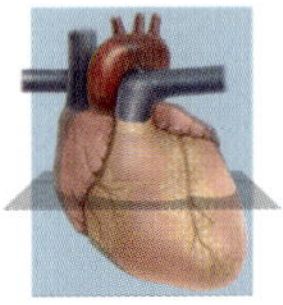

心臓の活動を垂直方向で見る

心臓を縦に切った面で、右側から電気活動を観察する。

図の見かた

正常例

QRS波どうしの間隔から心拍数は73回/分とわかる。RR間隔は整で、ST部分にも異常なし。

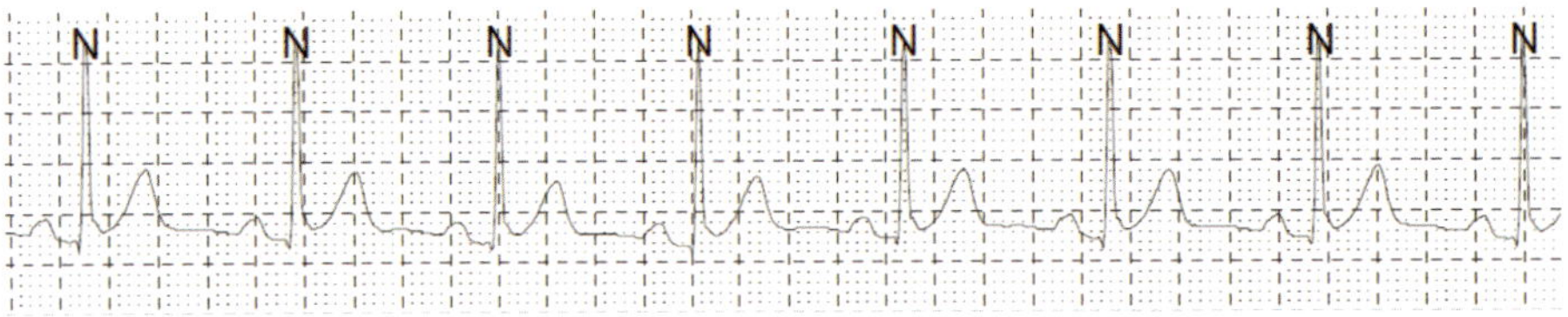

狭心症《きょうしんしょう》

心拍数は94回/分。RR間隔は整だが、ST部分の低下（下行型）が見られ、安定狭心症とわかる。

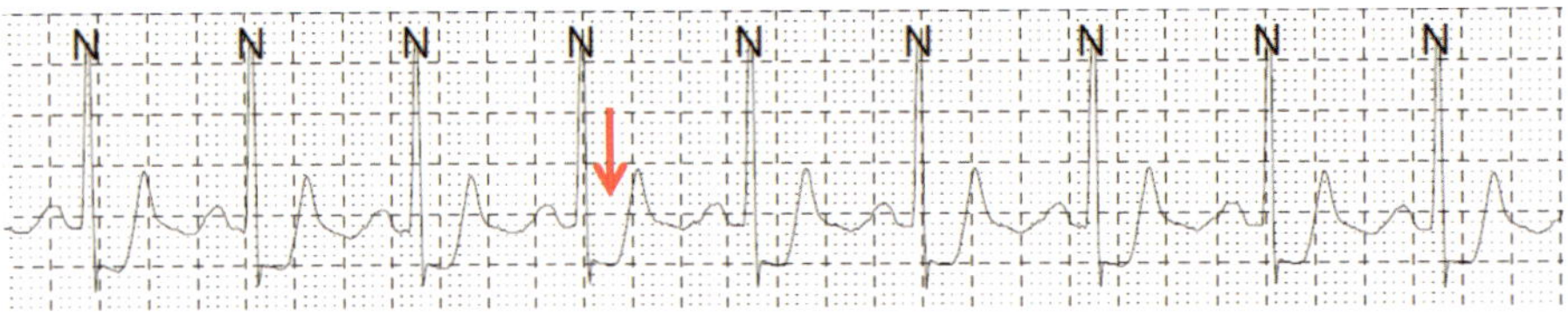

日常生活における波形の変化を調べる

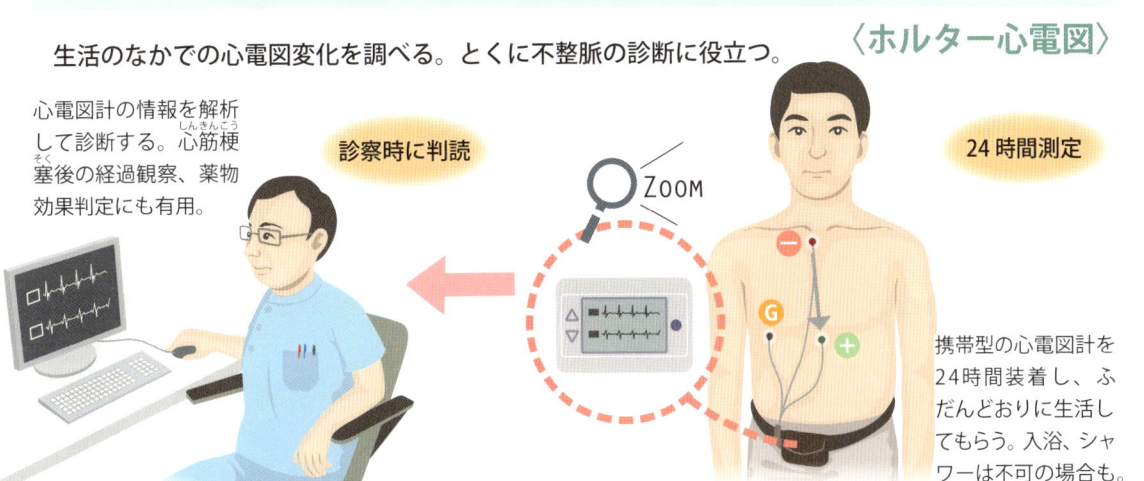

〈ホルター心電図〉

生活のなかでの心電図変化を調べる。とくに不整脈の診断に役立つ。

心電図計の情報を解析して診断する。心筋梗《しんきんこう》塞《そく》後の経過観察、薬物効果判定にも有用。

診察時に判読

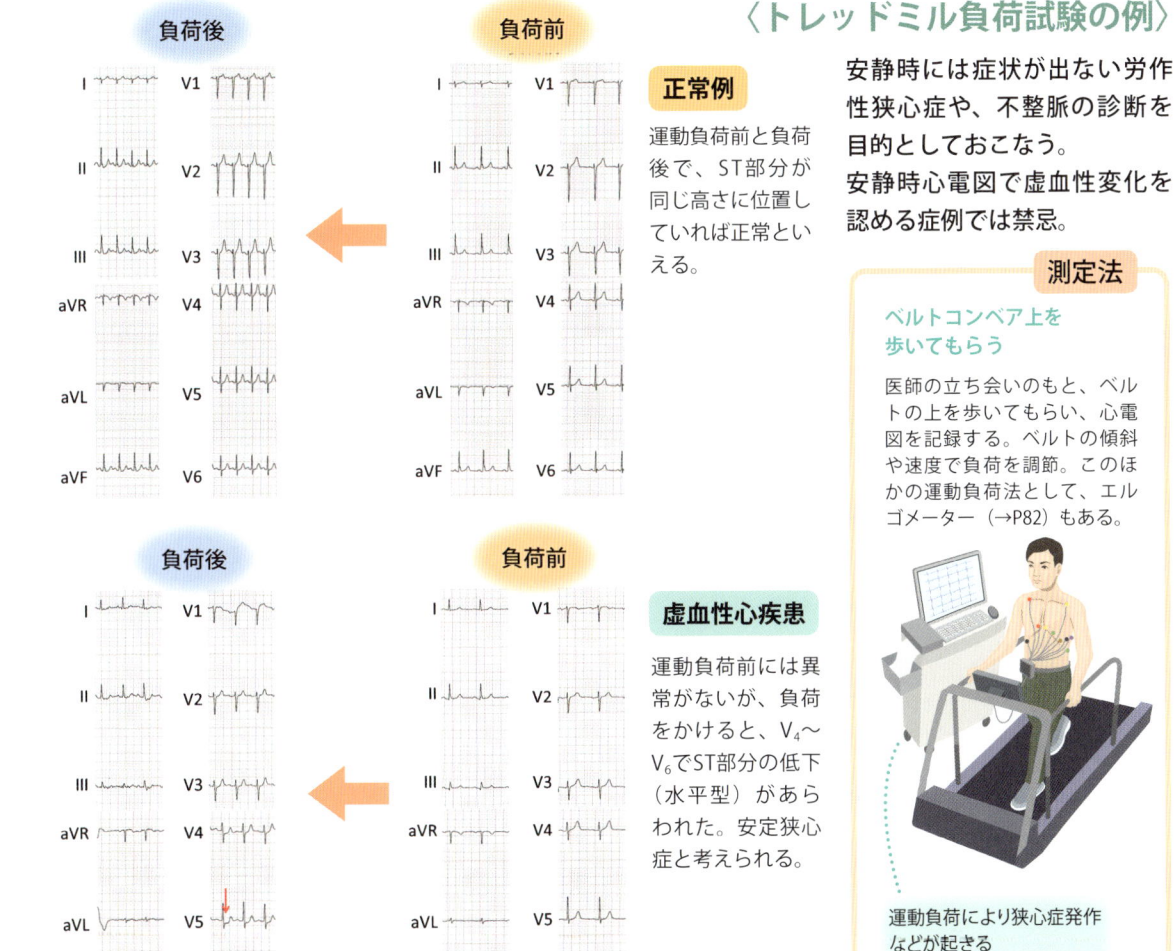

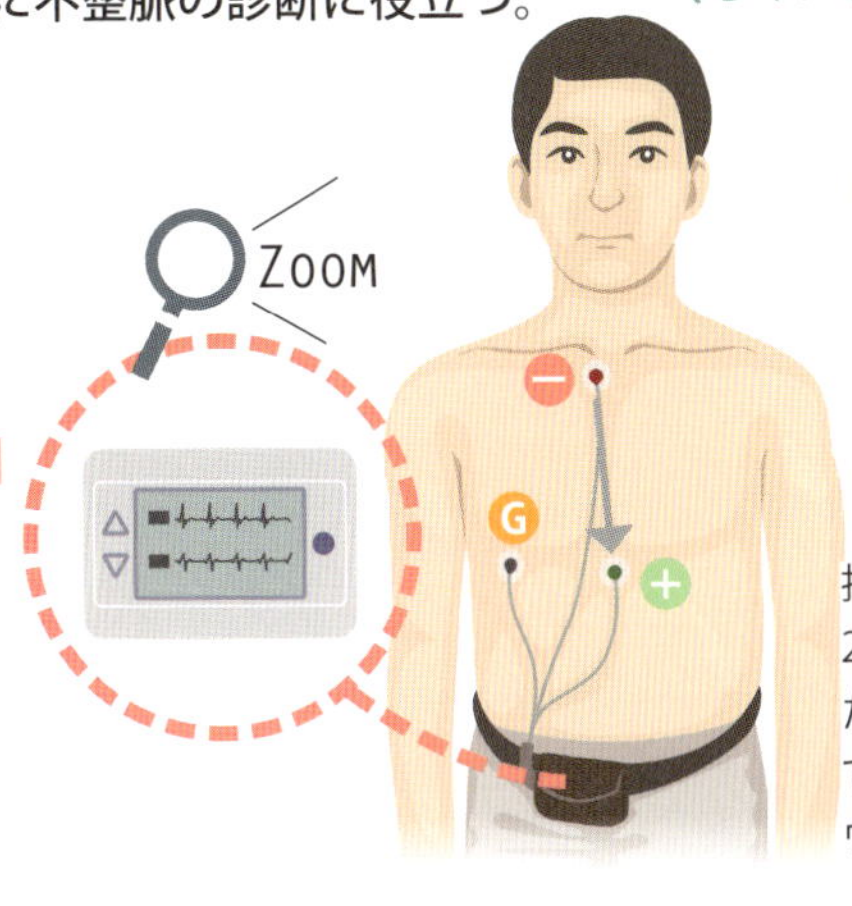

24時間測定

携帯型の心電図計を24時間装着し、ふだんどおりに生活してもらう。入浴、シャワーは不可の場合も。

運動負荷をかけた状態で、心電図を見る

〈トレッドミル負荷試験の例〉

負荷後　負荷前

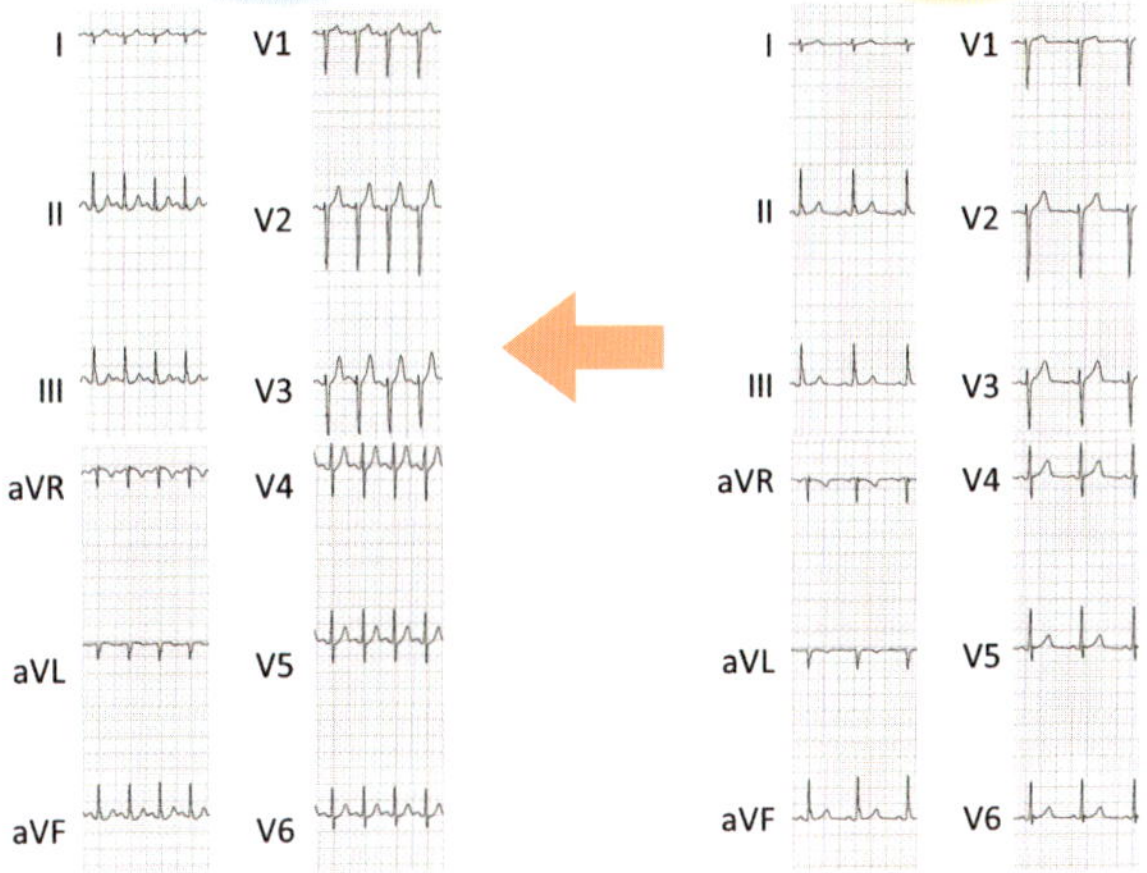

正常例

運動負荷前と負荷後で、ST部分が同じ高さに位置していれば正常といえる。

安静時には症状が出ない労作性狭心症や、不整脈の診断を目的としておこなう。
安静時心電図で虚血性変化を認める症例では禁忌。

負荷後　負荷前

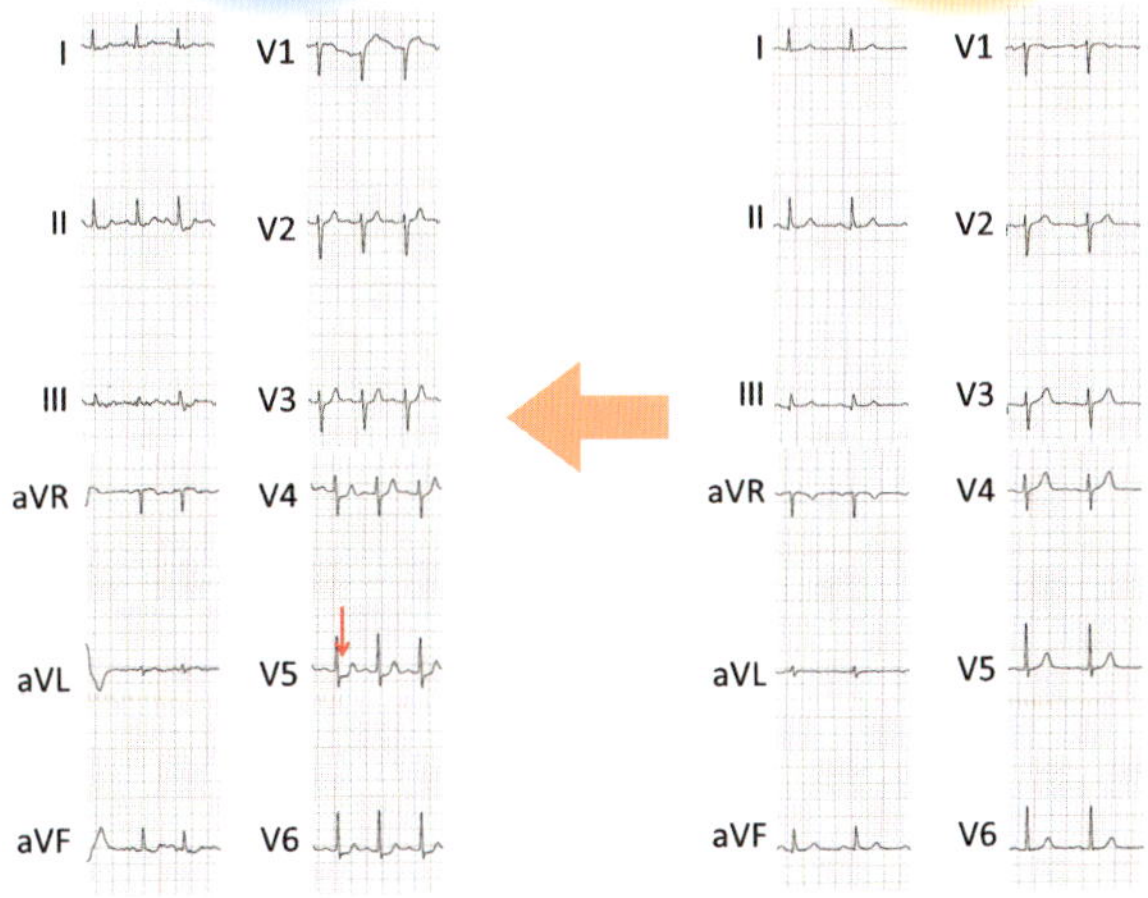

虚血性心疾患

運動負荷前には異常がないが、負荷をかけると、V_4〜V_6でST部分の低下（水平型）があらわれた。安定狭心症と考えられる。

測定法

ベルトコンベア上を歩いてもらう

医師の立ち会いのもと、ベルトの上を歩いてもらい、心電図を記録する。ベルトの傾斜や速度で負荷を調節。このほかの運動負荷法として、エルゴメーター（→P82）もある。

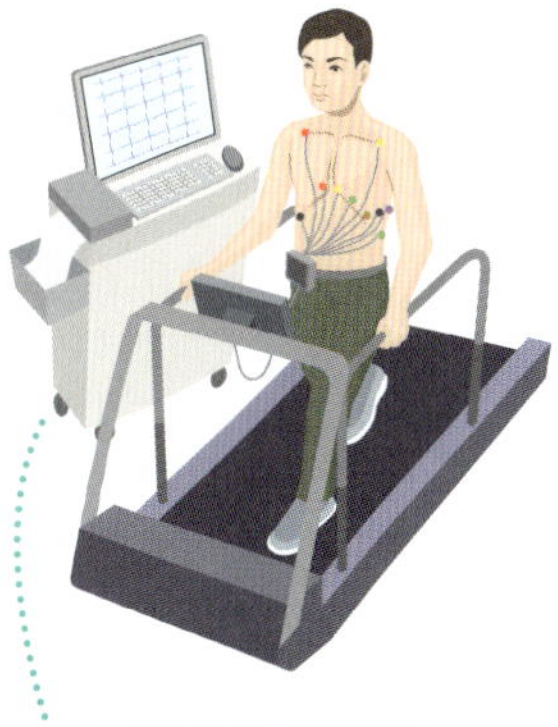

運動負荷により狭心症発作などが起きる

画像提供／上嶋徳久（公益財団法人 心臓血管研究所付属病院）

動脈硬化の指標として血圧比、脈波の速さを調べる

心電図のほかに、心血管機能を調べる検査として実施されているのが、ABI検査、PWV検査だ。動脈硬化がどのくらい進んでいるかがすぐわかる。

末梢動脈疾患の有無がわかる基本の検査

末梢動脈疾患《まっしょうどうみゃくしっかん》（PAD《ピーエーディー》↓P144）などの診断に有効なのが「**ABI**《エービーアイ》**（足関節上**《そくかんせつじょう》**腕血圧比**《わんけつあつひ》**）**」だ。下肢《かし》の血圧値と、動脈硬化が比較的起こりにくい上腕の血圧値との比で、末梢動脈の詰まり具合を反映する。

一方、**動脈の硬さ**そのものを評価するのが、「**脈波伝播速度**《みゃくはでんぱそくど》**（PWV**《ピーダブリューヴィー》**）**」である。**脈波**とは、心臓が収縮して血液を送り出すときに血管に伝わる波動のことで、波動が血管壁《けっかんへき》を伝わっていく速度が**PWV**だ。PWVは、血管壁の硬さや厚さ、血管内腔《ないくう》のせまさに比例する。

ABIやPWVが異常値の場合、**心血管疾患**の発症リスクが高くなることや、糖尿病や慢性腎臓病との関連性も深いことから、リスク指標としても非常に重要である。

末梢動脈疾患を疑うときは、まずABIを測る

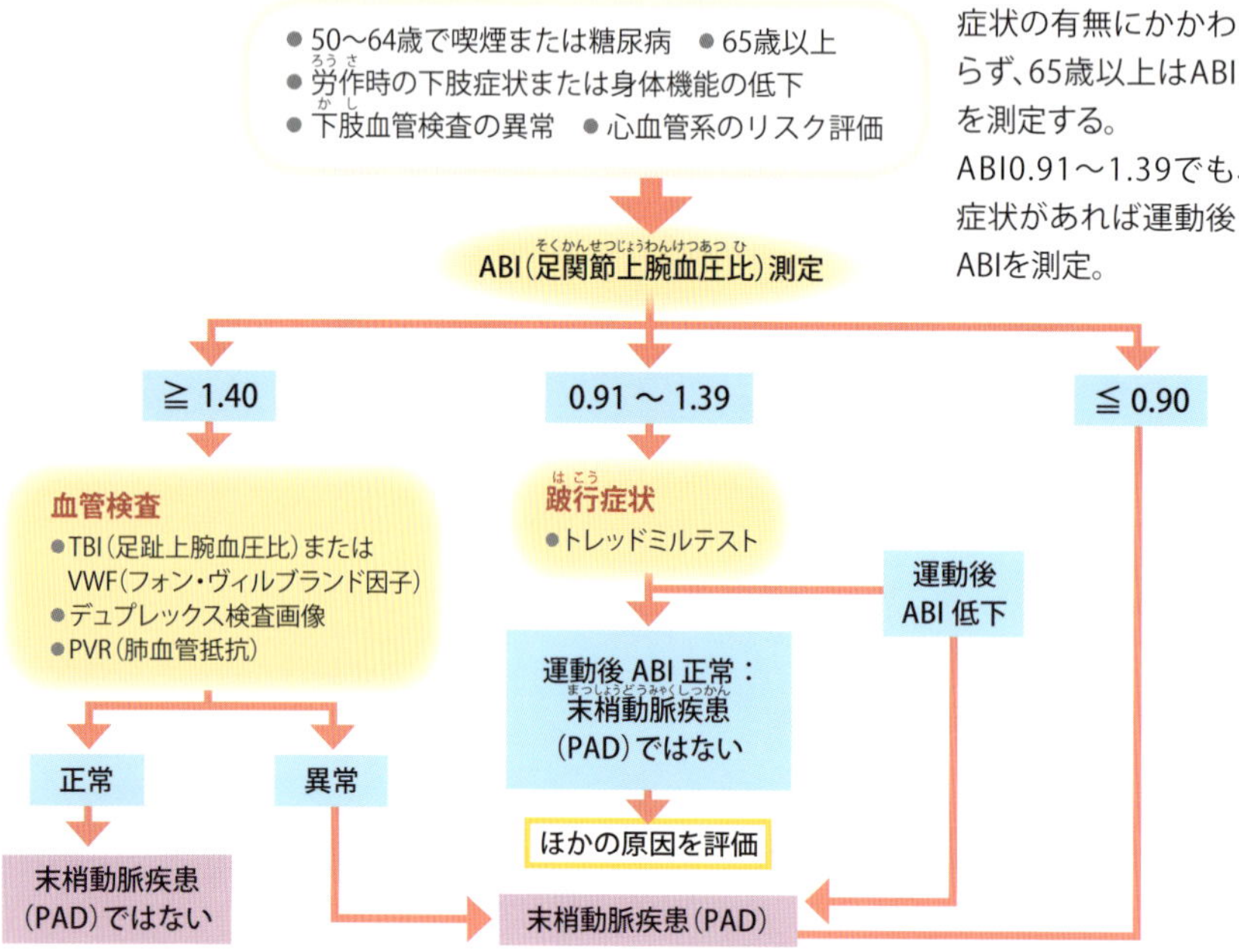

症状の有無にかかわらず、65歳以上はABIを測定する。ABI0.91～1.39でも、症状があれば運動後ABIを測定。

ABI の数値別に見た生存率

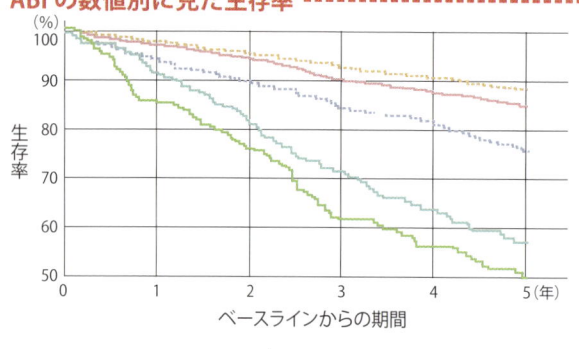

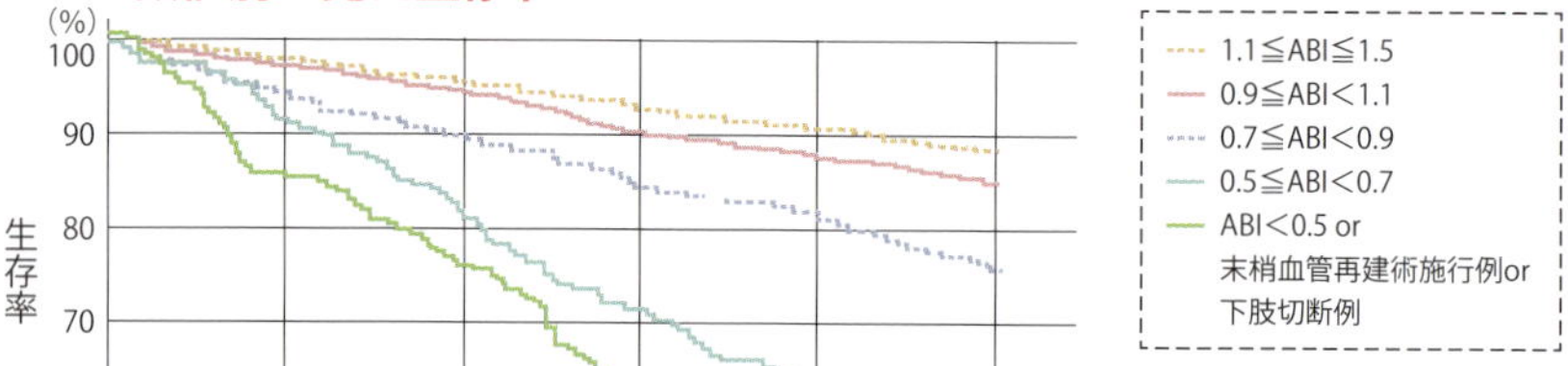

ABIの数値別に、死亡および重症血管イベントの割合を調べた。ABIが低いほど生存率が下がる。とくに0.7未満で低下が著しい。

（「Mortality and vascular morbidity in older adults with asymptomatic versus symptomatic peripheral artery disease.」Diehm C, et al., Circuration／「血管機能の非侵襲的評価法に関するガイドライン」山科 章ほか、日本循環器学会より作成）

カフを巻くだけで、簡単に測定できる

従来は、超音波で血流を調べるドップラー法での測定が中心だったが、日本では自動測定機器が広く用いられている。

右側 ABI の求めかた

$$\text{右側ABI} = \frac{\text{高いほうの右側足関節収縮期血圧（後脛骨動脈または足背動脈）}}{\text{高いほうの上腕収縮期血圧（左側または右側）}}$$

左側 ABI の求めかた

$$\text{左側ABI} = \frac{\text{高いほうの左側足関節収縮期血圧（後脛骨動脈または足背動脈）}}{\text{高いほうの上腕収縮期血圧（左側または右側）}}$$

PWV の求めかた

$$\text{PWV} = \frac{\text{血管弾性率} \times \text{血管壁厚}}{\text{血管径} \times \text{血液密度} \times 2}$$

ABIが0.9以下だとPAD（末梢動脈疾患）と診断され、1.4以上では高度な石灰化が疑われる。PWVは部位によって基準値が異なる。

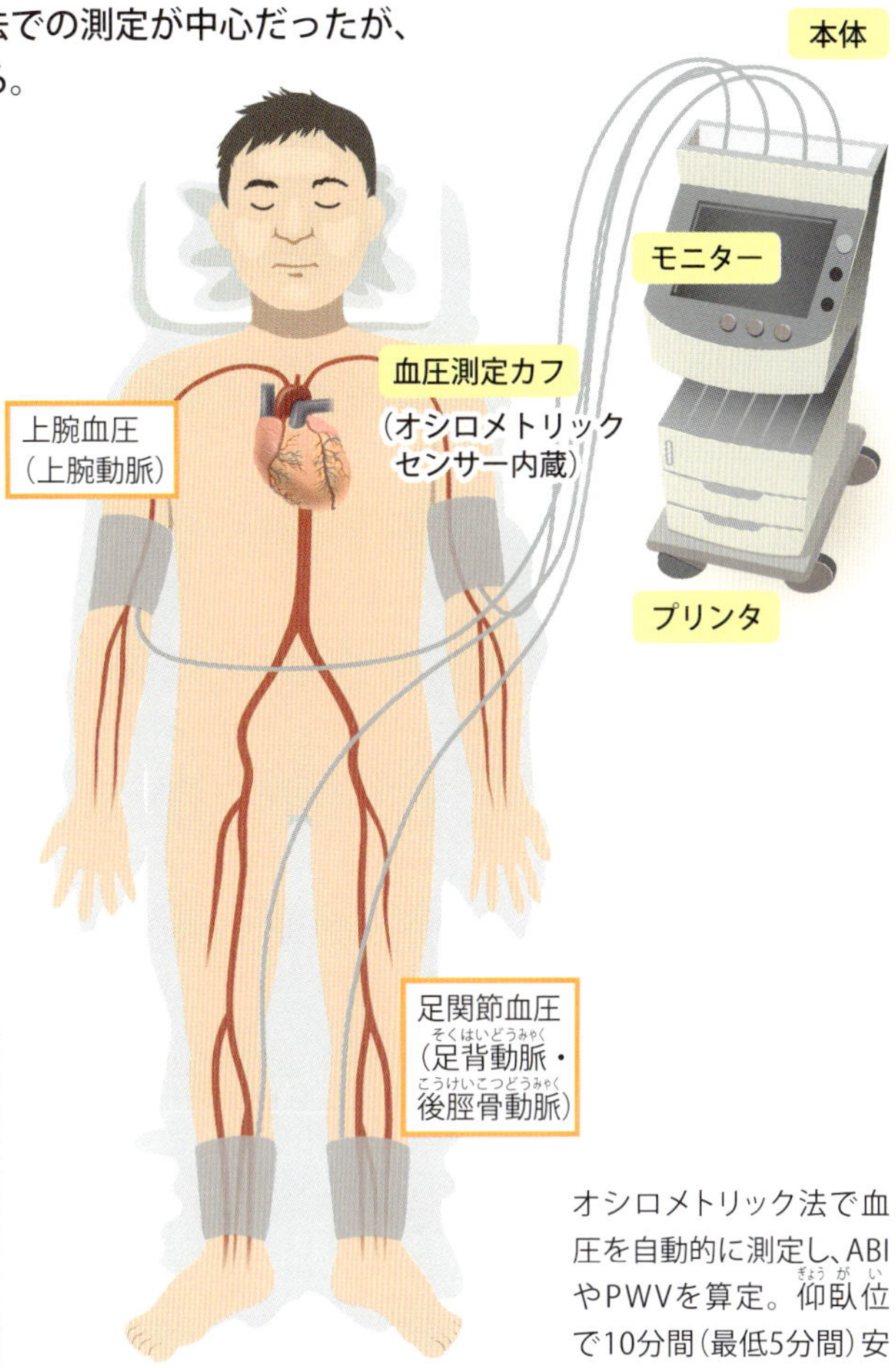

オシロメトリック法で血圧を自動的に測定し、ABIやPWVを算定。仰《ぎょう》臥《が》位《い》で10分間（最低5分間）安静にしてから、四肢にカフを巻いて測定する。

CAVI《キャヴィ》（心臓足首血管指数）を用いることもある

CAVI（心臓足首血管指数）は、大動脈《だいどうみゃく》から足首までの動脈の硬さをあらわすもので、測定時の血圧の影響をほとんど受けない。四肢にカフを巻いて脈波と血圧を測定し、CAVIを算定する。

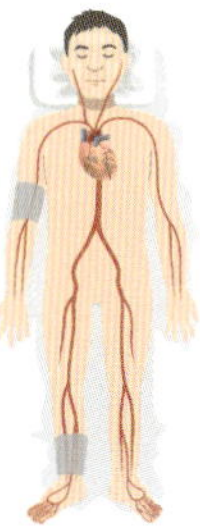

ＡＢＩもＰＷＶも自動で測れる機器が普及

ＡＢＩは、**ドップラー法**による測定が原則とされている。再現性や精度にすぐれ、低い血圧値も測定できるからだ。

しかし２０００年ごろから、日本では**オシロメトリック法**を利用したＡＢＩ測定機器が登場してきた。両手両足にカフを装着するだけで、ＡＢＩとＰＷＶを同時に迅速に測定できることから、広く普及している。ただし、高度の石灰化や心房細動《しんぼうさいどう》（→Ｐ90）などがある場合は、精度が低下する。

ＡＢＩ０・９以下の場合に、末梢動脈疾患と診断される。逆に**ＡＢＩ１・４以上**と高いケースは糖尿病や人工透析患者によく見られ、高度な石灰化が疑われる。

ＰＷＶは部位によって異なり、**頸動脈《けいどうみゃく》‐大腿動脈間《だいたいどうみゃくかん》（ｃｆＰＷＶ）**や**上腕‐足首間（ｂａＰＷＶ）**、**心臓‐大腿動脈間（ｈｆＰＷＶ）**がある。世界的な指標はｃｆＰＷＶだが、測定がむずかしいこともあり、日本ではおもにｂａＰＷＶが用いられる。ｂａＰＷＶの基準値は１８ｍ／秒未満、ｃｆＰＷＶは１０ｍ／秒未満が提唱されている。

カテーテルを入れて冠動脈の閉塞部位を映す

動脈にカテーテルを通して心臓に到達させ、心臓の機能や形を直接調べる方法もある。冠動脈疾患の治療のためにおこなうことが多い。

右心カテーテルでは機能を、左心カテーテルでは形態を見る

心臓カテーテル検査には、静脈から右心系にカテーテルを入れる「**右心カテーテル**」と、動脈から左心系にカテーテルを入れる「**左心カテーテル**」がある。

右心カテーテルは、おもに**右心系の機能**や**血行動態**の把握を目的とする。先端にバルーンのついた**スワンガンツ・カテーテル**を挿入し、**心内圧**や**酸素飽和度**、**心拍出量**を測定する。単発でおこなう場合と、カテーテルを留置してモニタリングをする場合がある。そのほか、先天性心疾患（↓P130）や三尖弁閉鎖不全《さんせんべんへいさふぜん》を調べるために、右房《うぼう》・右室造影《うしつぞうえい》をおこなうこともある。

左心カテーテルは、冠動脈《かんどうみゃく》や左室《さしつ》の形態の把握を目的とするもので、**冠動脈造影《かんどうみゃくぞうえい》**や**大動脈造影《だいどうみゃくぞうえい》**、**左室造影《さしつぞうえい》**がおこなわれる。

冠動脈を拡げる治療目的でおこなうことが多い

冠動脈造影の大きな目的は、**虚血性心疾《きょけつせいしんしっ》患《かん》**の有無や部位、程度をあきらかにすることだ。**経皮的冠動脈《けいひてきかんどうみゃく》インターベンション（PCI《ピーシーアイ》）**や**冠動脈バイパス手術（CABG《シーエービージー》）**の決定に重要な役割をもっている（↓P105）。しかし線維部位の出血をはじめ、血管損傷や脳梗塞《のうこうそく》など重篤な合併症の危険性があるため、実施は慎重に判断する。

評価は目視でおこない、左主幹部《ひだりしゅかんぶ》（左冠《ひだりかん》動脈《どうみゃく》の太い部分↓P12）病変は50％以上、それ以外は75％以上を有意狭窄《きょうさく》とする。治療方針は、ほかの検査結果とあわせて総合的に判断するが、その指標のひとつが「**F《エフ》FR《エフアール》（冠血流《かんけつりゅう》予備比）**」だ。狭窄による血流障害を示すもので、カテーテルの先端に圧センサーをつけて測定する。

右心カテーテルで血行動態を調べる

スワンガンツ・カテーテルを静脈から右心内に挿入し、心内圧などを測定する。

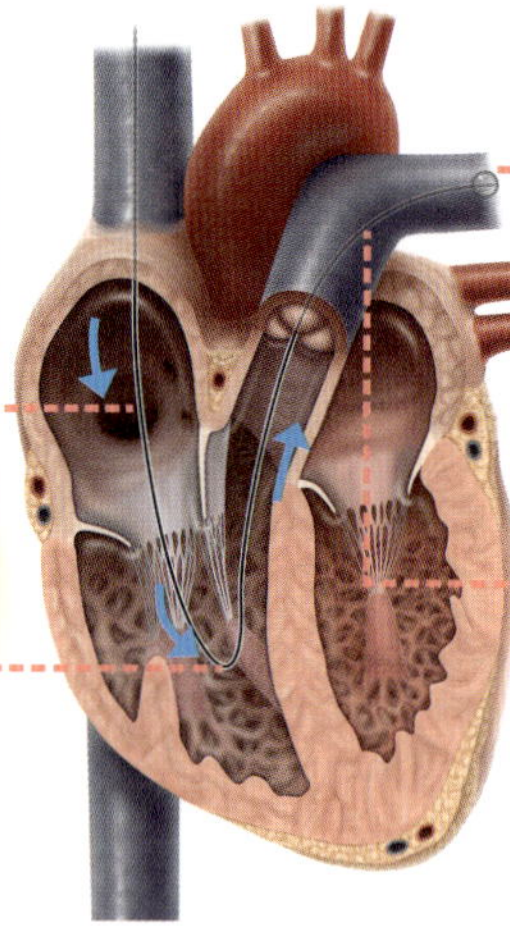

右房圧《うぼうあつ》（RAP）
低下は循環血液量の減少、上昇はうっ血や心タンポナーデなど。
右室圧《うしつあつ》（RVP）
収縮期圧の上昇は肺高血圧症（→P130）や肺動脈狭窄《はいどうみゃくきょうさく》、拡張期圧の上昇は右心不全、心タンポナーデなど。
肺動脈楔入圧《はいどうみゃくせつにゅうあつ》（PAWP）
通常、左房圧《さぼうあつ》や左心拡張末期圧を反映し、前負荷《ぜんふか》（循環血液量）の指標となる。
肺動脈圧《はいどうみゃくあつ》（PAP）
上昇は肺高血圧症が考えられる。右心機能の評価にも用いる。

カテーテルを冠動脈に送り、モニターで病変を見る

冠動脈《かんどうみゃく》までのアプローチ部位は、橈骨動脈《とうこつどうみゃく》を第一選択とする施設が増えている。

検査法

ガイドワイヤーを入れてから管（シース）を入れる

穿刺針のなかにガイドワイヤーを挿入後、外筒《がいとう》を抜き、シースを留置する。

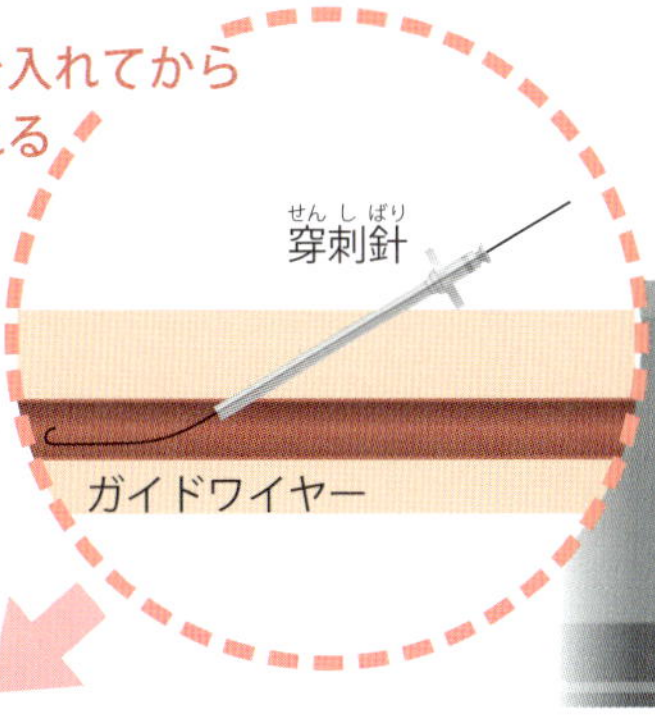
穿刺針《せんしばり》
ガイドワイヤー

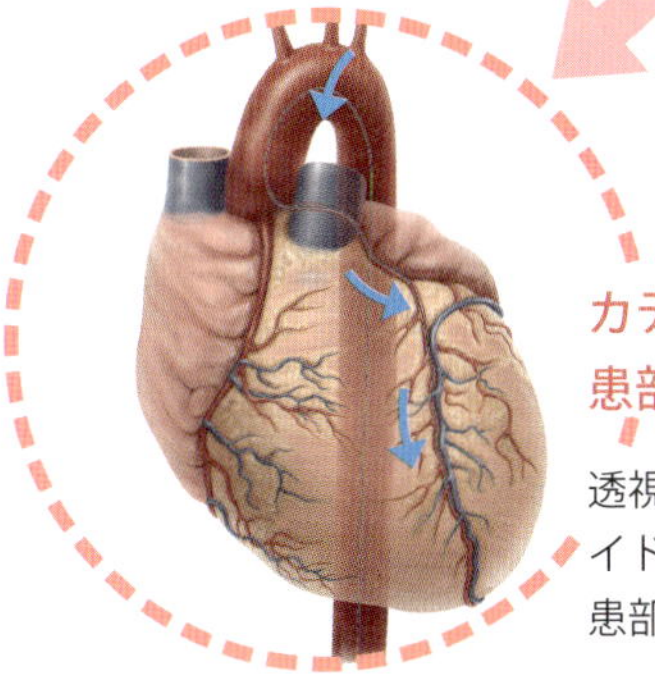

カテーテルを患部まで通す

透視下で確認しながら、ガイドワイヤーを先行させて、患部にカテーテルを通す。

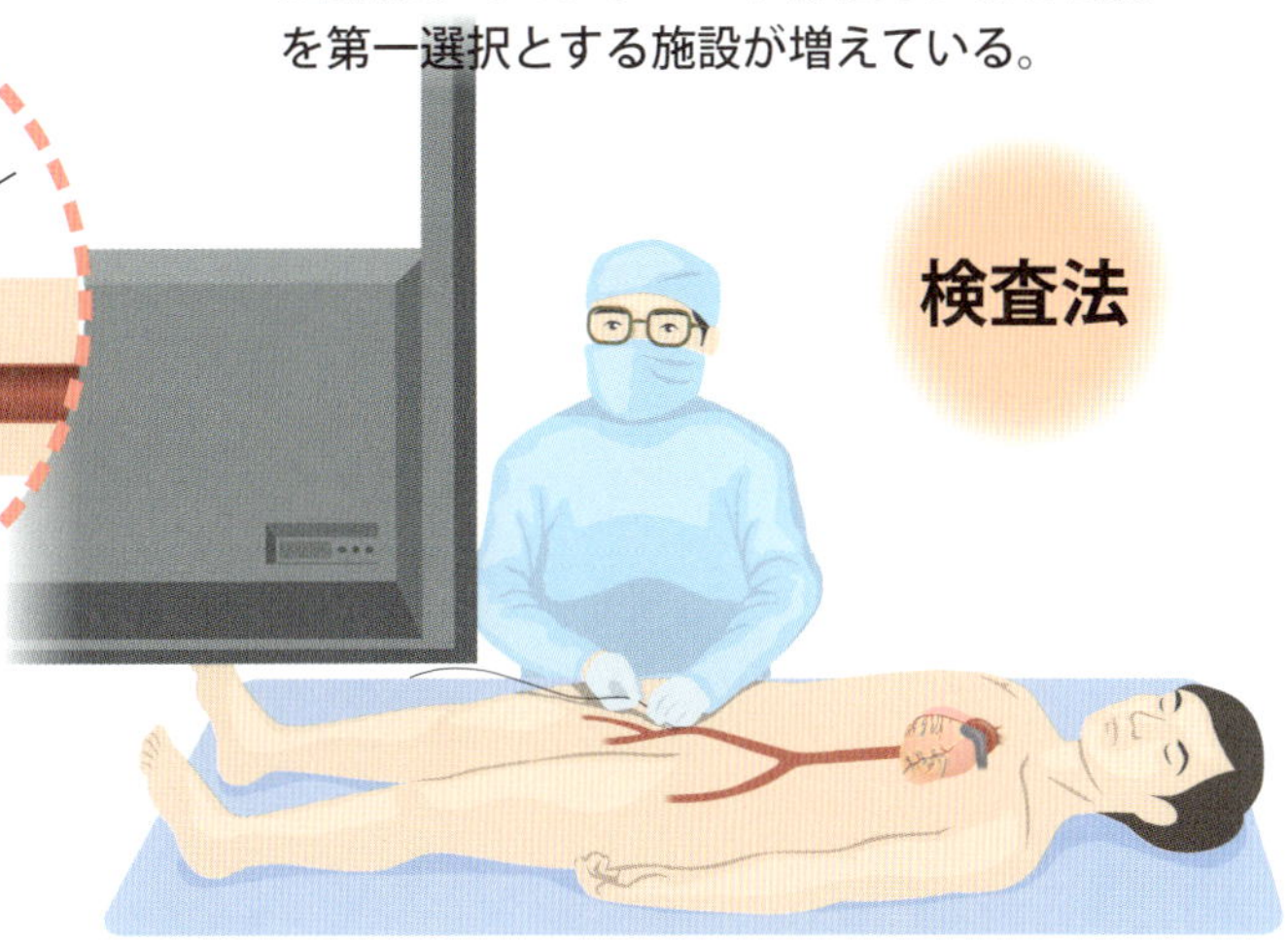

局所麻酔下で橈骨動脈や上腕動脈《じょうわんどうみゃく》、大腿動脈《だいたいどうみゃく》に穿刺《せんし》し、ガイドワイヤーとカテーテルを挿入して冠動脈まで送り込む。その後、造影剤をカテーテルから注入して透視する。

読影法

病変の位置はAHA《エーエイチエー》（アメリカ心臓学会）分類であらわす。狭窄《きょうさく》の程度は0～100％までを7段階にわけ、目視で評価。左主幹部《ひだりしゅかんぶ》病変では50％以上の狭窄を有意狭窄とする。

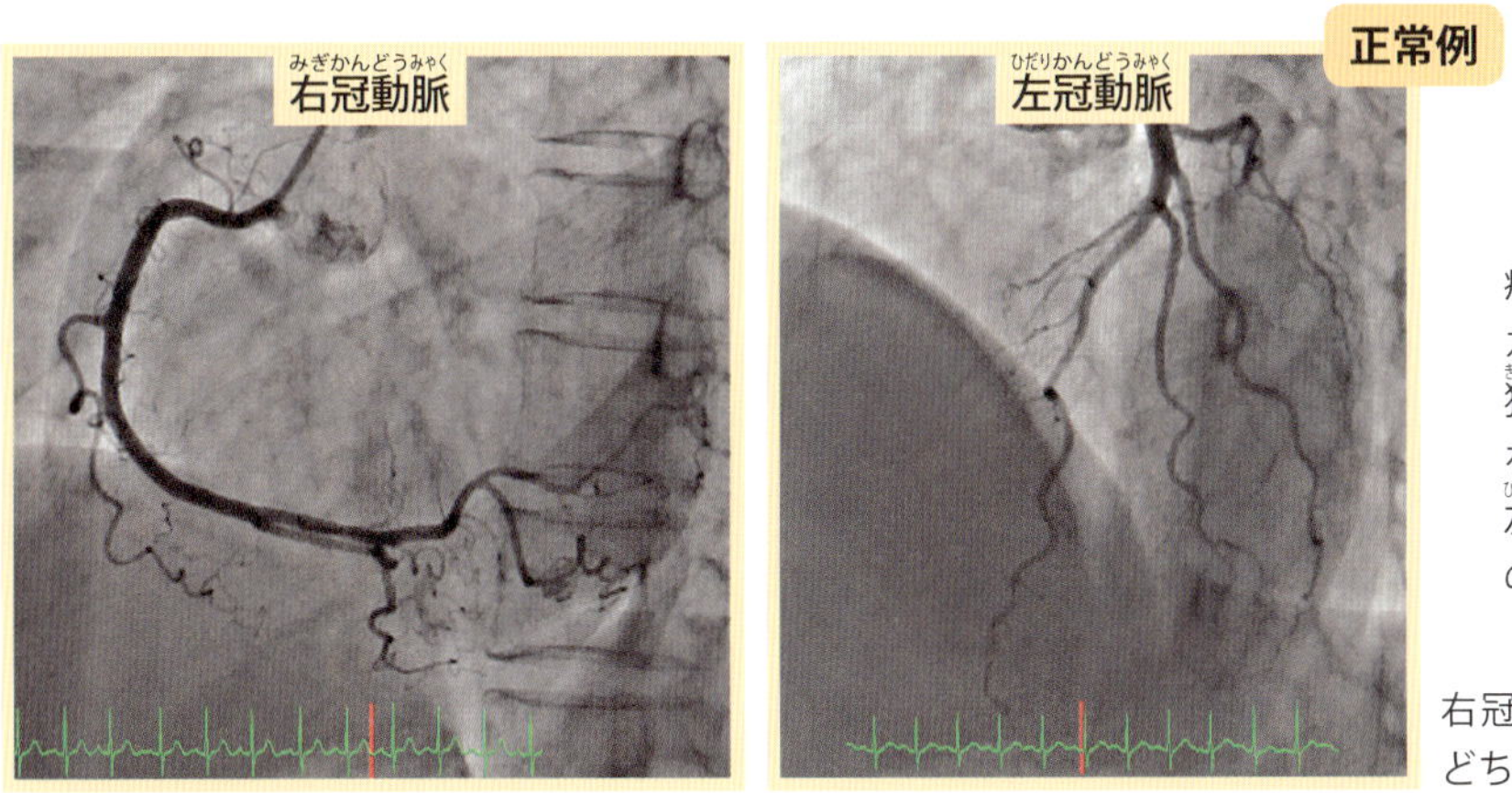
正常例
右冠動脈《みぎかんどうみゃく》
左冠動脈《ひだりかんどうみゃく》

右冠動脈と左冠動脈の画像。どちらも狭窄は認められない。

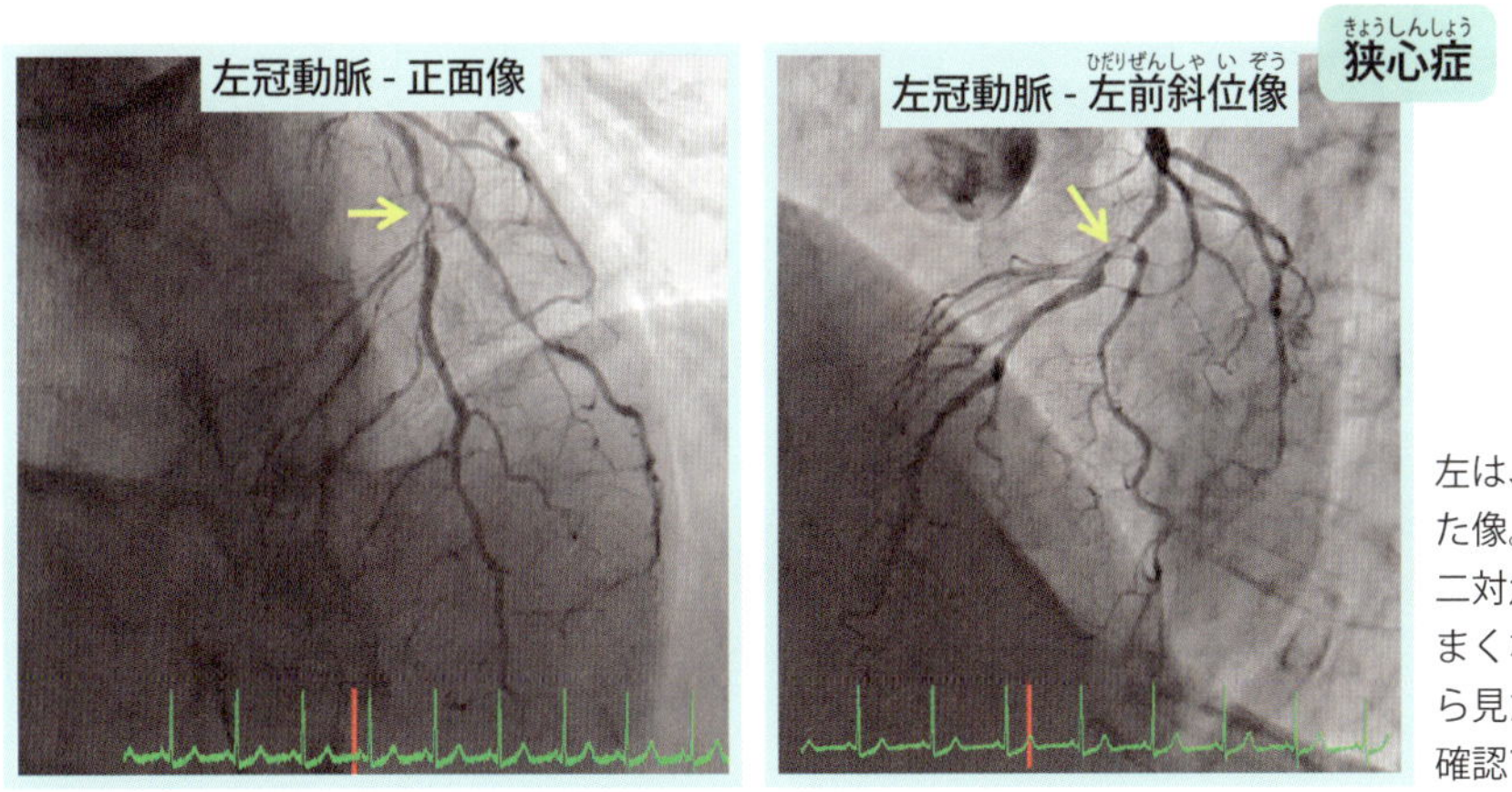
狭心症《きょうしんしょう》
左冠動脈 - 正面像
左冠動脈 - 左前斜位像《ひだりぜんしゃいぞう》

左は、左冠動脈を正面から見た像。左冠動脈前下行枝《ぜんかこうし》の第二対角枝が分岐する部位でせまくなっている。左斜め前から見た右の画像でも、狭窄が確認できる。

画像提供／上嶋徳久（公益財団法人 心臓血管研究所付属病院）

超音波画像で心血管系の形状と機能をチェック

心エコーやIVUSは、超音波検査の一種。体の表面にプローブ（端子）をあてて、心臓や血管の形態、血流を画像で見る方法だ。

心エコーは、心電図と並ぶ心臓の2大検査法

心エコー検査は、心臓の**弁**や**心臓壁**の形態や動き、**血流**に関する情報をリアルタイムで、しかも低侵襲に得ることができる。**内径**や**壁厚**、**駆出率**なども測定でき、心機能の評価も可能だ。心電図と並んで、心血管の診療に欠かせない検査だといえる。

ただ一方で、検者の知識や技術、経験に左右されるところが大きい。心エコーのモードは「**断層法**（**B**《ビー》**モード**）」「**M**《エム》**モード**」「**カラードプラ法**」の3つにわけられるが、病態生理をしっかり理解したうえで、各種モードを使いわけることが大切である。

まずは断層法で心疾患の有無や病態を大まかに判断する。その後、予測した異常を検出できるモードを追加しながら情報を収集し、確定診断をつけるのが一般的だ。

PCI治療の補助に血管内超音波法を使う

カテーテルを利用して、血管内の超音波断層画像を得るのが、「**血管内超音波法**（**I**《アイ》**VUS**《バス》）」だ。IVUSのカテーテルには、先端にひとつの超音波端子を装着して機械的に回転させる「機械走査型」と、数十の探触子を装着して電子的に回転させる「電子走査型」の2つがある。日本では、解像度の高い機械走査型が主流となっている。

IVUSは、冠動脈造影《かんどうみゃくぞうえい》の約10倍も解像度にすぐれ、**動脈硬化病変**を直接観察できるのがメリットだ。**血管総断面積**や**血管内**《ない》**腔**《くう》**面積**、**プラーク面積**のほか、**石灰化の有無**もわかることから、経皮的冠動脈《けいひてきかんどうみゃく》インターベンション（PCI《ピーシーアイ》→P105）の進めかたを決めるうえで役立つ。治療後の評価や合併症の有無を調べるのにも有用だ。

IVUS（血管内超音波法）で動脈硬化をくわしく見る

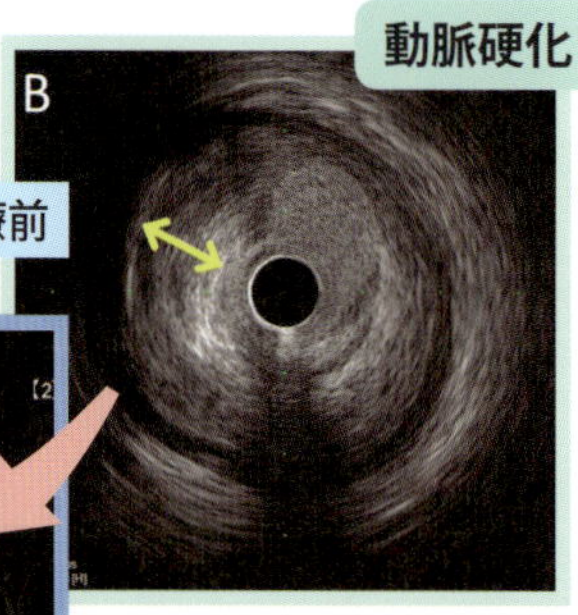

プラーク（矢印部分）により、血管内腔《ないくう》がせまくなっている。

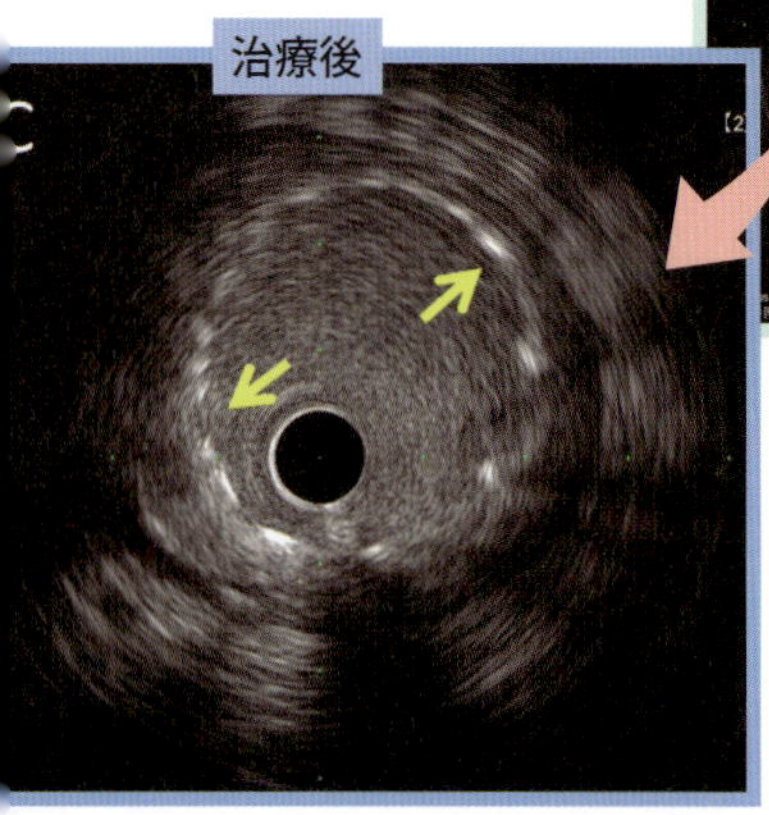

ステントを挿入し、血管内腔を拡げた。明るく光っているのがステント（矢印部分）。

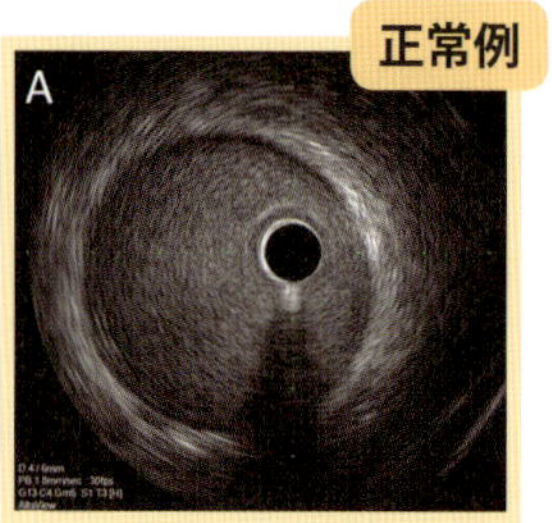

正常な血管の血管内超音波画像。プラークは認めない。

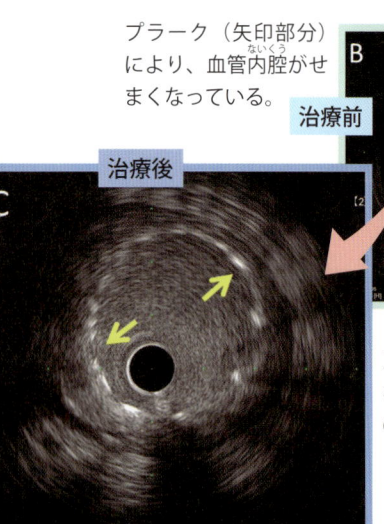

心臓の大きさ、動き、弁の異常などをエコーで調べる

左側臥位《ひだりそくがい》でおこなうのが基本だが、心尖部《しんせんぶ》へのアプローチは仰臥位《ぎょうがい》でおこなう。

検査法

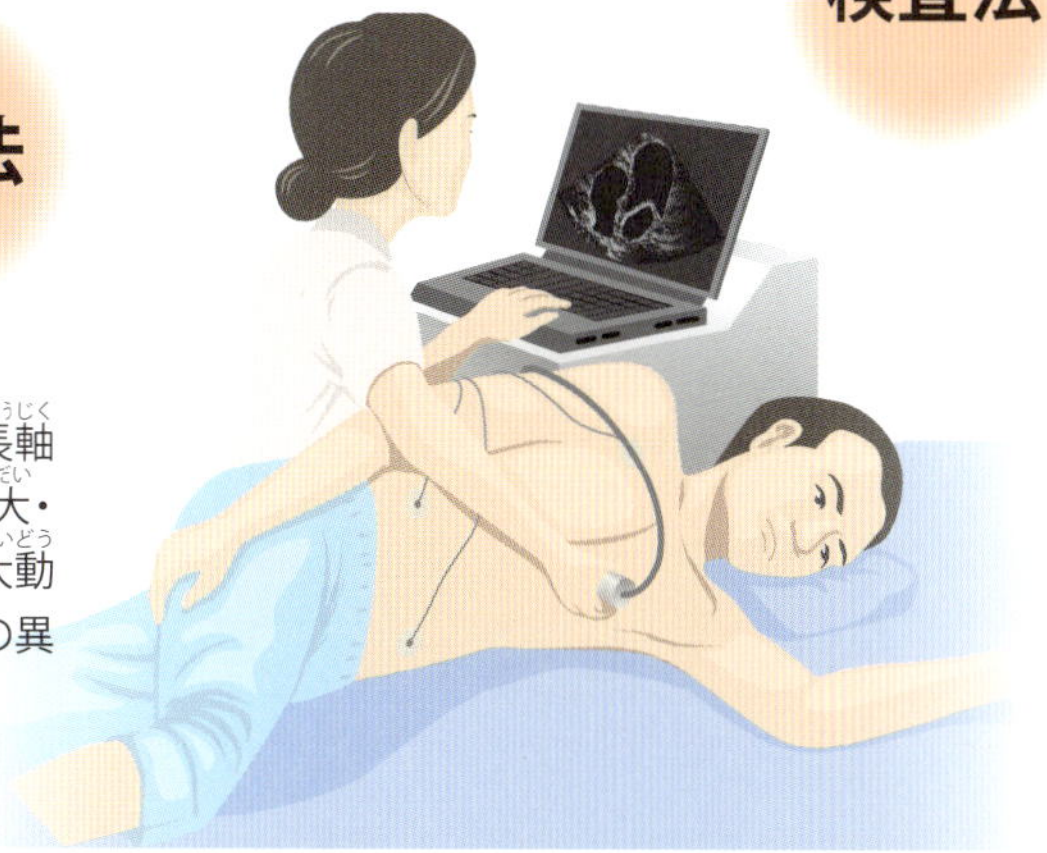

カラードプラ法
心腔《しんくう》内の血流が色で表示される。血流の方向や量、狭窄《きょうさく》の観察に用いる。

M モード法
心臓内の構造物の経時的な動きを示す。内径や壁厚《へきこう》の計測に用いる。

断層法(Bモード)
もっとも一般的なモード。おもに心臓や弁の形態、壁運動の観察に用いる。

読影法

断層法(B モード)

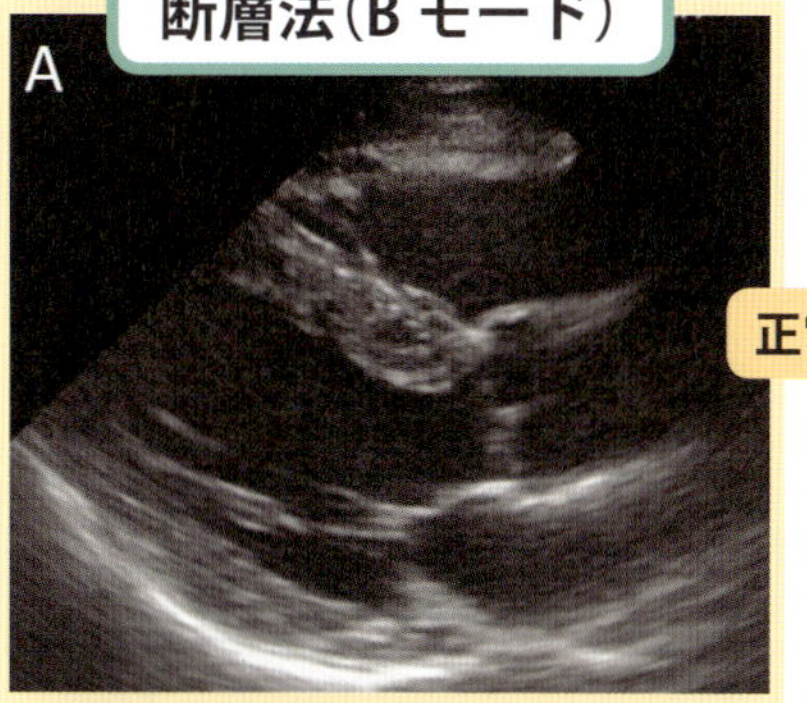

正常例
胸骨左縁左室長軸《きょうこつさえんさしつちょうじく》断層像《だんそうぞう》。左室肥大《さしつひだい》・拡大はなく、大動脈弁《だいどうみゃくべん》や僧帽弁《そうぼうべん》の異常もない。

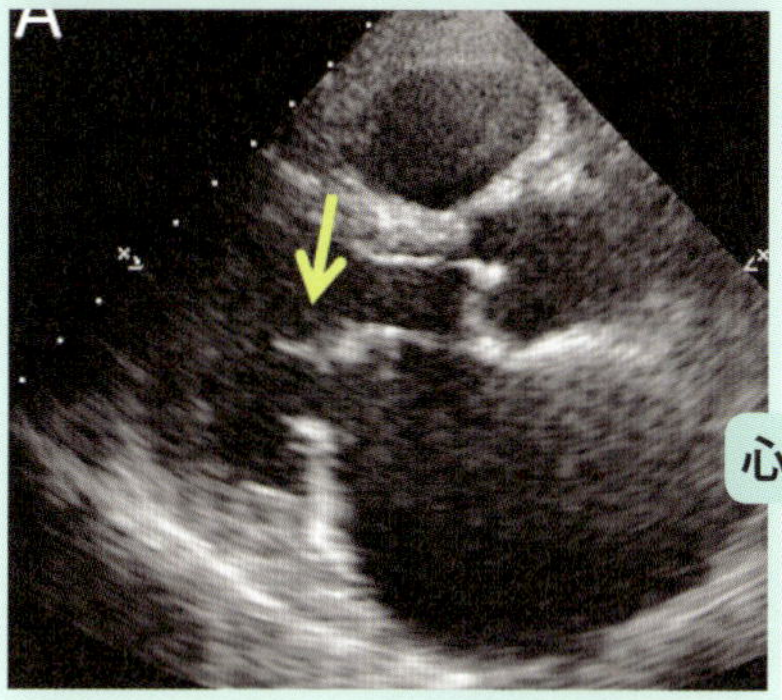

心臓弁膜症
僧帽弁が肥厚しており、可動性の低下が認められる。

カラードプラ法

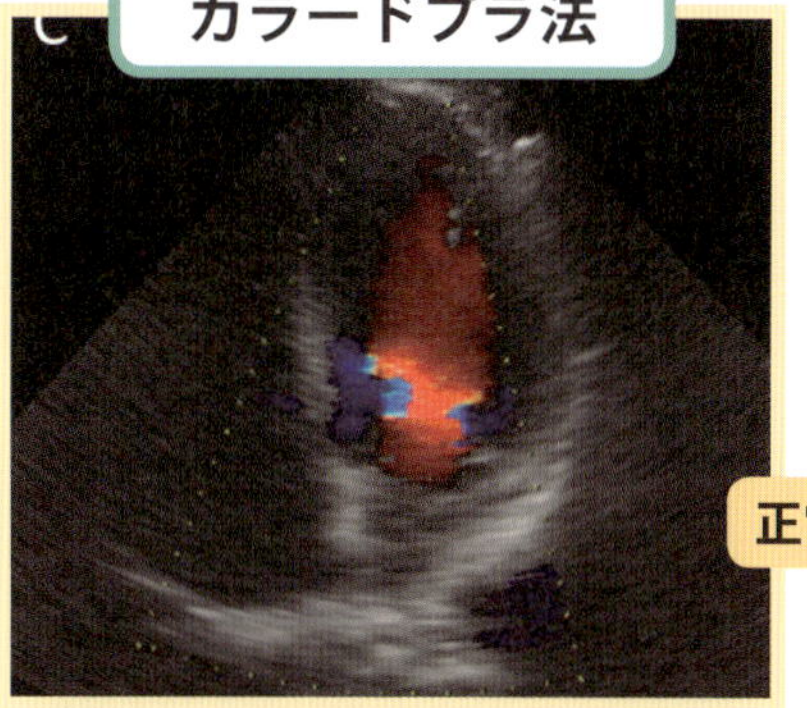

正常例
異常な血流は認められない。

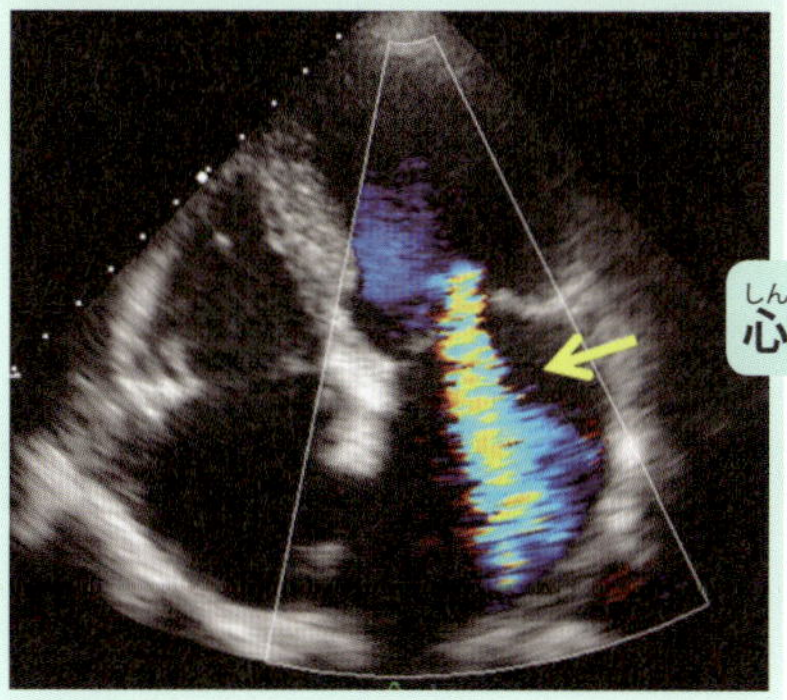

心臓弁膜症《しんぞうべんまくしょう》
僧帽弁の閉鎖不全（→P119）により、左室から左房への逆流ジェット（矢印部分）が認められる。

M モード法

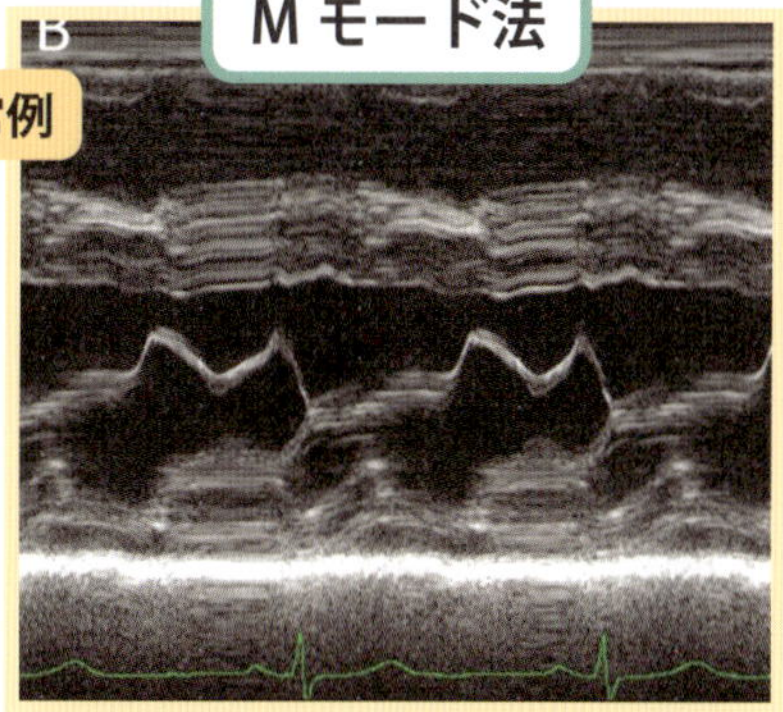

正常例
上から右室前壁《うしつぜんへき》、心室中隔、僧帽弁（前尖《ぜんせん》と後尖《こうせん》）、心室後壁《しんしつこうへき》、心電図の経時的変化を示す。

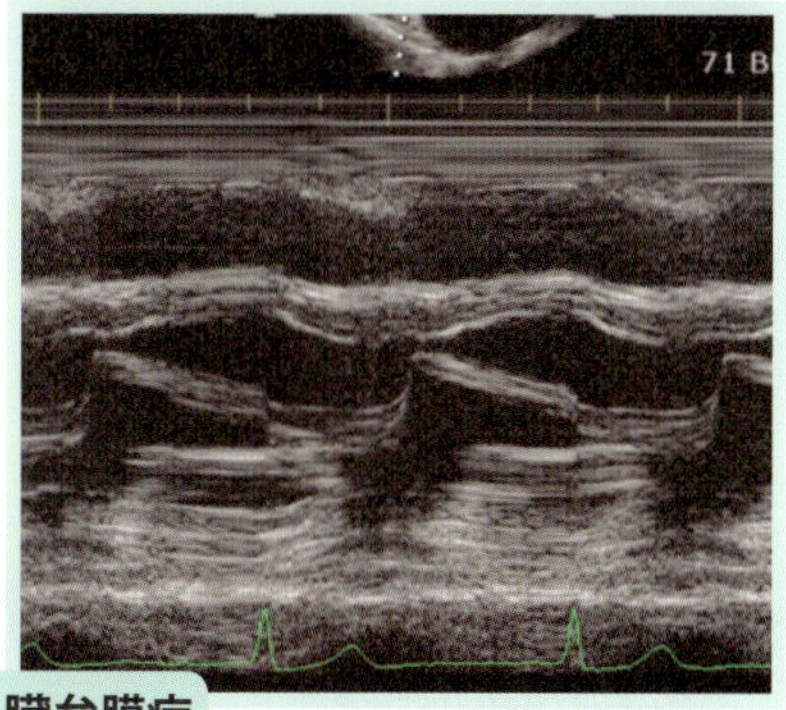

心臓弁膜症
僧帽弁の波形が乱れており、開閉に異常が認められる。

画像提供／上嶋徳久（公益財団法人 心臓血管研究所付属病院）

X線画像で全体像を、CT、MRIで詳細を見る

X線検査は、心疾患のスクリーニングに役立つ。心臓の拡張、肥大などの異常が認められれば、CT検査、MRI検査などで病変を調べる。

大血管の病変を探るには CT、MRIが役立つ

循環器の画像検査で、まずおこなうのが「X《エックス》線検査」である。**心臓の大きさ**や、**大血管の走行・拡張**、**血管壁《けっかんへき》の石灰化**などがわかる。肋骨横隔膜角《ろっこつおうかくまくかく》や心横隔膜角《しんおうかくまくかく》の鈍化《どんか》も、胸水《きょうすい》の貯留を示す重要な所見だ。心拡大は**心胸郭比《しんきょうかくひ》**（CTR《シーティーアール》）で評価するが、年齢や胸郭の形態、撮影時の息止め、撮影体位などの影響を受けることに留意する。

X線検査で異常があれは、**CT《シーティー》検査**や**M《エム》RI《アールアイ》検査**で精査する。CTは**冠動脈《かんどうみゃく》病変**の陰性的中率が高く、高度石灰化がなければ、除外診断が可能だ。**MRA《エムアールエー》（MRアンギオグラフィ）**は高度石灰化がある症例も評価でき、造影剤を使わなくてすむのも利点である。造影剤を用いたMRIは**心筋虚血《しんきんきょけつ》**や**心筋生存能（viability《バイアビリティ》）**の評価に役立つ。

X線画像では、心臓陰影の拡大をまず見る

ていねいに読影することで、循環動態の全体像がつかめる。まずは心胸郭比《しんきょうかくひ》（CTR《シーティーアール》）で、心血管陰影の拡大をチェックする。

正常例

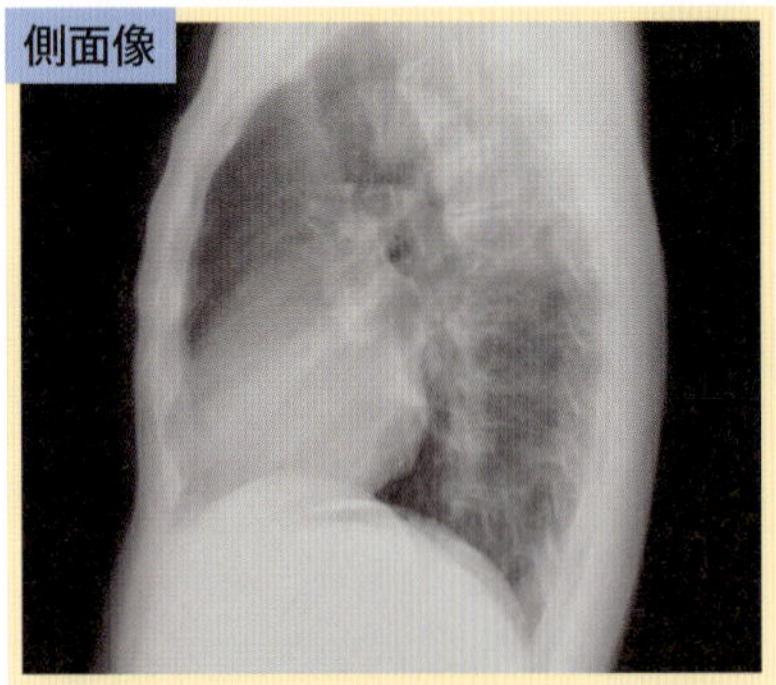

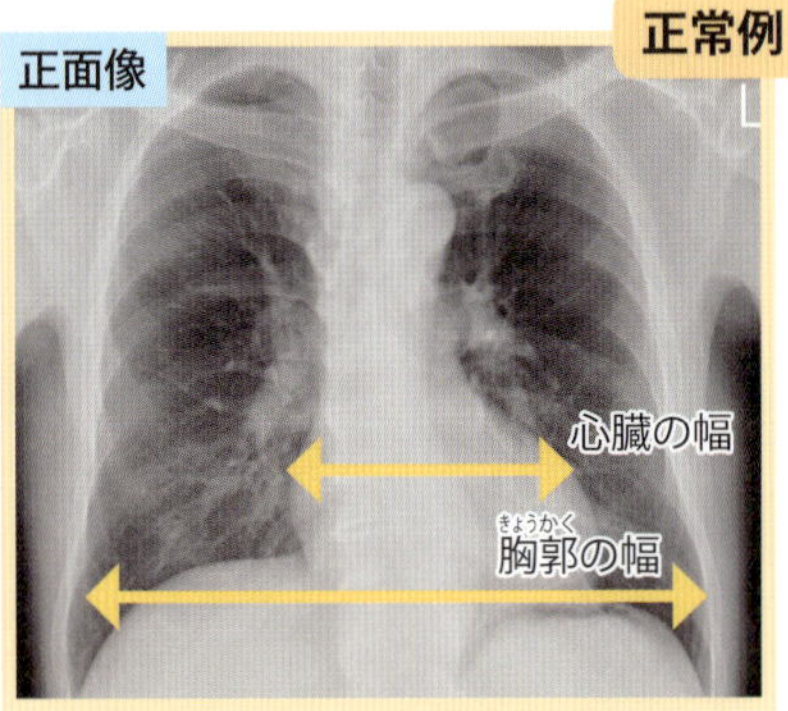

心陰影の最大の横径と、胸郭の最大内径の比から心胸郭比を出す。
一般に50%以下が正常値。

$$\text{心胸郭比}(\%) = \frac{\text{心臓の幅}}{\text{胸郭の幅}} \times 100$$

心不全

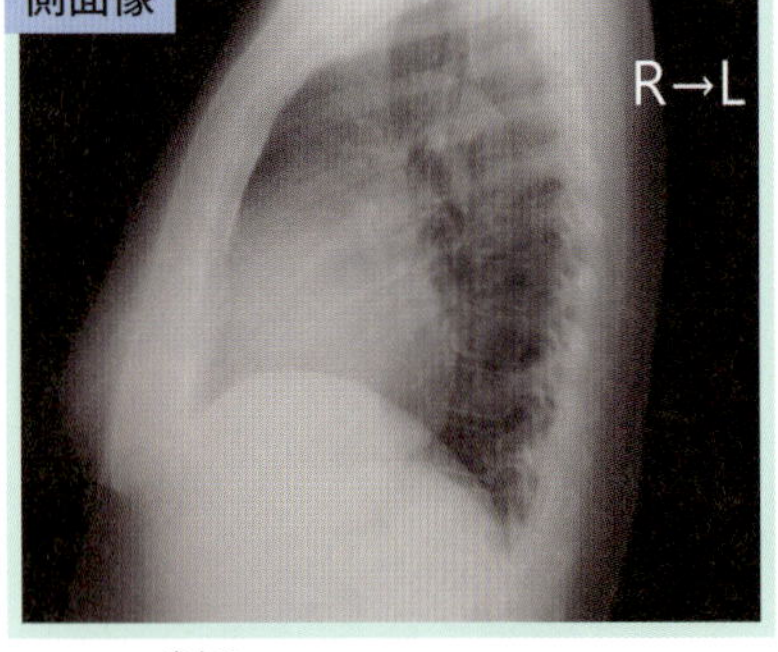

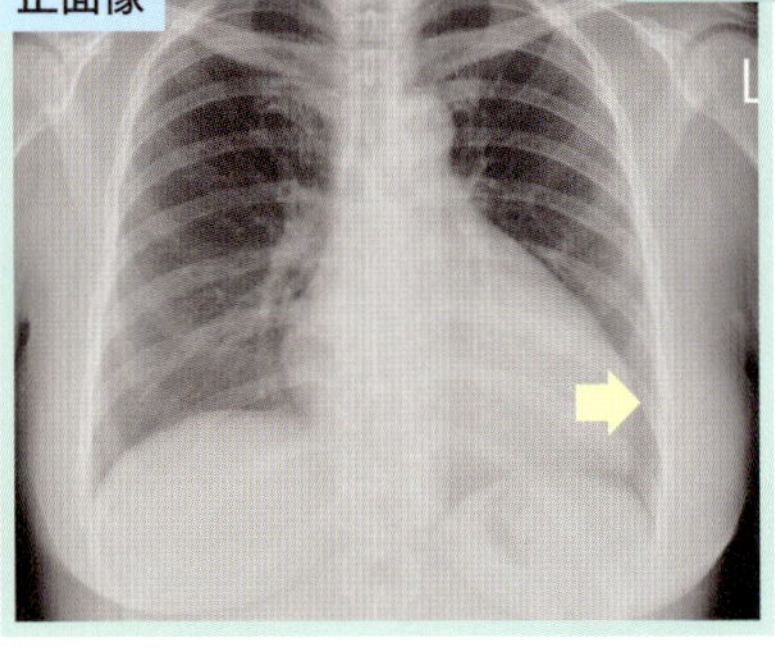

心陰影（左室《さしつ》）が、向かって右側に張り出しており（矢印部分）、心不全（→P110～）による心拡大が認められる。

CT検査、MRI検査で冠動脈などの病変を精査する

CT《シーティー》検査〈心臓〉

機器の進歩により、冠動脈《かんどうみゃく》や大動脈《だいどうみゃく》の詳細な情報を、低侵襲で短時間に得られるようになった。

大動脈疾患や冠動脈疾患の診断に有用。プラークの性状の評価もできる。

大動脈解離《だいどうみゃくかいり》

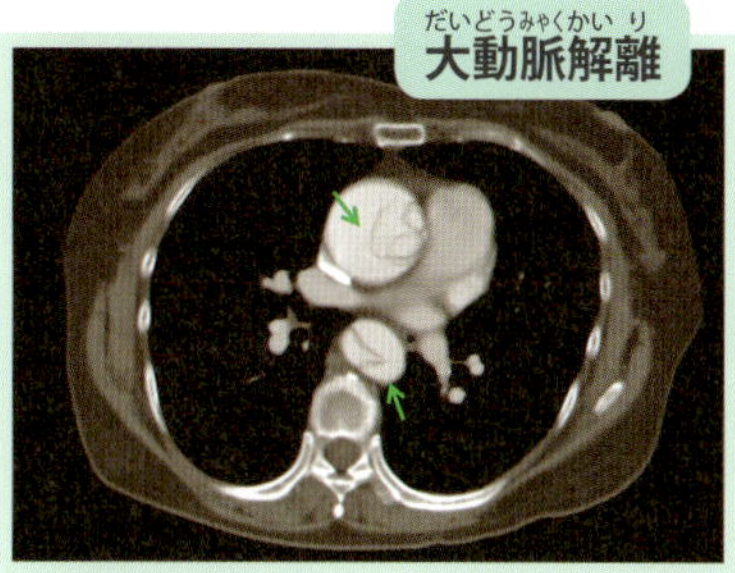

急性大動脈解離（→P140）。上行大動脈から下行大動脈にかけてフラップ（剥離《はくり》した隔壁《かくへき》）が認められる。

正常例

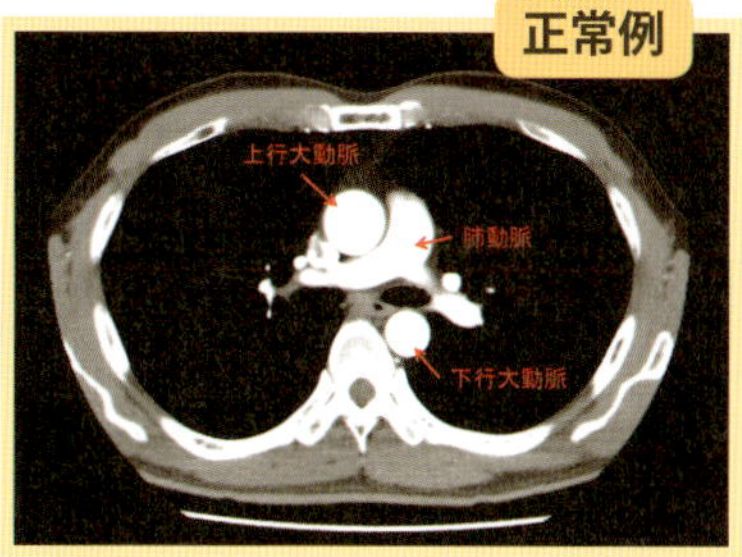

大動脈弓《だいどうみゃくきゅう》レベルでのCT画像。上行大動脈《じょうこうだいどうみゃく》、下行大動脈《かこうだいどうみゃく》、肺動脈《はいどうみゃく》が描出されている。

検査法

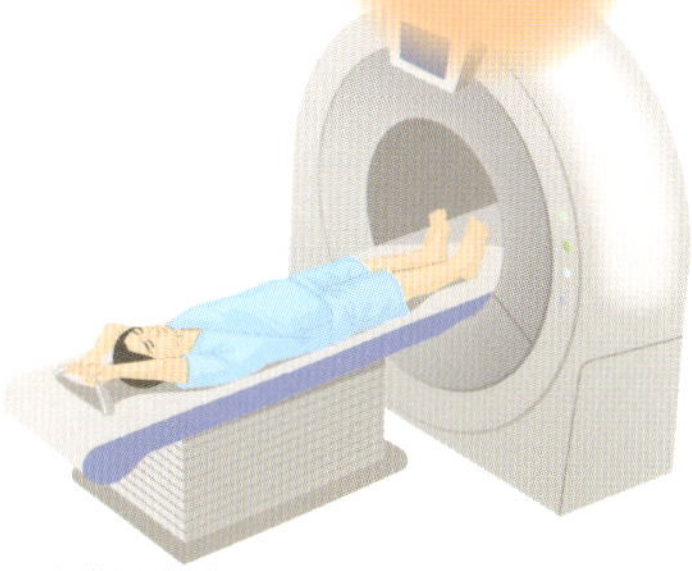

上腕静脈《じょうわんじょうみゃく》から造影剤を注入しながら撮影する。鮮明な静止画像を得るには、被検者に息止めをしっかりしてもらうことが大切。

遅延造影MRI《エムアールアイ》検査

造影剤を静脈注射し、約10分後にMRI撮影を実施。心筋《しんきん》梗塞巣《こうそくそう》を明瞭に造影できる。

正常例

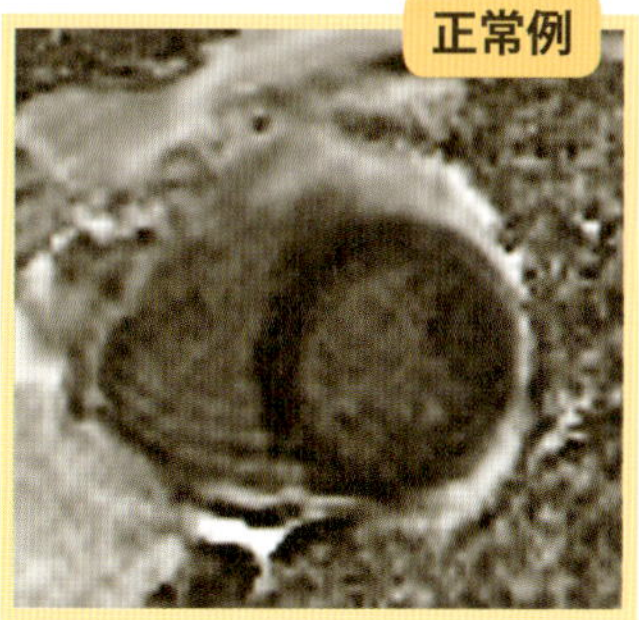

左室心筋は、黒いドーナツ状に映し出される。

心筋梗塞《しんきんこうそく》

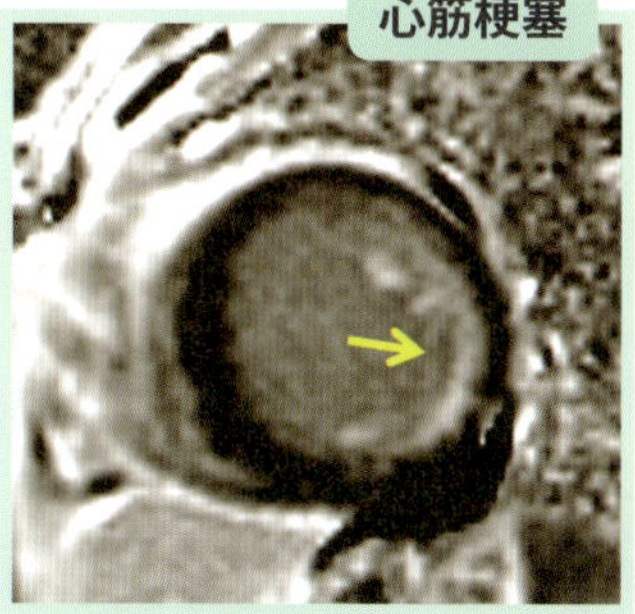

梗塞巣では細胞容積が減り、造影剤が停滞する。側壁《そくへき》の心内膜《しんないまく》側が白く造影されている（矢印部分）。

冠動脈CT検査

一度に多くの枚数を撮像できるMDCT《エムディーシーティー》（多列検出器型X線CT装置）により、高精度の画像が得られる。冠動脈疾患の除外診断に有用。

正常例

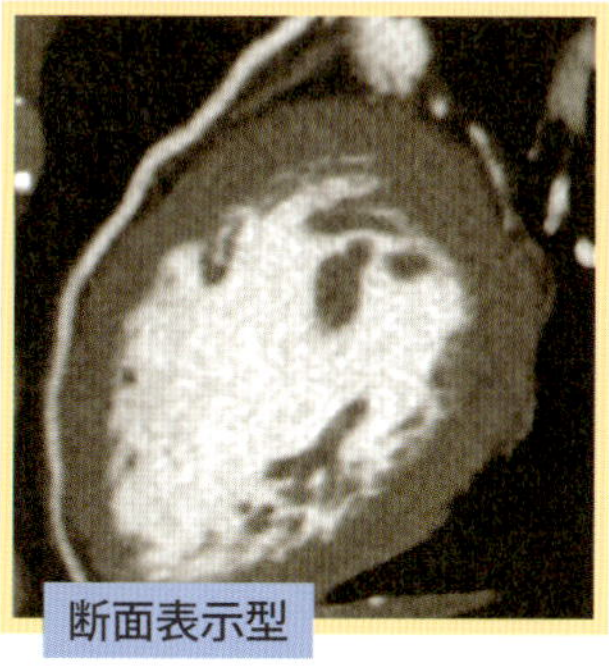

断面表示型

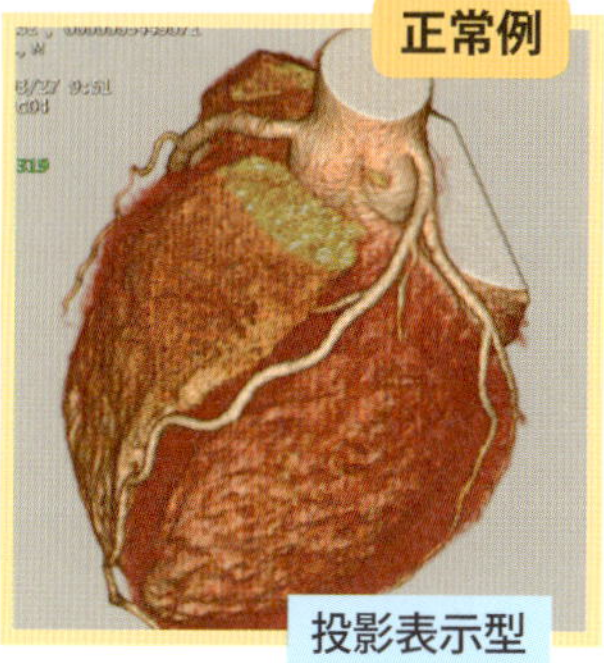

投影表示型

動脈硬化病変がなく、狭窄《きょうさく》は認められない。血管壁《けっかんへき》もなめらかである。

動脈硬化

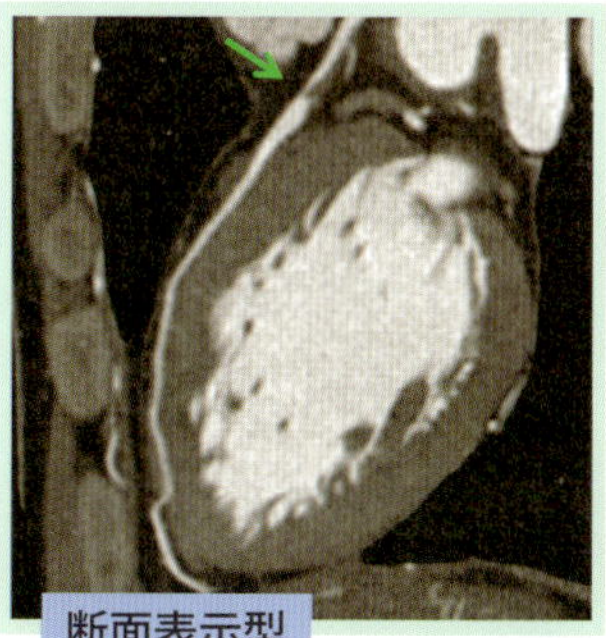

断面表示型

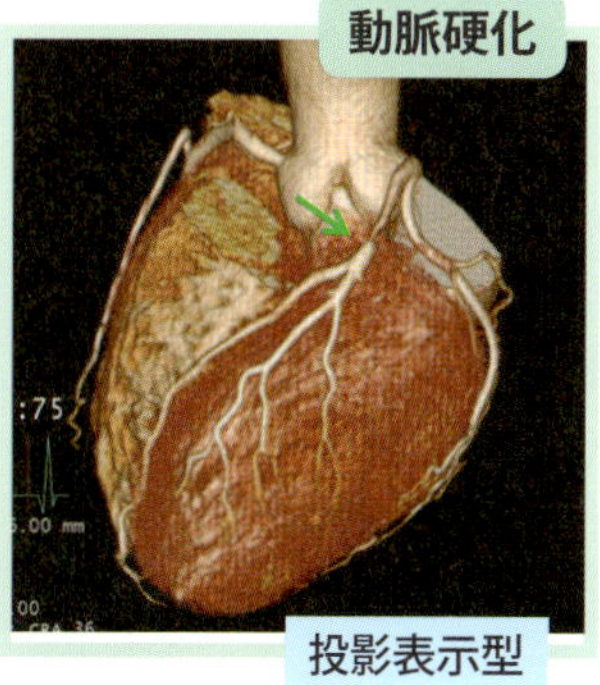

投影表示型

左冠動脈前下行枝《ひだりかんどうみゃくぜんかこうし》の近位部に狭窄が認められ、血管内腔《ないくう》にプラークが突出している。

画像提供／上嶋徳久（公益財団法人 心臓血管研究所付属病院）

心筋血流や心室の機能が画像でひと目でわかる

核医学検査とは、放射性同位元素を体内に入れて体内での分布を見る検査法。心臓の検査では、心機能がどの程度正常かを調べるのに役立つ。

運動負荷時と安静時とで、血流量を比べる

負荷時と安静時の心筋血流を比較し、虚血《きょけつ》の有無を診断する。薬剤によって心臓に負荷をかける方法もある。

検査法

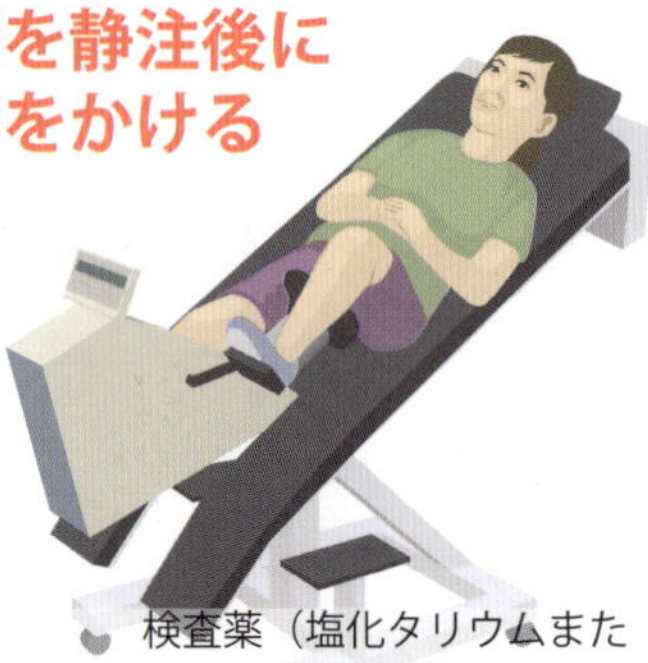
1
薬剤を静注後に負荷をかける

検査薬（塩化タリウムまたはテクネシウム製剤）を静脈投与し、トレッドミル（→P73）か、上図のエルゴメーターで負荷をかける。

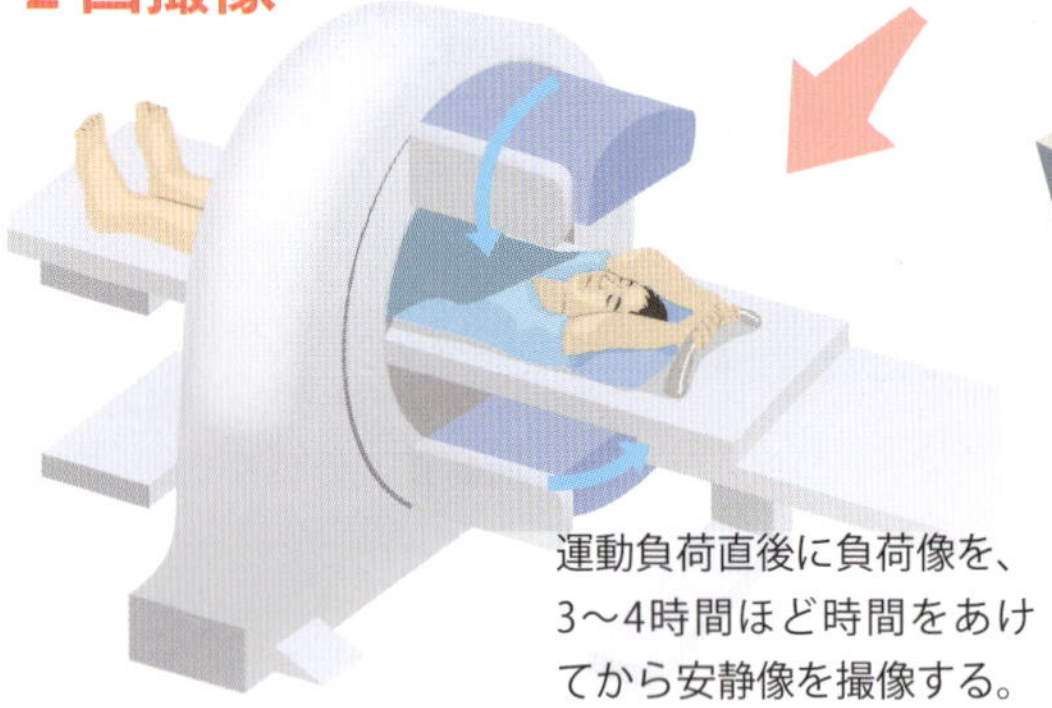
2
直後と 3 〜 4 時間後に、2 回撮像

運動負荷直後に負荷像を、3〜4時間ほど時間をあけてから安静像を撮像する。

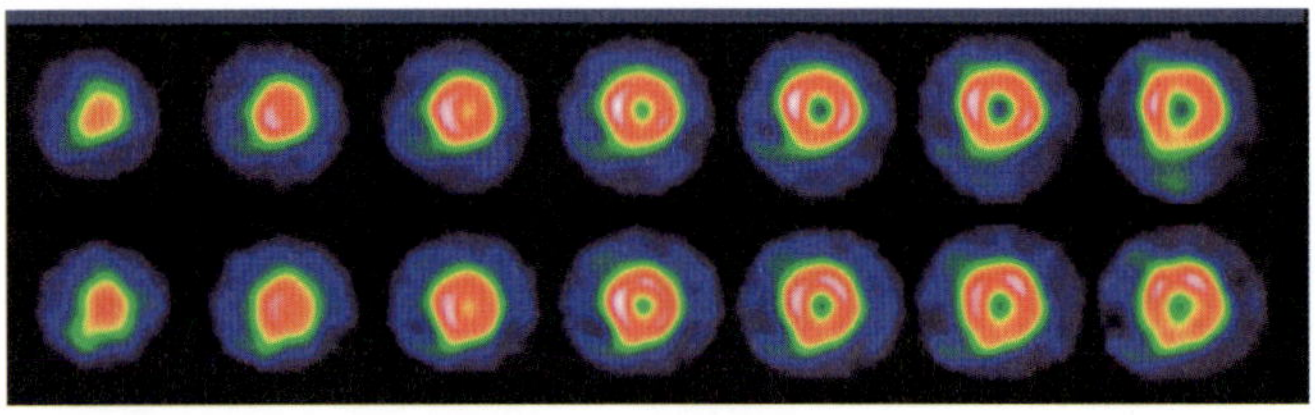
正常例
負荷時
安静時

左室《さしつ》を輪切りにした断面「短軸断層像《たんじくだんそうぞう》」。左室はドーナツ型に見え、負荷時の欠損は認められない。

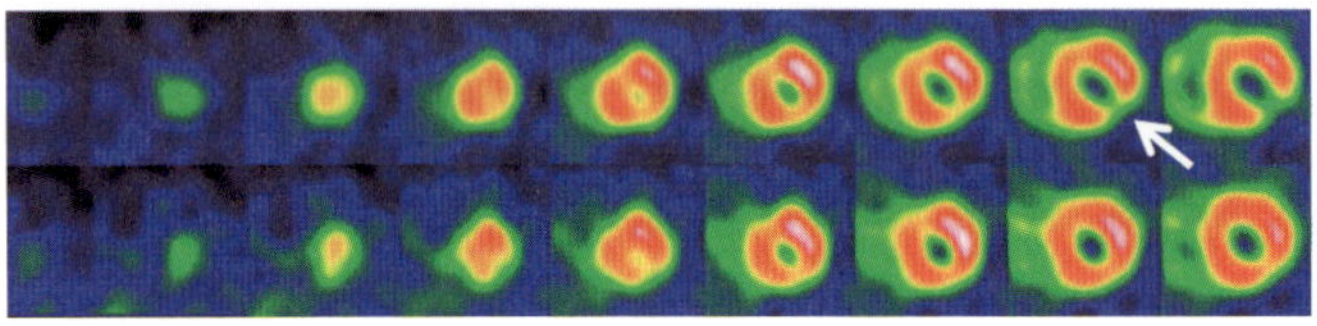
狭心症《きょうしんしょう》
負荷時
安静時

運動負荷時は左室の側壁《そくへき》に欠損があるが（矢印部分）、安静時には戻っている。労作《ろうさ》による虚血《きょけつ》があると考えられる。

読影のヒント

虚血心筋では負荷像のみ集積低下、壊死した心筋では安静・負荷像ともに集積低下を示す。非貫壁性梗塞部《ひかんへきせいこうそくぶ》（→P106）の残存心筋に虚血が生じる「梗塞＋虚血」のパターンもある。

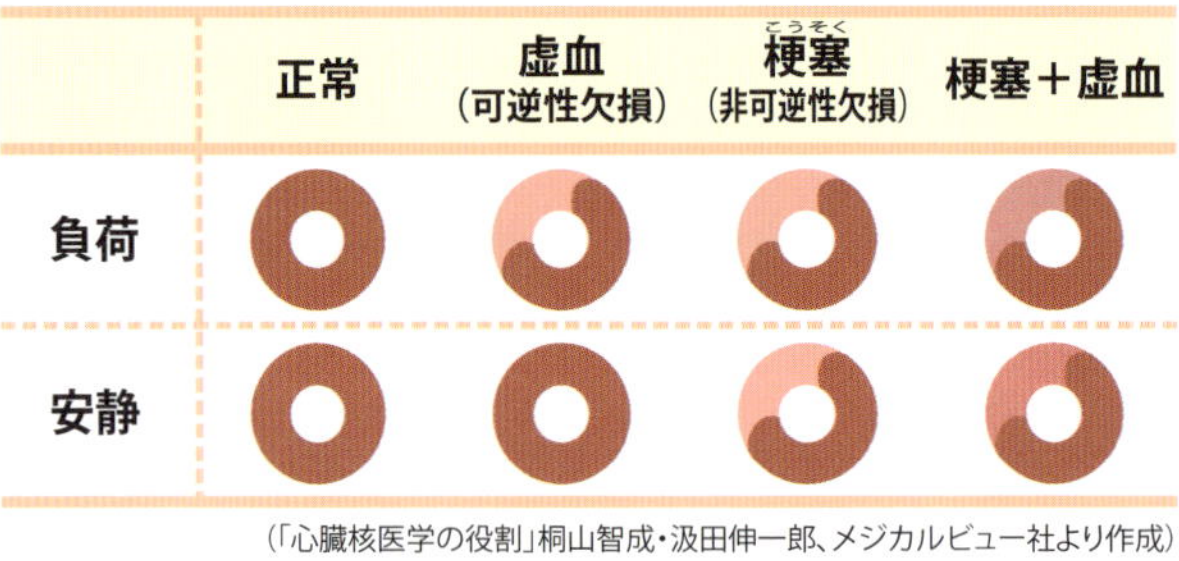

（「心臓核医学の役割」桐山智成・汲田伸一郎、メジカルビュー社より作成）

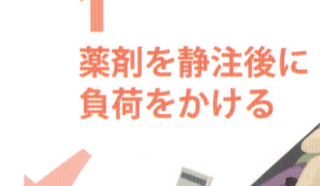

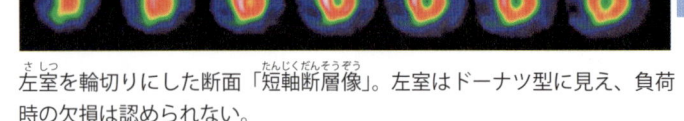

解析ソフトを使うと、動きを立体的に捉えられる

心機能解析ソフト（QGS《キュージーエス》）を使うと、局所の壁運動の観察や、拡張能などの数値化もできる。

Point
収縮によって左室内《さしつない》腔《くう》が縮小している

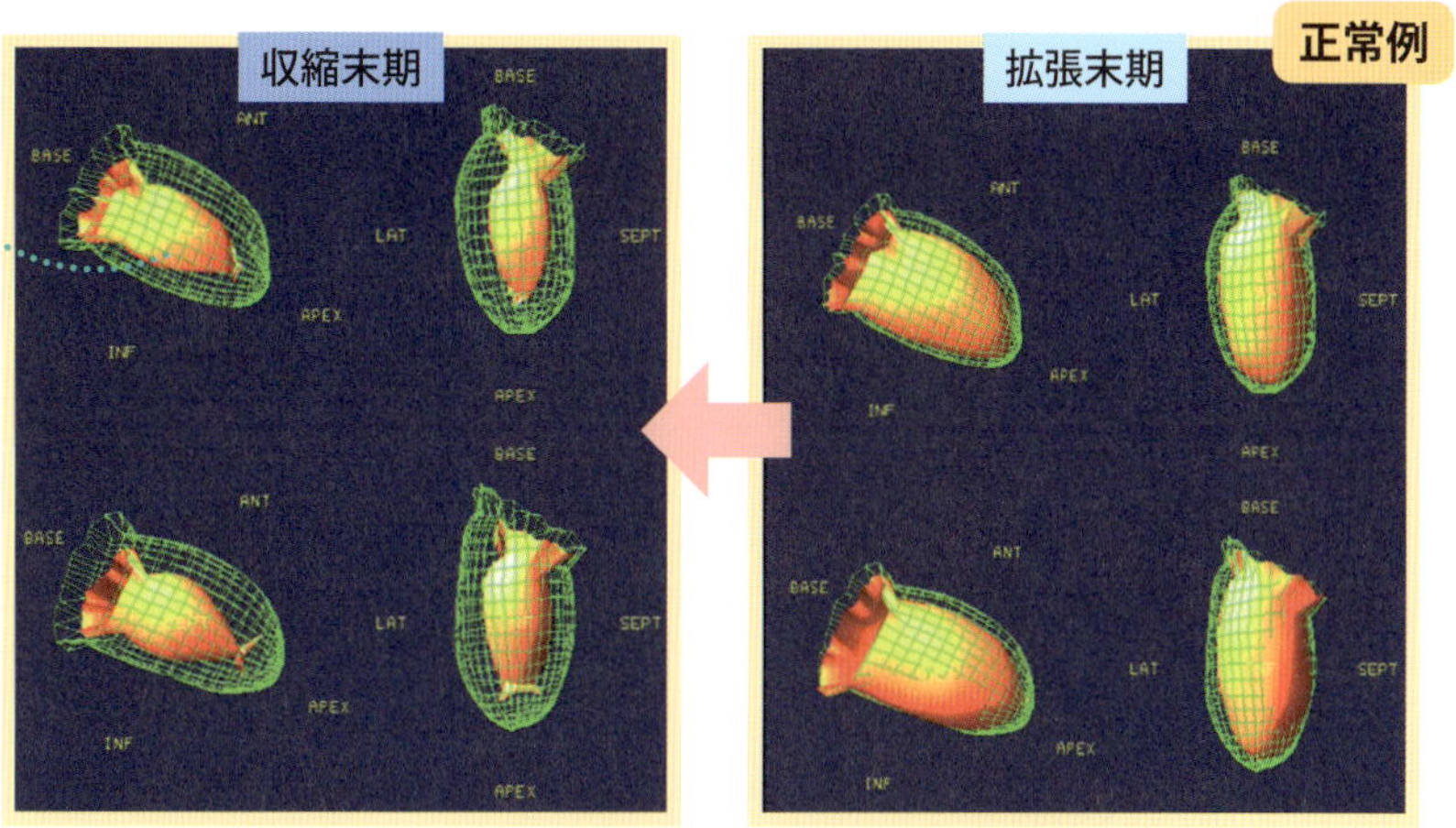

QGSによる解析例。心電図と同期して、拡張末期・収縮末期の左室の容積を数値化し、壁運動のようすを描出できる。正常な壁運動を示している。

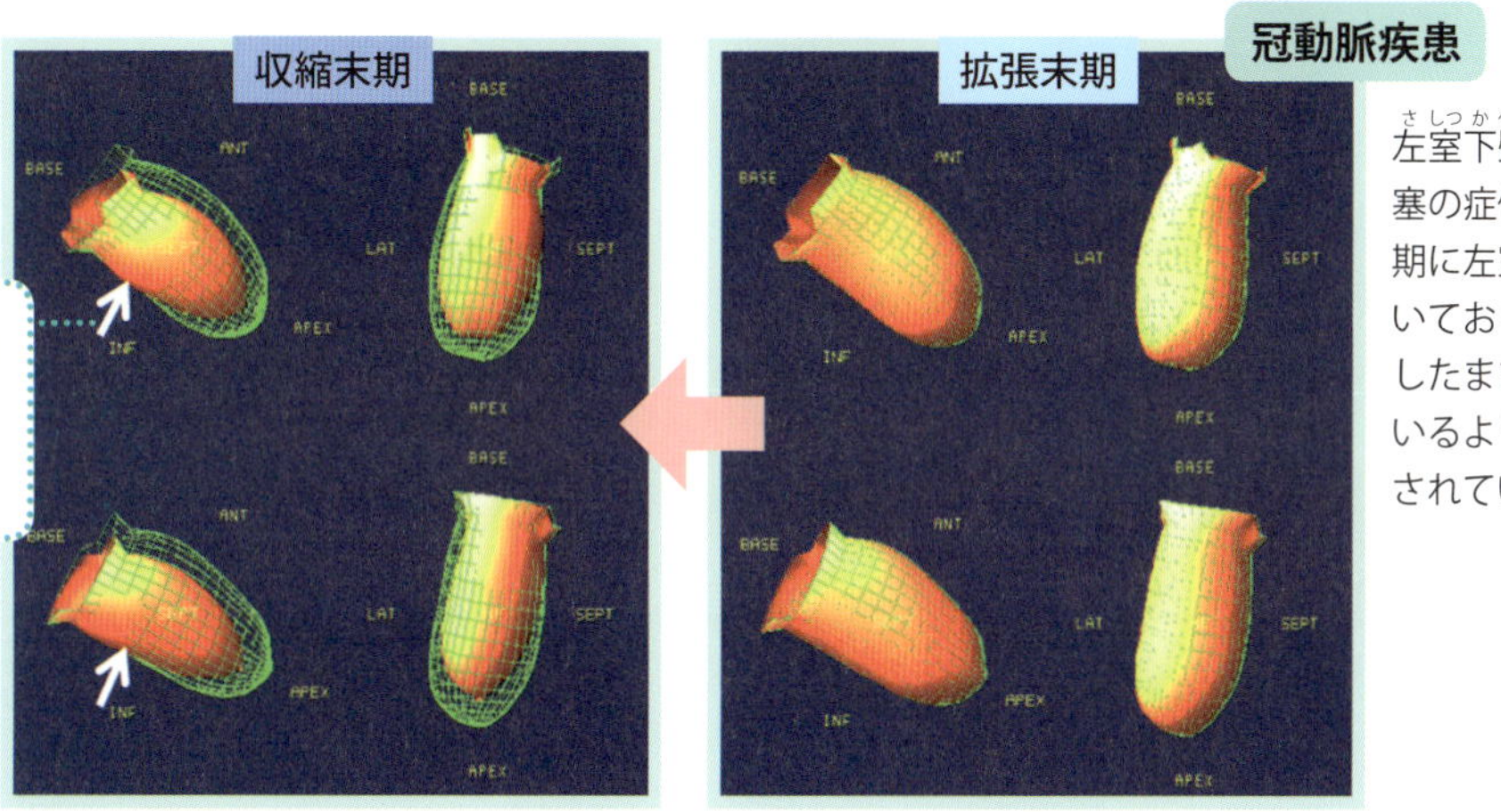

Point
左室の下側の壁が動いておらず、拡張したまま

左室下壁《さしつかへき》の心筋梗塞の症例。収縮末期に左室下壁が動いておらず、拡張したままになっているようすが描出されている。

安静時に症状が出ない「安定狭心症」も見つけられる

心臓核医学検査の中心となるのは「**心筋《しんきん》虚血《きょけつ》SPECT《スペクト》（単光子放出断層撮像法《たんこうしほうしゅつだんそうさつぞうほう》）**」だ。体内に注入した薬剤が放射するγ《ガンマ》線をガンマカメラで検出し、画像を再構成する。**運動負荷時と安静時**の**心筋虚血**の比較により、安定狭心症《きょうしんしょう》（↓P102）などの慢性冠動脈疾患《かんどうみゃくしっかん》のスクリーニングができる。

虚血の評価は、左室《さしつ》心筋を17の領域にわけて、各領域の薬剤集積を5段階でスコアリングする。負荷後の一過性左室内腔《ないくう》拡大（TID《ティーアイディー》）など、重症虚血を示す所見も大切だ。**心筋虚血SPECT**の重症度と、心事故発生率との相関の高さには多くのエビデンスがあり、血行再建術《けっこうさいけんじゅつ》（↓P105）の適応決定や予後予測に広く用いられている。

心機能の評価には、**心プールシンチグラフィ**や解析ソフトを利用した「**心電図同期SPECT**」が有用だ。さらに、**PET《ペット》（陽電子放出断層撮像法）**による「**糖代謝イメージング**」もある。FDGという薬剤の集積から**心筋生存能**を評価するもので、冠血行再建術の適応決定の指標となる。

画像提供／上嶋徳久（公益財団法人 心臓血管研究所付属病院）

カテーテルを入れて心筋の標本を採取する

心筋生検とは、カテーテルを心臓まで送り込み、心筋細胞を採取する方法である。心筋の病気を見たり、心臓移植後の反応を調べるのに役立つ。

心筋細胞の変化を肉眼で確かめる

画像検査では捉えきれない心筋細胞の変化を、顕微鏡で確認する。

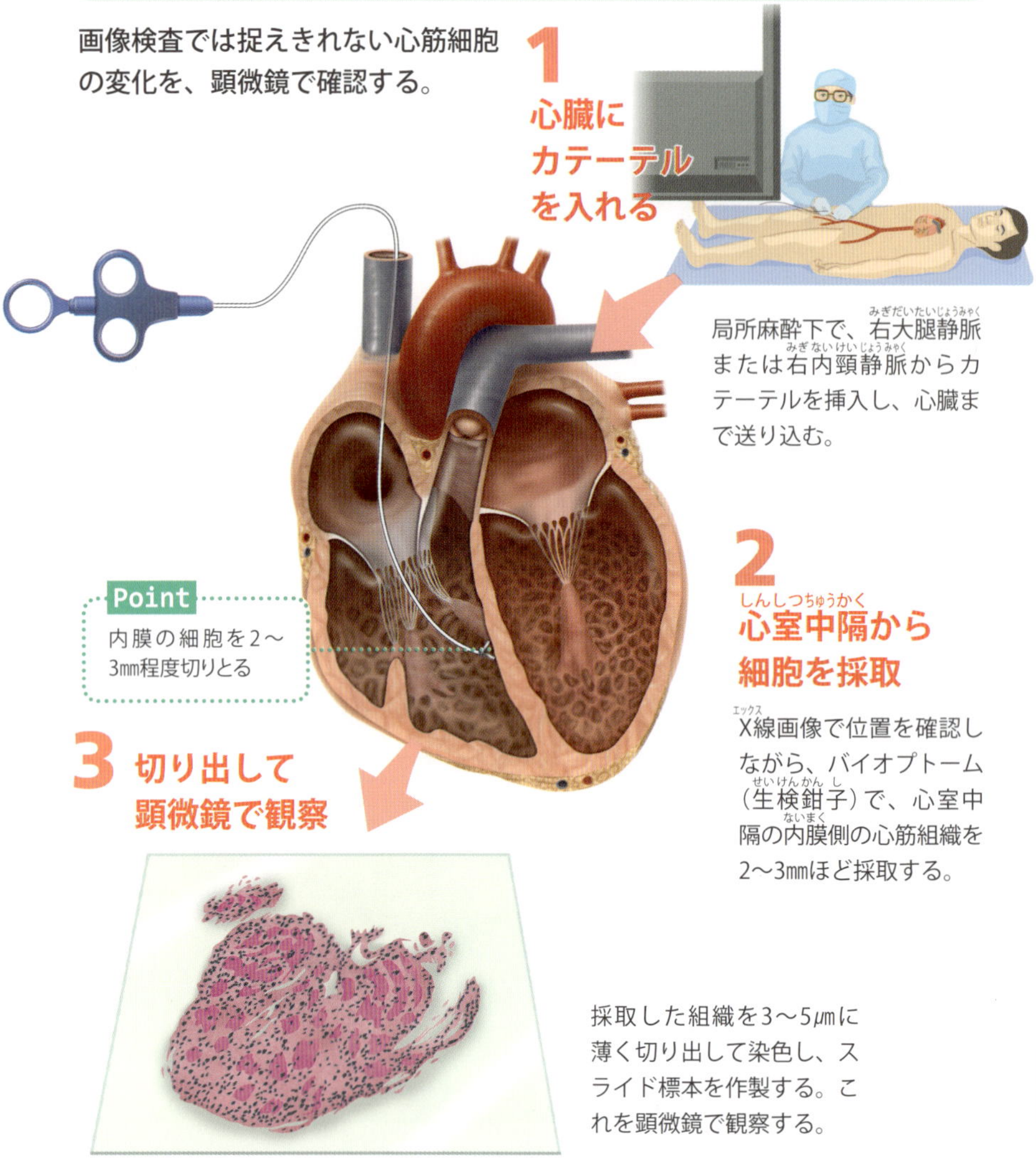

1 心臓にカテーテルを入れる
局所麻酔下で、右大腿静脈《みぎだいたいじょうみゃく》または右内頸静脈《みぎないけいじょうみゃく》からカテーテルを挿入し、心臓まで送り込む。
2 心室中隔《しんしつちゅうかく》から細胞を採取
X《エックス》線画像で位置を確認しながら、バイオプトーム（生検鉗子《せいけんかんし》）で、心室中隔の内膜《ないまく》側の心筋組織を2〜3㎜ほど採取する。
Point
内膜の細胞を2〜3㎜程度切りとる
3 切り出して顕微鏡で観察
採取した組織を3〜5μmに薄く切り出して染色し、スライド標本を作製する。これを顕微鏡で観察する。

心筋炎や心筋症の原因がわからないときに

カテーテルを用いた**心内膜心筋生検《しんないまくしんきんせいけん》**（E《イー》MB《エムビー》）は、１９６２年に日本で開発された検査で、おもに**心筋症**の診断に用いられる。

心筋症には、**肥大型心筋症**、**拡張型心筋症**、**拘束型心筋症**、**不整脈源性右室心筋症《ふせいみゃくげんせいうしつしんきんしょう》**のほか、心筋炎や心アミロイドーシスなどの**特定心筋症**がある（→Ｐ１２６）。特定心筋症は組織に特異的病変を呈することが多いため、画像検査で鑑別がつかないときに心筋生検が役立つ。診断率を高めるには、発症後１週間以内におこなうのが望ましい。

ただ、採取したサンプルに病変が存在するとはかぎらない。また、**心タンポナーデ**（→Ｐ１２３）をはじめとする重大な合併症対策も必要だ。近年では心筋細胞から直接、**ウイルスゲノム**を検出する方法もある。

細胞の変性や脱落などの異常から、診断をつける

心筋細胞や間質細胞の異常のほか、炎症性細胞の浸潤《しんじゅん》などを観察し、除外診断をおこなう。

拡張型心筋症の病理所見のポイント

- ☑ 心筋細胞の変性・萎縮
- ☑ 心筋細胞の脱落
- ☑ 間質細胞の増加

拡張型心筋症では、心筋の変性・脱落、線維化などの所見が見られるが、非特異的なものである。臨床症状も含めた除外診断が重要となる。

拡張型心筋症

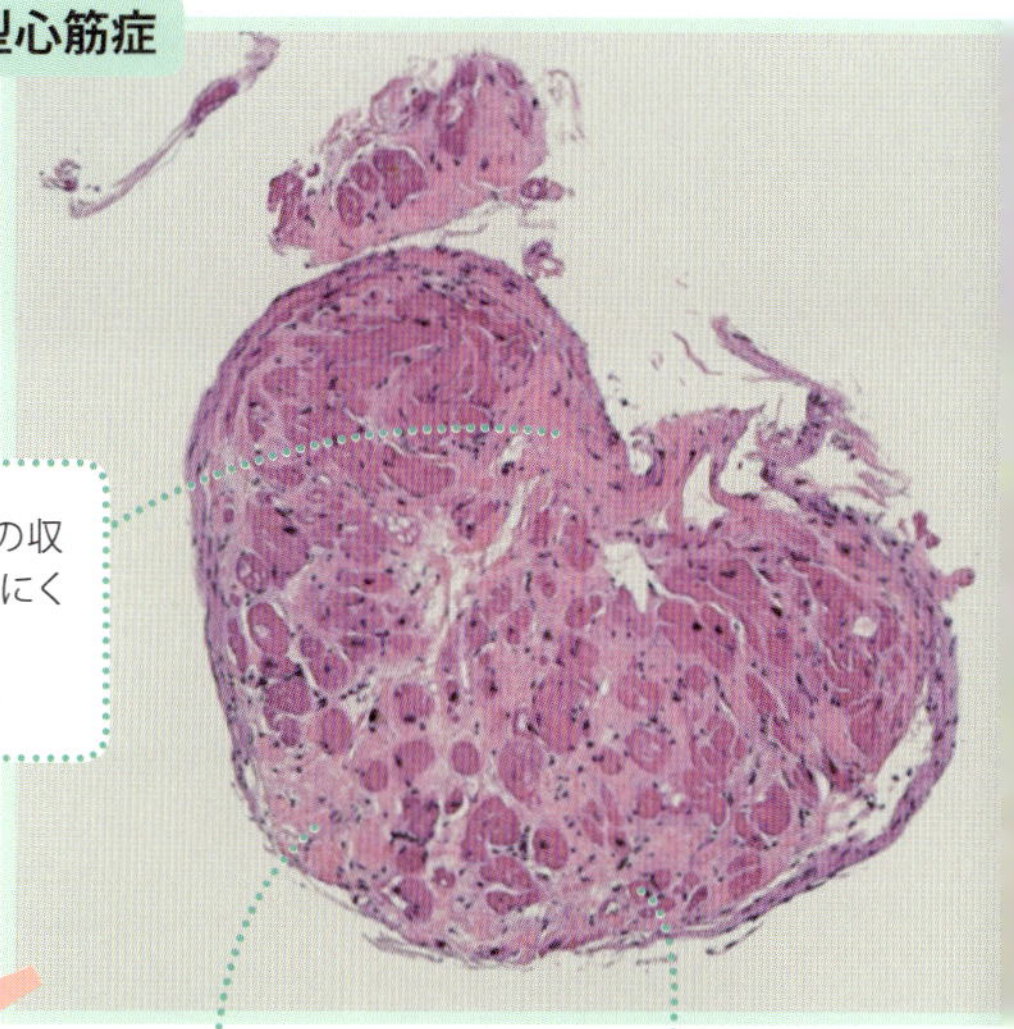

Point 線維化し、本来の収縮機能を果たしにくくなっている（間質性線維化）

Point 顆粒《かりゅう》を多く含むリンパ球が増加している

Point 心筋細胞の数が減っている

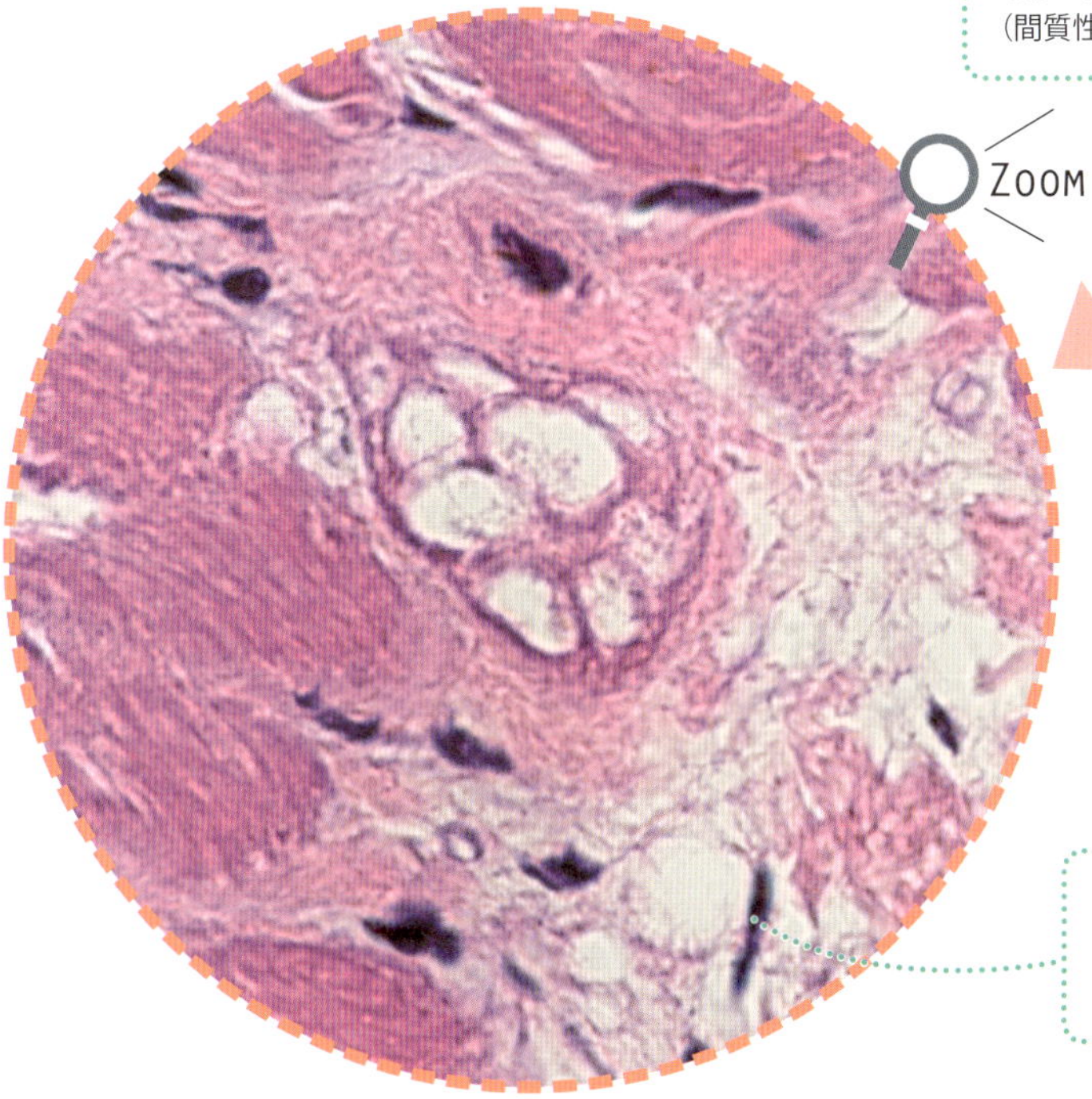

心筋細胞の脱落とともに、増殖した間質細胞の線維化が認められる。また、リンパ球や単球《たんきゅう》などの単核細胞《たんかくさいぼう》が、間質に入り込んでいる（細胞浸潤）。

Point 大小の単核細胞が心筋細胞のあいだに入り込んでいる

心臓移植後に拒絶反応がないかを調べる

心筋症のうち、**拡張型心筋症**と**拡張相肥《かくちょうそうひ》大型心筋症《だいがたしんきんしょう》**は、**心臓移植適応**の疾患とされている。心臓移植後には、個人差はあるものの、移植した心臓を排除しようとする免《めん》疫《えき》反応が起こる。これを**拒絶反応**とよぶ。

拒絶反応の診断法にはさまざまなものがあるが、なかでも心筋生検はもっとも信頼性の高い重要な検査である。通常、移植後7日目から週に1回心筋生検をおこない、1か月後からは2週に1回というように、徐々に施行間隔をあけていき、5年後以降は1年に1回おこなわれる。

診断基準は、国際心肺移植学会が1990年に提唱したものがあり、2004年に改訂されている（**ISHLT《アイエスエイチエルティー》-2004**）。

拒絶反応を示す所見としては、**リンパ球や好酸球《こうさんきゅう》の浸潤《しんじゅん》**、**心筋細胞障害**、**心筋細胞壊《え》死《し》**のほか、**浮腫《ふしゅ》**や**出血**、**血管炎**などがある。ただ、以前に施行した生検と同じ部位を採取すると、線維化やリンパ球浸潤を認めることがあり、拒絶反応との鑑別が重要である。

画像提供／上嶋徳久（公益財団法人 心臓血管研究所付属病院）

Summary

フィジカルアセスメント

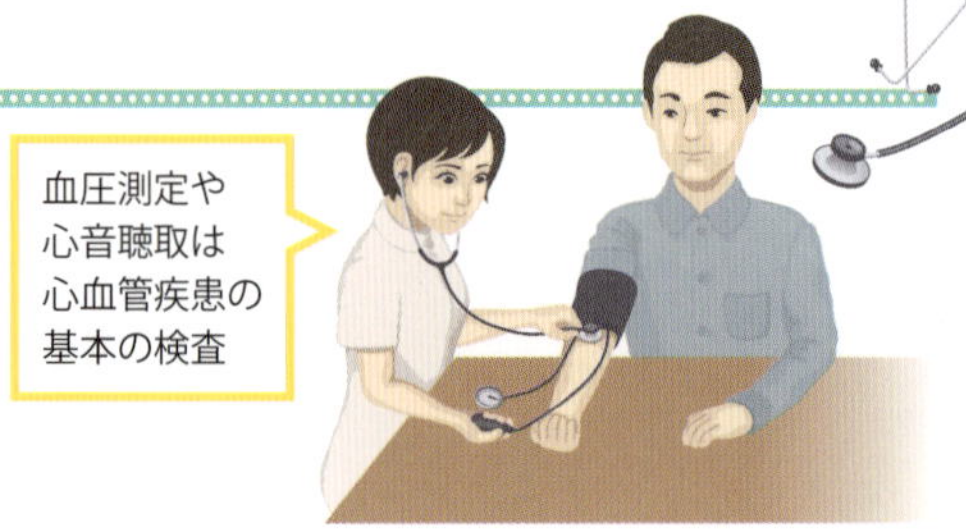

- 問診では心血管疾患の主症状をチェック。
  胸痛、**呼吸困難・息切れ**、**動悸**、
  めまい・失神、**浮腫《ふしゅ》**、**チアノーゼ**が代表的
- 聴診で**III音**、**IV音**、**心雑音**などがあれば、心疾患を疑う
- **収縮期血圧と拡張期血圧**、**脈拍数**も必ず確かめる

血液・尿検査

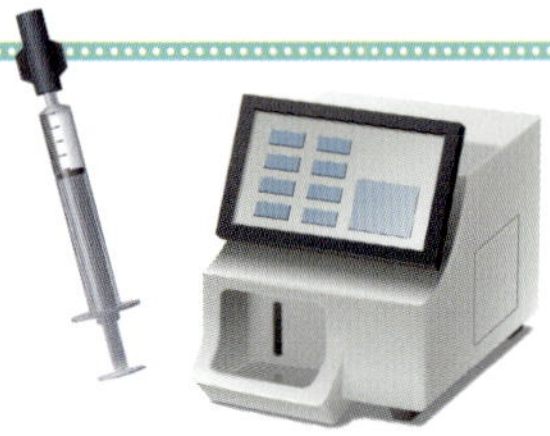

- **トロポニンT《ティー》**の上昇時は、**急性心筋梗塞《きゅうせいしんきんこうそく》**の可能性がある
- **心不全**の評価には、**BNP《ビーエヌピー》**（脳性ナトリウム利尿ペプチド）、
  ANP（心房性ナトリウム利尿ペプチド）が役立つ

生理機能検査

- 頻脈や徐脈などの**不整脈**、心筋梗塞などの**虚血性心疾患《きょけつせいしんしっかん》**が疑われるときは、12誘導心電図で確かめる
- **12誘導心電図**は、aV_L、aV_R、aV_F、I、II、IIIの**肢誘導《しゆうどう》**、V_1〜V_6の**胸部誘導**で測定。計12の波形があらわれる
- 心電図では、**心拍数**、**リズムの異常**、**RR間隔**をまず見る。
  虚血性心疾患が疑われるときは**ST部分**の高さを確認
- **ABI《エービーアイ》/PWV《ピーダブリューヴィー》**（足関節上腕血圧比《そくかんせつじょうわんけつあつひ》／脈波伝播速度《みゃくはでんぱそくど》）検査は
  動脈硬化、**末梢動脈疾患《まっしょうどうみゃくしっかん》**の有無を調べるのに役立つ
- **右心カテーテル検査**では**血行動態の異常**が、
  左心カテーテル検査では冠動脈や左室の**形態異常**がわかる

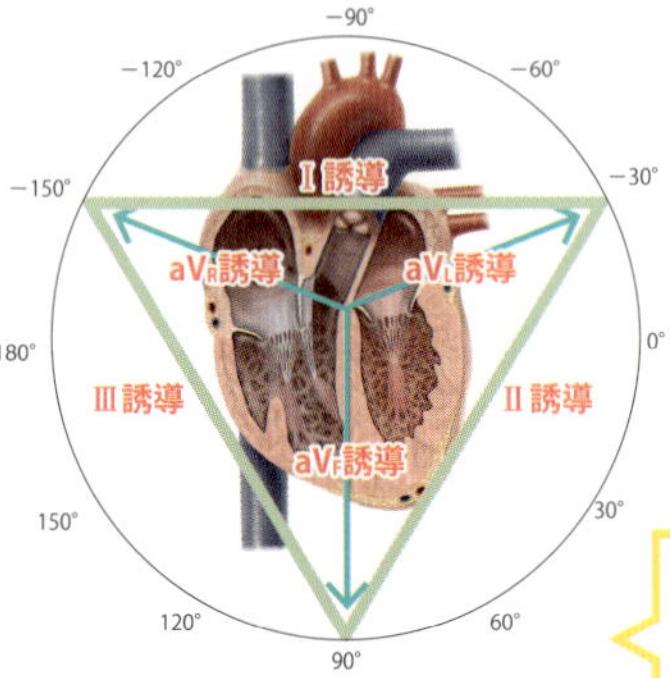

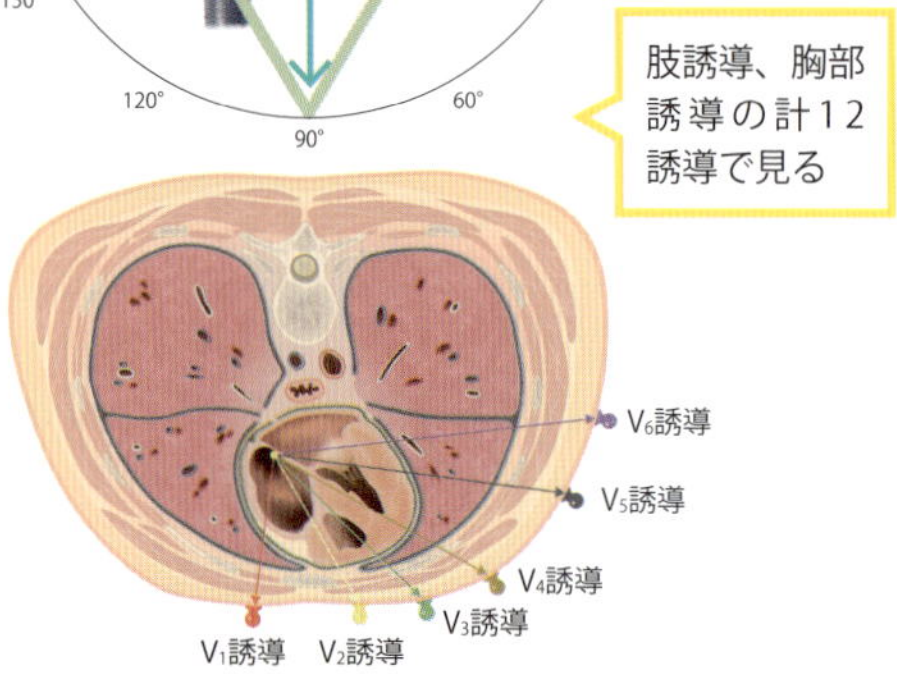

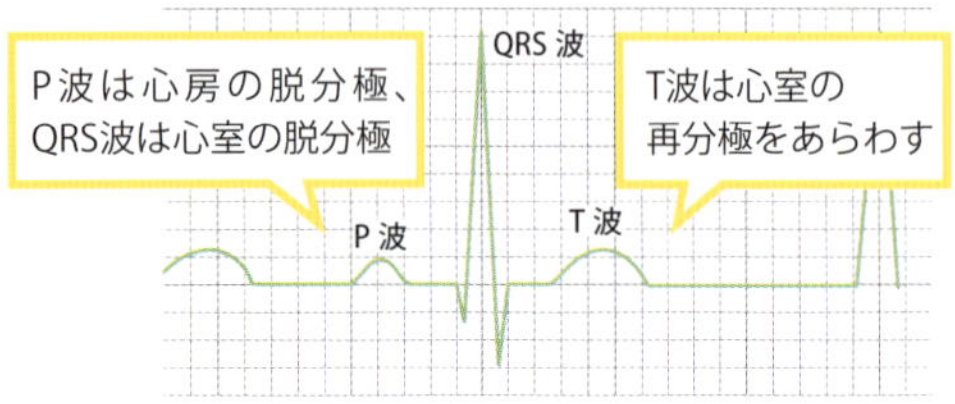

画像検査

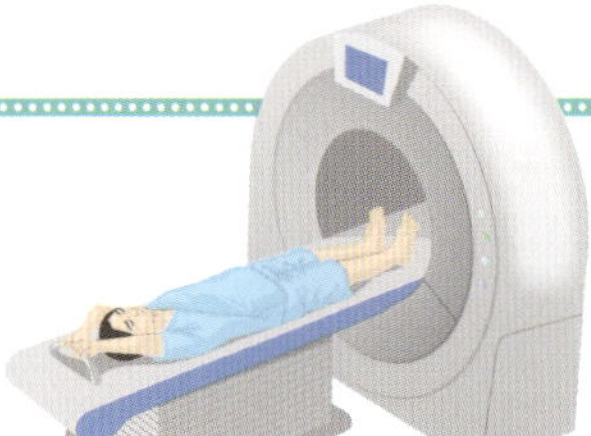

- **胸部X《エックス》線検査**では、**心胸郭比《しんきょうかくひ》（CTR《シーティーアール》）**が確認できる
- **CT《シーティー》**、**MRI《エムアールアイ》**、**MRA《エムアールエー》検査**は、**冠動脈《かんどうみゃく》**や**大動脈《だいどうみゃく》**の精査に
  適する
- **心筋虚血《しんきんきょけつ》**や**心機能**の評価には、**SPECT《スペクト》検査**が役立つ

心筋生検《しんきんせいけん》

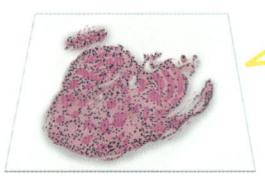

- **肥大型心筋症**、**拡張型心筋症**などの心筋疾患の診断は
  心筋細胞を採取しておこなう心筋生検が有効である
- 心筋生検は、**心臓移植**後の経過観察にも用いられる

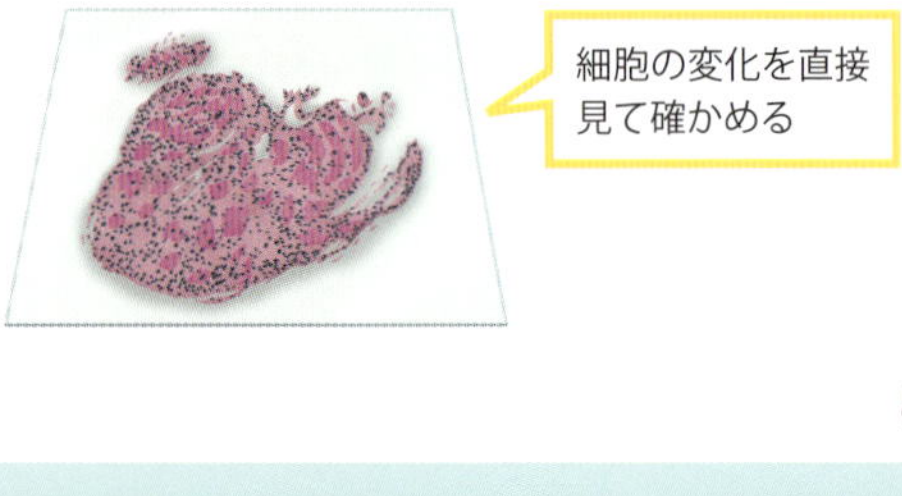

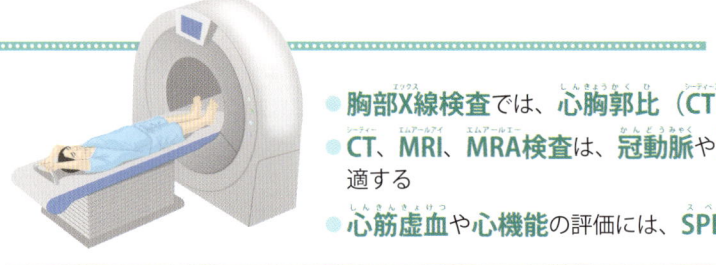

Part

3

心疾患の病態と治療法

数ある心疾患のうち、とくに代表的なのが
脈拍が速くなりすぎたり、遅くなりすぎたりする「不整脈」と、
冠動脈の狭窄・閉塞によって起こる「虚血系心疾患」だ。
その先にあるのは、心臓の働きが低下する「心不全」である。
高血圧、糖尿病などの関連因子をコントロールするとともに
不整脈や虚血を発見し、一刻も早く治療することが重要だ。

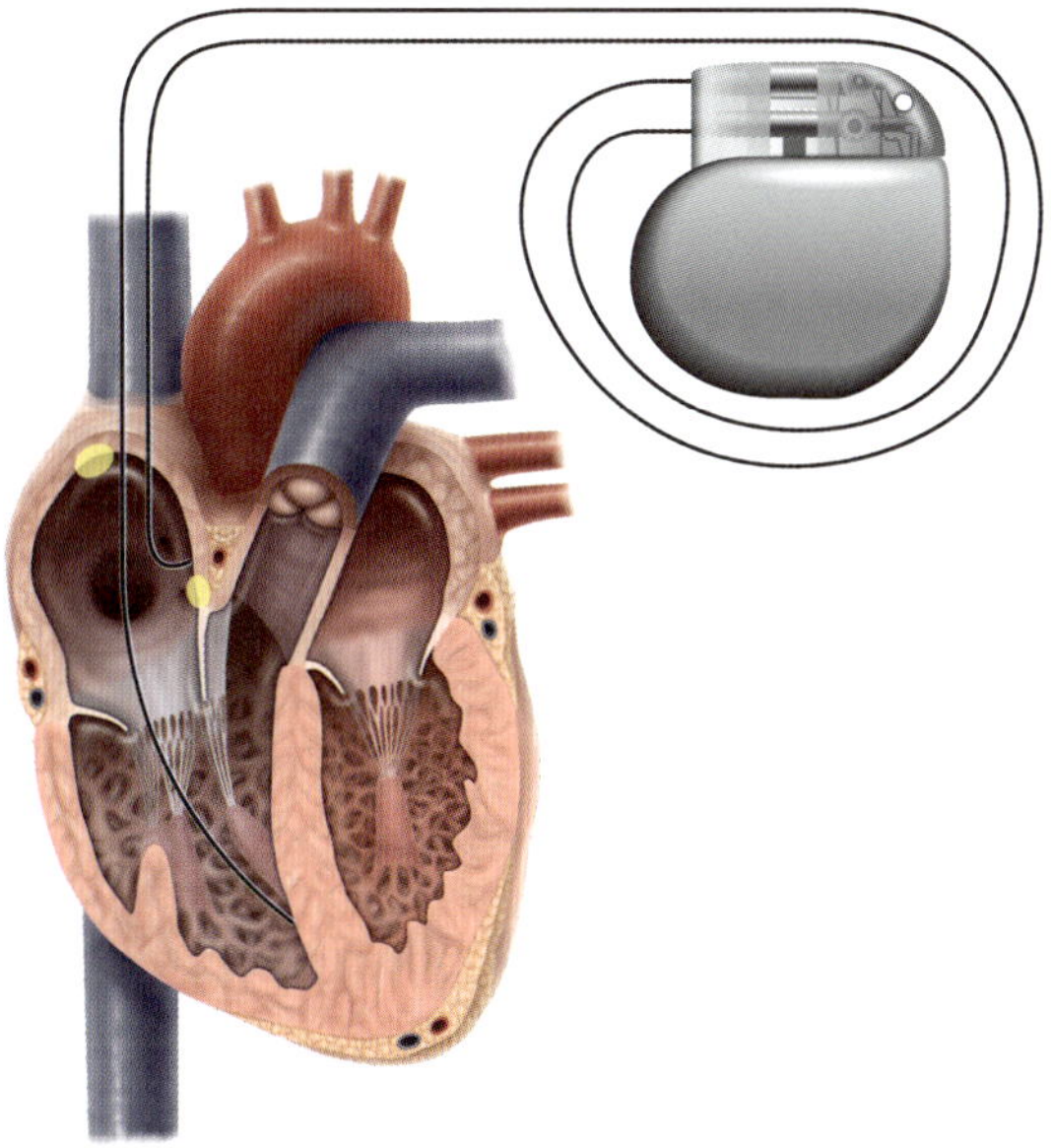

不整脈、虚血性心疾患から心不全に至ることが多い

心疾患などの諸要因から、心機能が低下した状態を「心不全」という。どのような心疾患も、早期に治療介入し、心不全症状の発症を防ぐことが重要だ。

すべての心疾患は、心不全へとつながる

いずれの心疾患も進行すると、心機能が低下して心不全に至る。

I 不整脈 Arrthythmia

規則正しい拍動が損なわれる。心停止に至るおそれもある

心臓の拍動が洞調律《どうちょうりつ》（50〜100回／分）からはずれた状態をいう。経過観察でよいものから、心停止に至るものまである。

頻脈性

上室性《じょうしつせい》不《ふ》整脈《せいみゃく》

心房（上室）から生じる頻脈性不整脈。心房がこまかく震える心房《しんぼう》細動《さいどう》が代表的。

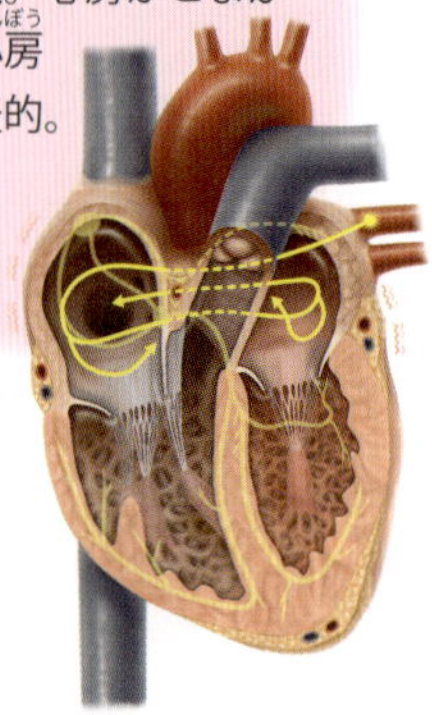

頻脈性

心室性《しんしつせい》不《ふ》整脈《せいみゃく》

心室から発生する頻脈性不整脈。なかでも心室細動《しんしつさいどう》は突然死を起こす危険な病態。

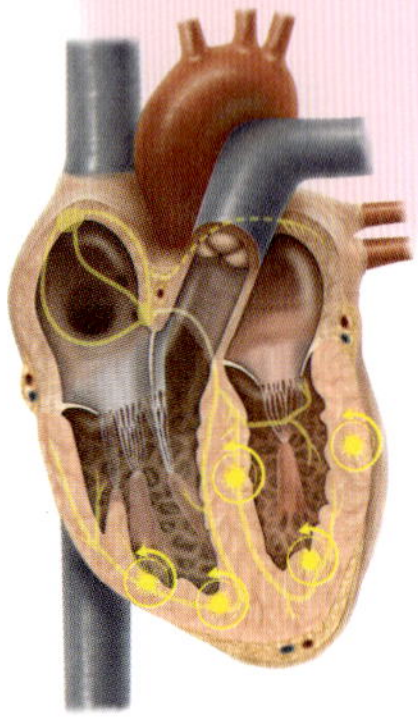

徐脈性《じょみゃくせい》不《ふ》整脈《せいみゃく》

電気刺激の発生や伝導に異常が生じ、脈が遅くなる。洞不全《どうふぜん》症候群《しょうこうぐん》、房室ブロックなどが代表的。

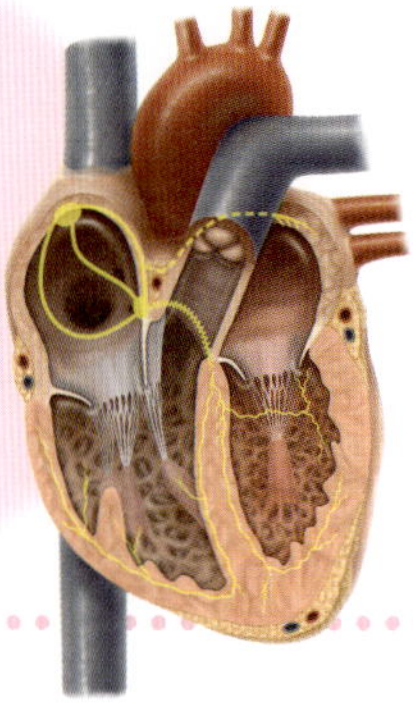

➡P90〜

心疾患の背景にはたいてい、高血圧などの異常がある

心臓や冠動脈《かんどうみゃく》に何らかの障害が起こり、**循環不全**を生じるものを**心疾患**という。心疾患の多くは、相互に関連して発症し、ほとんどの疾患で、やがては**心不全**に至る。

発症には**遺伝的因子**が関与しているが、それ以外のリスク因子として**高血圧**や**糖尿病**、**脂質異常症**などがある。心臓に負担をかけたり、冠動脈の**動脈硬化**を促進したりするため、これらの管理は非常に重要だ。

一般的な目標値は次のとおりである。

- **血圧…診察室血圧140／90㎜Hg未満**
- **血糖…空腹時血糖値110㎎／dL未満**
- **血中脂質…LDL‐C140㎎／dL未満**
  中性脂肪150㎎／dL未満

なお、診療においては、患者の高齢化により、非典型例が多いことにも注意したい。

Ⅲ 心臓弁膜症《しんぞうべんまくしょう》
Valvular Heart Disease

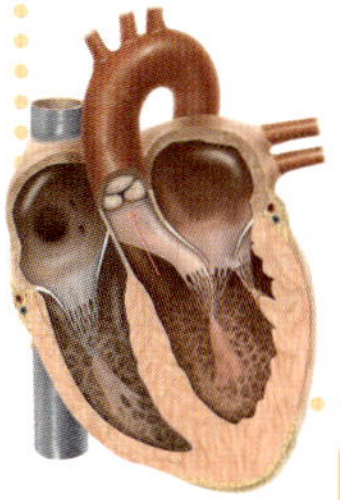

弁の狭窄や閉鎖不全で血行動態に異常が生じる

弁に異常が生じ、血液が逆流したり、流れが滞ったりして、心臓に負担をかける。

➡P118～

Ⅳ 心膜疾患《しんまくしっかん》
Pericardial Disease

ウイルス感染などで心機能が急激に悪化

心臓を包む膜にウイルス感染などが起こり、心機能の急激な低下や全身症状をきたす。

➡P122～

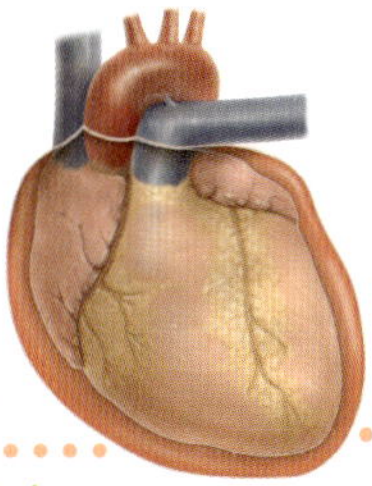

Ⅴ 心筋疾患《しんきんしっかん》
Myocardial Disease

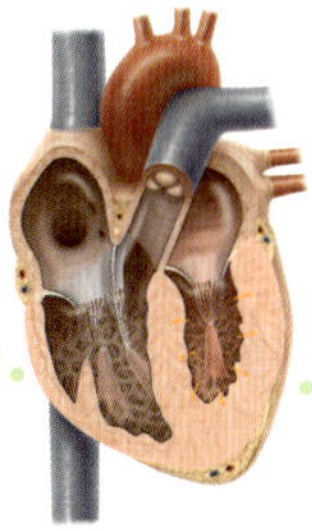

左室《さしつ》の肥大や拡大でポンプ機能が低下する

心筋の異常で左室の肥大や拡大が起こる。ポンプ機能が低下し、不整脈などをまねく。

➡P126～

Ⅱ 虚血性心疾患《きょけつせいしんしっかん》
Ischemic Heart Disease

冠動脈《かんどうみゃく》が狭窄《きょうさく》・閉塞し、心筋への血流が不足する

動脈硬化によって、冠動脈の内腔《ないくう》がせまくなったり、詰まったりして、心筋が酸素不足に陥る。

血管が狭窄して胸が痛む

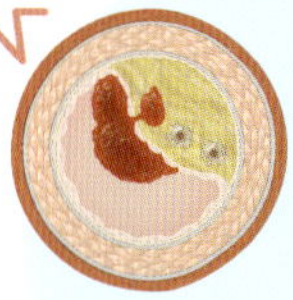

狭心症《きょうしんしょう》

冠動脈が狭窄した状態。労作時の血流量増加に対応できず、胸痛などが発現する。

不安定狭心症と心筋梗塞をあわせて「急性冠症候群《きゅうせいかんしょうこうぐん》(ACS《エーシーエス》)」という

心筋梗塞《しんきんこうそく》

冠動脈が閉塞した状態。その先の血流が途絶えて心筋が壊死《えし》に陥る。

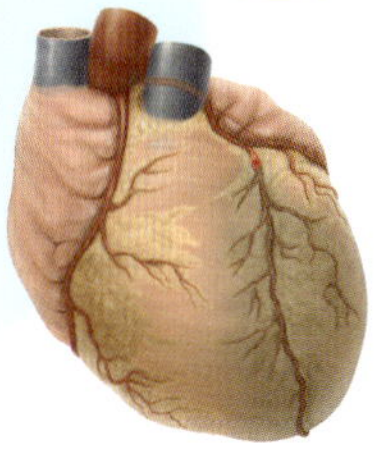

➡P102～

Ⅵ 心不全
Heart Failure：HF《エイチエフ》

呼吸困難などの症状が出て再入院をくり返す

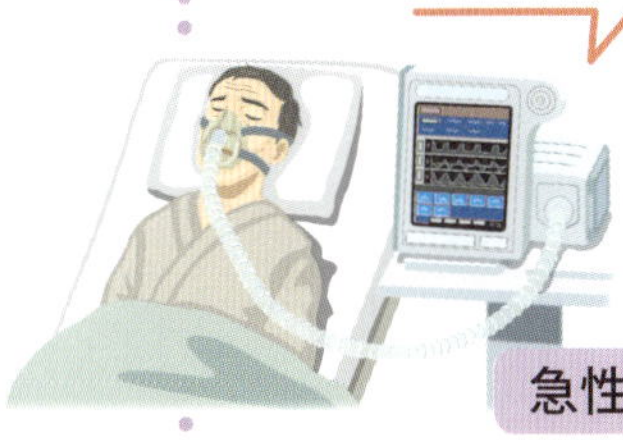

心機能が徐々に低下し、やがて心停止に至る

心機能が低下し、全身に必要な血液を送ることができなくなった状態で、やがては心停止に至る。すべての心疾患の終末的な病態で、高齢者に多い。急性心不全と慢性心不全がある。

心機能が徐々に落ちて、器質的変化が起こる

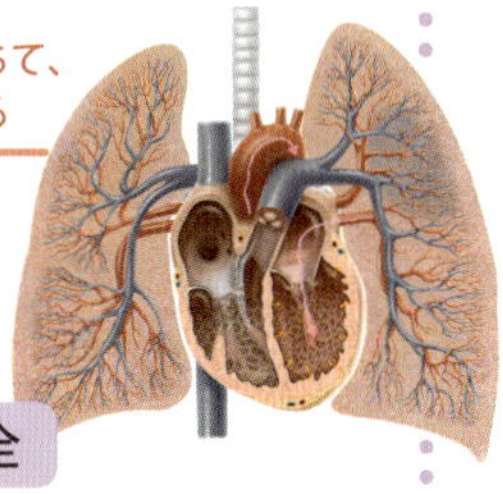

急性心不全　慢性心不全

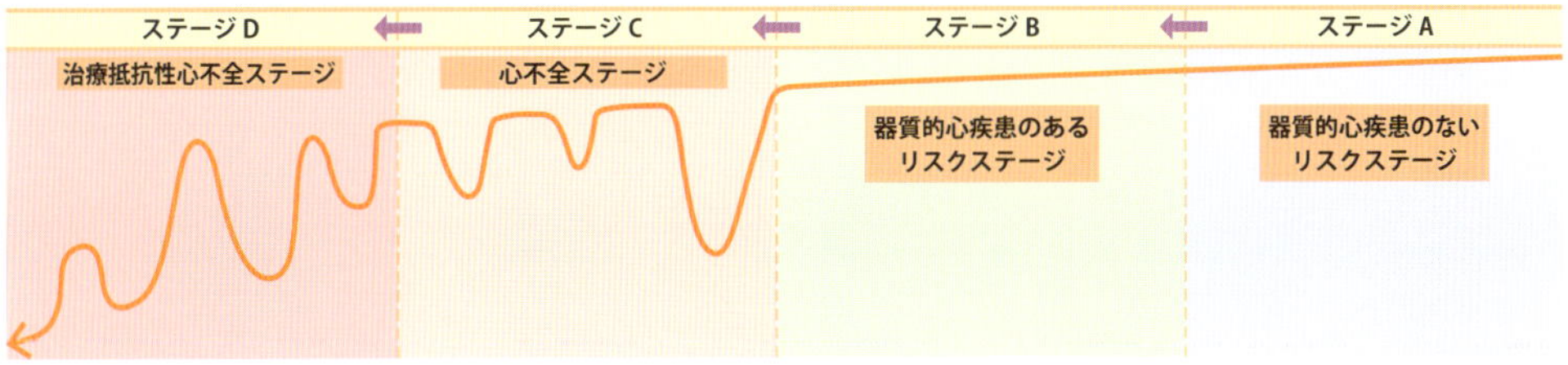
ステージD
ステージC
ステージB
ステージA
治療抵抗性心不全ステージ
心不全ステージ
器質的心疾患のあるリスクステージ
器質的心疾患のないリスクステージ

➡P110～

心房が小刻みに震え、心拍数が著しく増える

上室性不整脈のうち、近年、高齢者の心疾患として注目されているのが心房細動だ。発症に気づかず放置していると、重大な脳梗塞を起こしてしまう。

異常興奮が生じて、心房内をぐるぐると巡る

Atrial Fibrillation : AF

肺静脈《はいじょうみゃく》内で発生した異常興奮が心房のなかを旋回（リエントリー）し、正常な拍動が起きなくなる。

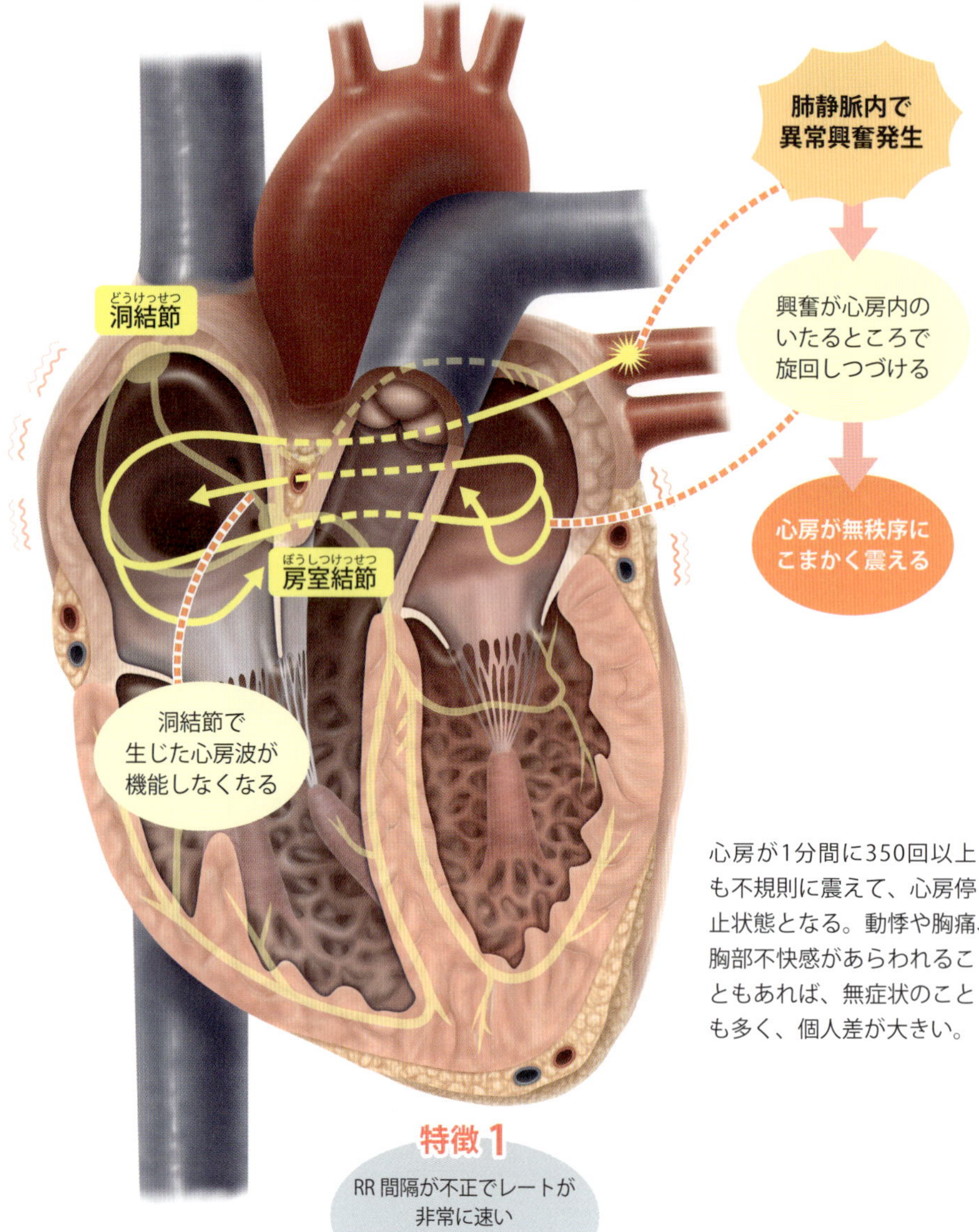
肺静脈内で
異常興奮発生
興奮が心房内の
いたるところで
旋回しつづける
心房が無秩序に
こまかく震える
洞結節《どうけっせつ》
房室結節《ぼうしつけっせつ》
洞結節で
生じた心房波が
機能しなくなる

心房が1分間に350回以上も不規則に震えて、心房停止状態となる。動悸や胸痛、胸部不快感があらわれることもあれば、無症状のことも多く、個人差が大きい。

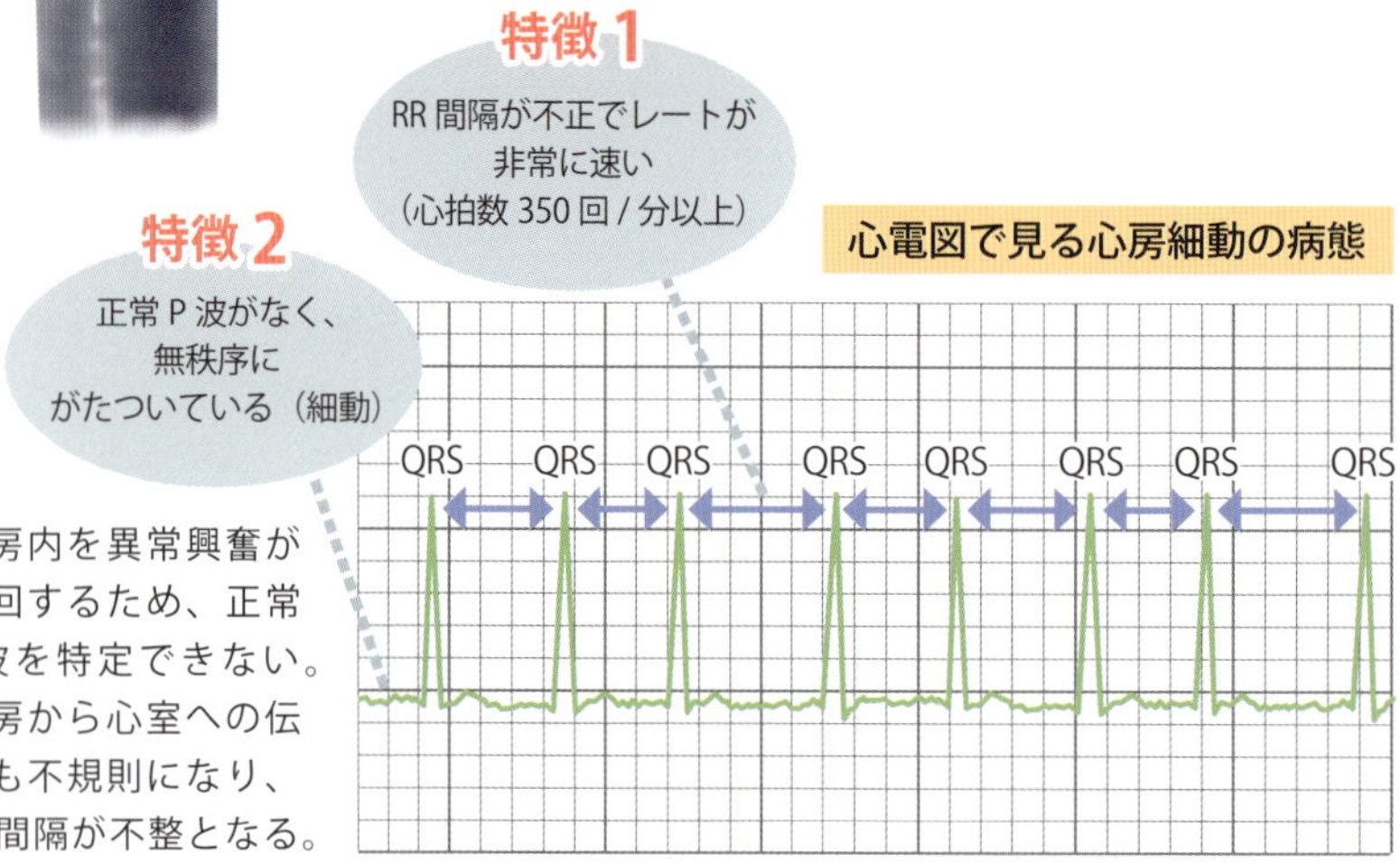
特徴1
RR間隔が不正でレートが
非常に速い
（心拍数350回/分以上）
特徴2
正常P波がなく、
無秩序に
がたついている（細動）
心電図で見る心房細動の病態
QRS
QRS
QRS
QRS
QRS
QRS
QRS
QRS

心房内を異常興奮が旋回するため、正常P波を特定できない。心房から心室への伝導も不規則になり、RR間隔が不整となる。

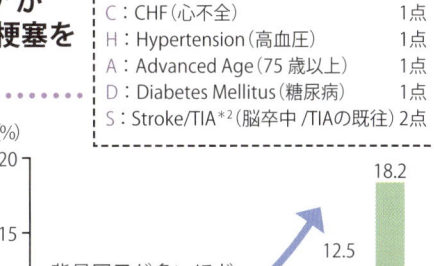

年齢とともに増える不整脈。脳梗塞、心不全をまねく

心房細動《しんぼうさいどう》（AF）は、脈拍がところどころ弱くなる**「期外収縮《きがいしゅうしゅく》」**についで、頻度の高い**頻脈性不整脈**だ。年齢とともに増え、80歳以上の罹患率は5％にも上る。

従来は、心臓弁膜症《しんぞうべんまくしょう》（↓P118）や心不全（↓P110～）などの心疾患に併発すると考えられていたが、現在では、**環境因子**以外に**遺伝的素因**も深く関与すると考えられている。心房細動は、慢性的な進行疾患で**「発作性心房細動」**からはじまり、**「持続性心房細動」**、さらには**「永続性心房細動」**へと移行する。この進展には、**心房リモデリング**（↓P92）が関与している。

心房細動そのものは致死性不整脈ではないが、問題となるのは、心不全の増悪因子であること、そして心臓内で血栓を形成しやすいことだ。血栓が脳血管に詰まると、**「心原性脳塞栓《しんげんせいのうそくせん》」**を発症する。重症化しやすく、要介護や寝たきりの大きな原因となる。また、頻脈性不整脈の一種であるWP《ダブリューピー》W《ダブリュー》症候群*1にともなう心房細動は、心室《しんしつ》細動《さいどう》に移行して突然死をまねくことがある。

心臓だけでなく、脳にも致死的な影響を及ぼす

心房細動《しんぼうさいどう》で心房内に生じた血栓が心原性脳塞栓《しんげんせいのうそくせん》を引き起こす。

左房《さぼう》内（とくに左心《さしん》耳《じ》）で血液がうっ滞すると、フィブリン血栓が生じやすくなる。

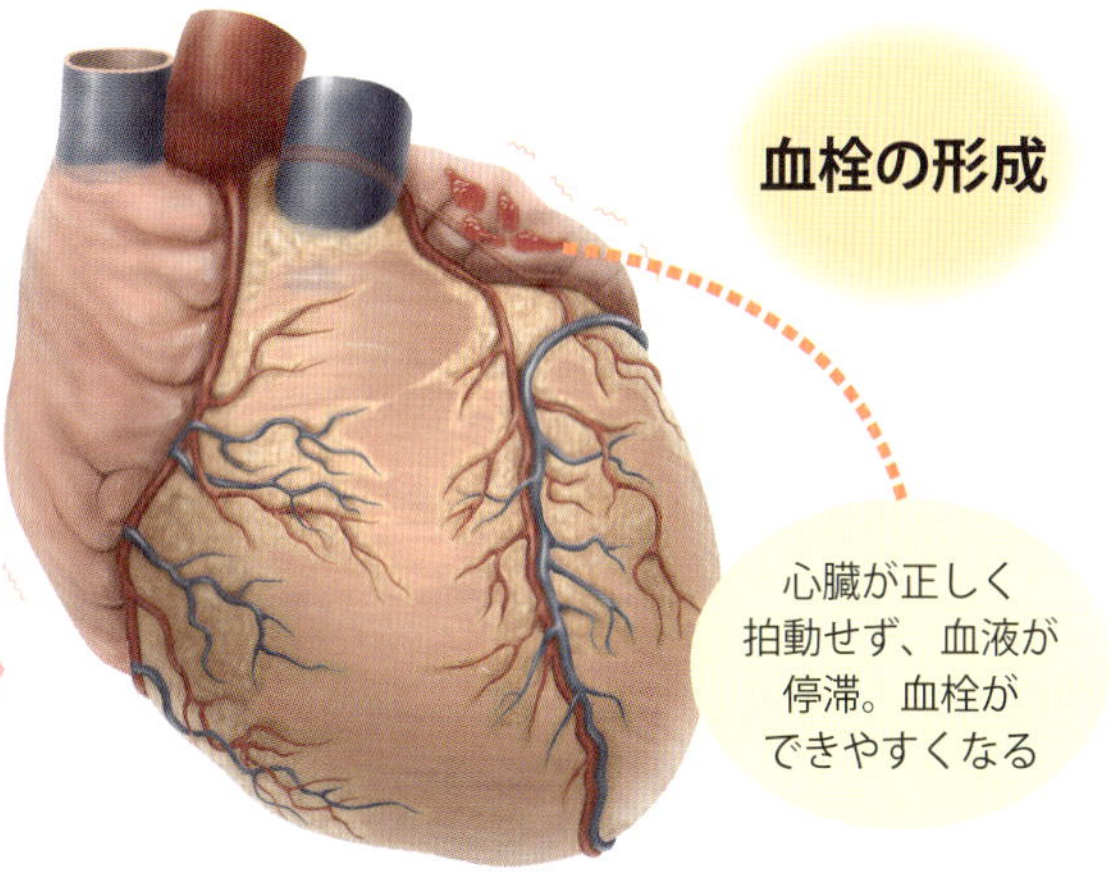
血栓の形成
心臓が正しく拍動せず、血液が停滞。血栓ができやすくなる

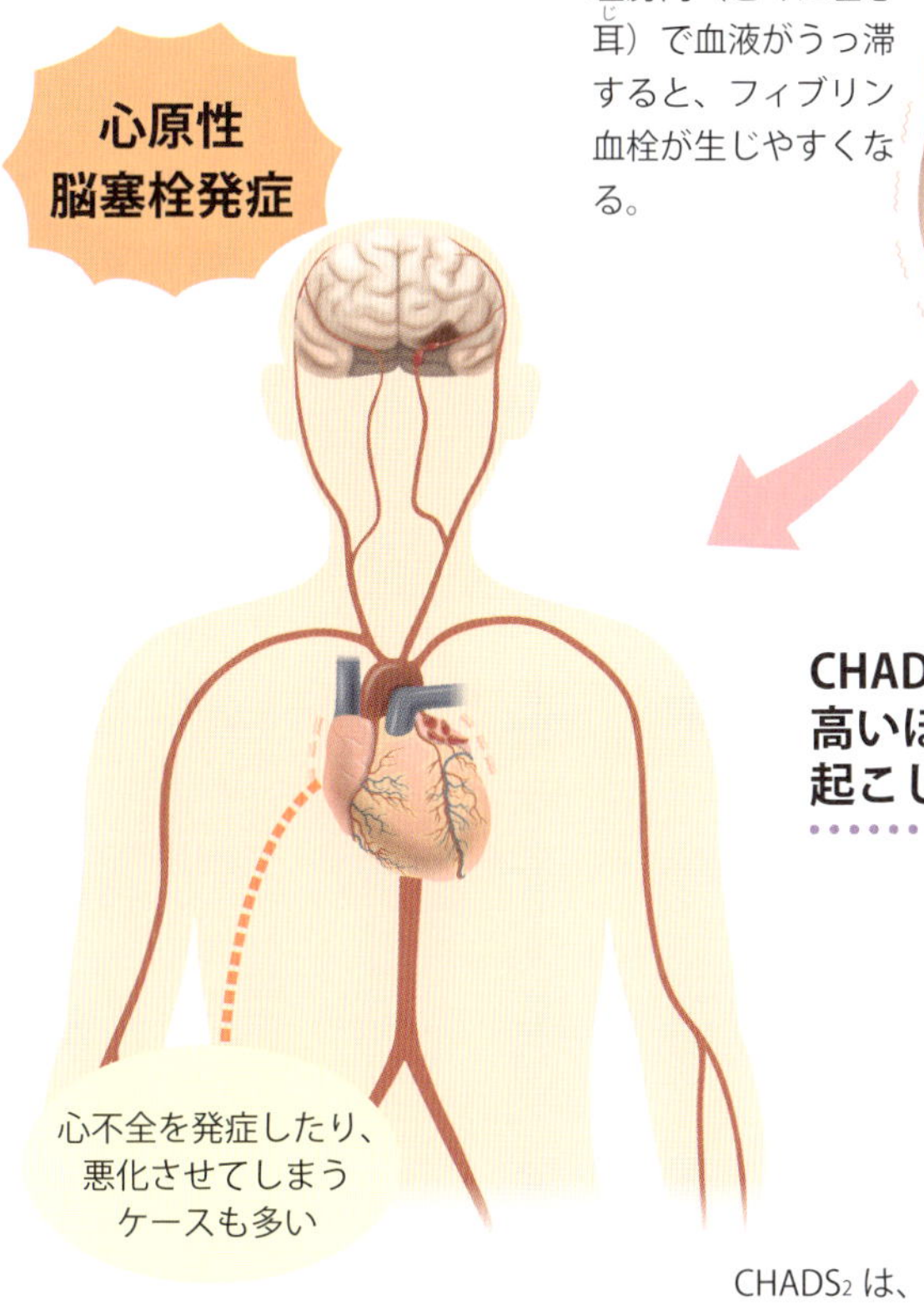
心原性
脳塞栓発症
心不全を発症したり、悪化させてしまうケースも多い

無治療の場合の脳梗塞発症率は年間5%。とくに心房細動が24時間以上持続したときに、脳梗塞を発症しやすい。

CHADS₂スコアが高いほど、脳梗塞を起こしやすい

C	CHF（心不全）	1点
H	Hypertension（高血圧）	1点
A	Advanced Age（75歳以上）	1点
D	Diabetes Mellitus（糖尿病）	1点
S	Stroke/TIA*2（脳卒中/TIAの既往）	2点

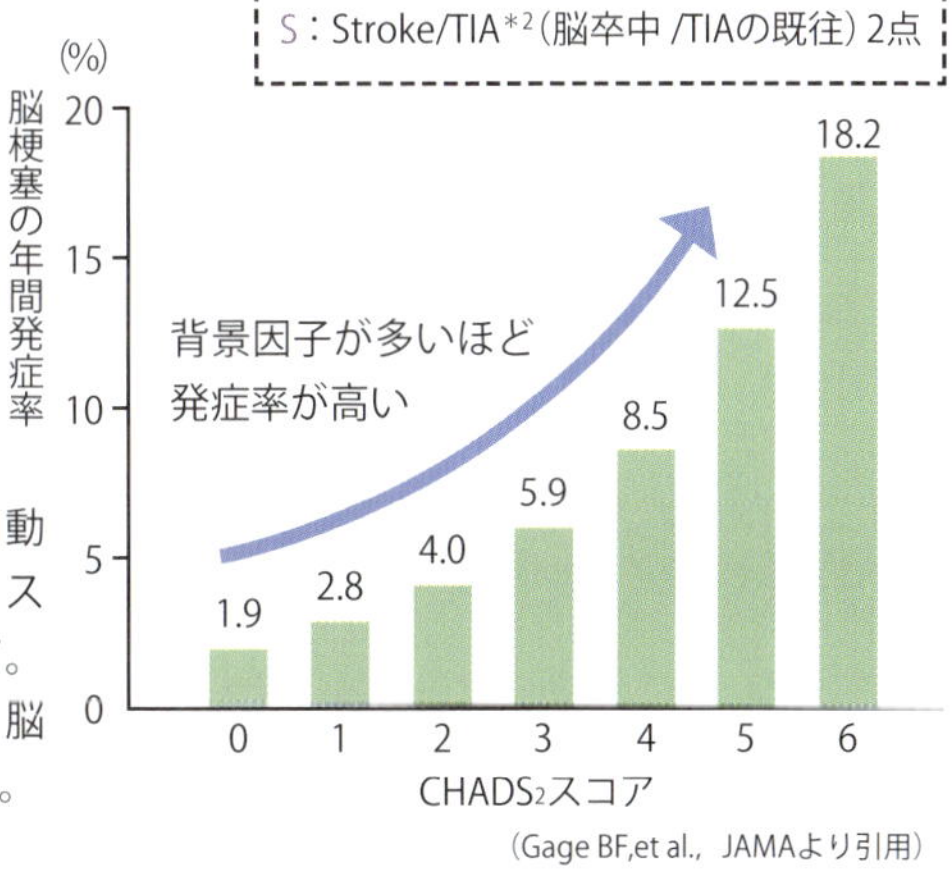
(%)
脳梗塞の年間発症率
20
15
10
5
0
背景因子が多いほど発症率が高い
1.9
2.8
4.0
5.9
8.5
12.5
18.2
0
1
2
3
4
5
6
CHADS2スコア

(Gage BF,et al., JAMAより引用)

CHADS2は、心房細動患者の脳梗塞発症リスクを評価するスコア。スコアが高いほど、脳梗塞を発症しやすい。

*1 WPW症候群…ウォルフ・パーキンソン・ホワイト症候群という先天性の不整脈。心房と心室のあいだなどに、本来はないはずの電気信号の経路（副伝導路）がある。多くは無症状だが、心房細動などの頻拍発作が起こることがある。
*2 TIA…Transient Ischemic Attackの略。一過性脳虚血発作ともいう。一時的な脳の虚血だが、数日以内に重大な脳梗塞を起こすおそれがある。

まずはレートコントロール。脳梗塞の予防も大事

心房細動の治療は、薬物治療が主体。現在では、心房細動の発症にかかわる高血圧などに対処するアップストリーム治療の重要性が指摘されている。

ダウンストリーム治療を軸に、アップストリーム治療も考慮

心房細動《しんぼうさいどう》の治療法は、標的の違いから、アップストリーム治療とダウンストリーム治療にわけられる。

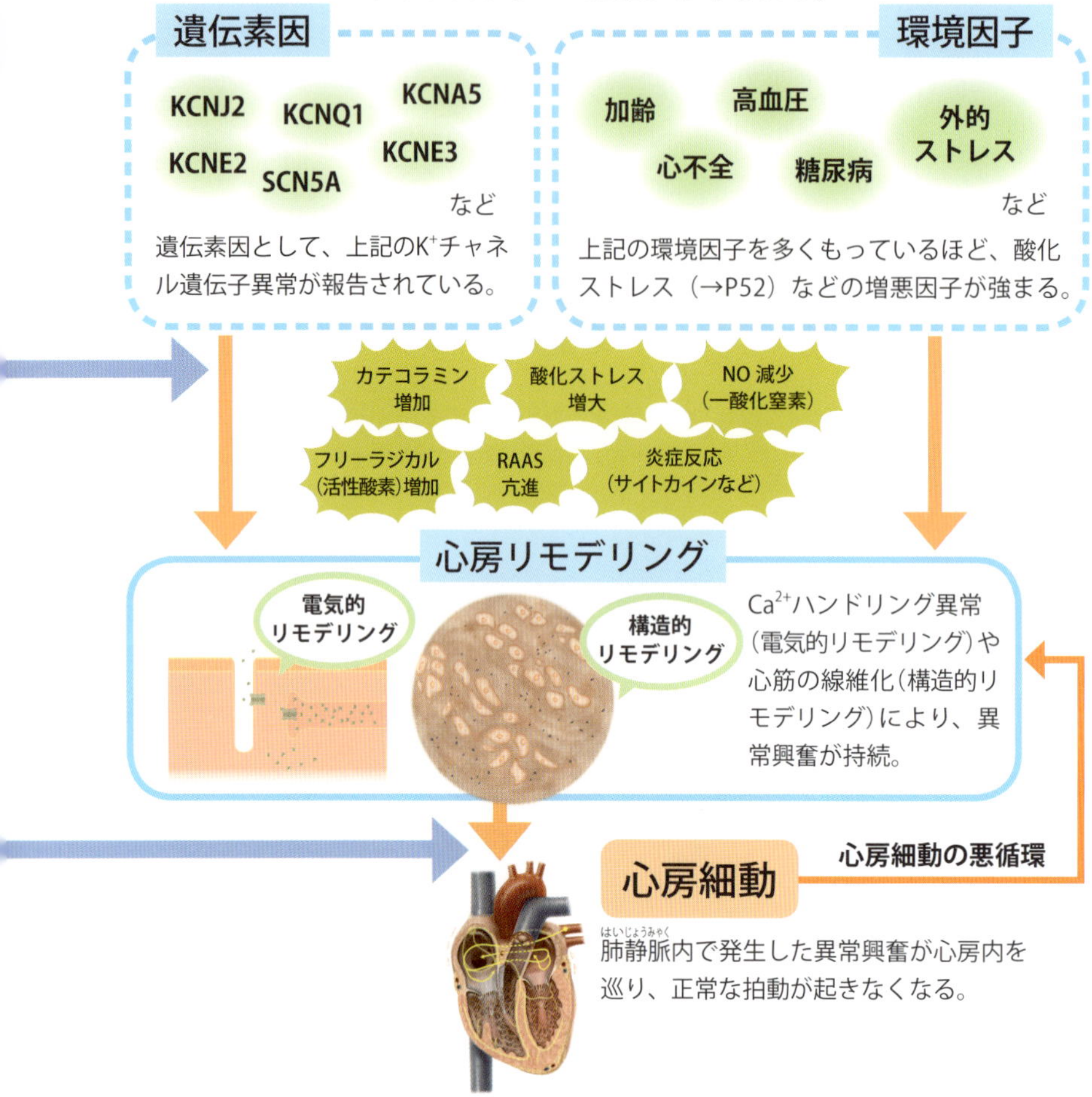
遺伝素因
KCNJ2
KCNQ1
KCNA5
KCNE2
SCN5A
KCNE3
など
遺伝素因として、上記のK^+チャネル遺伝子異常が報告されている。
環境因子
加齢
高血圧
外的ストレス
心不全
糖尿病
など
上記の環境因子を多くもっているほど、酸化ストレス（→P52）などの増悪因子が強まる。
カテコラミン増加
酸化ストレス増大
NO 減少（一酸化窒素）
フリーラジカル（活性酸素）増加
RAAS亢進
炎症反応（サイトカインなど）
心房リモデリング
電気的リモデリング
構造的リモデリング
Ca^{2+}ハンドリング異常（電気的リモデリング）や心筋の線維化（構造的リモデリング）により、異常興奮が持続。
心房細動
心房細動の悪循環
肺静脈《はいじょうみゃく》内で発生した異常興奮が心房内を巡り、正常な拍動が起きなくなる。

年齢とともに増える不整脈。脳梗塞、心不全をまねく

持続性・永続性の**心房細動**《しんぼうさいどう》は、**心電図検査**で確定診断がつく。無症状の心房細動の発見には、**イベント心電図**が有効だ。治療法は、発症因子そのものをコントロールする**アップストリーム治療**と、心臓にいま現在起きている異常を改善する**ダウンストリーム治療**に大別できる。後者はさらに、脈拍を調整する**レートコントロール**と、洞《どう》調律《ちょうりつ》（→P69）を維持する**リズムコントロール**、脳梗塞《のうこうそく》などを防ぐための**抗血栓療法**《こうけっせんりょうほう》にわけられる。

従来は薬物によるリズムコントロールが重視されていたが、現在は、レートコントロールでも生命予後とQOL（生活の質）に差がないとわかっている。苦痛を訴える場合などを除けば、洞調律にこだわらず、レートコントロールをおこなってもよい。

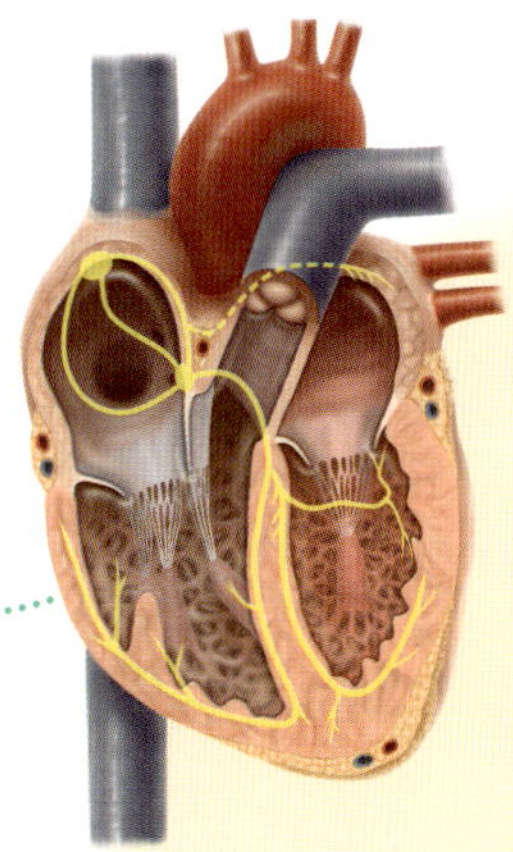

Point
心房細動を起こす前に一次予防として使う

アップストリーム治療

心房細動の発症＆増悪因子に対処

心房リモデリングの増悪因子を抑えることで、心房細動の発症を防ぐ。レニン - アンジオテンシン系を抑制するACE《エーシーイー》阻害薬やA II《エー ツー》受容体拮《じゅようたいきっ》抗薬《こうやく》（ARB《エーアールビー》）のほか、酸化ストレスを抑制するスタチンが用いられる。

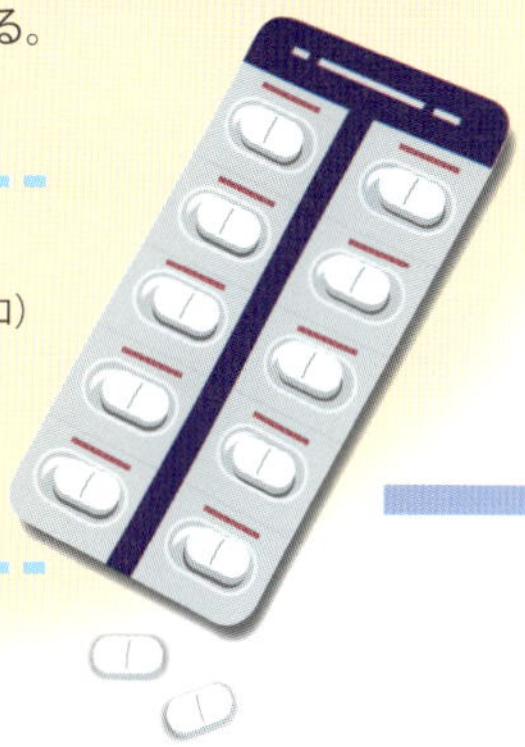

スタチン（HMG-CoA《エイチエムジー コーエー》還元酵素阻害薬）

- プラバスタチン（商メバロチン）
- シンバスタチン（商リポバス）
- アトルバスタチン（商リピトール）

など

＊商は商品名をあらわす

ACE阻害薬

- トランドラプリル（商オドリック／プレラン）
- エナラプリル（商レニベース）
- ペリンドプリル（商コバシル）

など

ARB

- イルベサルタン（商イルベタン／アバプロ）
- オルメサルタン（商オルメテック）
- カンデサルタン（商ブロプレス）　など

ダウンストリーム治療

III リズムコントロール

洞調律《どうちょうりつ》を保ち、頻脈などを抑える

洞調律を維持し、心房細動の再発予防をめざす治療法。薬物で効果が不十分な場合は、カテーテルアブレーション（→ P96）を検討するが、時間がたつと再発しやすい。

緊急時は直流除細動で震えを止める

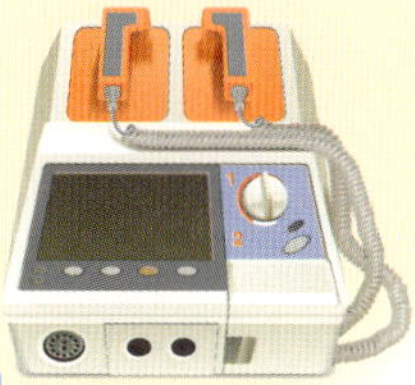

強力Naブロッカー

- ピルシカイニド（商サンリズム）
- シベンゾリン（商シベノール）
- プロパフェノン（商プロノン）
- ジソピラミド（商リスモダン）
- フレカイニド（商タンボコール）

I レートコントロール

薬を使って、心拍数80回以下をめざす

心房細動はそのままで、β《ベータ》ブロッカー、Ca《カルシウム》拮抗薬《きっこうやく》を使って心拍数を調整する方法。ジギタリス製剤は、死亡率を上げることがわかり、使われなくなってきている。

心不全がない場合

- βブロッカー
- Ca拮抗薬
  ベラパミル（商ワソラン）、ジルチアゼム（商ヘルベッサー）

心不全がある場合

- ジゴキシン経口・静注
- アミオダロン経口（・静注）
- ランジオロール静注
- ビソプロロール（商メインテート）
- （●カルベジロール〈商アーチスト〉）

II 抗血栓療法《こうけっせんりょうほう》

DOAC《ドアック》服用などで脳梗塞《のうこうそく》を防ぐ

脳梗塞のリスクに応じて、血栓予防のための抗凝固《こうぎょうこ》薬《やく》を選択。最近では採血による用量調整が不要な、直接作用型経口抗凝固薬（DOAC）がよく使われる。

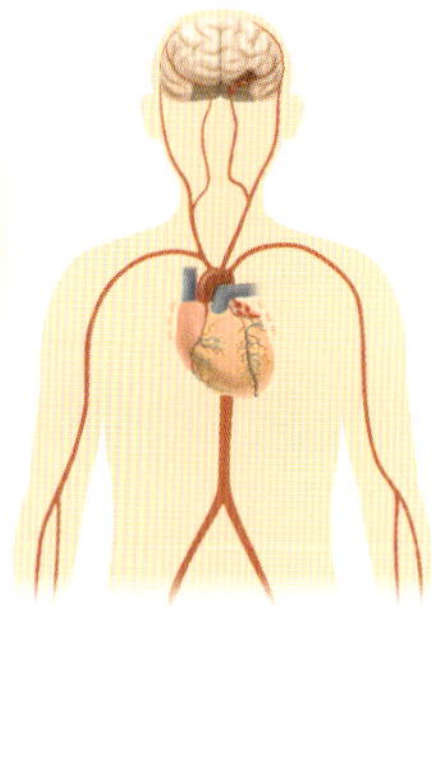

DOAC

- ダビガトラン（商プラザキサ）
- リバーロキサバン（商イグザレルト）
- アピキサバン（商エリキュース）
- エドキサバン（商リクシアナ）

その他の抗凝固薬

- ワルファリン（商ワーファリン、ワルファリンK）

心室頻拍、心室細動ともに致死性が高い

心室性不整脈は、刺激伝導系のなかでもヒス束から先の部分に異常が生じる不整脈。とくに危険なのが、心室頻拍と心室細動である。

心室頻拍から、心室細動に移行することもある

心室頻拍の多くは器質的な心疾患に起因し、心室細動に移行することがある。

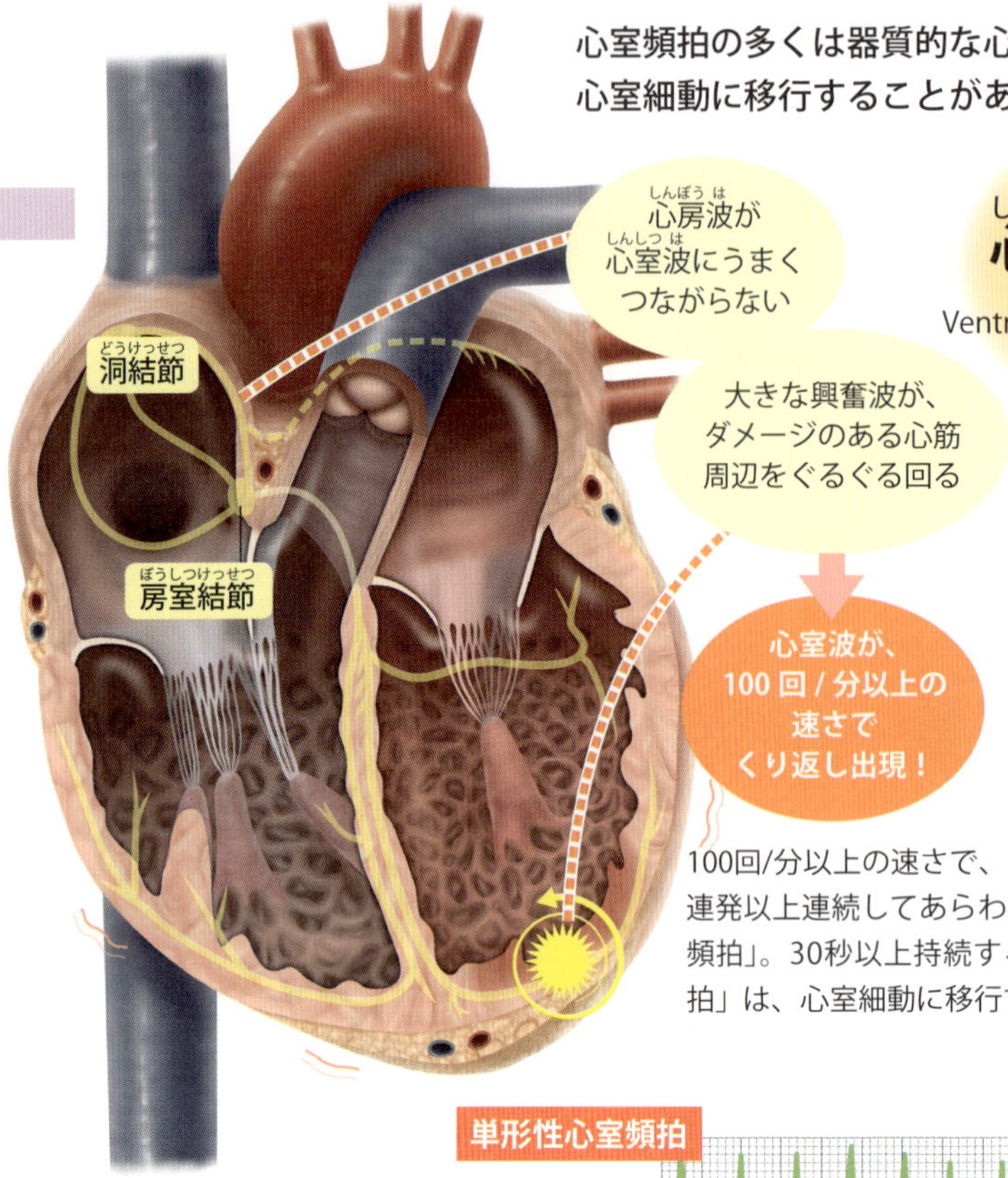
心房《しんぼう》波《は》が
心室《しんしつ》波《は》にうまくつながらない
洞結節《どうけっせつ》
大きな興奮波が、ダメージのある心筋周辺をぐるぐる回る
房室結節《ぼうしつけっせつ》
心室波が、100回/分以上の速さでくり返し出現！

心室頻拍《しんしつひんぱく》

Ventricular Tachycardia：VT

100回/分以上の速さで、心室《しんしつ》期《き》外収縮《がいしゅうしゅく》が3連発以上連続してあらわれるものが「心室頻拍」。30秒以上持続する「持続性心室頻拍」は、心室細動に移行することも。

単形性心室頻拍

QRS幅が広く、その波形が単一のタイプ。RR間隔は規則的。

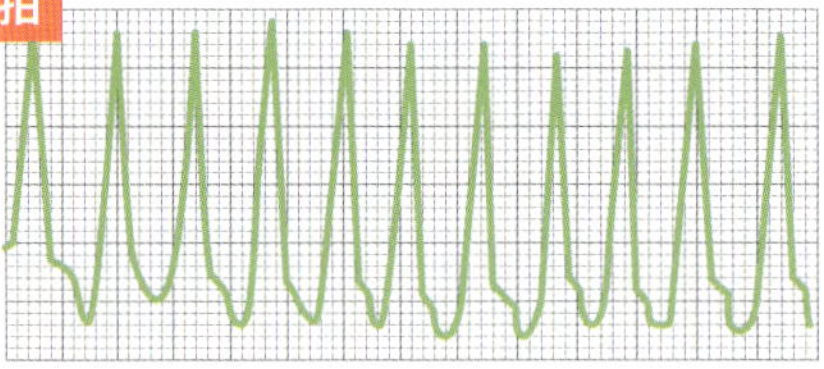

多形性心室頻拍

QRS幅が広く、波形が複数ある。RR間隔はおおむね規則的。

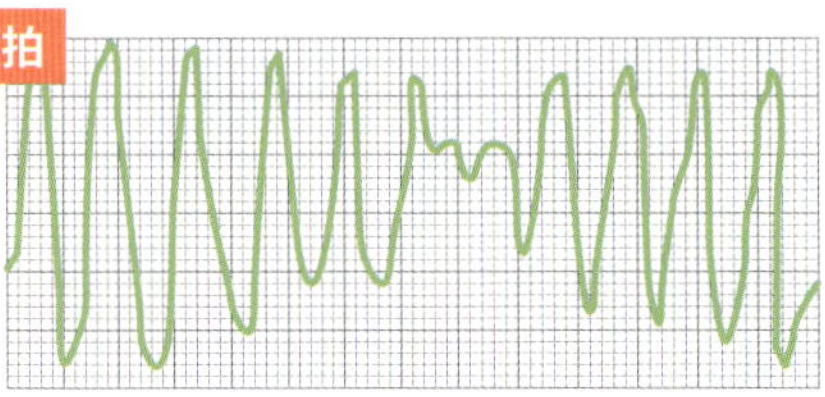

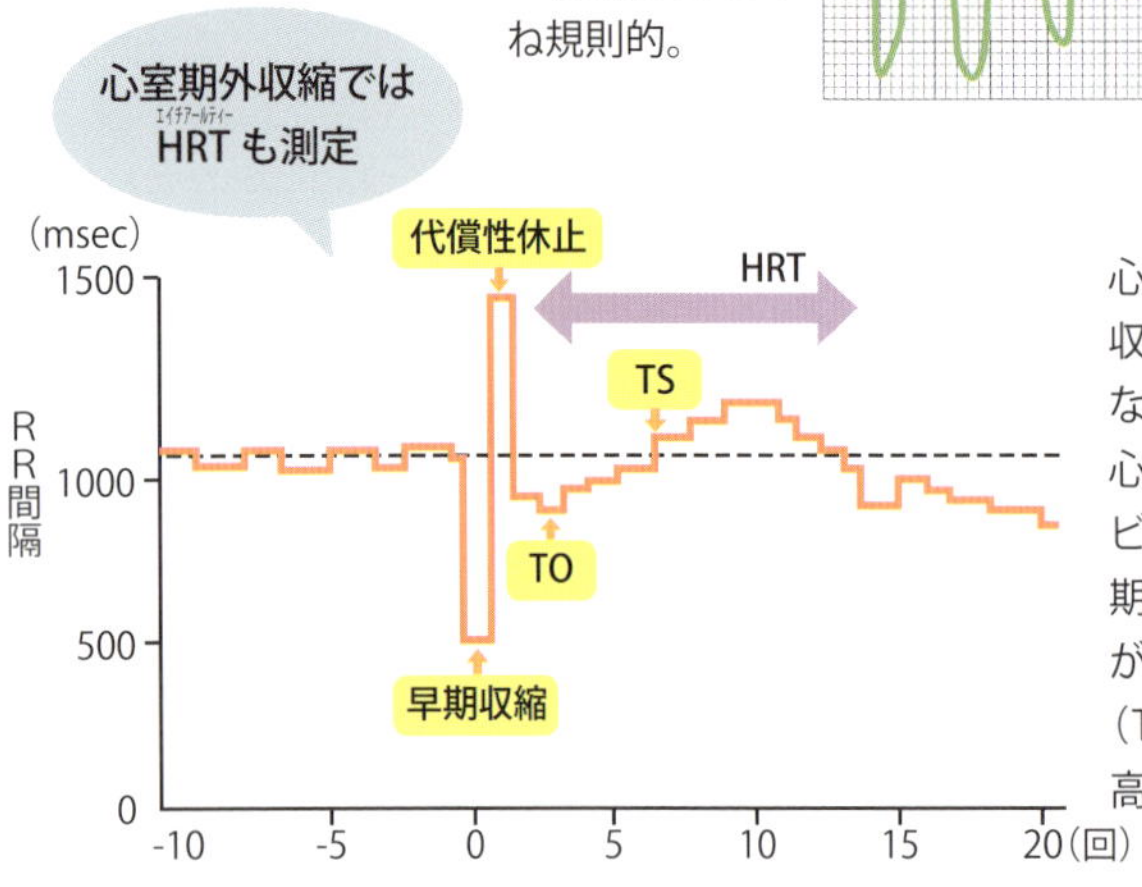
心室期外収縮では
HRT《エイチアールティー》も測定
(msec)
1500
1000
500
0
RR間隔
代償性休止
HRT
TS
TO
早期収縮
-10
-5
0
5
10
15
20（回）
ビート数

心機能低下例では、心室期外収縮が突然死のきっかけになることもあり、そのリスクは心拍数の推移（HRT：心拍タービュランス）からわかる。
期外収縮直後に代償性休止が生じ、ついで心拍数増加度（TO）、心拍数回復度（TS）が高まるのが特徴だ。

（『カラー版　循環器病学 基礎と臨床』川名正敏ほか編、西村書店より引用）

心室細動《しんしつさいどう》

Ventricular Fibrillation
：VF

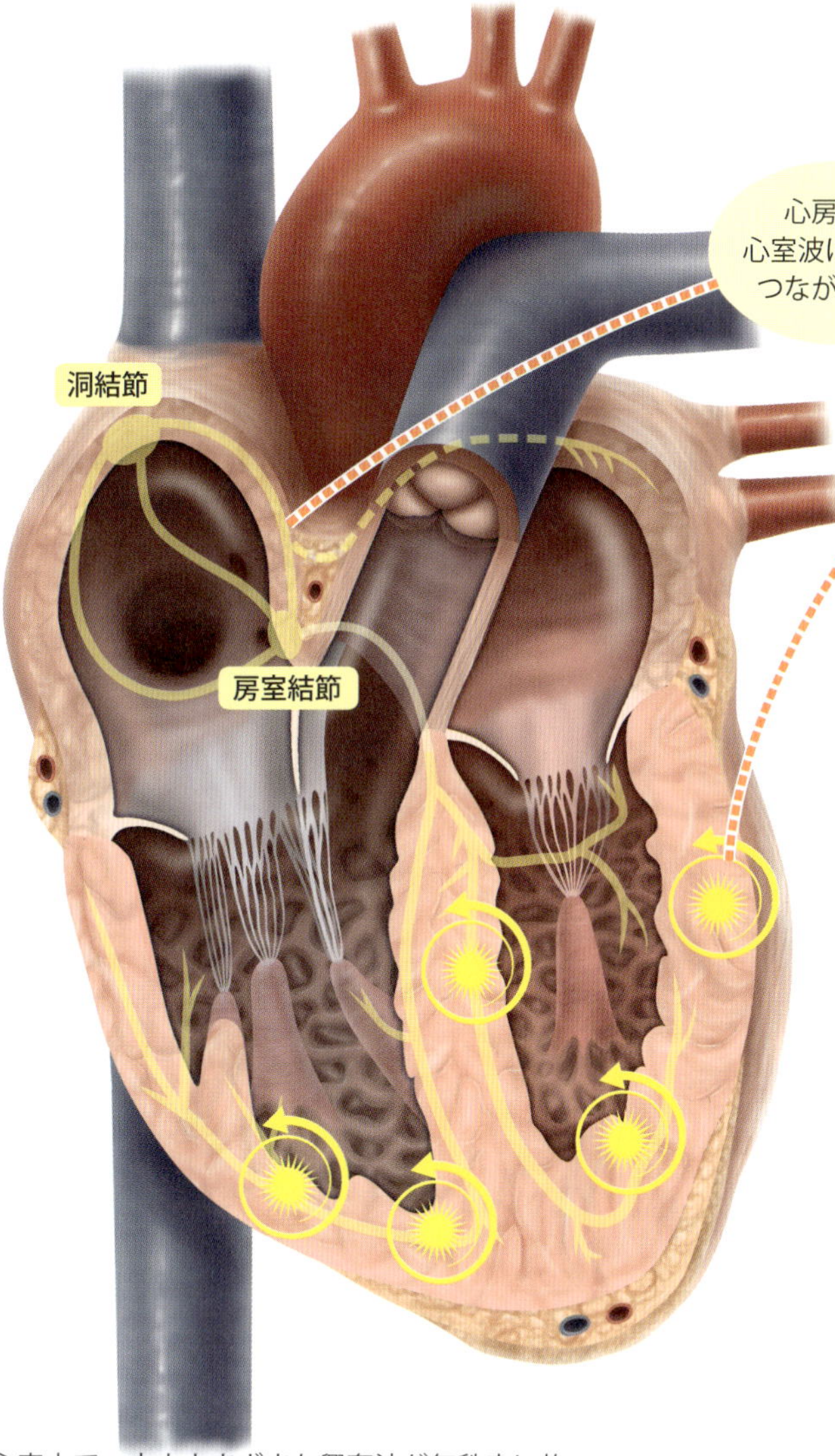
洞結節
房室結節
心房波が
心室波にうまく
つながらない
大小さまざまな
興奮波が、
無秩序にぐるぐる
回っている
心臓の拍出機能が
ほとんど失われた、
危険な状態

心室内で、大小さまざまな興奮波が無秩序に旋回する。心室はただ震えているだけで、血液を送り出すことができず、ほぼ心停止状態となる。ショック状態に陥り、突然死をきたす。

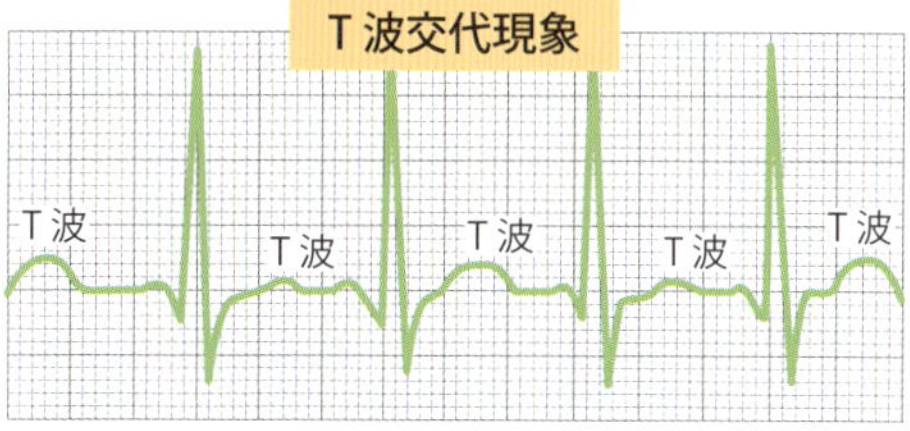
T 波交代現象
T 波
T 波
T 波
T 波
T 波

形の異なる2種類のT波が交互にあらわれる。これが増強すると心室細動を発症しやすい。

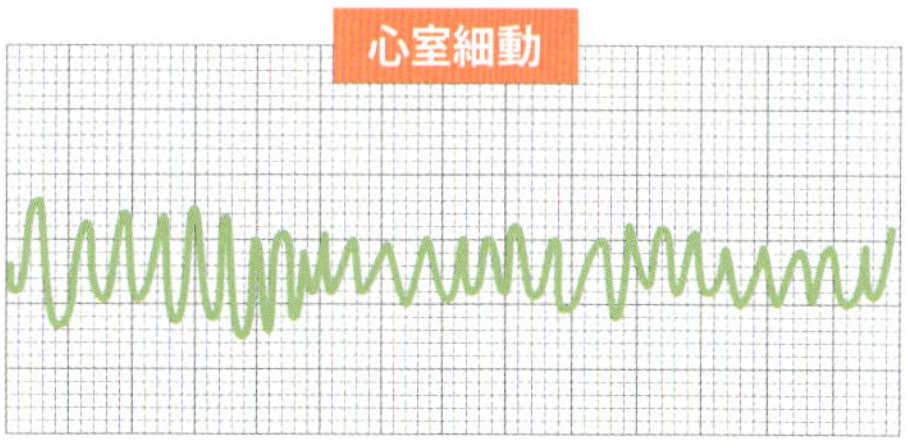
心室細動

不規則な連続波で、QRS波、ST部分、T波を特定できない。RR間隔は不規則。

基礎疾患のある人に多い危険な不整脈

心室から生じる**頻脈性不整脈**には、「**心《しん》室期外収縮《しつきがいしゅうしゅく》**」「**心室頻拍《しんしつひんぱく》**」「**心室細動《しんしつさいどう》**」がある。

心室期外収縮は基本的には良性だが、心室頻拍や心室細動は致死性の不整脈だ。

一般に心室頻拍からはじまり、血行動態が悪化すると心室細動に移行する。心室細動では、心室がこまかく震えるだけで、ポンプとしての機能を果たさない。数秒で**脳循環不全**に陥り、10分以上経過すると**突然死**に至る。心電図においても、規則性のない、こまかい波形が見てとれる。

心室頻拍は、**心筋梗塞《しんきんこうそく》**や**心筋疾患**、**心不全**、**心室細動**は**急性冠症候群《きゅうせいかんしょうこうぐん》**や**心筋疾患**にともなって起こることが多い。局所で発生した異常興奮が、変性心筋と正常心筋の境を**リエントリー（旋回）**するため、頻拍が持続しやすいからだ。

器質的心疾患が認められない「**特発性心室頻拍**」のなかで多いのが、プルキンエ線維を発生源とする**プルキンエ不整脈**だ。**QT延長症候群**＊1や**ブルガダ症候群**＊2などの**遺伝性不整脈**も、心室頻拍や心室細動の原因となる。

＊1　QT 延長症候群…QT 時間の延長とともに、T 波の波形異常をともなう疾患。先天性のものと、二次性のものがある。
＊2　ブルガダ症候群…遺伝的要因が強く、アジア人の男性に多く見られる難病。器質的な心疾患がないのに、心電図の ST 部分が特有の形で上昇したり、右脚《うきゃく》ブロックのような波形を示したりし、突然死や失神をきたすことがある。

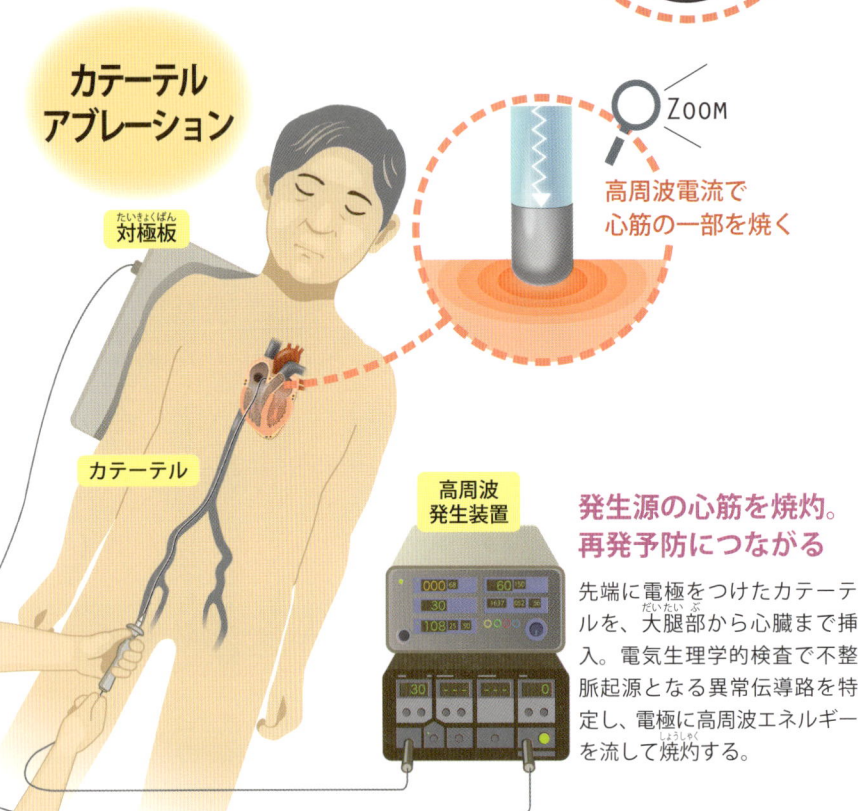

除細動ですぐ対処。再発予防には抗不整脈薬を使う

心室頻拍、心室細動が起きてしまったときはすぐに除細動器を使い、心停止を防ぐ。再発予防のため、ICDの植込みなども検討する。

非薬物治療で頻拍、細動を止める

心房細動《しんぼうさいどう》と同じく、発症時は除細動器で心拍を戻す（→P93）。その後の再発予防策としてICDの植込みや、カテーテルアブレーションをおこなう。

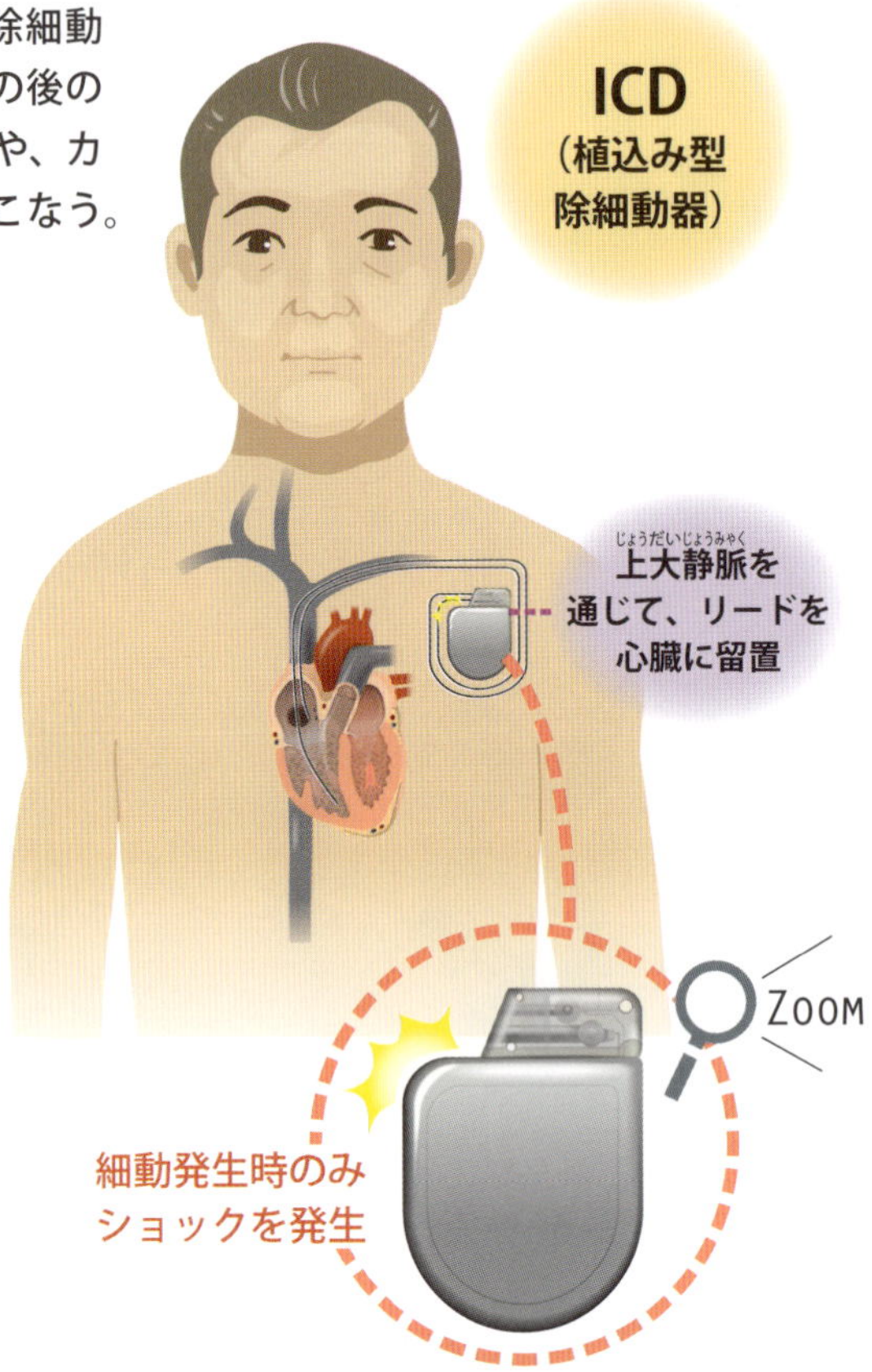
ICD
（植込み型
除細動器）
上大静脈《じょうだいじょうみゃく》を
通じて、リードを
心臓に留置
ZOOM
細動発生時のみ
ショックを発生

除細動によって突然死を防ぐ

胸部に小型の除細動器を植込む外科治療。心室にリードを留置して心室の拍動を監視し、頻拍が発生したらただちに除細動を発動する。手術を終える前には、心室細動《しんしつさいどう》を誘発し、除細動確認をおこなう。

徐脈性不整脈では同様にペースメーカを入れる

リードを心房か心室（あるいは両方）に留置して心臓の拍動を監視し、適切なペーシングを強制的におこなう。

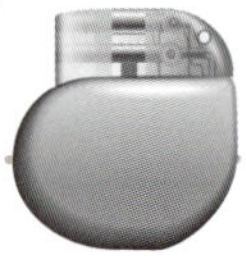

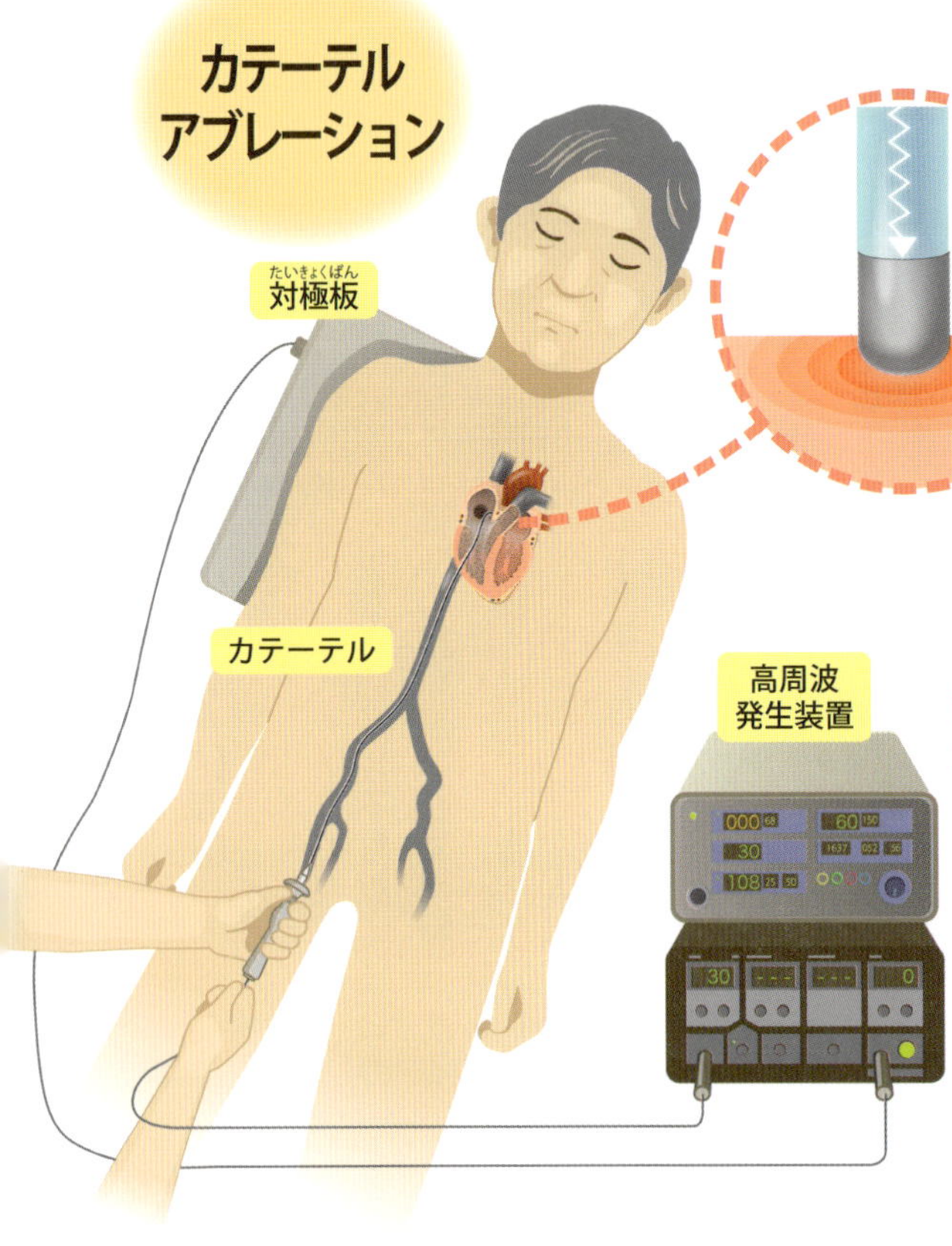
カテーテル
アブレーション
対極板《たいきょくばん》
カテーテル
高周波
発生装置

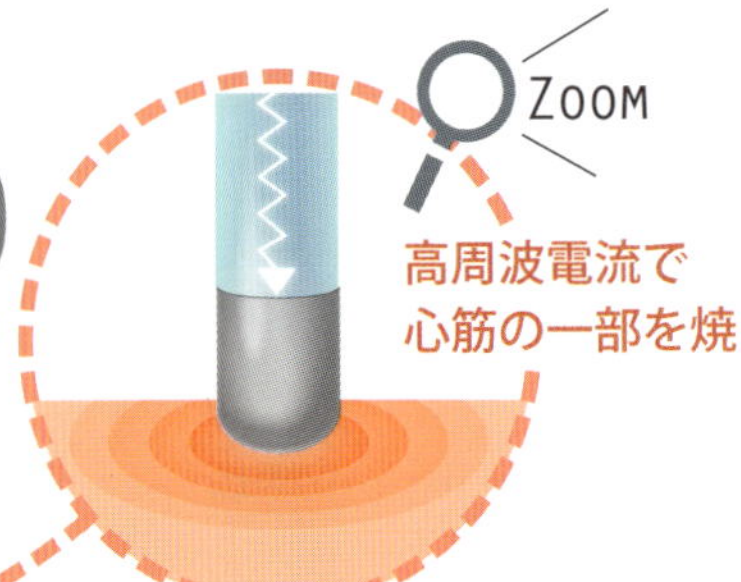
ZOOM
高周波電流で
心筋の一部を焼く

発生源の心筋を焼灼。再発予防につながる

先端に電極をつけたカテーテルを、大腿部《だいたいぶ》から心臓まで挿入。電気生理学的検査で不整脈起源となる異常伝導路を特定し、電極に高周波エネルギーを流して焼灼《しょうしゃく》する。

抗不整脈薬で不整脈が悪化することも

心室性不整脈の診断では、**失神発作の既往と器質的心疾患の有無**がポイントだ。

心室細動《しんしつさいどう》の発生時は、**直流除細動器**による電気ショックが唯一の治療法となる。近年は、**自動体外式除細動器（AED《エーイーディー》）**の普及により、救命率が向上している。

心室頻拍《しんしつひんぱく》や心室細動の再発予防のために、**抗不整脈薬《こうふせいみゃくやく》**による治療もおこなわれているが、**「催不整脈作用《さいふせいみゃくさよう》」**に注意が必要だ。抗不整脈薬の多くは、心筋の電気的性質を変化させるため、不整脈を抑えるのみならず、逆に不整脈を引き起こす危険性がある。現在、心室性不整脈に有効性が認められているのは、**第Ⅲ群のアミオダロン**のみということから考えても、抗不整脈薬の予防的使用については、慎重に考えたほうがよい。

心室頻拍か心室細動の既往があり、心機能が低下した症例では、薬物治療より、**「植込み型除細動器（ICD《アイシーディー》）」**が予後改善に有効である。発作をくり返す症例などでは、薬物の併用や、発生源の心筋を焼灼《しょうしゃく》する**「カテーテルアブレーション」**も検討する。

電気生理学的作用を考えて、抗不整脈薬を選択

抗不整脈薬《こうふせいみゃくやく》の多くはⅠa～Ⅳ群にわけられる。
心筋の活動電位にかかわるイオン（→P26）のうちどれに影響するか、左室《さしつ》機能への影響はどうかなどを考えて、薬を選択する。心室性不整脈では、おもにK（カリウム）チャネル遮断作用をもつ薬を使う。

遮断作用の強さ
●強い　●中等度　●弱い

薬の作用機序
■作動薬
Ⓐ活性化チャネルブロッカー
Ⓘ不活性化チャネルブロッカー

臨床効果・心電図所見
↑増強　→変化なし　↓減弱
↑↓増強あるいは減弱

	薬剤	イオンチャネル						受容体				ポンプ	臨床効果			心電図所見		
		Na Fast	Na Med	Na Slow	Ca	K	If	α	β	M2	A1	Na-K ATPase	左室機能	洞調律	心外性	PR	QRS	JT
Ⅰa群	プロカインアミド		Ⓐ			●強い							↓	→	●強い	↑	↑	↑
	ジソピラミド			Ⓐ		●強い				●弱い			↓	→	●強い	↑↓	↑	↑
	キニジン		Ⓐ			●強い		●弱い		●弱い			→	↑	●強い	↑↓	↑	↑
	シベンゾリン			Ⓐ	●弱い	●強い				●弱い			↓	→	●弱い	↑	↑	→
	ピルメノール			Ⓐ		●強い				●弱い			↓	↑	●弱い	↑	↑	↑→
Ⅰb群	リドカイン	●弱い											→	→	●中等度			↓
	メキシレチン	●弱い											→	→	●中等度			↓
	アプリンジン		Ⓘ		●弱い	●弱い	●弱い						→	→	●中等度	↑	↑	→
Ⅰc群	プロパフェノン		Ⓐ						●強い				↓	↓	●弱い	↑	↑	
	フレカイニド			Ⓐ		●弱い							↓	→	●弱い	↑	↑	
	ピルジカイニド			Ⓐ									↓	→	●弱い	↑	↑	
Ⅱ群	ナドロール								●強い				↓	↓	●弱い	↑		
	プロプラノロール	●弱い							●強い				↓	↓	●弱い	↑		
Ⅲ群	ソタロール					●強い			●強い				↓	↓	●弱い	↑		↑
	アミオダロン	●弱い			●弱い	●強い		●強い	●強い				→	↓	●強い	↑		↑
	ニフェカラント					●強い							→	→	●弱い			↑
Ⅳ群	ベプリジル	●弱い			●強い	●強い								↓	●弱い			↑
	ベラパミル	●弱い			●強い			●強い					↓	↓	●弱い	↑		
	ジルチアゼム				●強い								↓	↓	●弱い	↑		
その他	アトロピン									●強い			→	↑	●強い	↓		
	アデノシン										■			↓	●弱い	↑		
	ジゴキシン									■		●強い	↑	↓	●強い	↑		↓

心拍数が毎分50以下に低下。洞停止や心停止を起こす

徐脈性不整脈は、頻脈性不整脈よりも危険度が低い。ただし洞不全症候群や房室ブロックは、心停止に至る可能性があり、見落としてはならない病態だ。

高度の徐脈から、心停止に至ることもある

洞結節の異常により、高度の徐脈や心停止を引き起こす。

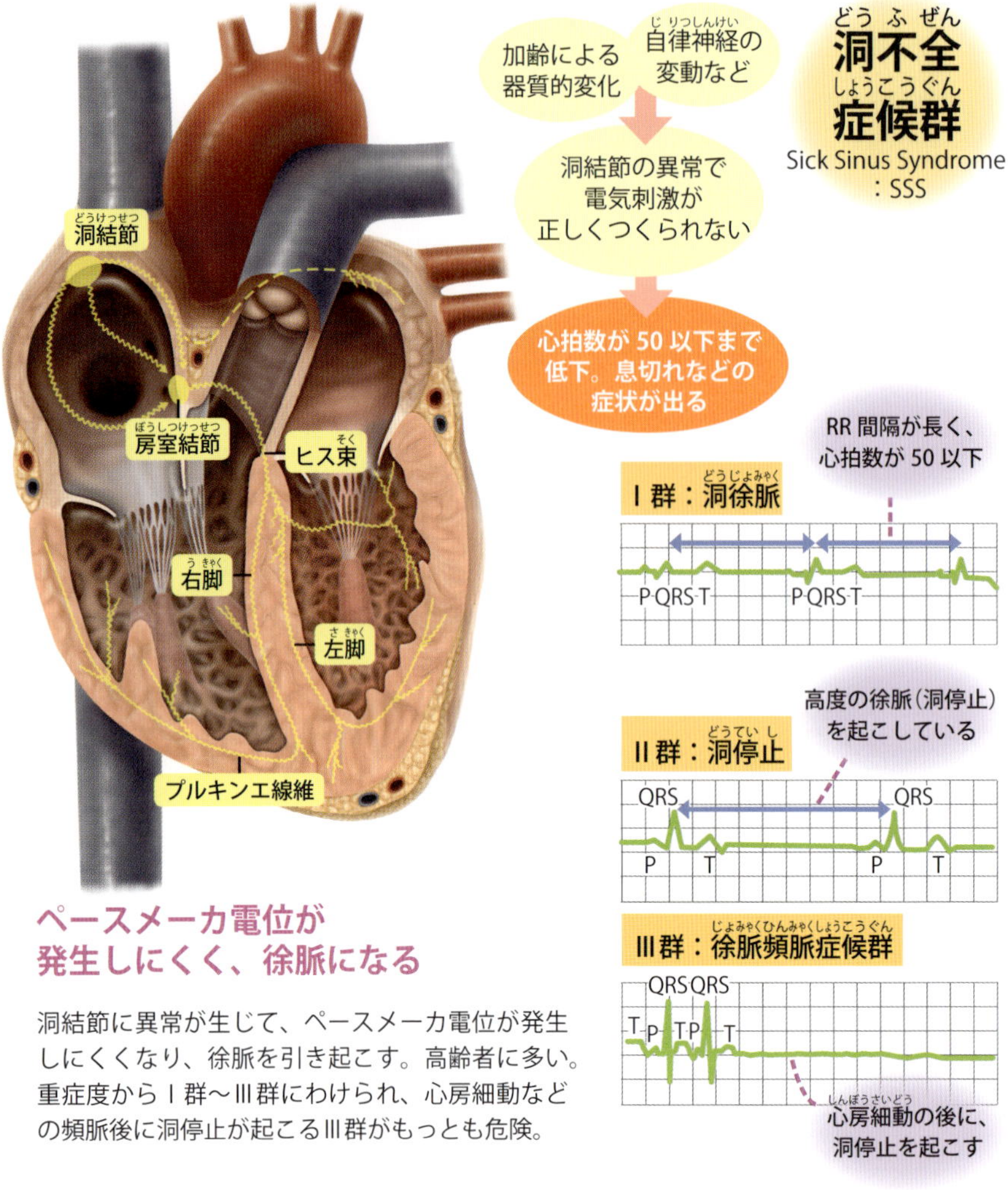

洞結節《どうけっせつ》
房室結節《ぼうしつけっせつ》
ヒス束《そく》
右脚《うきゃく》
左脚《さきゃく》
プルキンエ線維
加齢による器質的変化
自律神経《じりつしんけい》の変動など
洞結節の異常で電気刺激が正しくつくられない
心拍数が50以下まで低下。息切れなどの症状が出る
洞《どう》不《ふ》全《ぜん》症候群《しょうこうぐん》
Sick Sinus Syndrome：SSS
RR間隔が長く、心拍数が50以下
Ⅰ群：洞徐脈《どうじょみゃく》
P QRS T　P QRS T
高度の徐脈（洞停止）を起こしている
Ⅱ群：洞停止《どうていし》
QRS　QRS
P　T　P　T
Ⅲ群：徐脈頻脈症候群《じょみゃくひんみゃくしょうこうぐん》
QRS QRS
T P T P T
心房細動《しんぼうさいどう》の後に、洞停止を起こす

ペースメーカ電位が発生しにくく、徐脈になる

洞結節に異常が生じて、ペースメーカ電位が発生しにくくなり、徐脈を引き起こす。高齢者に多い。重症度からⅠ群～Ⅲ群にわけられ、心房細動などの頻脈後に洞停止が起こるⅢ群がもっとも危険。

興奮が正しく生じなかったり伝達の遅延、途絶が見られる

脈が遅くなる**徐脈性不整脈**は、健康な人でも**迷走神経**《めいそうしんけい》の過度な緊張によって起こり、**無症状**のことも少なくない。しかし、徐脈によって必要な心拍出量が得られないと、**息切れ**や**全身倦怠感**があらわれたり、高度な徐脈では**めまい**や**失神**を起こしたりする。さらに**心室細動**《しんしつさいどう》（→P95）などの頻脈性不整脈の引き金にもなるため、注意が必要だ。

徐脈性不整脈は上記のように、電気的興奮が正しく生じない**「洞不全症候群**《どうふぜんしょうこうぐん》**」**と、心房から心室への伝導が遅延する**「房室**《ぼうしつ》**ブロック」**に大別できる。

いずれも加齢による器質的変化や心疾患などにともなって起こるほか、先天性のものもある。発症には、副交感神経《ふくこうかんしんけい》の亢進、高カリウム血症、薬剤なども影響する。

房室《ぼうしつ》ブロック

Atrioventricular Block
：AVB

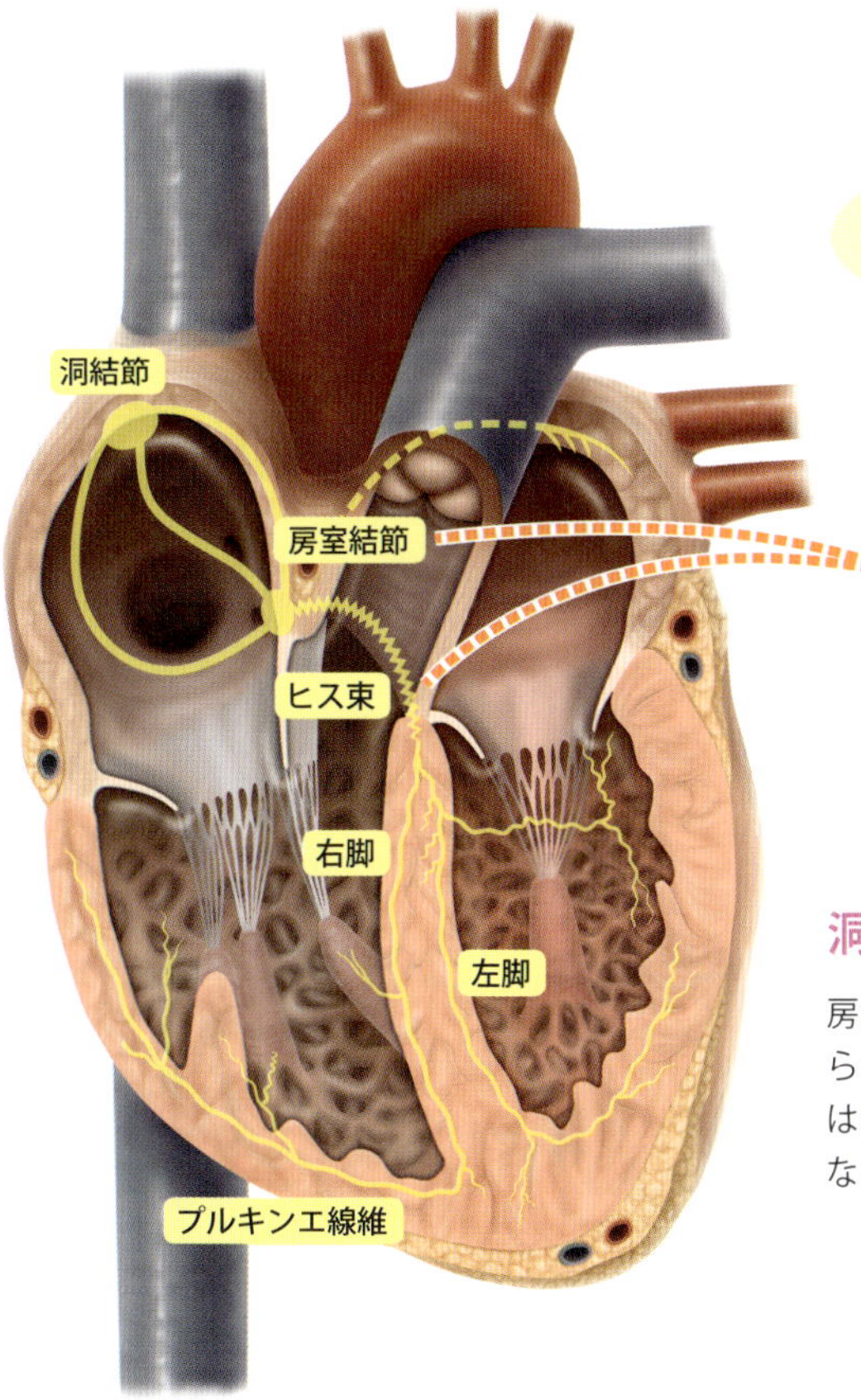
洞結節
房室結節
ヒス束
右脚
左脚
プルキンエ線維

先天性の要因
（遺伝子異常など）

加齢、
基礎疾患による
器質的変化

機能的異常
（自律神経の変動、
電解質異常など）

など

↓

房室結節とヒス束が
障害される

↓

高度の徐脈、
心停止を起こす

洞結節からの興奮が、心室に正しく伝わらない

房室結節とヒス束が障害され、心房の興奮が心室にうまく伝わらず、徐脈となる。重症度によって1～3度に分類され、2度はさらに「Wenckebach《ウェンケバッハ》型」「Mobitz《モビッツ》 II型」「高度房室ブロック」などにわけられる。

1度房室ブロック

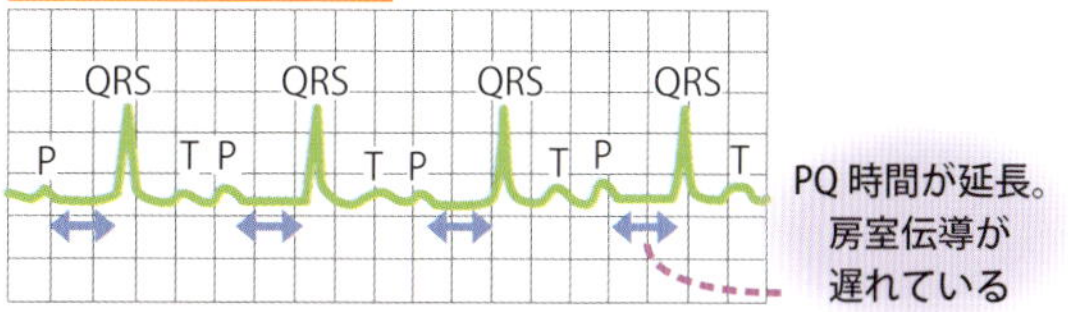
QRS
P
T
PQ時間が延長。
房室伝導が
遅れている

2度房室ブロック（Mobitz II型）

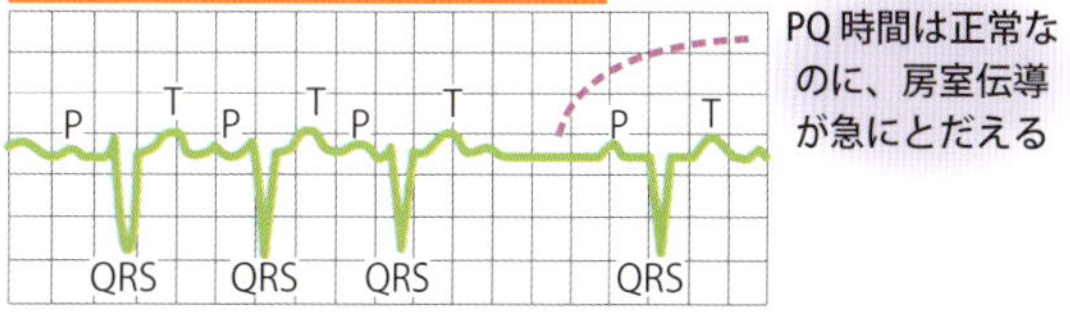
P
T
QRS
PQ時間は正常な
のに、房室伝導
が急にとだえる

2度房室ブロック（Wenckebach型）

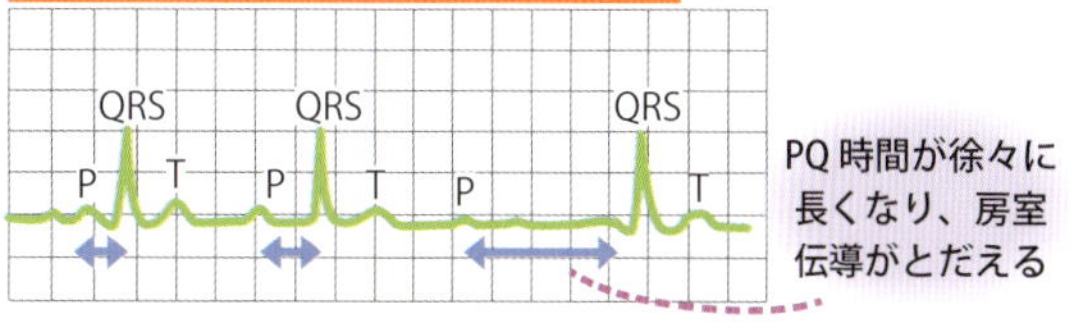
QRS
P
T
PQ時間が徐々に
長くなり、房室
伝導がとだえる

2度房室ブロック（高度房室ブロック）

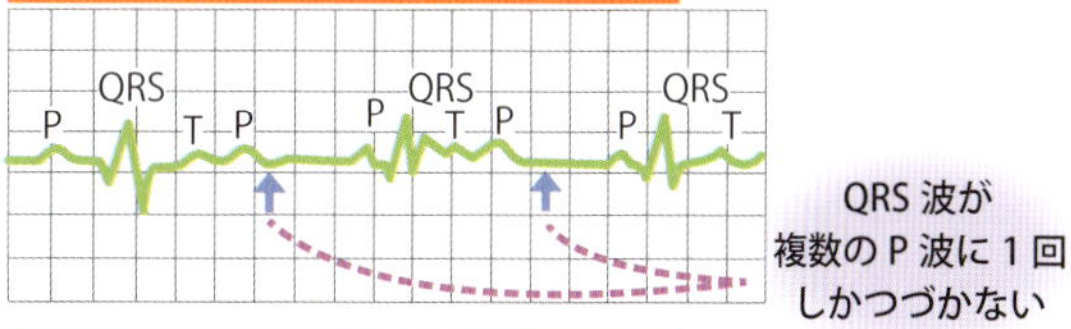
QRS
P
T
QRS波が
複数のP波に1回
しかつづかない

3度房室ブロック（完全房室ブロック）

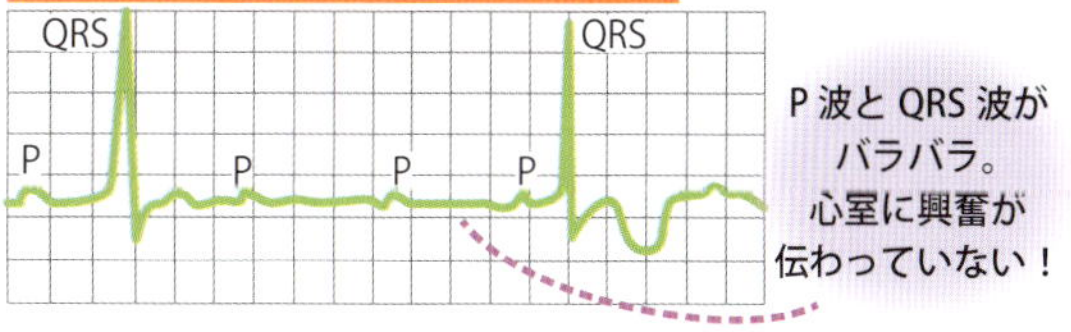
QRS
P
P波とQRS波が
バラバラ。
心室に興奮が
伝わっていない！

Wenckebach型と、Mobitz II型の違い

2度房室ブロックのうち、もっとも危険なのは高度房室ブロック。次に心停止の可能性が高いのは、Mobitz II型だ。Wenckebach型との違いを理解し、正しく鑑別する。

	Wenckebach型	Mobitz II型
ブロック部位	房室結節内	ヒス束またはそれ以下
原因	機能的障害 迷走神経《めいそうしんけい》緊張 下壁梗塞《かへきこうそく》の急性期	器質的障害 虚血《きょけつ》、線維化、変性、炎症 貫壁性《かんへきせい》の前壁中隔梗塞《ぜんへきちゅうかくこうそく》
増悪因子	βブロッカー ジギタリス 非ジヒドロピリジン系Ca拮抗薬	I群抗不整脈薬
失神発作	まれ	しばしば
補充収縮（調律《ちょうりつ》）	QRS幅のせまい心室《しんしつ》波《は》	QRS幅の広い心室波
ペースメーカ治療	不要または一時的	必要
予後	一過性の経過で良好	完全房室ブロックへ移行

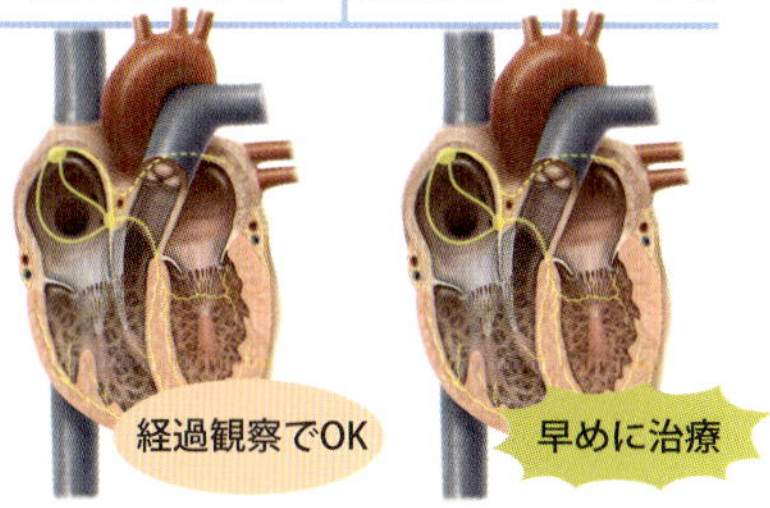
経過観察でOK
早めに治療

（『すべてがわかる不整脈診療エッセンス』池田隆徳、南江堂より引用）

一時的ペーシング、ペースメーカで治療する

徐脈性不整脈が疑われるときは、心電図検査やその他の電気生理検査によって確定診断をおこなう。治療では、ペースメーカがもっとも有効だ。

心電図で診断がつかないときは、電気生理検査を実施

刺激伝導系の異常を詳細に調べるために、電気生理検査をおこなう。

電極カテーテルを心臓内に送り込んでペーシングをおこない、洞《どう》結節《けっせつ》の機能や房室《ぼうしつ》伝導を評価する。各種心電図検査で症状との関連が不明な場合に適応となる。

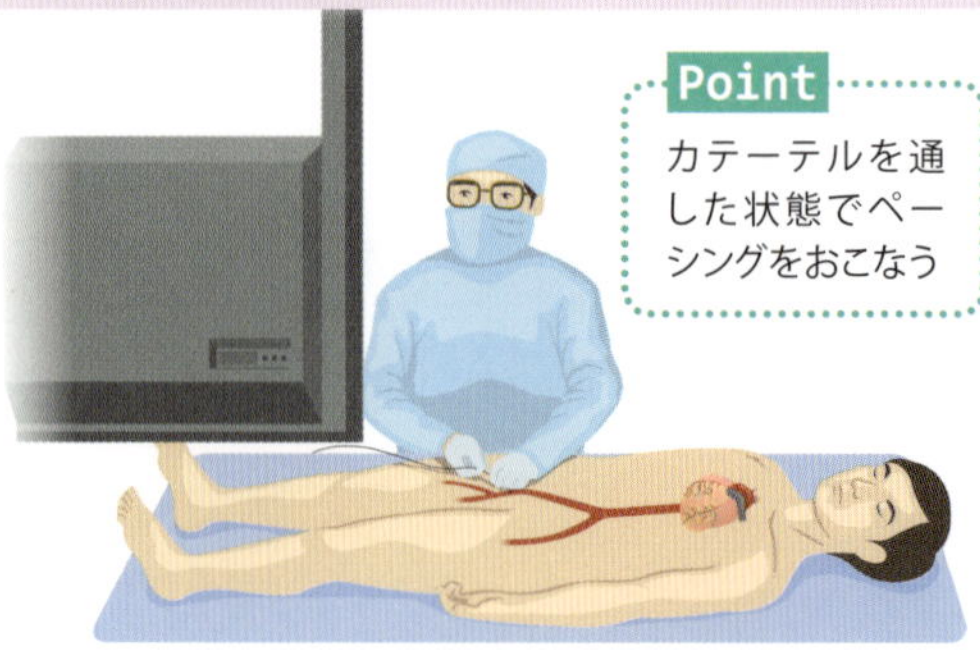

Point
カテーテルを通した状態でペーシングをおこなう

洞不全症候群《どうふぜんしょうこうぐん》に対する電気生理検査の適応

クラスⅠ

1. 失神、めまい、眼前暗黒感《がんぜんあんこくかん》等の症状を有する洞結節機能不全で、症状との関連が心電図、ホルター心電図等の非侵襲的検査では証明できない患者

クラスⅡa

1. 失神、めまい、眼前暗黒感等の症状を有する洞結節機能不全で、症状との関連が心電図、ホルター心電図等の非侵襲的検査によって証明されており、ほかに房室伝導障害あるいは頻拍症等を合併する患者
2. 徐脈頻脈症候群《じょみゃくひんみゃくしょうこうぐん》で頻脈に対する必要不可欠な薬剤により徐脈の悪化をきたす患者
3. 無症状の洞機能不全《どうきのうふぜん》で洞機能不全を増悪させるおそれのある薬剤の投与が必要な場合

クラスⅡb

1. 失神、めまい、眼前暗黒感等の症状を有する洞結節機能不全で、症状との関連が心電図、ホルター心電図等の非侵襲的な検査によって証明されており、その原因が他の疾患に対する薬物治療の影響であることが疑われる患者
2. 洞結節機能不全が疑われる患者で、抗不整脈薬《こうふせいみゃくやく》の投与により、洞結節機能の低下が顕在化できると考えられるもの

クラスⅢ

1. 失神、めまい、眼前暗黒感等の症状を有する洞結節機能不全で、症状との関連が心電図、ホルター心電図等の非侵襲的検査によって証明され、ほかに房室伝導障害あるいは頻拍症等を合併していない患者
2. 無症状の洞性徐脈《どうせいじょみゃく》

房室ブロックに対する電気生理検査の適応

クラスⅠ

1. 失神、めまい、眼前暗黒感等の症状の原因として房室ブロックが疑われるが因果関係が不明な場合
2. 第2度もしくは3度房室ブロックに対してペースメーカが植込まれた症例で、ペースメーカ治療後も失神、めまい、眼前暗黒感等の症状が存在し、その原因として他の不整脈が疑われる場合

クラスⅡa

1. ペースメーカの適応のある房室ブロック症例で洞結節機能の評価が必要な場合
2. MobitzⅡ型第2度房室ブロック・3度房室ブロックおよび2枝《し》または3枝ブロックの症例でブロック部位の同定および洞結節機能の評価が必要な場合

クラスⅡb

1. 無症状の房室ブロックで伝導障害を悪化させるおそれのある薬剤の投与が必要な場合

クラスⅢ

1. 失神、めまい、眼前暗黒感等の症状と房室ブロックとの関連が心電図であきらかにされている場合
2. 症状のない1度房室ブロック、Wenckebach《ウェンケバッハ》型第2度房室ブロック

（「臨床心臓電気生理検査に関するガイドライン（2011年改訂版）」小川 聡ほか、日本循環器学会より引用）

恒久的ペースメーカで、洞停止&心停止を防ぐ

緊急時以外は、薬物治療は無効。拍動リズムを整えるペーシング治療が基本となる。

緊急時の治療

一次的ペーシングやアトロピンなどで対処

循環不全を呈する場合は、経皮的、あるいはリードのみを体内に留置する一時的なペーシングで対処する。補助的に硫酸《りゅうさん》アトロピンなどの点滴もおこなう。

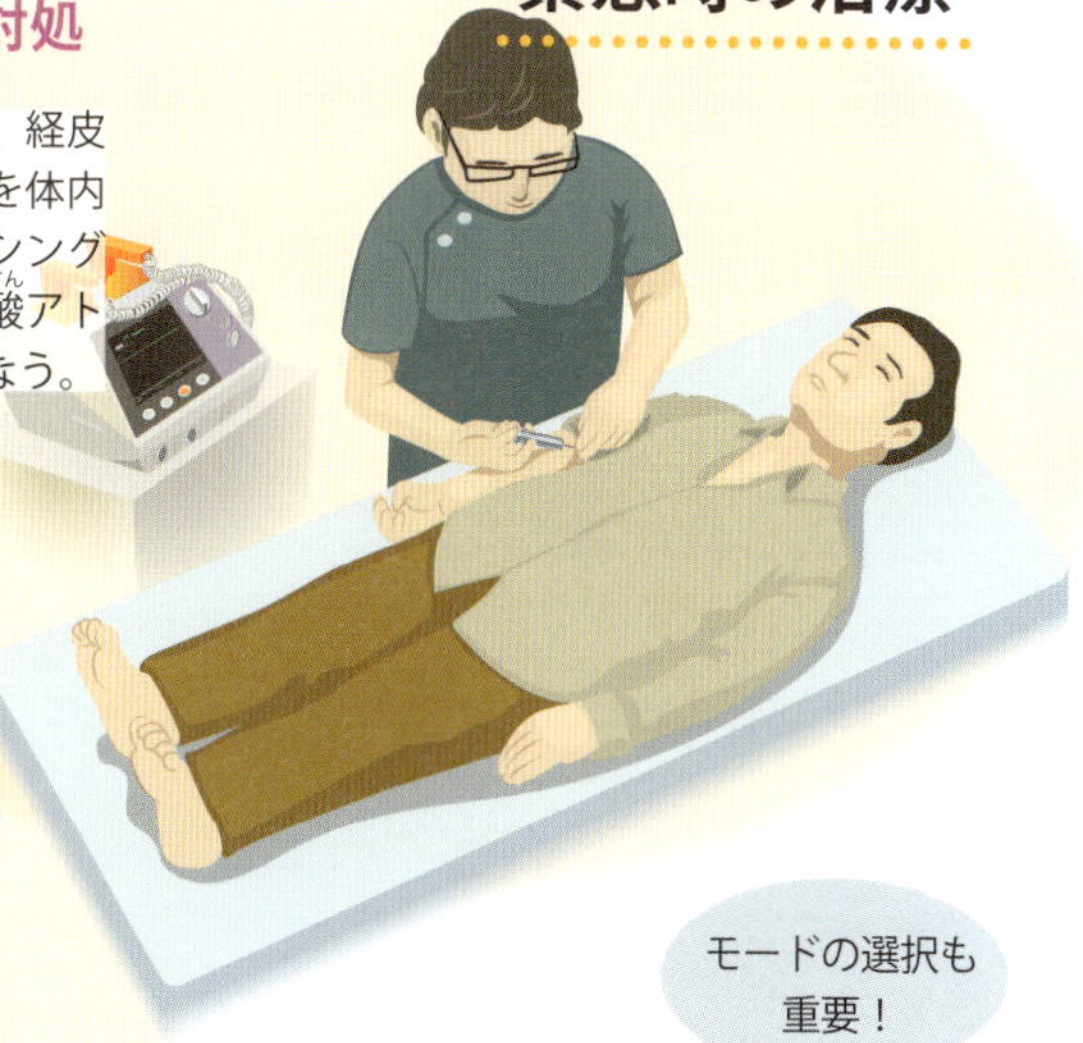

ペーシング療法

伝導遅延&停止時に、電気信号を送る

局所麻酔下で前胸部《ぜんきょうぶ》にペースメーカ本体を埋め込み、電極リードを右房《うぼう》か右室《うしつ》、または両方に留置する。伝導遅延や停止時にはリードから電気刺激を送り、拍動リズムを整える。病態に合わせたモード設定が重要。

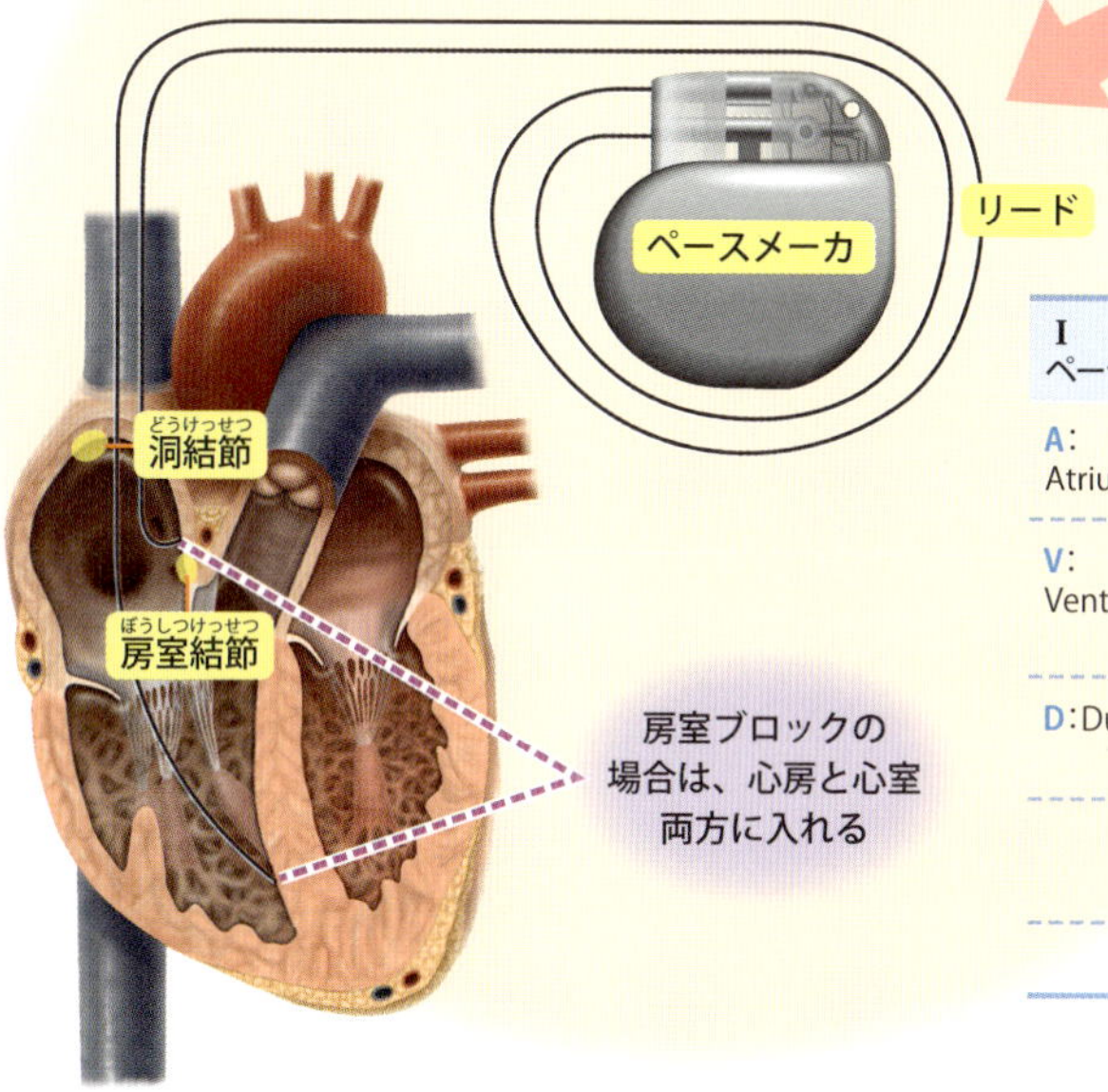
ペースメーカ
リード
洞結節《どうけっせつ》
房室結節《ぼうしつけっせつ》
房室ブロックの場合は、心房と心室両方に入れる

モードの選択も重要！

ペースメーカの設定

Ⅰ ペーシング部位	Ⅱ センシング部位	Ⅲ 反応様式	Ⅳ 心拍応答機能
A：Atrium（心房）	A：Atrium（心房）	I：Inhibited（抑制）	P：Programmable（プログラム可）
V：Ventricle（心室）	V：Ventricle（心室）	T：Triggered（同期）	M：Multiprogrammable（多機能プログラム可）
D：Dual（A＋V）	D：Dual（A＋V）	D：Dual（I＋T）	C：Communicating（交信機能）
—	0：None（機能なし）	0：None（機能なし）	R：Rate responsive（心拍応答機能）
—	—	—	0：None（機能なし）

心臓のどこに異常があるかを見極めて、ペーシング治療を

徐脈性不整脈では、**息切れ**、**めまい**、**失神**などの症状と**心電図所見**が一致するかどうかが重要だ。各種心電図検査で判断がつかなければ、**電気生理検査**を実施する。

徐脈の原因となる**急性冠症候群**《きゅうせいかんしょうこうぐん》（↓P103）や**高カリウム血症**、**甲状腺機能低下症**《こうじょうせんきのうていかしょう》などがあれば、その治療をおこなう。β《ベータ》ブロッカーやCa《カルシウム》拮抗薬、抗不整脈薬《こうふせいみゃくやく》など、誘因となる**薬剤**の服用も確認しておく。

一般に、症状との関連があきらかな徐脈性不整脈には、**ペースメーカ**が適応となる。

ペースメーカは、**刺激する部位（ペーシング部位）**や、**感知する部位（センシング部位）**、**自己興奮があらわれたときの反応**などを設定する。たとえば、房室伝導《ぼうしつでんどう》が保たれている洞不全症候群《どうふぜんしょうこうぐん》で心房細動《しんぼうさいどう》がなければ、心房のみを感知・刺激するAAI《エーエーアイ》モードが適している。ペーシングでは、自己興奮をできるだけいかしたほうが心機能への影響が少なく、不要な電池消耗を防げるという利点がある。**異常部位**を見極めて、適切な**モード**を設定することが大切だ。

冠動脈の内腔がせまくなり胸痛発作を起こす

狭心症は、古くからよく知られる心疾患だが、現在は扱いが少し異なる。危険度の高いタイプを「急性冠症候群」に含め、早急に治療するのが通例だ。

動脈硬化などが原因で心筋が酸素不足に陥る

狭心症《きょうしんしょう》とは、心筋が一時的に酸素不足（**虚《きょ》血《けつ》**）に陥り、**胸痛**や**心筋代謝異常**、**心機能障害**などをきたす症候群をいう。心筋虚血は、冠動脈《かんどうみゃく》を介した心筋への酸素供給と、心筋の酸素需要とのバランスが崩れることで起こり、**「安定狭心症」「不安定狭心症」「冠攣縮性狭心症《かんれんしゅくせいきょうしんしょう》」**の3つにわけられる。

診断で重要なのは、**プラーク**が安定しているか否かだ。従来はプラークによる**狭窄《きょうさく》度**が重視されていたが、**脂質**の多い**不安定プラーク**は破綻《はたん》しやすく、狭窄度にかかわらず、急速に**血栓形成・閉塞**が進行する。

そこで現在は、このような症候群を「**急性《きゅうせい》冠症候群《かんしょうこうぐん》**（**ACS《エーシーエス》**）」と捉え、迅速に対応するようになった。ACSには**不安定狭心症**と**急性心筋梗塞《きゅうせいしんきんこうそく》**（**AMI《エーエムアイ》**）が含まれる。

もっともリスクが高いのは、不安定狭心症

狭心症《きょうしんしょう》には3つのタイプがあり、ほとんどが加齢や動脈硬化に起因する。心筋梗塞《しんきんこうそく》に移行しやすく、もっとも危険なのが、不安定狭心症だ。

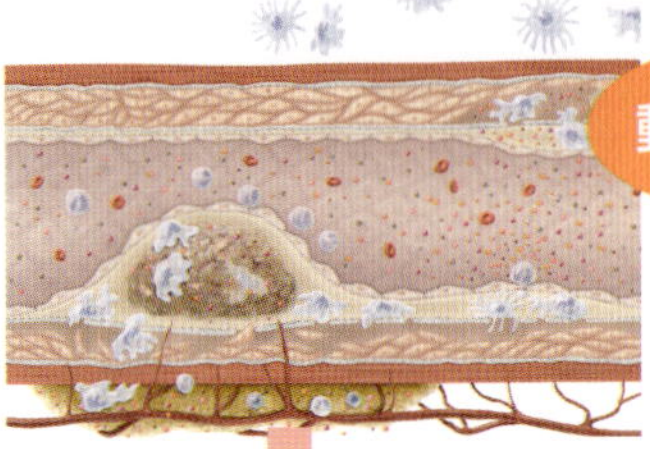

脂質異常　加齢　高血圧　糖代謝異常　喫煙　肥満　ストレス　遺伝的要因　飲酒

→ 動脈硬化

慢性冠動脈疾患《かんどうみゃくしっかん》

冠攣縮性狭心症と安定狭心症をあわせて、「慢性冠動脈疾患」とよぶ。

安定狭心症

Effort Angina Pectoris：EAP《イーエーピー》

労作時に酸素不足になり、胸が痛くなる

「労作性狭心症《ろうさせいきょうしんしょう》」ともいう。冠動脈に線維性のプラークが生じ、内腔《ないくう》がせまくなる。労作時の心筋酸素需要に応えられず、一定以上の労作で心筋虚血に陥る。

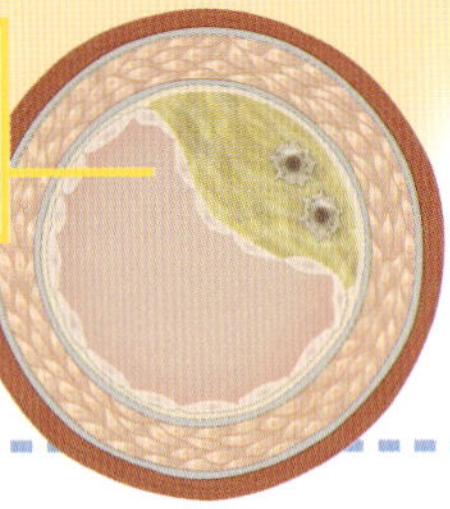
プラークによって内腔がせばまる

冠攣縮性狭心症《かんれんしゅくせいきょうしんしょう》

Coronary Spastic Angina：CSA《シーエスエー》

動脈硬化はなく、攣縮で内腔《ないくう》がせばまる

「異型狭心症」ともいう。異常収縮によって冠動脈《かんどうみゃく》が一時的に閉塞し、心筋虚血《しんきんきょけつ》をきたす。労作《ろうさ》とは無関係に起こり、夜間から早朝の安静時に発症しやすい。

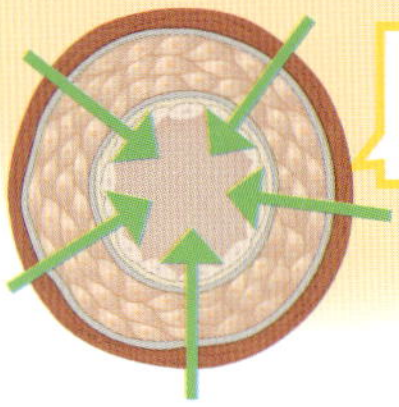
急激で強い収縮が起きる

急性冠症候群《きゅうせいかんしょうこうぐん》 ACS：Acute Coronary Syndrome

プラーク破綻《はたん》からの急速な血栓形成により、急性心筋虚血をきたす臨床的症候群。急性心筋梗塞（STEMI／NSTEMI）と、不安定狭心症が含まれる。

非 ST 上昇型心筋梗塞 NSTEMI《ノンステミ》

non-ST-Elevation Myocardial Infarction：NSTEMI ➡P106

心電図波形で、ST が上昇していない心筋梗塞

心電図での ST 低下と生化学マーカー上昇が認められるが、ST 上昇は認めない。これは心内膜《しんないまく》下《か》虚血《きょけつ》が生じ、心筋壊死《しんきんえし》がはじまっていることを示す。ただし、完全には閉塞していない病態。

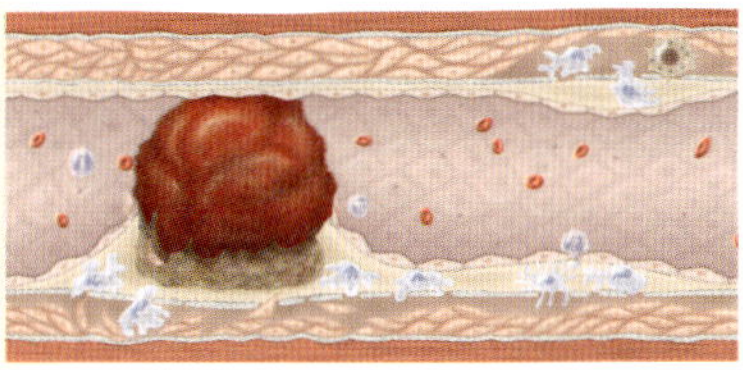

不安定狭心症

Unstable Angina：UA《ユーエー》

安静時にも胸痛が起こり、持続時間が長い

冠動脈に脂質成分の多いプラークが生じ、内腔がせまくなる。プラーク破綻により、急速に血栓を形成する。安静時にも発作があらわれ、持続時間も長くなる。

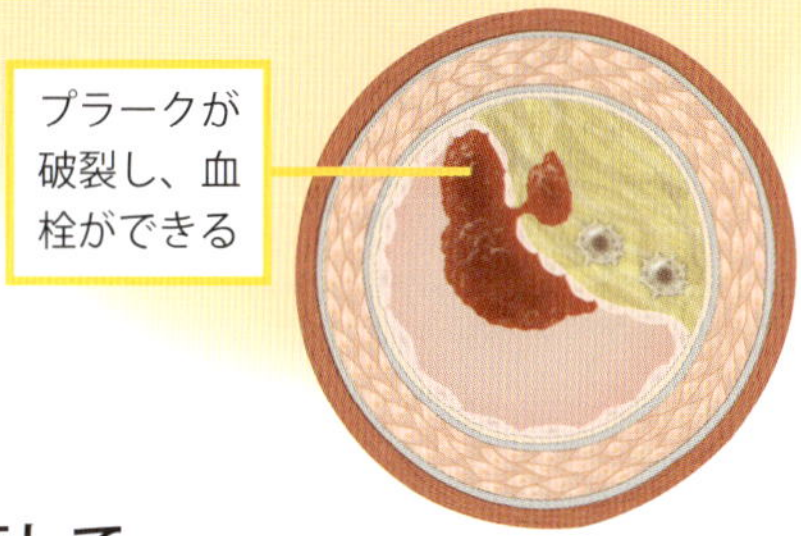
プラークが
破裂し、血
栓ができる

ST 上昇型心筋梗塞 STEMI《ステミ》

ST-Elevation Myocardial Infarction：STEMI ➡P106

心電図波形で 2 回以上つづけて、ST 上昇が見られる

心電図の連続する 2 誘導以上で ST 上昇が認められる。これは心内膜《しんないまく》から心外膜《しんがいまく》におよぶ虚血（貫壁性虚血《かんへきせいきょけつ》）を示す。ある程度の太さの冠動脈が完全閉塞を起こしており、ACS のなかでもっとも危険な病態。

リスクを評価して
早急に治療

TIMI リスクスコアと有害事象の関係

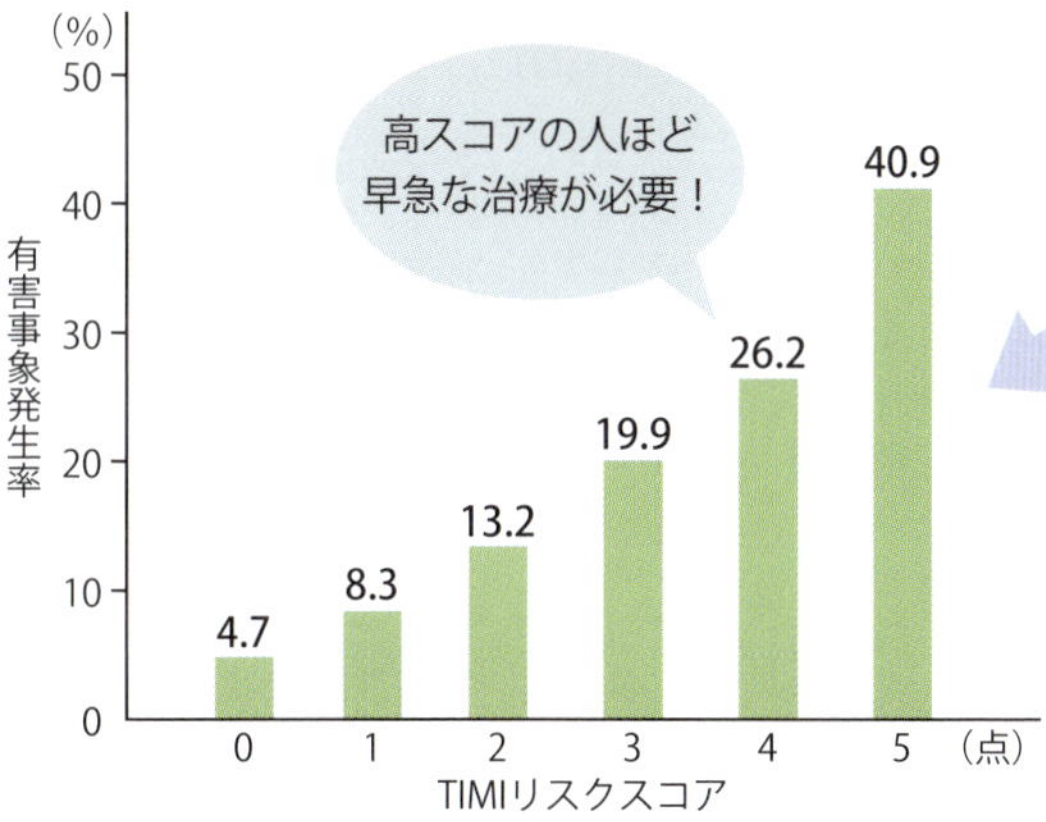
（%）
50
40
30
20
10
0
有害事象発生率
高スコアの人ほど
早急な治療が必要！
4.7
8.3
13.2
19.9
26.2
40.9
0
1
2
3
4
5
（点）
TIMIリスクスコア

（「The TIMI risk score for unstable angina／non-ST elevation MI：A method for prognostication and therapeutic decision making.」Antman EM,et al.／『ナースのための 直感でとらえる！ 循環器疾患の総整理―なっとく！ 18ステップ』永井利幸著、香坂 俊監修、メディカ出版より引用）

TIMI リスクスコア

年齢（65歳以上）	1
3つ以上の冠動脈有意狭窄	1
既知の冠動脈有意狭窄（＞50%）	1
心電図における0.5㎜以上のST変化	1
24時間以内に2回以上の狭心症症状の存在	1
7日間以内のアスピリン服用	1
心筋障害マーカーの上昇	1

計 □ 点

（「冠攣縮性狭心症の診断と治療に関するガイドライン（2013年改訂版）」小川久雄ほか、日本循環器学会より引用）

7つの危険因子の有無でリスクを評価。スコアが高いほど、急性冠症候群の再発、死亡といった有害事象発生率も高く、血行再建術（→P105）などの早急な治療を要する。

薬で危険因子を管理。不安定なら非薬物治療を

冠攣縮性狭心症、安定狭心症の2タイプは、運動負荷心電図などで診断を確定してから、心臓の負担を減らす薬などで治療する。

運動負荷心電図などで、虚血を評価

問診で狭心症のタイプを絞り込み、検査で虚《きょ》血《けつ》の程度を評価する。

まずは運動負荷心電図でリスク評価をおこない、非侵襲的検査法でさらにくわしく調べる。

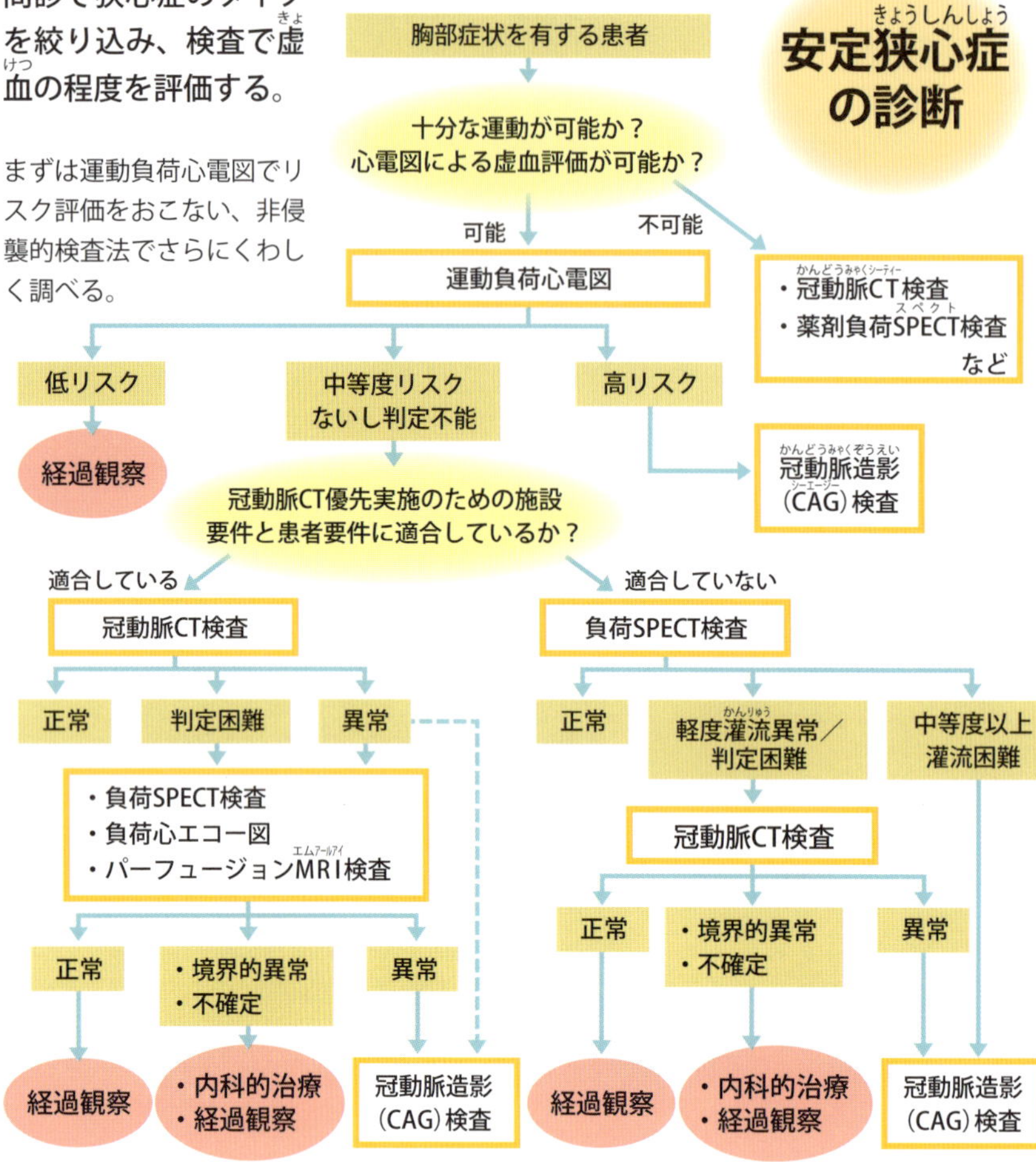

安定狭心症《きょうしんしょう》の診断
胸部症状を有する患者
十分な運動が可能か？
心電図による虚血評価が可能か？
可能
不可能
運動負荷心電図
・冠動脈CT検査《かんどうみゃくシーティー》
・薬剤負荷SPECT《スペクト》検査
など
低リスク
中等度リスク
ないし判定不能
高リスク
経過観察
冠動脈造影《かんどうみゃくぞうえい》
(CAG《シーエージー》)検査
冠動脈CT優先実施のための施設
要件と患者要件に適合しているか？
適合している
適合していない
冠動脈CT検査
負荷SPECT検査
正常
判定困難
異常
正常
軽度灌流《かんりゅう》異常／
判定困難
中等度以上
灌流困難
・負荷SPECT検査
・負荷心エコー図
・パーフュージョンMRI《エムアールアイ》検査
冠動脈CT検査
正常
・境界的異常
・不確定
異常
正常
・境界的異常
・不確定
異常
経過観察
・内科的治療
・経過観察
冠動脈造影
(CAG)検査
経過観察
・内科的治療
・経過観察
冠動脈造影
(CAG)検査

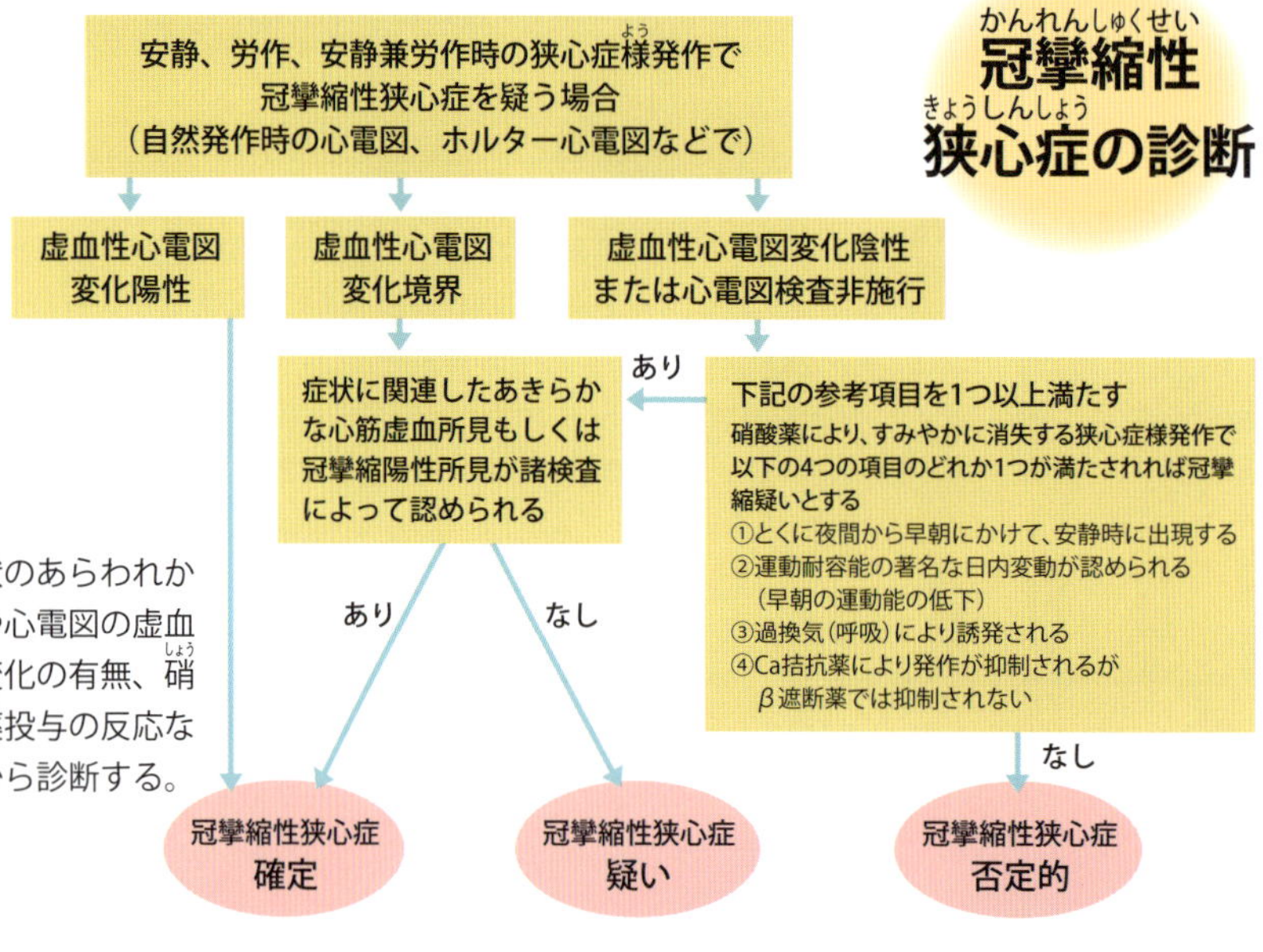

冠攣縮性《かんれんしゅくせい》
狭心症《きょうしんしょう》の診断
安静、労作、安静兼労作時の狭心症様《よう》発作で
冠攣縮性狭心症を疑う場合
(自然発作時の心電図、ホルター心電図などで)
虚血性心電図
変化陽性
虚血性心電図
変化境界
虚血性心電図変化陰性
または心電図検査非施行
症状に関連したあきらかな心筋虚血所見もしくは冠攣縮陽性所見が諸検査によって認められる
あり
下記の参考項目を1つ以上満たす
硝酸薬により、すみやかに消失する狭心症様発作で以下の4つの項目のどれか1つが満たされれば冠攣縮疑いとする
①とくに夜間から早朝にかけて、安静時に出現する
②運動耐容能の著名な日内変動が認められる
(早朝の運動能の低下)
③過換気(呼吸)により誘発される
④Ca拮抗薬により発作が抑制されるが
β遮断薬では抑制されない
あり
なし
なし
冠攣縮性狭心症
確定
冠攣縮性狭心症
疑い
冠攣縮性狭心症
否定的

症状のあらわれかたや心電図の虚血性変化の有無、硝《しょう》酸薬《さんやく》投与の反応などから診断する。

(「冠動脈病変の非侵襲的診断法に関するガイドライン」山科 章ほか、日本循環器学会／「冠攣縮性狭心症の診断と治療に関するガイドライン（2013年改訂版）」小川久雄ほか、日本循環器学会より引用)

血管を拡げて、心筋にかかる負荷を減らす

高リスク症例以外は薬物治療が基本。薬物治療で効果不十分の場合に、血行再建術を検討する。

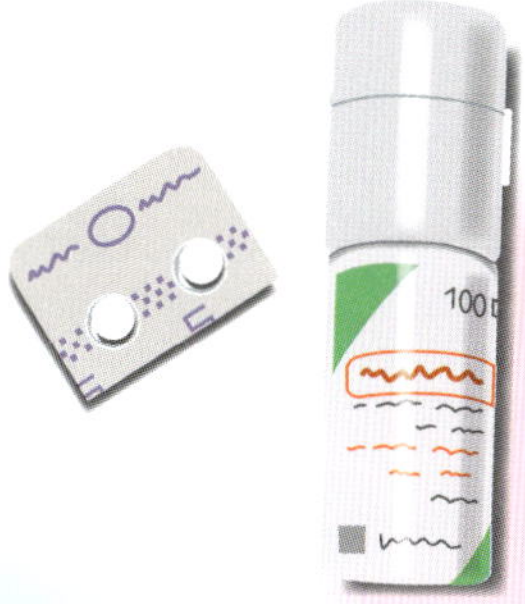

Ⅰ 薬物治療

心筋の酸素需要を減らせば、負荷も減る

狭心症発作時は、硝酸薬の舌下錠《ぜっかじょう》やスプレー剤で対処する。非発作時の心筋虚血や血栓形成を防ぐために、以下の薬物を用いる。

Ca《カルシウム》拮抗薬《きっこうやく》	細胞内Ca濃度を減少させて血管を拡張する。とくに冠攣縮性狭心症に有効。
β《ベータ》ブロッカー	β受容体に作用して心拍数と収縮力を抑え、心筋の酸素需要を減らす。
ニコランジル	K^+チャネルに作用して冠動脈を拡張する。心筋保護効果ももつ。
抗血小板薬《こうけっしょうばんやく》	血栓形成を阻害し、心筋梗塞《しんきんこうそく》の発症を防ぐ。原則、全症例投与。

Ⅱ 血行再建術

ステントやカテーテルで血管内腔《ないくう》を拡げる

カテーテルを用いて、バルーンやステントで狭窄部位を拡張する。従来のベアメタルステント（BMS《ビーエムエス》）は高い再狭窄率が問題となっていたが、薬剤溶出性ステント（DES）では再狭窄率が劇的に減少した。

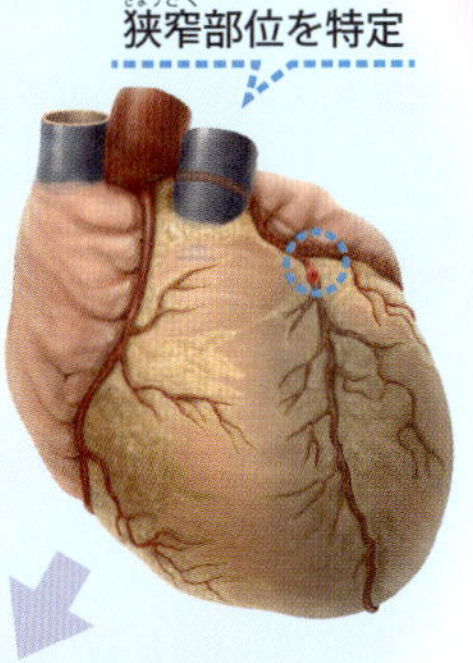

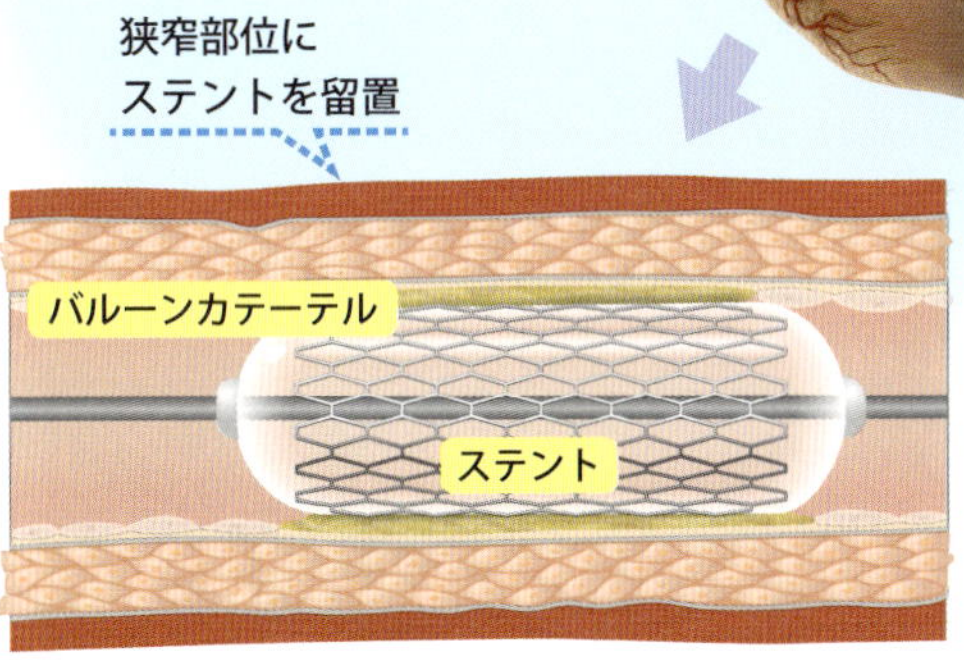

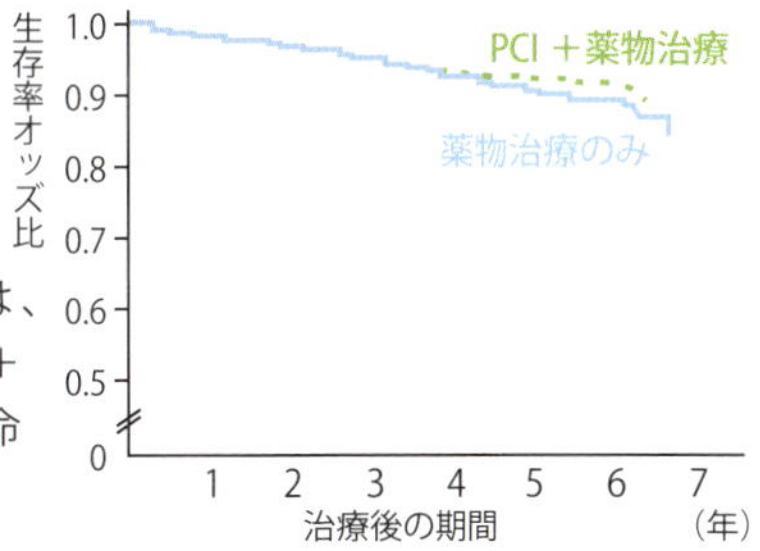
薬剤だけで治療できることが多い

安定狭心症患者では、「薬物治療群」「PCI＋薬物治療群」で、生命予後に有意差がない。

（「Optimal medical therapy with or without PCI for stable coronary disease.」Boden WE.,O'Rourke RA.,et al. The New England Journal of Medicineより作成）

血行再建術だけでは発作を防げない

診断では、まず注意深い**問診**で、症状のあらわれかたを把握することが重要だ。治療は**薬物治療**と**血行再建術**に大別できる。

安定狭心症や冠攣縮性狭心症《かんれんしゅくせいきょうしんしょう》は、薬物治療が基本。通常、**安定狭心症はβ《ベータ》ブロッカー**、**冠攣縮性狭心症はCa《カルシウム》拮抗薬《きっこうやく》**が第一選択薬となる。そのほかに基礎疾患に応じて、**AⅡ《エーツー》受容体拮抗薬（ARB《エーアールビー》）**などを用いる。

不安定狭心症は急性冠症候群《きゅうせいかんしょうこうぐん》として、早期に**再灌流療法《さいかんりゅうりょうほう》**を検討する（↓P109）。**PCI《ピーシーアイ》（経皮的冠動脈《けいひてきかんどうみゃく》インターベンション）**を主とする血行再建術の進歩は著しく、とくに**「薬剤溶出性ステント（DES《ディーイーエス》）」**によって再狭窄《きょうさく》率は劇的に減少した。現在は第3世代DESまで登場している。しかし安定狭心症では、PCIが薬物治療よりすぐれるとはいえない。PCIでは、責任病変以外のごく軽微な狭窄病変から起こる、新たな心血管イベントを予防できないためだ。長期的な予後の改善には、適切な薬物治療で**冠動脈危険因子**をコントロールするとともに、**生活習慣**の改善が重要である。

冠動脈の血流が止まり、心筋細胞が壊死する

心筋梗塞は、不安定狭心症とともに「急性冠症候群」に分類される、危険な病態だ。冠動脈の閉塞後、心筋の壊死が急激に進んでしまう。

発症から６時間ほどで、組織が変性してしまう

プラーク破綻《はたん》を契機に、急速な血栓形成・閉塞によって心筋壊死《しんきんえし》が生じる病態を、急性心筋梗塞《きゅうせいしんきんこうそく》という。

プラークの形成

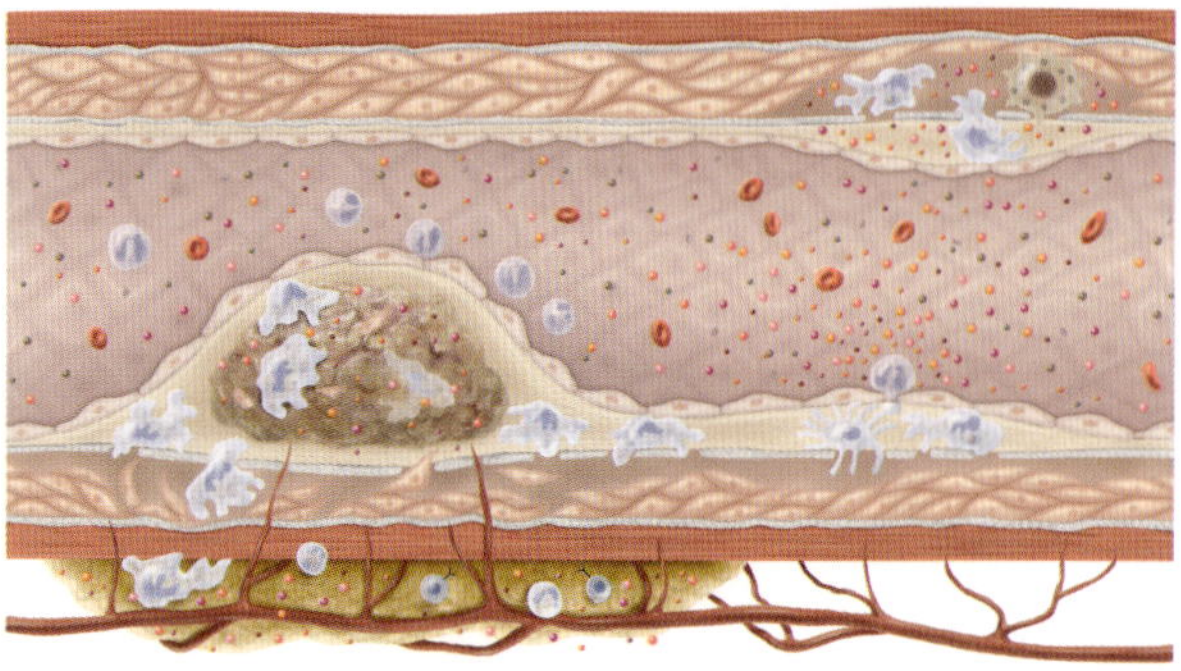

血管内皮《ないひ》が傷害されると、マクロファージなどが集合。内皮下に浸潤《しんじゅん》し、脂質を貪食《どんしょく》して蓄積する（→P52）。

プラーク破裂&血栓形成

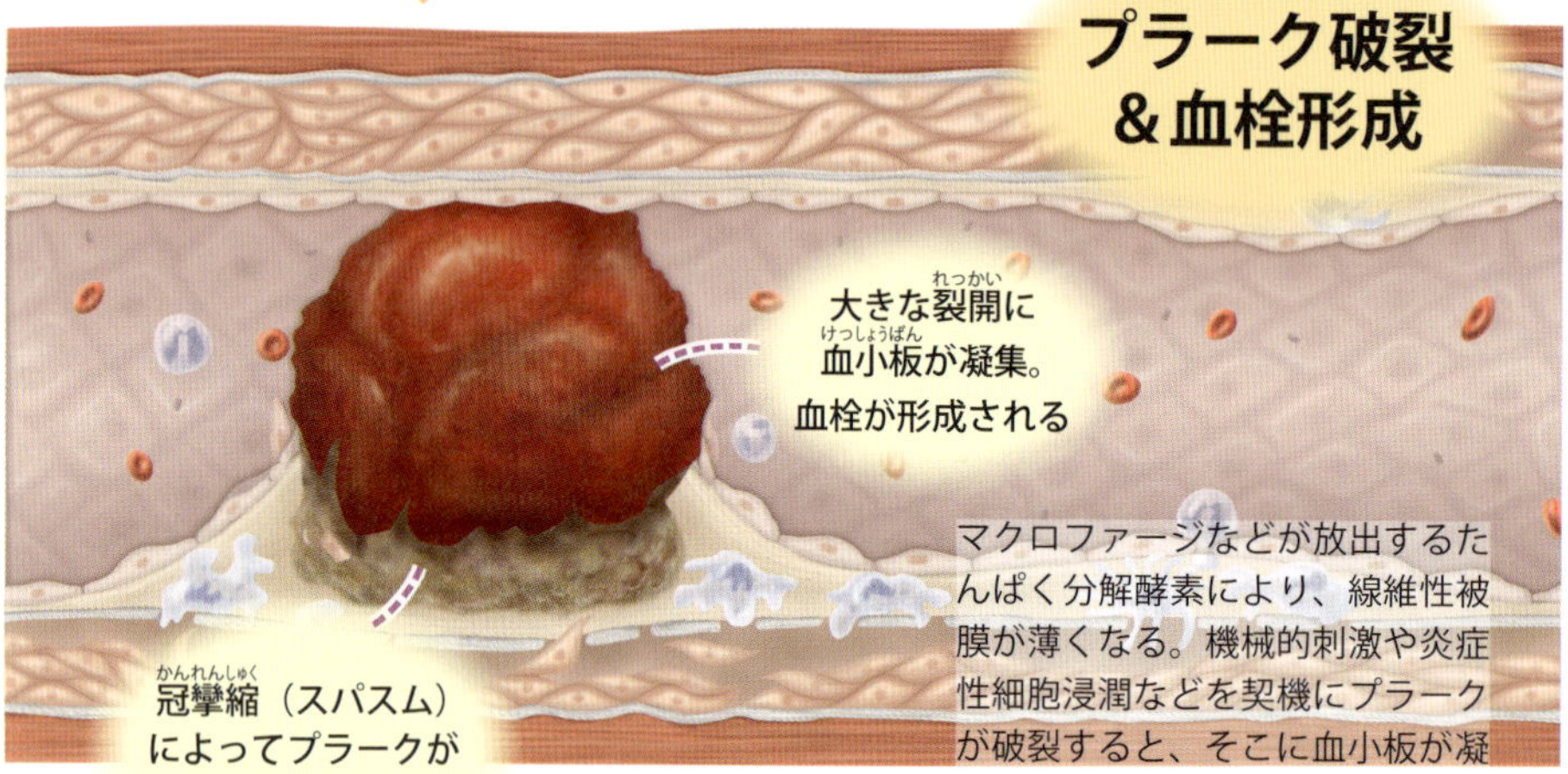
大きな裂開《れっかい》に血小板《けっしょうばん》が凝集。血栓が形成される
マクロファージなどが放出するたんぱく分解酵素により、線維性被膜が薄くなる。機械的刺激や炎症性細胞浸潤などを契機にプラークが破裂すると、そこに血小板が凝集して急激に血栓が形成される。
冠攣縮《かんれんしゅく》（スパスム）によってプラークが破裂することも

STが上昇していれば完全閉塞の可能性が高い

冠動脈《かんどうみゃく》の突然の**閉塞**によって**心筋壊死《しんきんえし》**を生じるのが、**急性心筋梗塞《きゅうせいしんきんこうそく》（AMI《エーエムアイ》）**だ。発症頻度は年間10万人あたり10～１００人程度と推定される。閉塞の多くは上図の**プラーク破裂**で起こるが、被膜上に血栓ができる**プラークびらん**も原因となる。

ＡＭＩは、心電図のＳＴ上昇の有無から**「ST上昇型心筋梗塞（STEMI《ステミ》）」**と**「非ST上昇型心筋梗塞（NSTEMI《ノンステミ》）」**にわけられる。ＳＴＥＭＩは完全閉塞によって**貫壁性虚血《かんへきせいきょけつ》**をきたした病態で、発症超早期に**心室細動《しんしつさいどう》**で死亡する患者が14％以上に上る。生存退院しても**心不全**（→Ｐ１１０～）、**不整脈**などを起こしやすく、予後は不良だ。一方のＮＳＴＥＭＩは、心筋壊死が心内膜下《しんないまくか》にとどまっている病態をさす。

急性心筋梗塞《きゅうせいしんきんこうそく》発症

Acute Myocardial Infarction：AMI《エーエムアイ》

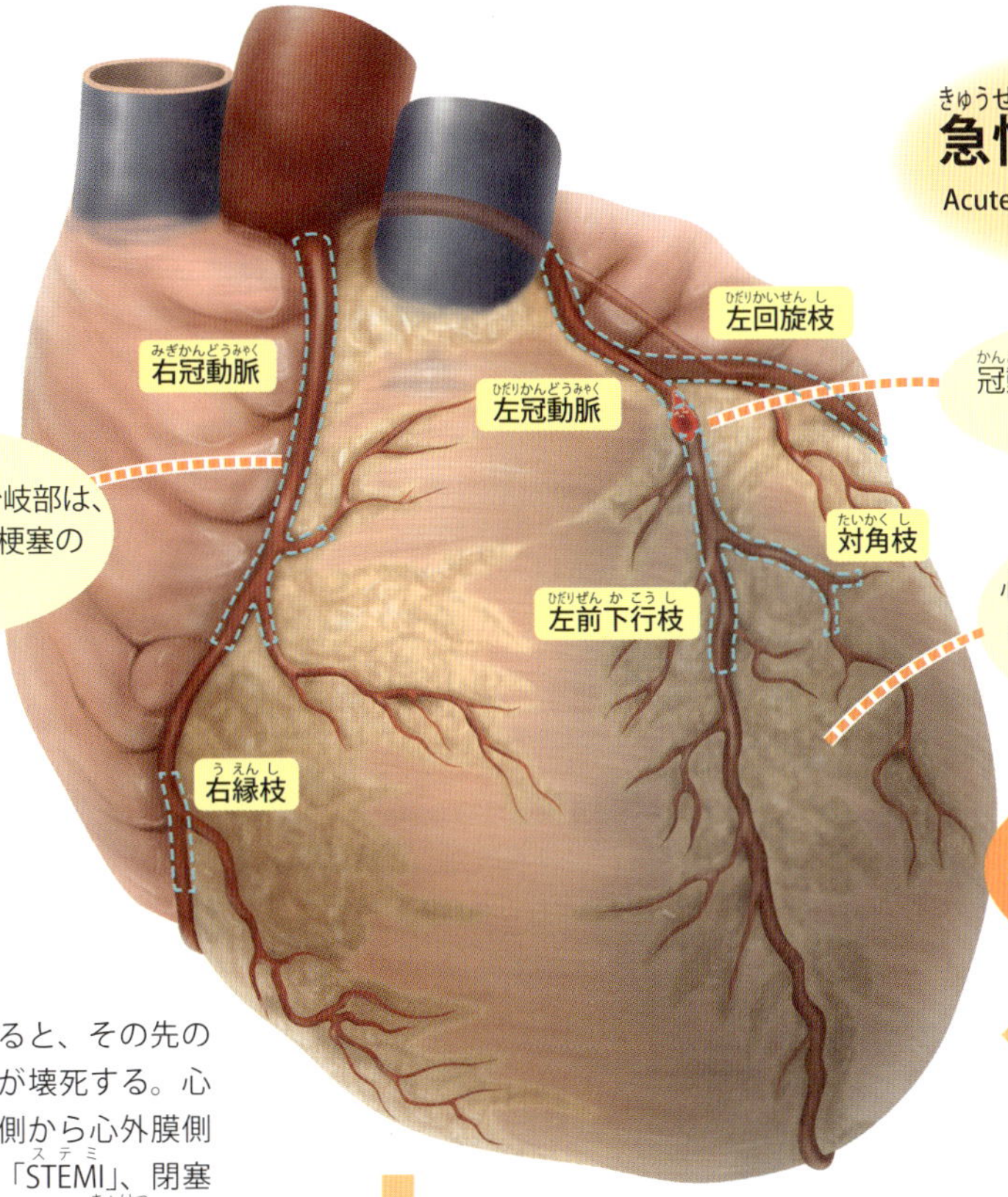
で囲んだ分岐部は、動脈硬化＆心筋梗塞の好発部位
冠動脈《かんどうみゃく》が閉塞し、そこから下の血流がとだえる
心筋の壊死《えし》がはじまる。壊死した部分は収縮・拡張しなくなる
心内膜《しんないまく》側から心外膜《しんがいまく》側へ壊死範囲が広がっていく

冠動脈が閉塞すると、その先の栄養領域の心筋が壊死する。心筋壊死が心内膜側から心外膜側まで進展すると「STEMI《ステミ》」、閉塞が不完全で心内膜下の虚血《きょけつ》にとどまっていれば「NSTEMI《ノンステミ》」となる。

経時的な組織変性

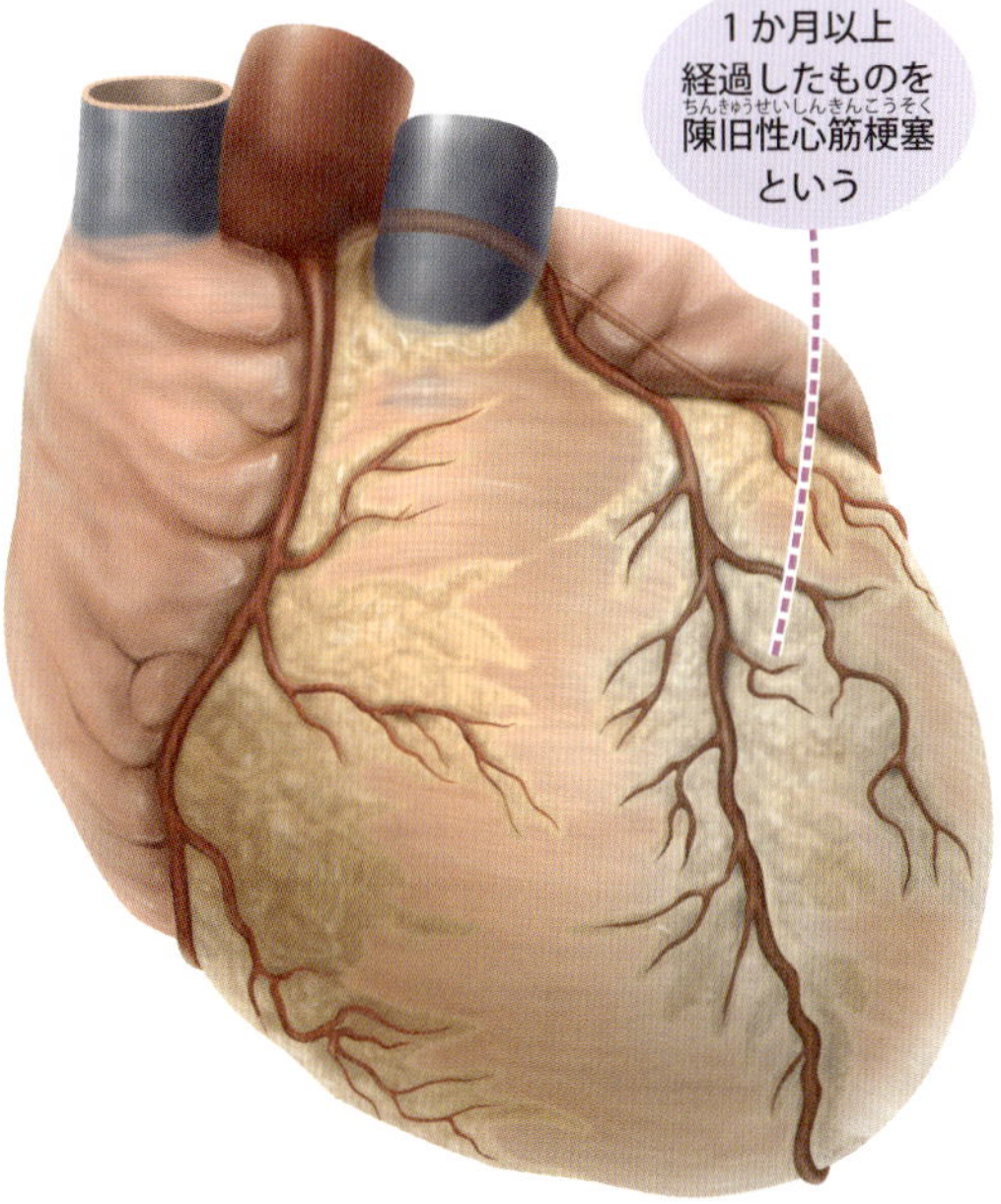

心筋壊死は浮腫からはじまり、白血球の浸潤を経て、線維組織に置換される。あるいは変性途中で死亡する。刻々と変性するため、いかに早急に治療するかが問われる。

時間	肉眼所見	形態学的変化
0〜6時間	著変なし	形態学的変化なし。最初の数時間は病変周囲の血管のうっ血《けつ》像のみ
6〜12時間	軽微な色調変化（灰白色調《かいはくしきちょう》）	心筋細胞細胞質の好酸性《こうさんせい》の増加と横紋《おうもん》の消失がはじまる。病変部に隣接する健常部に好中球《こうちゅうきゅう》が出現する
12〜24時間	軽度の浮腫《ふしゅ》と色調変化（増強）	心筋細胞の細胞質における好酸性の増加と横紋の消失。核消失。病変部への好中球浸潤《しんじゅん》
1〜2日	蒼白か赤褐色《せきかっしょく》を呈し、周辺部に充血をともなう	あきらかな凝固壊死。好中球浸潤は高度となる
3日目	梗塞巣《こうそくそう》における黄色調《おうしょくちょう》の増加。病変はやや縮小する	好中球に代わってマクロファージが出現。壊死組織の貪食が開始される
7日目以降	梗塞巣は黄色調を呈し、周辺部はうっ血による赤色調《せきしきちょう》を帯びる	マクロファージが主体で、幼弱な線維芽細胞《せんいがさいぼう》と毛細血管の新生が開始される。壊死組織貪食は持続する
10日目以降	赤色の新生血管結合織《けつごうしき》が梗塞巣をとり囲み、黄色の壊死組織を置換する	血管結合織の増勢がつづく。好中球に代わるマクロファージの出現と壊死組織の貪食はほぼ完了する
2〜4週	白色調《はくしょくちょう》が出現するが、まだやわらかい	膠原線維《こうげんせんい》と細胞間マトリックスたんぱくの結合が進行する
5週目以降	進行する線維化で梗塞巣は白色調と硬度が増す	線維化が進行する
3〜6か月	灰白色調の瘢痕《はんこん》	成熟した線維組織が梗塞巣を置換する

（『完全病理学 各論　第６巻　循環器疾患』堤 寛著、学際企画より引用）

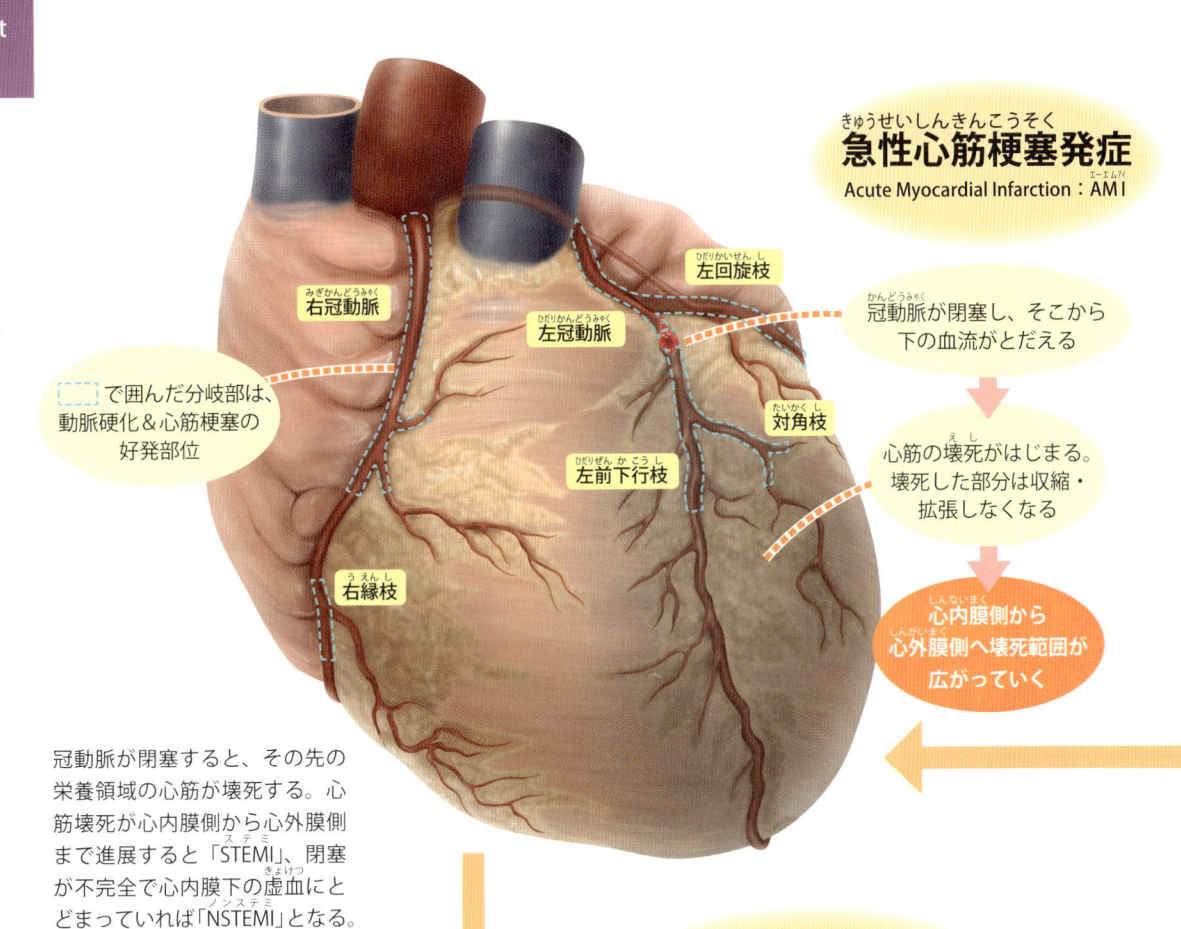

3～6時間以内に血行再建術で治療する

心筋梗塞の治療は、時間との闘いだ。発症から3～6時間以内に、カテーテルを使った血行再建術で血流を回復させることが望ましい。

STEMI は早急に、NSTEMI は落ち着いて診断

まずは12誘導心電図で、STEMIかNSTEMIかを鑑別する。

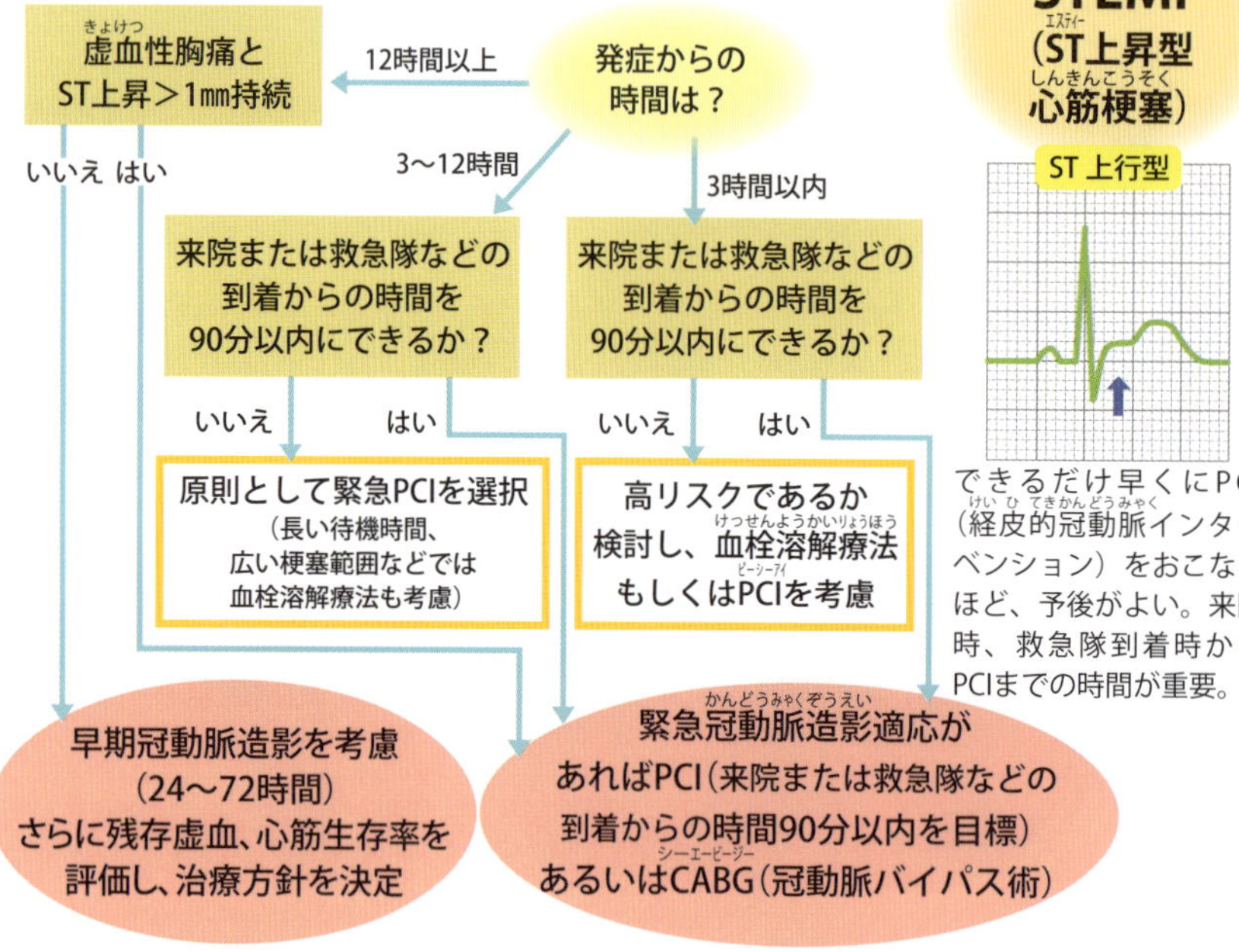
虚血《きょけつ》性胸痛と
ST上昇＞1㎜持続
12時間以上
発症からの
時間は？
いいえ
はい
3～12時間
3時間以内
来院または救急隊などの
到着からの時間を
90分以内にできるか？
来院または救急隊などの
到着からの時間を
90分以内にできるか？
いいえ
はい
いいえ
はい
原則として緊急PCIを選択
（長い待機時間、
広い梗塞範囲などでは
血栓溶解療法も考慮）
高リスクであるか
検討し、血栓溶解療法《けっせんようかいりょうほう》
もしくはPCI《ピーシーアイ》を考慮
早期冠動脈造影を考慮
（24～72時間）
さらに残存虚血、心筋生存率を
評価し、治療方針を決定
緊急冠動脈造影《かんどうみゃくぞうえい》適応が
あればPCI（来院または救急隊などの
到着からの時間90分以内を目標）
あるいはCABG《シーエービージー》（冠動脈バイパス術）
ST 上行型

STEMI《ステミ》
（ST《エスティー》上昇型
心筋梗塞《しんきんこうそく》）

できるだけ早くにPCI（経皮的冠動脈《けいひてきかんどうみゃく》インターベンション）をおこなうほど、予後がよい。来院時、救急隊到着時からPCIまでの時間が重要。

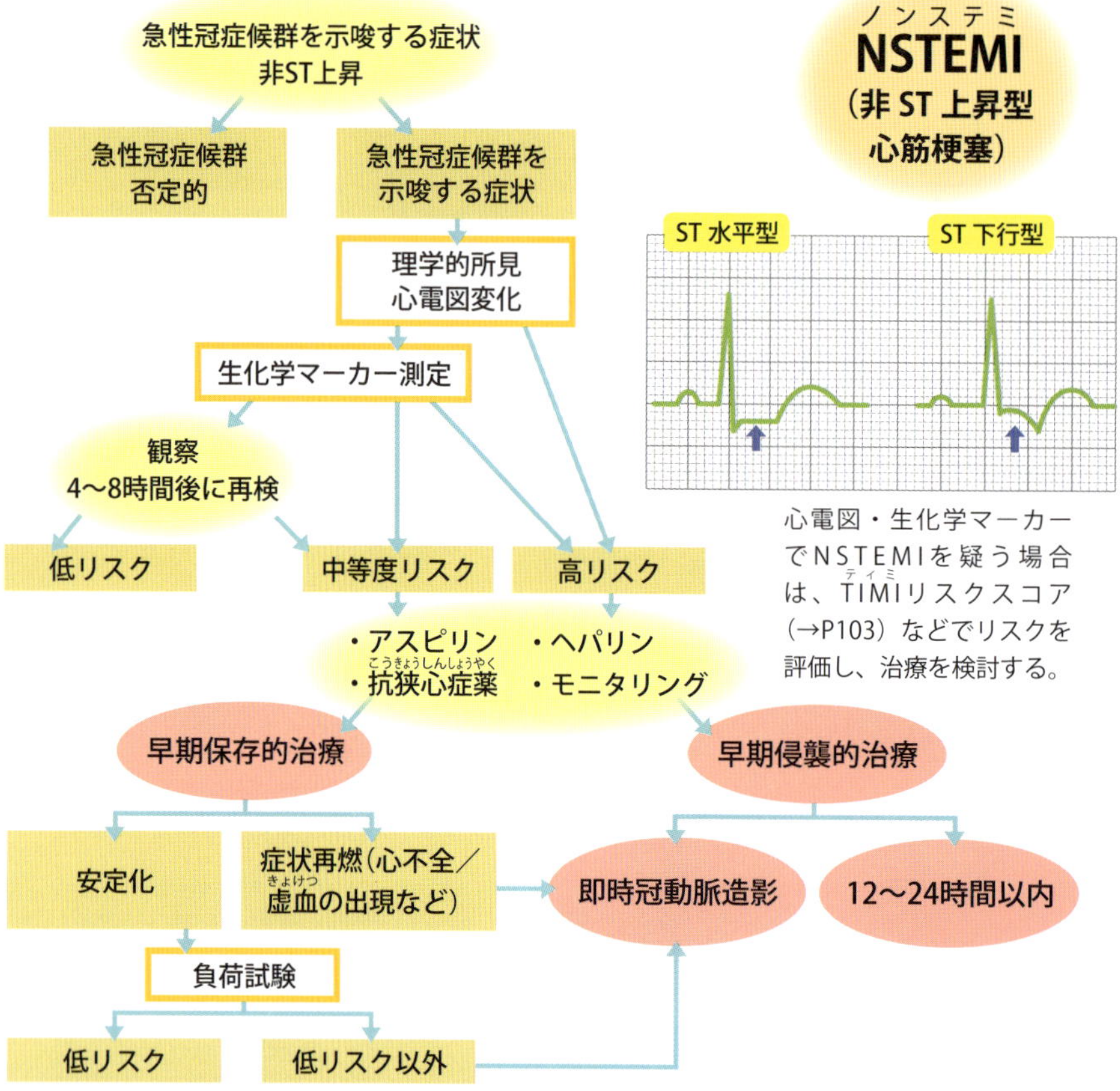
急性冠症候群を示唆する症状
非ST上昇
急性冠症候群
否定的
急性冠症候群を
示唆する症状
理学的所見
心電図変化
生化学マーカー測定
観察
4～8時間後に再検
低リスク
中等度リスク
高リスク
・アスピリン
・抗狭心症薬《こうきょうしんしょうやく》
・ヘパリン
・モニタリング
早期保存的治療
早期侵襲的治療
安定化
症状再燃（心不全／
虚血《きょけつ》の出現など）
即時冠動脈造影
12～24時間以内
負荷試験
低リスク
低リスク以外
ST 水平型
ST 下行型

NSTEMI《ノンステミ》
（非 ST 上昇型
心筋梗塞）

心電図・生化学マーカーでNSTEMIを疑う場合は、TIMI《ティミ》リスクスコア（→P103）などでリスクを評価し、治療を検討する。

（「ST上昇型急性心筋梗塞の診療に関するガイドライン（2013年改訂版）」木村一雄ほか、日本循環器学会／
「非ST上昇型急性冠症候群の診療に関するガイドライン（2012年改訂版）」木村 剛ほか、日本循環器学会より引用、一部改変）

PCIか外科手術で、血行をすみやかに戻す

再灌流療法《さいかんりゅうりょうほう》には「血栓溶解療法」もあるが、
日本ではPCI《ピーシーアイ》による「血行再建術」が主流。

即時治療で救命！

I 血行再建術

かぎられた病変であれば、PCIで治療できる

閉塞部をカテーテルで拡げ、さらに薬剤溶出性ステントを留置して狭窄《きょうさく》を防ぐことが多い。手術治療では、人工心肺を使わずに、冠動脈の血流を確保する「OPCAB」が普及してきている。

PCI〈経皮的冠動脈インターベンション〉

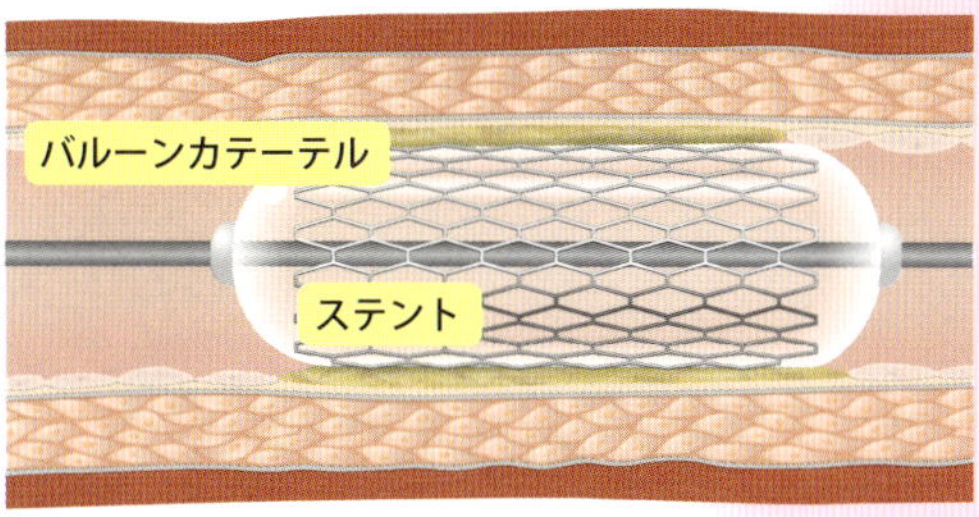

OPCAB《オーピーシーエービー》〈オフポンプ冠動脈バイパス術〉

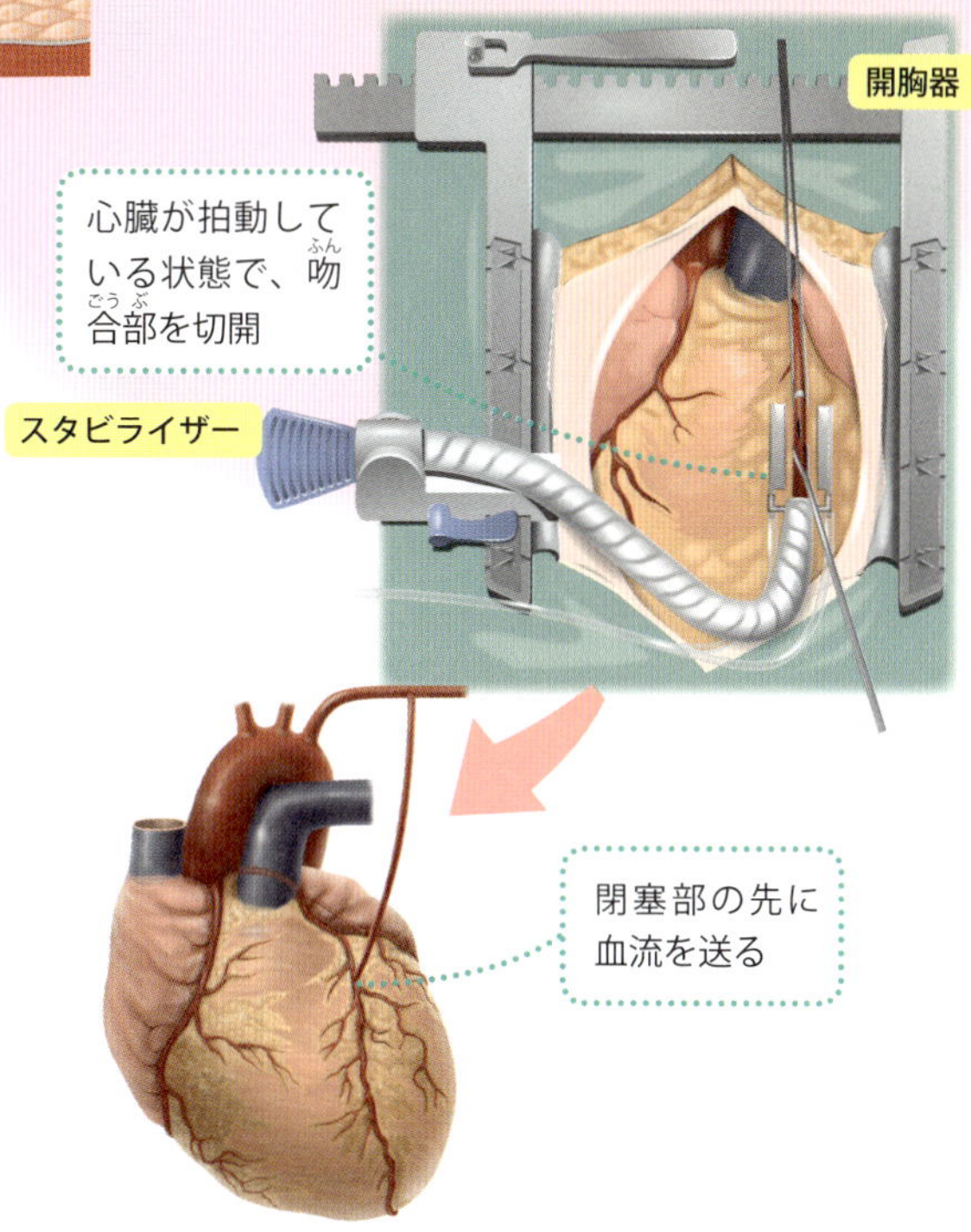

再梗塞を予防する

II 薬物治療

β《ベータ》ブロッカーなどで二次予防管理を

心筋梗塞の再発や突然死の予防に有効な薬剤と、狭心症発作寛解《かんかい》・予防を目的とした薬剤がある。糖尿病や高血圧、脂質異常症などのコントロールも重要。

- βブロッカー
- ACE《エーシーイー》阻害薬《そがいやく》
- AII《エーツー》受容体拮抗薬《じゅようたいきっこうやく》（ARB《エーアールビー》）
- 硝酸薬《しょうさんやく》
- 抗血栓薬《こうけっせんやく》
- スタチン（HMG-CoA《エイチエムジーコーエー》還元酵素阻害薬《かんげんこうそそがいやく》）
- Ca拮抗薬《カルシウムきっこうやく》
- その他（血糖降下薬など）

再発率は1年で約17%。血行再建後の治療も重要

急性心筋梗塞《きゅうせいしんきんこうそく》（AMI《エーエムアイ》）を疑う場合は、**心電図でいち早くST変化**を確認する。近年は、救急車内で心電図データを記録・送信し、すぐカテーテル室の準備をはじめるという救急システムの構築も進んでいる。

STEMI《ステミ》の治療は、**PCI**《ピーシーアイ》**（経皮的冠**《けいひてきかん》**動脈**《どうみゃく》**インターベンション）**が基本だ。血液の**再灌流**《さいかんりゅう》が早いほど心筋壊死《しんきんえし》範囲の拡大を防ぎ、予後を改善できる。発症から6時間以内が望ましく、12時間を超えると機能回復はむずかしい。**NSTEMI**《ノンステミ》では、わずかながら冠動脈《かんどうみゃく》の血流があるため、リスク評価のうえ、**PCIか薬物治療**かを選択する。**不安定狭心症**《きょうしんしょう》（↓P103）の治療も、これに準じておこなうことが多い。

心筋梗塞は、再発率が年間17・4%と高いことが知られており、再灌流後の薬物治療が不可欠だ。とくに重要なのが**β**《ベータ》**ブロッカー**で、致死性不整脈や心不全を防ぎ、長期予後を改善できる。βブロッカーには、交感神経《こうかんしんけい》刺激に起因するプラークの進展と、不安定化を抑える効果も期待されている。

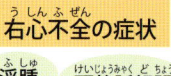

高血圧などが原因で心機能が徐々に低下する

人口の高齢化にともない、心不全患者が増えている。とくに注目されているのが、高血圧患者などに多い〝拡張不全型〟の心不全である。

心不全には、収縮不全型（HFrEF）と拡張不全型（HFpEF）がある

LVEF（左《さ》室《しつ》駆《く》出率《しゅつりつ》）が低下しているかどうかで、HFrEF、HFpEFにわけられる。HFrEF、HFpEFともに予後は不良。

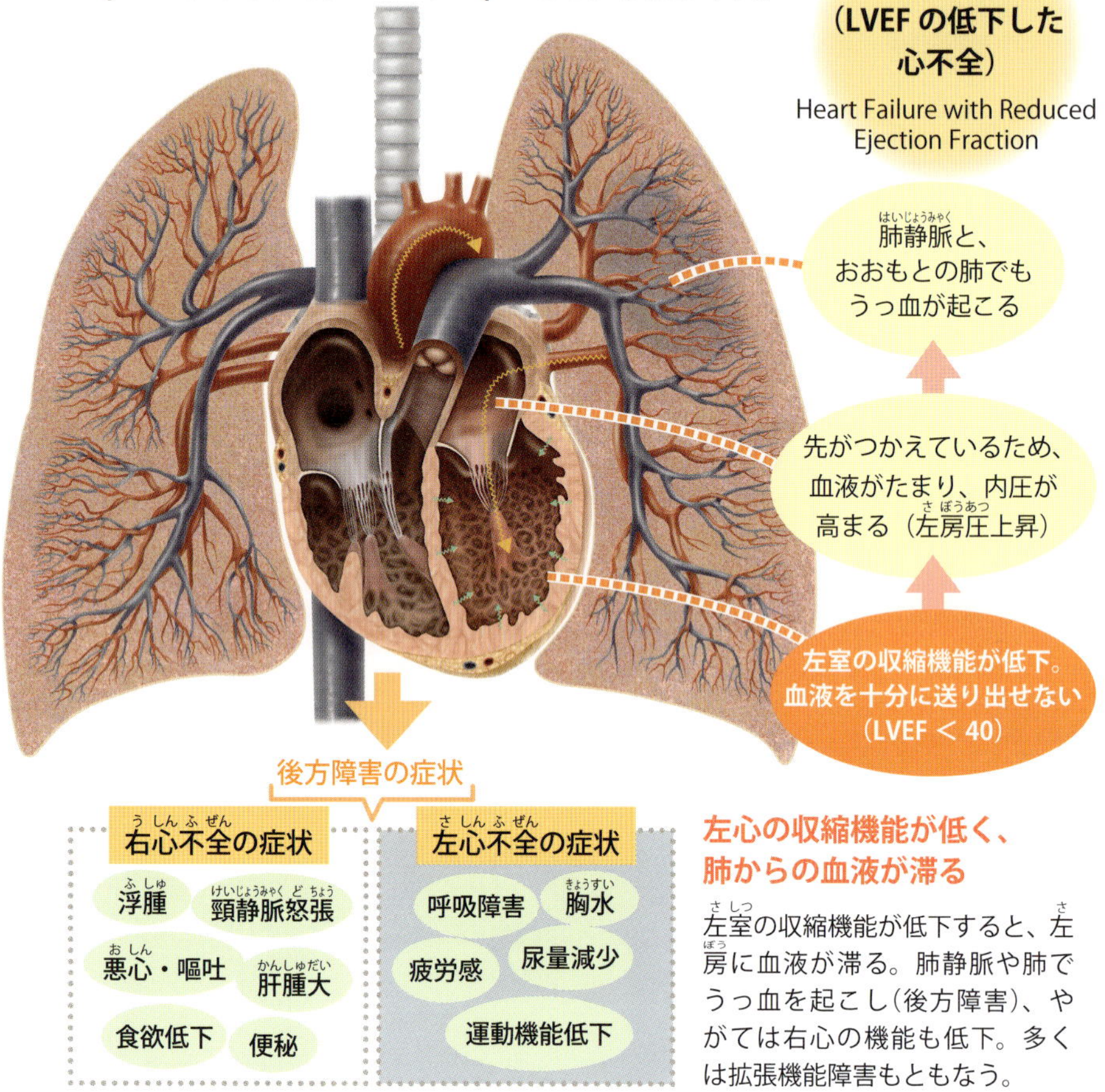
HFrEF《ヘフレフ》
（LVEF の低下した心不全）
Heart Failure with Reduced Ejection Fraction
肺静脈《はいじょうみゃく》と、おおもとの肺でもうっ血が起こる
先がつかえているため、血液がたまり、内圧が高まる（左房圧《さぼうあつ》上昇）
左室の収縮機能が低下。血液を十分に送り出せない（LVEF ＜ 40）
後方障害の症状
右心不全《うしんふぜん》の症状
浮腫《ふしゅ》
頸静脈怒張《けいじょうみゃくどちょう》
悪心《おしん》・嘔吐
肝腫大《かんしゅだい》
食欲低下
便秘
左心不全《さしんふぜん》の症状
呼吸障害
胸水《きょうすい》
疲労感
尿量減少
運動機能低下

左心の収縮機能が低く、肺からの血液が滞る

左室《さしつ》の収縮機能が低下すると、左《さ》房《ぼう》に血液が滞る。肺静脈や肺でうっ血を起こし（後方障害）、やがては右心の機能も低下。多くは拡張機能障害もともなう。

収縮不全によるうっ血が典型的な心不全症状

心疾患のなかでもっとも死亡者数が多いのが、**心不全**だ。心臓の器質的・機能的な異常により、全身の酸素需給に見合う心拍出量を維持できなくなる臨床症候群をいう。日本の慢性心不全患者は推定１００万人に上り、増加の一途をたどっている。

おもな原因は虚血性心疾患《きょけつせいしんしっかん》や心筋症などによる、**心筋の器質的な変化**だ。それによって**左室《さしつ》収縮機能**が低下すると、左房《さぼう》の血流が滞って**肺うっ血《けつ》**（**後方障害**）を生じ、呼吸困難や疲労感などがあらわれる。

左心不全《さしんふぜん》の状態がつづくと、右心《うしん》にも負荷がかかり、**浮腫《ふしゅ》**などの**右心不全《うしんふぜん》**症状もあらわれる。多くは、慢性的に進行する「**慢性心不全**」だが、急激に血行動態が増悪する「**急性心不全**」も見られる（→P１１４）。

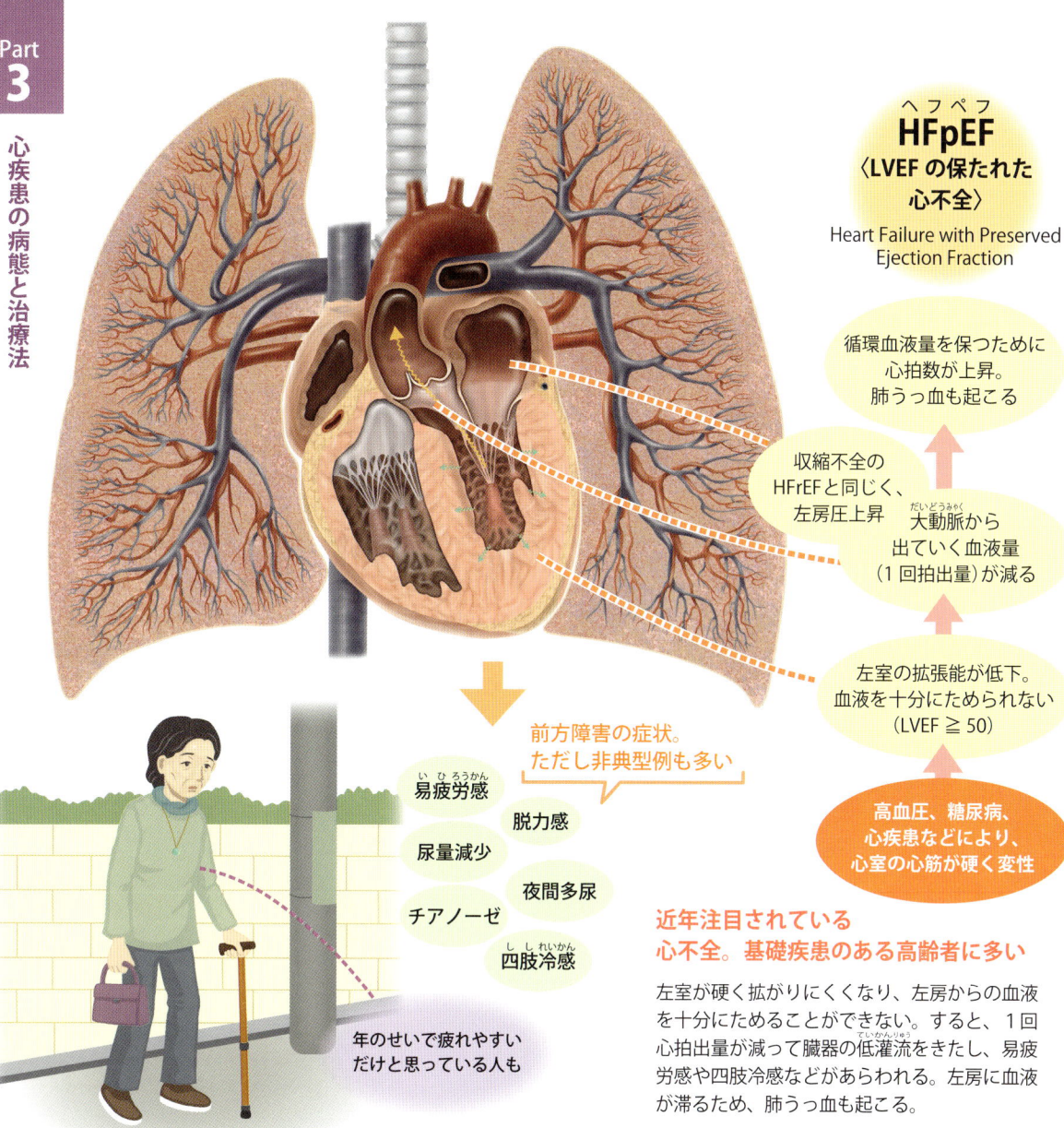

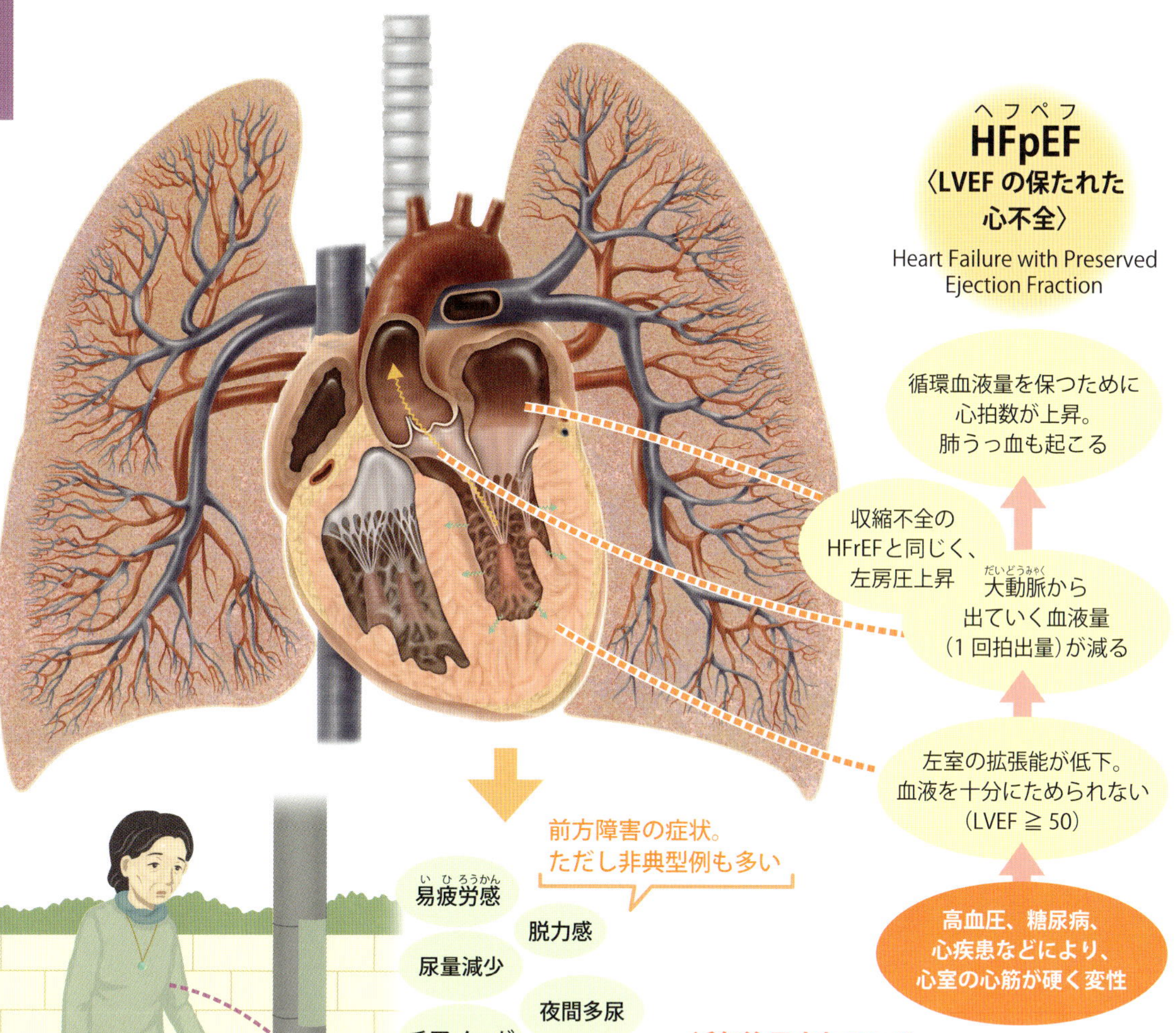
HFpEF《ヘフペフ》
〈LVEF の保たれた心不全〉
Heart Failure with Preserved Ejection Fraction
循環血液量を保つために心拍数が上昇。肺うっ血も起こる
収縮不全のHFrEFと同じく、左房圧上昇
大動脈《だいどうみゃく》から出ていく血液量（1回拍出量）が減る
左室の拡張能が低下。血液を十分にためられない（LVEF ≧ 50）
高血圧、糖尿病、心疾患などにより、心室の心筋が硬く変性

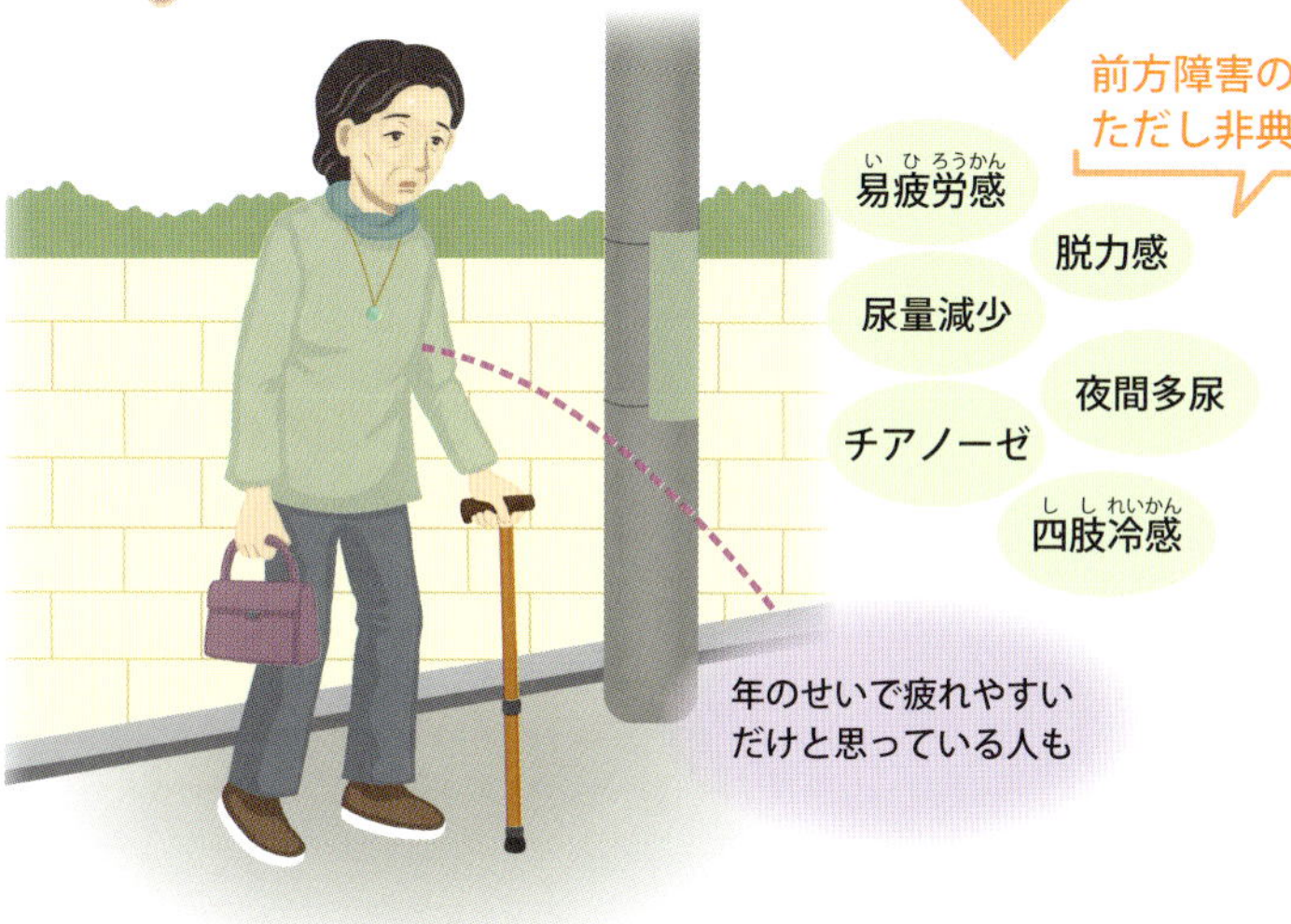
前方障害の症状。ただし非典型例も多い
易疲労感《いひろうかん》
脱力感
尿量減少
夜間多尿
チアノーゼ
四肢冷感《ししれいかん》
年のせいで疲れやすいだけと思っている人も

近年注目されている心不全。基礎疾患のある高齢者に多い

左室が硬く拡がりにくくなり、左房からの血液を十分にためることができない。すると、1回心拍出量が減って臓器の低灌流《ていかんりゅう》をきたし、易疲労感や四肢冷感などがあらわれる。左房に血液が滞るため、肺うっ血も起こる。

拡張不全型の心不全が急増。治療法もわけて考える

従来は心不全というと、前述のような左室の**収縮機能障害**（収縮不全）と考えられていた。しかし、**収縮機能**が保たれているのに、心不全症状を呈するタイプがあり、心不全全体の半数以上を占めることがわかってきた。このタイプは左室の**拡張機能**が低下する**拡張不全型**で、1回心拍出量が低下し、臓器の低灌流《ていかんりゅう》をきたす（**前方障害**）。高齢者を中心に急増しており、**高血圧**が原因になることが多い。また、左室拡張末期圧の上昇から左房が拡張し、**心房細動**《しんぼうさいどう》（↓P90）を起こしやすい点にも注意が必要だ。

ただ、臨床的には**収縮・拡張機能障害**をあわせもつことが多い。一般には、**左室駆**《さしつく》**出率**《しゅつりつ》（**LVEF**《エルヴィイーエフ》）を基準とし、LVEF40%未満の心不全を**EF**《イーエフ》**の低下した心不全**（**HFrEF**《ヘフレフ》）、50%以上の心不全を**EFの保たれた心不全**（**HFpEF**《ヘフペフ》）とよぶ。HFrEFの治療法は、HFpEFには効果が弱いため、両者の鑑別が重要だ。なお、LVEF40～49%の心不全は、**EFが軽度低下した心不全**（**HFmrEF**《ミッドレンジ》）という。

早期治療で心不全症候を防ぐ。進行後は負荷を減らす治療を

心不全の治療にあたっては、収縮能がどの程度保たれているかをまず診断する。そのうえで、ACE阻害薬などの薬を使って症状改善を図る。

拡張不全だけか、収縮不全もあるかをまず診断

心不全かどうか、また拡張機能障害・収縮機能障害の有無や程度は、心エコーで診断できる。LVEF《エルヴィーイーエフ》は、下記のような計算式にもとづいて自動で算出される。

左室《さしつ》収縮能評価（心エコー検査）

LVEF（左室《さしつ》駆出率《くしゅつりつ》）＝ LVEDV（左室拡張末期容積）− LVESV（左室収縮末期容積） ／ LVEDV（左室拡張末期容積）

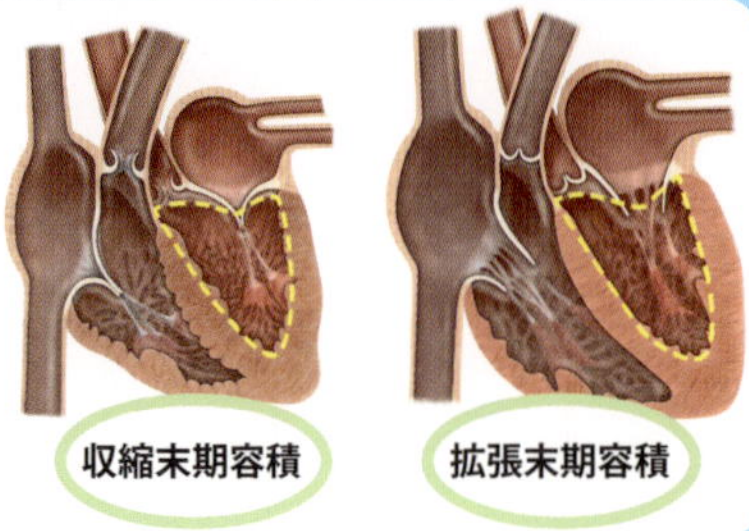

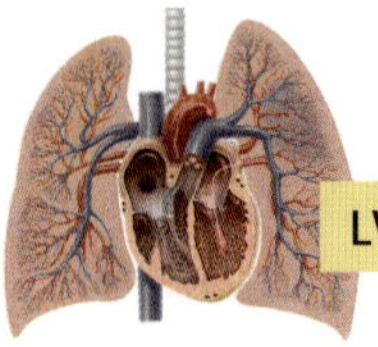

LVEF＞50%

拡張能障害の診断

1. 平均E/é《イーバーイープライム》＊1＞14（中隔側《ちゅうかくそく》E/é＞15または側壁側《そくへきそく》E/é＞13）
2. 中隔側é＜7cm/秒 または側壁側é＜10cm/秒
3. 三尖弁《さんせんべん》逆流速度（TRV《ティーアールヴィー》）＞2.8m/秒
4. 左房容積係数《さぼうようせきけいすう》（LAVI《エルエーヴィーアイ》）>34mL/m^2

- 3または4項目陰性 → 正常の拡張能
- 2項目のみ陽性 → 判断不能
- 3または4項目陽性 → 拡張障害あり

LVEF が保たれている場合は、左室拡張機能を評価する。心エコー図の上記の複数の項目から、総合的に判断する。

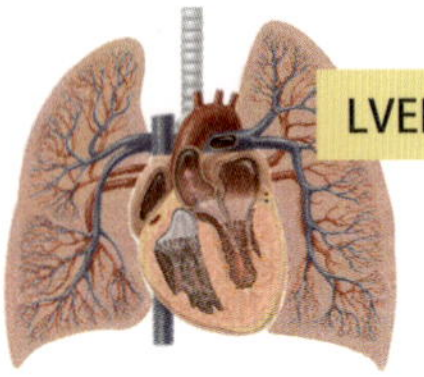

LVEF＜40%

左房圧上昇《さぼうあつ》の診断

左室流入血流速波形《さしつりゅうにゅうけつりゅうそくはけい》（E/A《イーバーエー》）＊2

- E/A≦0.8 ＋ E≦50cm/秒 → 左房圧正常 拡張能障害 Grade1
- E/A≦0.8＋E＞50cm/秒 または0.8＜E/A＜2 →
  1. 平均E/é＞14
  2. 三尖弁逆流速度（TRV）＞2.8m/秒
  3. 左房容積係数（LAVI）>34mL/m^2
  - 2つ以上陰性 → 左房圧正常 拡張能障害 Grade1
  - 2項目しか計測できず
    - 2項目陰性 → 左房圧正常 拡張能障害 Grade1
    - 1項目陽性 → 左房圧、拡張能のGrade判定不能
    - 2項目陽性 → 左房圧上昇 拡張能障害 Grade2
  - 2つ以上陽性 → 左房圧上昇 拡張能障害 Grade2
- E/A＞2 → 左房圧上昇 拡張能障害 Grade3

LVEF が低下している場合、基本的には拡張機能障害もともなうと考える。左房圧上昇の有無から、拡張機能障害の有無を評価する。

（「急性・慢性心不全診療ガイドライン（2017年改訂版）」筒井裕之ほか、日本循環器学会 / 日本心不全学会より作成）

＊1 E/e′：心エコー評価時に用いられる、左房圧の指標。E波（拡張早期に左室に流入する血流速度）を、e′波（E波が生じるときの僧帽弁輪部《そうぼうべんりんぶ》の動きの最大速度）で割ったもの。拡張早期は、P19の駆出期のこと。

＊2 E/A：心エコー評価時の左室拡張能の指標。E波を、A波（心房収縮期に左室に流入する血速速度）で割ったもの。

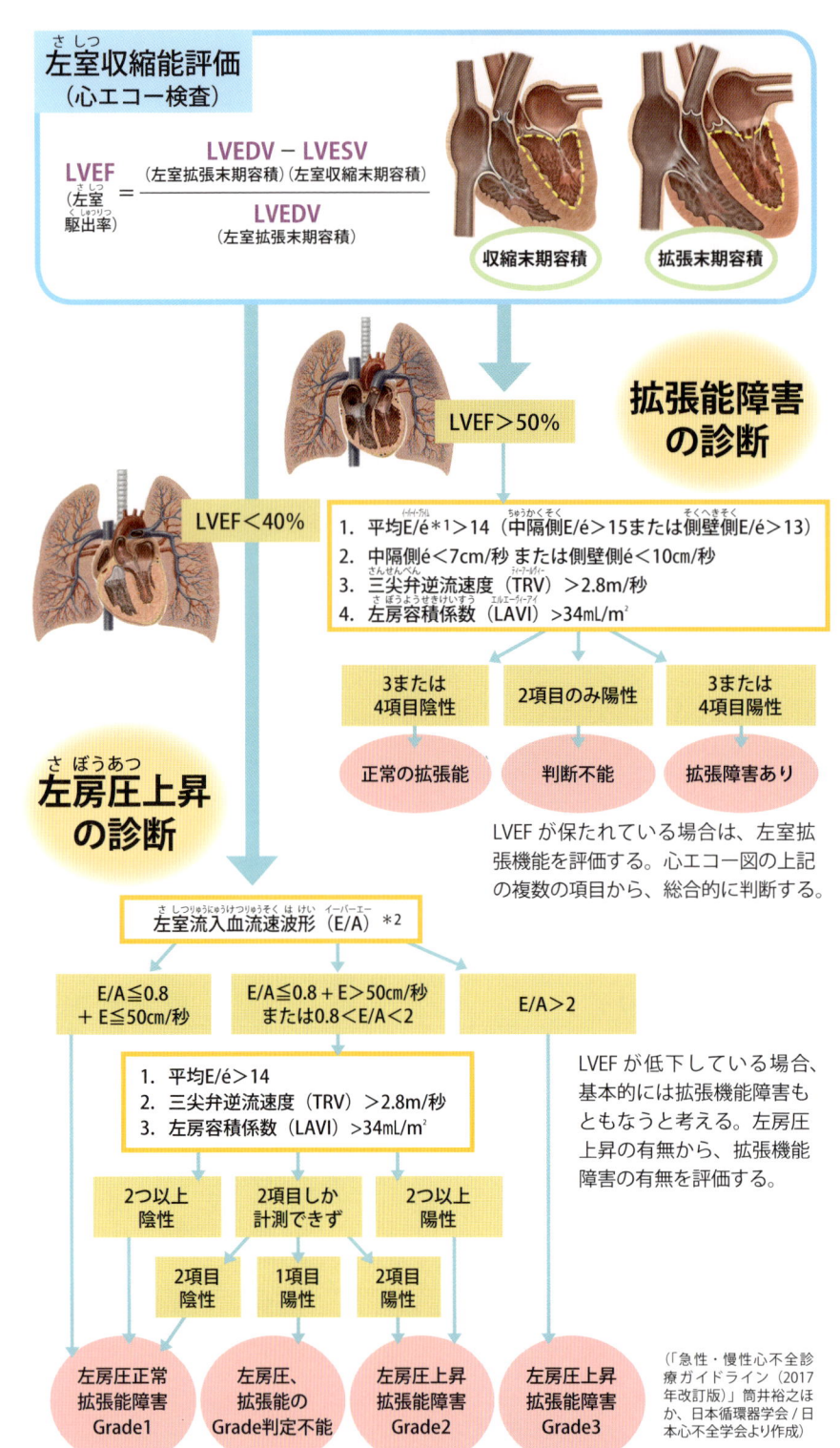

ステージA・Bの段階で介入し、進行させない

心不全症候のないステージA・Bの段階から治療介入し、進行を防ぐことが重要。

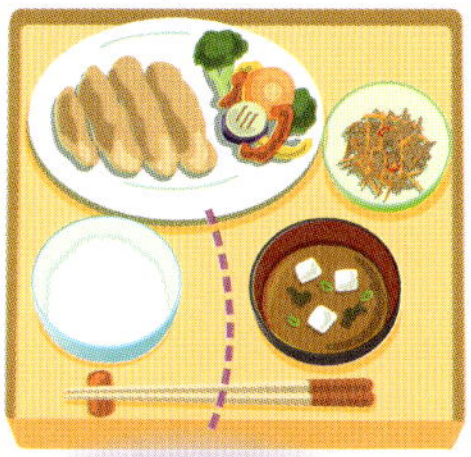
栄養療法
たんぱく質をとって
低栄養を防ぐ

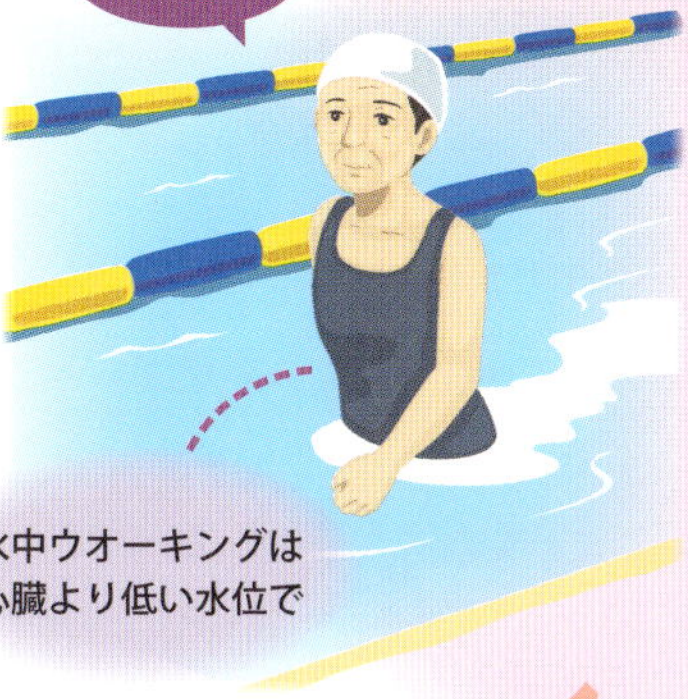
運動療法
水中ウオーキングは
心臓より低い水位で

ステージA・Bの進行予防

無症候性の段階で、高血圧などをコントロール

心不全症候はないが、リスク因子をもつ段階（ステージBは器質的心疾患あり）。リスク因子の薬物治療や運動療法、栄養療法により、心機能の維持・心不全発症予防をめざす。

薬物治療

高血圧	ACE《エーシーイー》阻害薬《そがいやく》、AⅡ《エーツー》受容体拮抗薬《じゅようたいきっこうやく》、利尿薬、β《ベータ》ブロッカーなど
冠動脈疾患	ACE阻害薬、βブロッカー、スタチン、MRA《エムアールエー》（ミネラルコルチコイド受容体拮抗薬）など
糖尿病	SGLT2《エスジーエルティーツー》阻害薬

ステージC・Dの治療

収縮不全があれば、ACE《エーシーイー》阻害薬《そがいやく》やハンプを選択

心不全症候を示すステージC・Dでは収縮・拡張機能障害の有無や程度に応じた治療をおこなう。HFrEF《ヘフレフ》には神経体液性因子の亢進《こうしん》を抑制する薬物が有効。不整脈合併症例ではICD（→P96）やCRTをおこなうことも。

HFrEF《ヘフレフ》の治療

- 利尿薬
- 基礎疾患の治療
  ［心房細動《しんぼうさいどう》、心室性不整脈、徐脈性不整脈《じょみゃくせいふせいみゃく》、冠動脈疾患《かんどうみゃくしっかん》、弁膜症《べんまくしょう》、高血圧、糖尿病、慢性腎臓病（CKD《シーケーディー》）など］
- ACE阻害薬、AⅡ《エーツー》受容体拮抗薬《じゅようたいきっこうやく》
  +α β《ベータ》ブロッカー、MRA《エムアールエー》、利尿薬
- 血管拡張薬（ハンプ）、ジギタリス製剤
- ICD（植込み型除細動器《じょさいどうき》）、CRT（心臓再同期療法）
- 運動療法

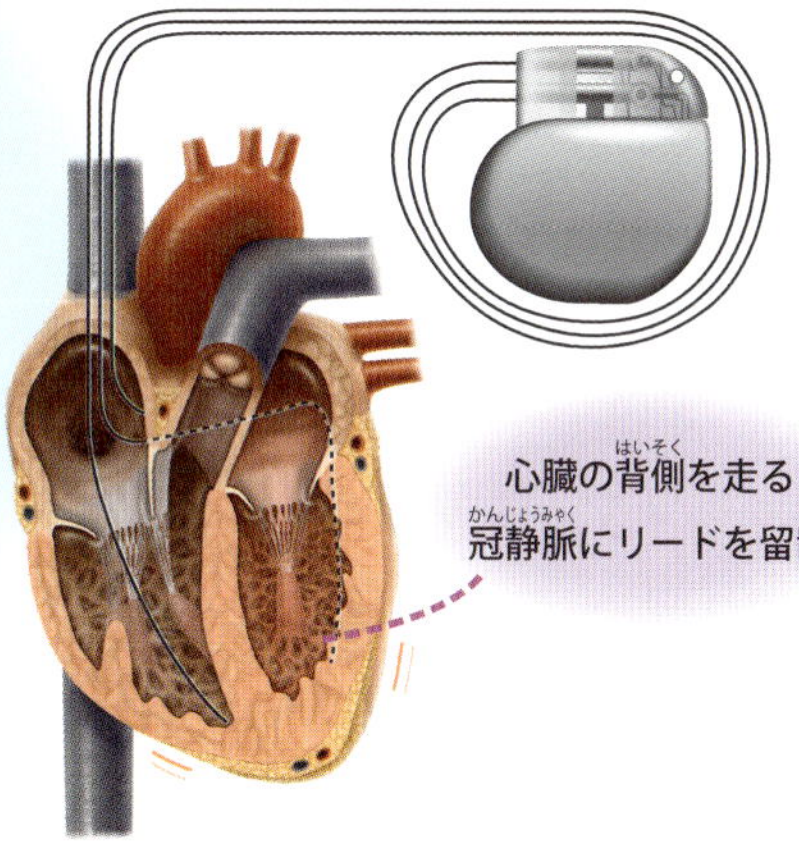

まずは心エコー検査で診断。タイプに応じた薬物治療をする

高齢者の心不全は非典型的症例が多く、さまざまな基礎疾患をあわせもつことから、診断に難渋するケースも少なくない。もっとも重要なのが**心エコー検査**で、**基礎心疾患の有無や機能障害**、**血行動態**などを調べる。あわせて**BNP《ビーエヌピー》**（↓P64）を計測する。

重症度の評価には、ACCF《エーシーシーエフ》／AHA《エーエイチエー》（米国心臓病学会財団／米国心臓協会）のステージ分類を用いる（↓P114の図）。A～Dの4段階にわけられ、〝進行予防のためには早期介入すべき〟との考えから、無症候性も含まれているのが特徴だ。

HFrEF《ヘフレフ》には、**ACE《エーシーイー》阻害薬《そがいやく》**、**AⅡ《エーツー》受容体拮抗薬《じゅようたいきっこうやく》（ARB《エーアールビー》）**、**β《ベータ》ブロッカー**などが有効だ。予後改善のため、**利尿薬**と**血管拡張薬（ハンプ）**を用いることも多い。HFpEF《ヘフペフ》は、個々の病態に応じて判断する。

貧血や低栄養からくるフレイル[*1]、サルコペニア[*2]も心不全の増悪因子となる。薬物治療に**栄養療法**や**運動療法**（**有酸素運動と低強度レジスタンストレーニング**）を組み合わせた包括的な治療介入が重要である。

＊1　フレイル：加齢によって運動機能、認知機能などが低下し、心身の活力、生活機能が損なわれた状態。要介護状態の手前に位置づけられる。
＊2　サルコペニア：加齢にともなって筋力が減少し、ADL（日常生活動作）が低下した状態。転倒のリスクも高まり、要介護状態に陥りやすい。

ポンプ機能の低下により肺水腫などの症状が発現

慢性心不全の多くは、症状のないまま徐々に進み、あるとき突然、急性症状を発症する。急性心不全を発症したあとの予後は不良である。

心不全の急激な悪化を"急性心不全"という

Acute Heart Failure：AHF

急性心不全には、急激に心不全を発症するケースと、慢性心不全の急性増悪のケースがある。

心不全リスク

ステージB ← **ステージA**

器質的心疾患のあるリスクステージ

- 器質的心疾患あり
  （虚血性心疾患《きょけつせいしんしっかん》、左室《さしつ》リモデリング（左室肥大・駆出率《くしゅつりつ》低下）、無症候性《むしょうこうせい》弁膜症《べんまくしょう》（→P118）など）
- 心不全症候なし

器質的心疾患のないリスクステージ

- 危険因子あり
  （高血圧、糖尿病、動脈硬化性疾患など）
- 器質的心疾患なし
- 心不全症候なし

治療目標

- 器質的心疾患の進展予防
- 心不全の発症予防

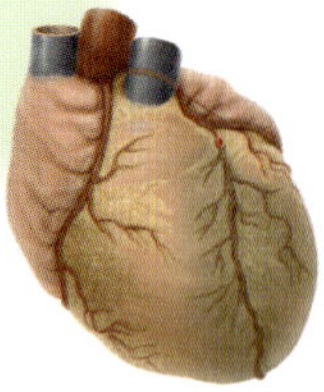

薬物治療などで器質的心疾患の進展を抑え、心不全の発症を防ぐ。

治療目標

- 危険因子のコントロール
- 器質的心疾患の発症予防

危険因子をコントロールして、動脈硬化の進展・器質的心疾患の予防に努める。

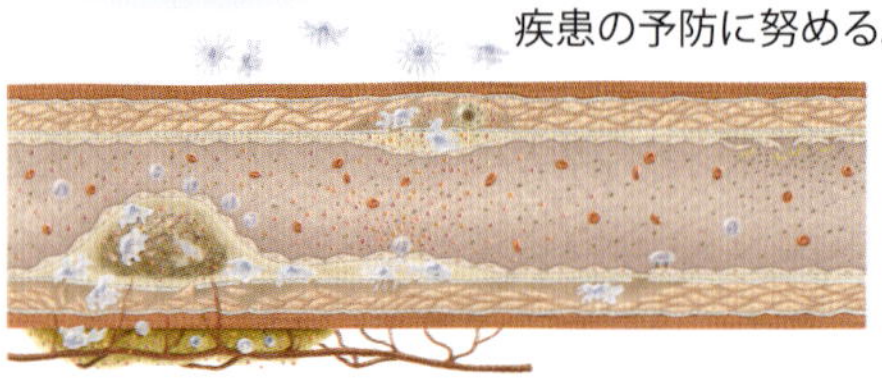

心機能が徐々に低下したのち、急激に悪化してしまう

一般に**心不全**は慢性的に経過するが、何らかの原因によって、急激に心不全症状が出現、あるいは増悪することがある。これを**「急性心不全（AHF《エーエイチエフ》）」**という。循環動態が悪化し、**心原性ショック**や**心肺停止状態**を引き起こす致死的緊急事態である。

原因としてもっとも多いのは、**虚血性心《きょけつせいしん》疾患《しっかん》**だが、ほとんどの心疾患から起こりうる。**慢性心不全**から増悪するケース（**急性増悪**）では、塩分・水分の過剰摂取、感染、怠薬《たいやく》、過労、不整脈、高血圧などが誘因となる。急性心不全で再入院をくり返すたびに、身体機能は低下し、予後は悪化する。

左心系《さしんけい》の**肺静脈《はいじょうみゃく》うっ血《けつ》**があれば、**労作時《ろうさ》の息切れ**、**易疲労感《いひろうかん》**、**発作性夜間呼吸困難**などがあらわれる。急性に左心系のうっ血

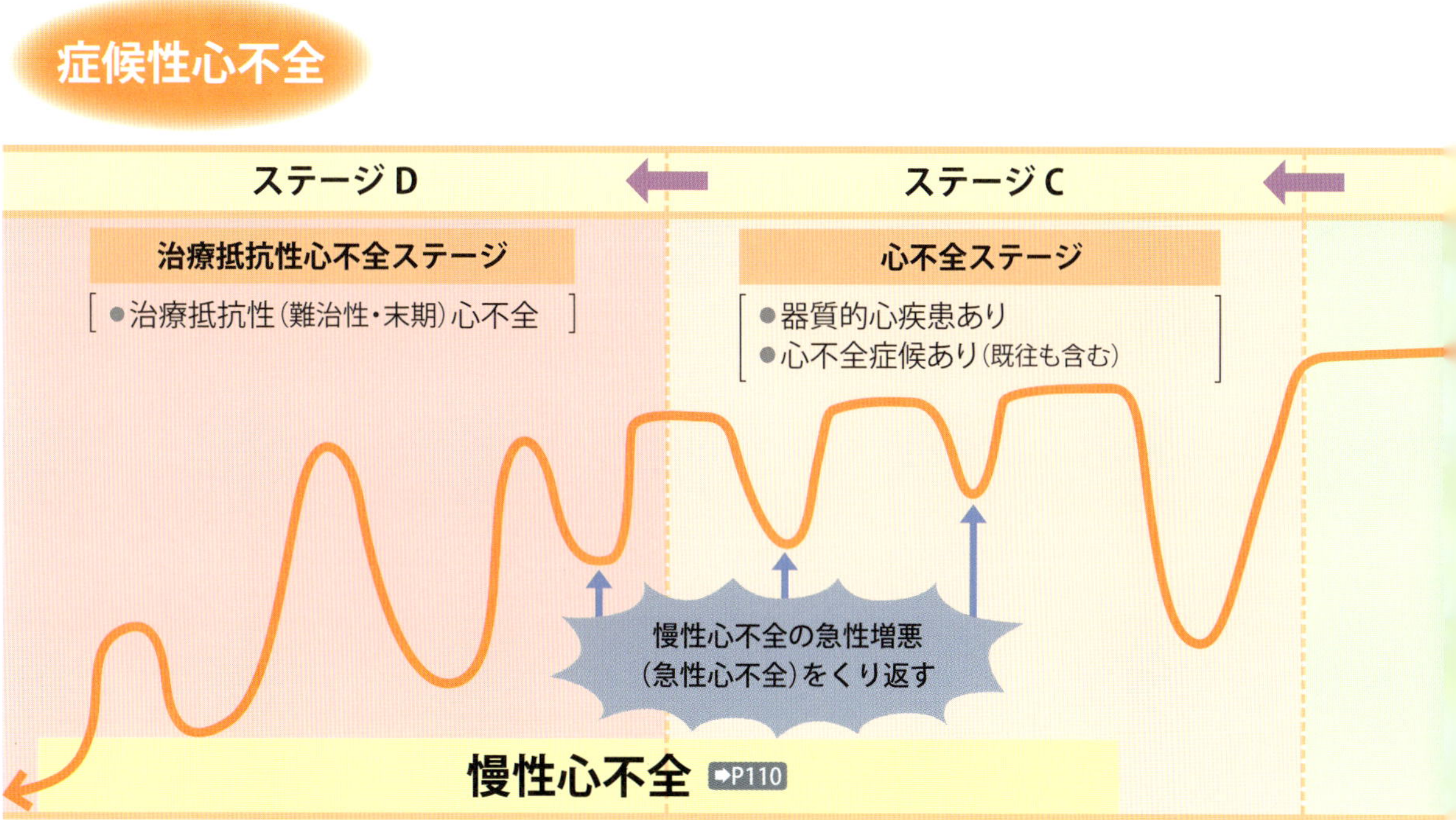

治療目標
- 再入院予防
- 終末期ケア

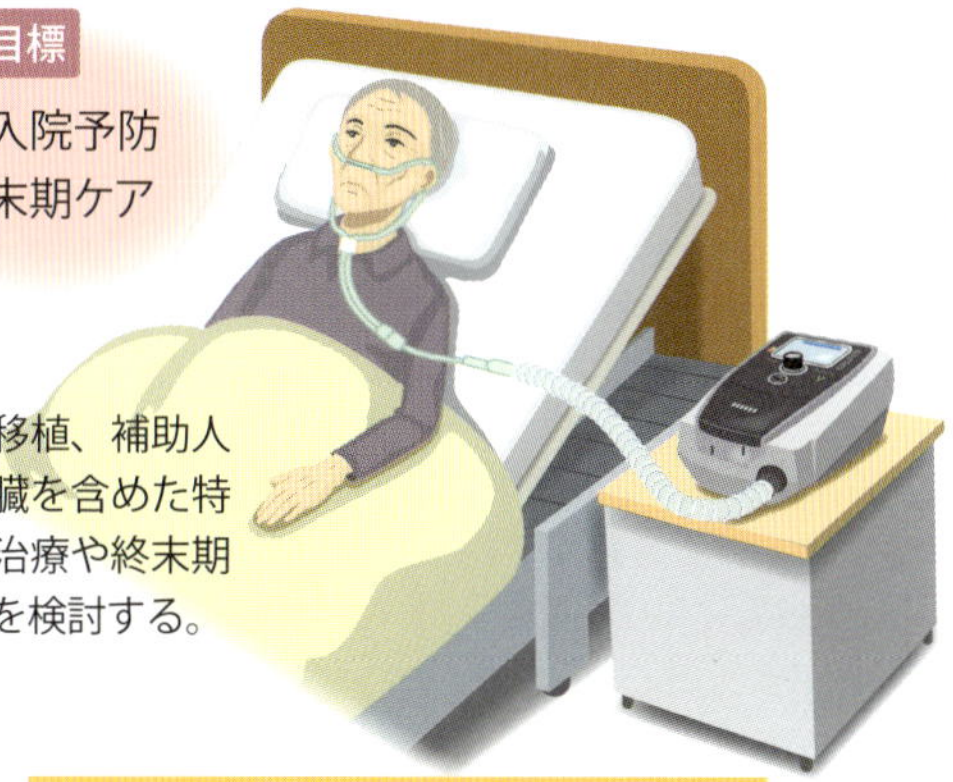

心臓移植、補助人工心臓を含めた特別な治療や終末期ケアを検討する。

治療目標
- 症状コントロール
- QOL改善
- 入院予防・死亡回避

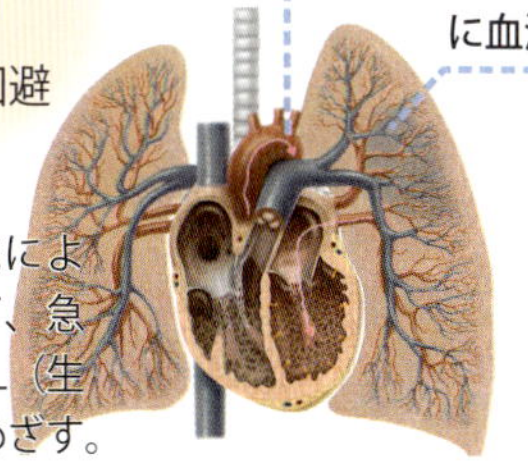
1回拍出量が減る
（低灌流障害《ていかんりゅうしょうがい》）
左室のポンプ機能が低下し、肺に血液がたまる
（肺うっ血《けつ》）

肺うっ血・低灌流による症状を改善して、急性増悪を防ぎ、QOL（生活の質）の改善をめざす。

Nohria-Stevenson《ノーリア スティーブンソン》分類

低灌流所見の有無（脈圧低下、四肢冷感、傾眠、低Na血症、腎機能低下）		
なし	Profile A dry - warm dry＝肺うっ血所見なし warm＝血液循環は保たれている	Profile B wet-warm wet＝肺に血液がたまっている warm＝血液循環は保たれている
あり	Profile L dry - cold dry＝肺うっ血所見なし cold＝循環血液量が不十分	Profile C wet-cold wet＝肺に血液がたまっている cold＝循環血液量が不十分

うっ血所見
（起坐呼吸、頸静脈圧上昇、浮腫、腹水、肝頸静脈逆流）

臨床でよく用いられる分類。低灌流とうっ血を示す身体的な所見から、心不全の4つの病態を把握することができる。ProfileBとCはとくに危険度が高い。

が起こると、肺に水がたまる**「急性肺水《きゅうせいはいすい》腫《しゅ》」**をきたす。右心系《うしんけい》の**体静脈《たいじょうみゃく》うっ血《けつ》**では**下腿《かたい》浮腫《ふしゅ》**、**腹部膨満感《ふくぶぼうまんかん》**、**食欲不振**などが見られる。心拍出量低下による症状としては、**疲労感**や**脱力感**、**尿量減少**、**チアノーゼ**、**四肢冷感《ししれいかん》**などがあげられる。ただし、症状を自覚しない人もおり、病態の重症度とは必ずしも一致しない。頸静脈《けいじょうみゃく》怒張《どちょう》や肺ラ音、ギャロップ（→P21）などの心不全の徴候を見逃さないよう、慎重な観察が必要だ。

CCUまたはICUで循環動態と呼吸を管理

急性心不全は、病態と症状から5つのタイプに分類される。タイプ別の治療を早急におこない、容体の安定後は、生活改善で予後の改善をめざす。

クリニカルシナリオ（CS）に沿って、初期対応を

クリニカルシナリオは、急性期の収縮期血圧を基準に病態を分類し、初期対応を示したもの。

収縮期血圧の区分

100～140mmHg

＋

主要症状

全身性浮腫《ふしゅ》

↓ CS2

- 慢性の充満圧／静脈圧《じょうみゃくあつ》／肺動脈圧《はいどうみゃくあつ》上昇による緩徐な発症
- 臓器障害／腎・肝障害／貧血／低アルブミン血症
- 肺水腫は軽度

治療法

NPPV
＋
硝酸薬（／利尿薬）

全身的な体液貯留の病態。うっ血《けつ》の程度に応じて、利尿薬に、ハンプを併用する。増悪因子への介入も必要。

＞140mmHg

＋

主要症状

肺水腫《はいすいしゅ》

↓ CS《シーエス》1

- 充満圧上昇による急性発症
- 血管性要因が関与
- 全身性浮腫は軽度
- 体液量が正常 または低下している場合もある

治療法

NPPV
＋
硝酸薬《しょうさんやく》

急激に進展した肺水腫の病態。酸素療法（NPPV）と硝酸薬、あるいは血管拡張薬のハンプで呼吸困難や酸素化の改善を図る。

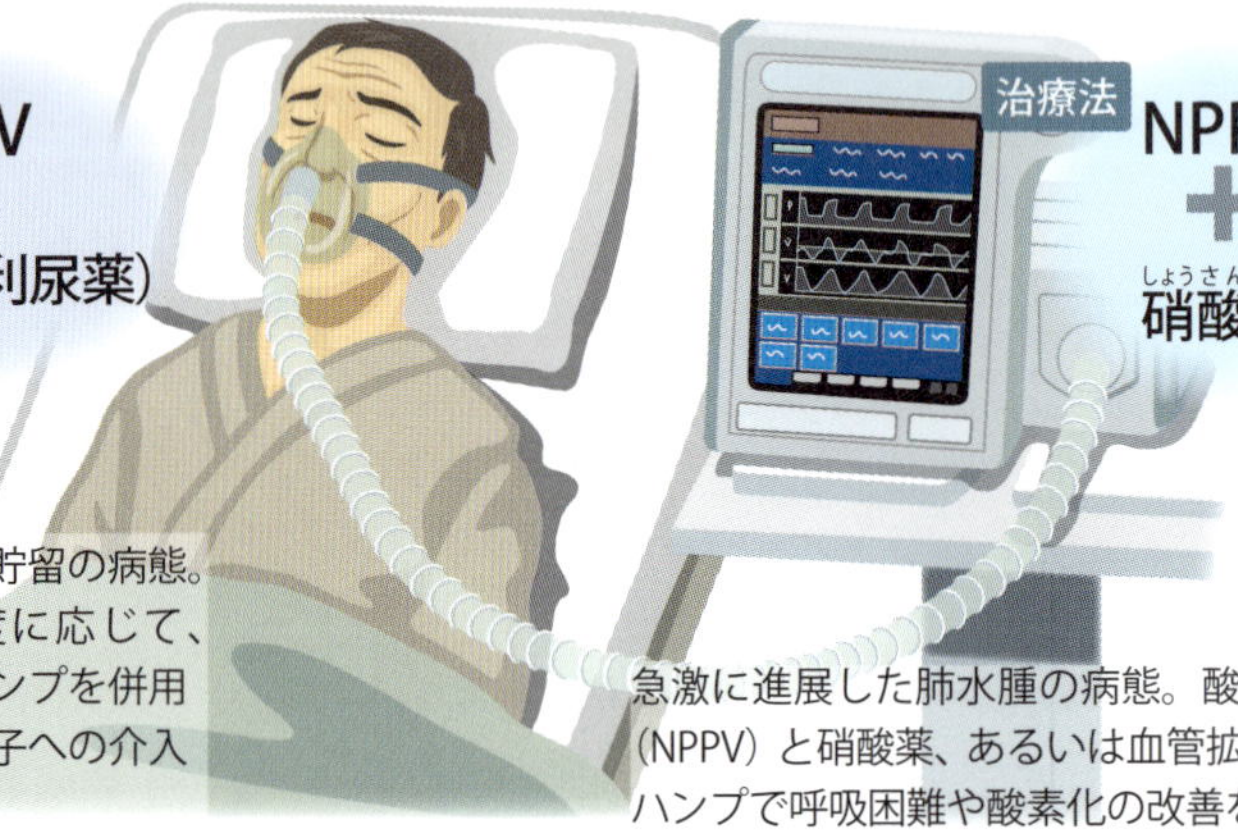

急性症状の治療後に、慢性心不全の管理をおこなう

急性心不全を疑う場合は、一刻も早く重症度を把握し、原因疾患を特定しなければならない。全身状態を観察し、**バイタルサインの確認**、**12誘導心電図**、**血液検査**、**胸部X線検査**、**心エコー検査**などを並行しておこなう。CCUかICUでの管理が望ましい。急性冠症候群《きゅうせいかんしょうこうぐん》や右心機能不全などの特殊な病態は、早期に除外しておく。

重症度は、身体所見をもとに、上図の**クリニカルシナリオ（CS）**と**ノーリア・スティーブンソン分類**（→P115）を併用して診断することが多い。

急性期の血行動態の改善には、硝酸薬《しょうさんやく》より**血管拡張薬（ハンプ）**が有効とされ、日本ではよく用いられているが、過度の血圧低下には注意を要する。心原性ショックや

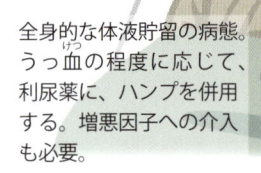

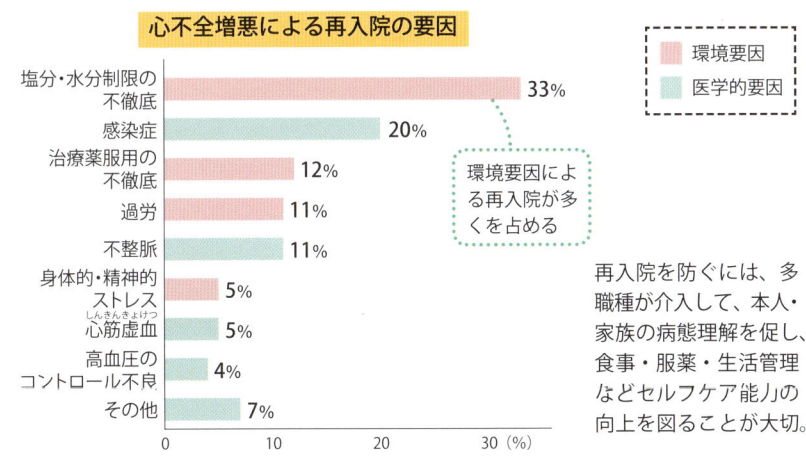

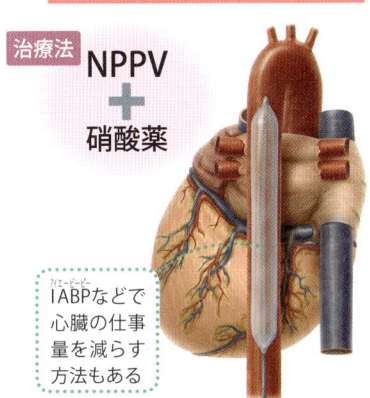

血圧の急激な低下時は心原性ショックを疑う

収縮期血圧90mmHg未満では心原性ショック（→ P48）を疑う。心電図・動脈血圧をモニタリングし、輸液・強心薬・血管収縮薬で対処。

（数値、変動を問わない）　（数値、変動を問わない）　＜100mmHg

＋

主要症状　右心《うしん》機能不全

CS5

- 発症様式は急性あるいは緩徐
- 肺水腫なし
- 右室《うしつ》機能障害
- 全身性静脈うっ血徴候

治療法　利尿薬または強心薬

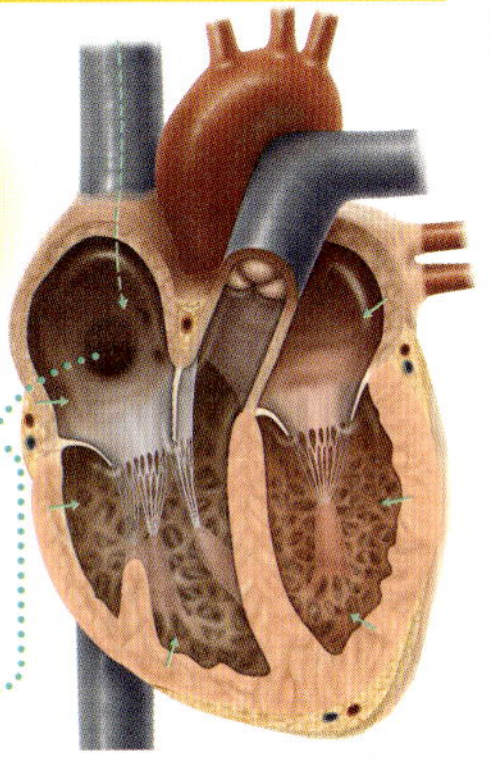

容量負荷を減らして右心の負担を軽減

CS1～3の病態と異なり、肺動脈性肺高血圧や右室梗塞《うしつこうそく》、心膜炎《しんまくえん》（→P122）など、原因に応じた治療が必要。

＋

主要症状　急性冠症候群

CS4

- 急性心不全の症状・徴候
- トロポニン（→P64）単独の上昇ではCS4に分類しない

治療法　NPPV＋硝酸薬

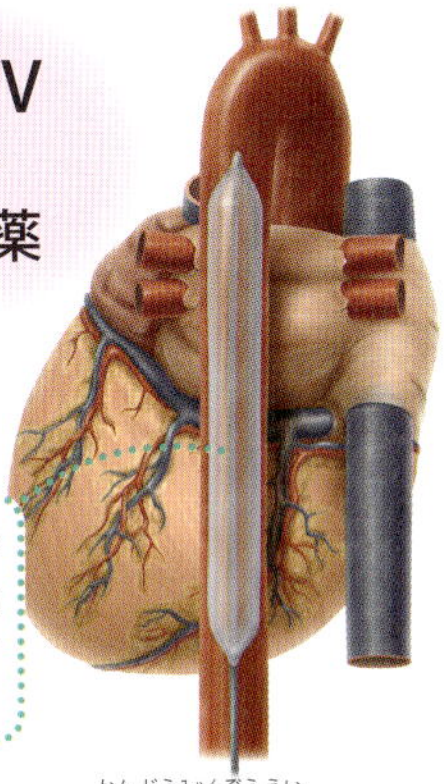

IABP《アイエービーピー》などで心臓の仕事量を減らす方法もある

薬物治療や緊急の冠動脈造影《かんどうみゃくぞうえい》、IABP（大動脈バルーンパンピング）などのPCI治療（→ P105）をおこなう。

＋

主要症状　低灌流《ていかんりゅう》

CS3

- 発症様式は急性あるいは緩徐
- 全身性浮腫／肺水腫は軽度
- 低血圧／ショックの有無により2つの病型あり

治療法　輸液＋強心薬

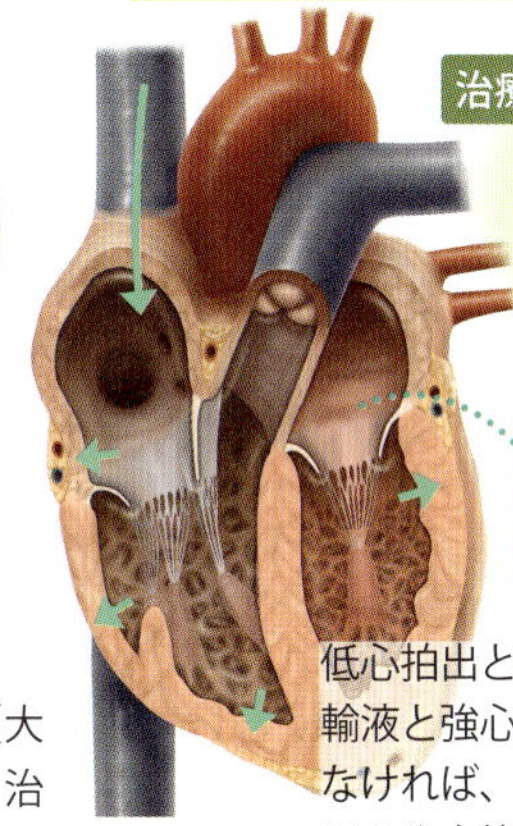

容量負荷をかけて低灌流を改善

低心拍出と低灌流の病態。輸液と強心薬で改善できなければ、肺動脈《はいどうみゃく》カテーテルや血管収縮薬も検討。

生活管理が困難で、再入院に至る患者が多い

それに近い状態では、強心薬を用いるが、必要最小量・最短期間の投与にすべきだ。

病態が安定したら、一般病棟で**原因疾患の治療**、**慢性心不全の管理**を継続する。退院後も管理を徹底することが重要である。

心不全増悪による再入院の要因

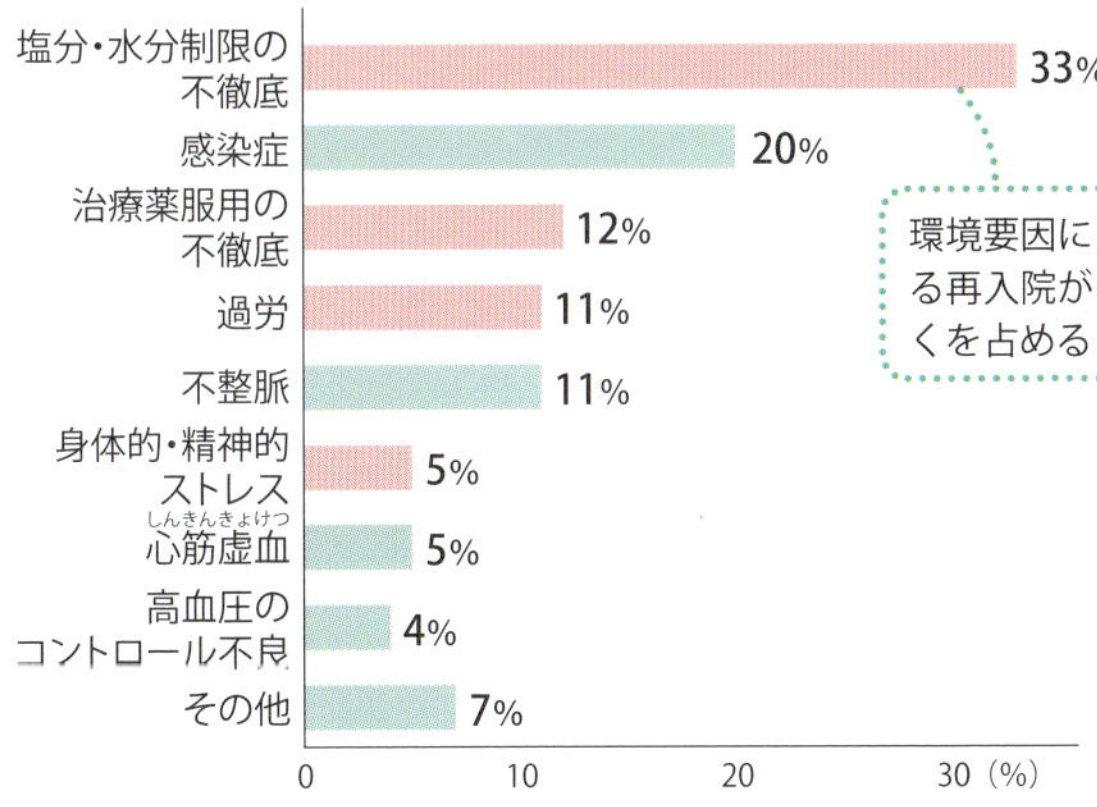
環境要因
医学的要因
塩分・水分制限の不徹底　33%
感染症　20%
治療薬服用の不徹底　12%
過労　11%
不整脈　11%
身体的・精神的ストレス　5%
心筋虚血《しんきんきょけつ》　5%
高血圧のコントロール不良　4%
その他　7%
0
10
20
30（%）
環境要因による再入院が多くを占める

再入院を防ぐには、多職種が介入して、本人・家族の病態理解を促し、食事・服薬・生活管理などセルフケア能力の向上を図ることが大切。

（「Clinical characteristics and prognosis of hospitalized patients with congestive heart failure : a study in Fukuoka, Japan.」Tsuchihashi M,et al., Japanese Circulation Journalより作成）

弁が機能せず、血行障害や血液の逆流が起こる

心臓弁膜症は、心臓内の４つの弁のどれかに異常をきたす病態だ。血液がスムーズに流れず、逆流することも多く、放置すると心不全などに至る。

血流が妨げられるため、左心に負荷がかかる

大動脈弁狭窄症（AS）と僧帽弁閉鎖不全症（MR）は、合併することも多い。

大動脈弁《だいどうみゃくべん》
狭窄症《きょうさくしょう》
Aortic Stenosis：AS《エーエス》

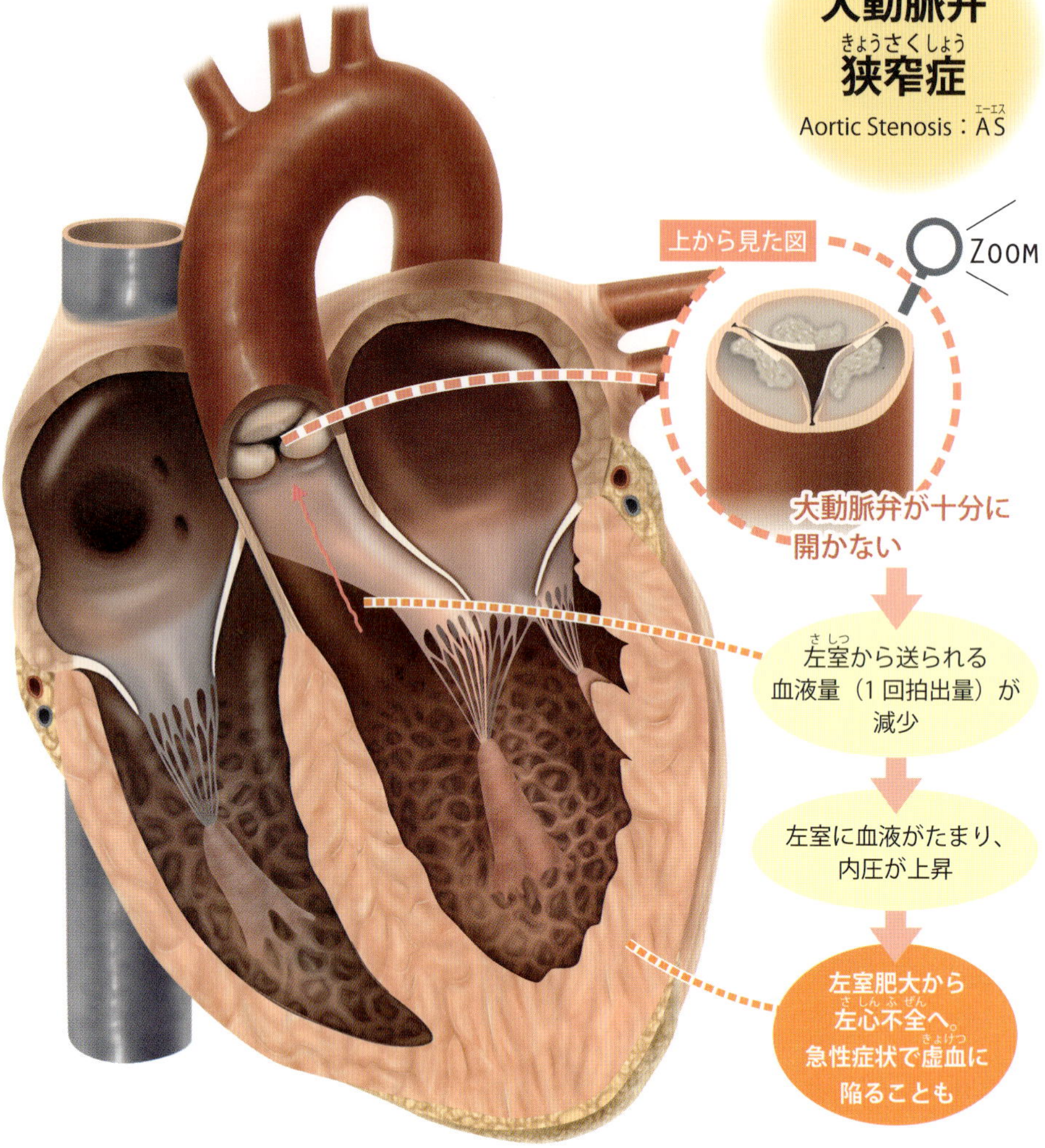
上から見た図
ZOOM
大動脈弁が十分に開かない

左室《さしつ》から送られる血液量（１回拍出量）が減少

↓

左室に血液がたまり、内圧が上昇

↓

左室肥大から左心不全《さしんふぜん》へ。急性症状で虚血《きょけつ》に陥ることも

大動脈弁狭窄症の自然経過

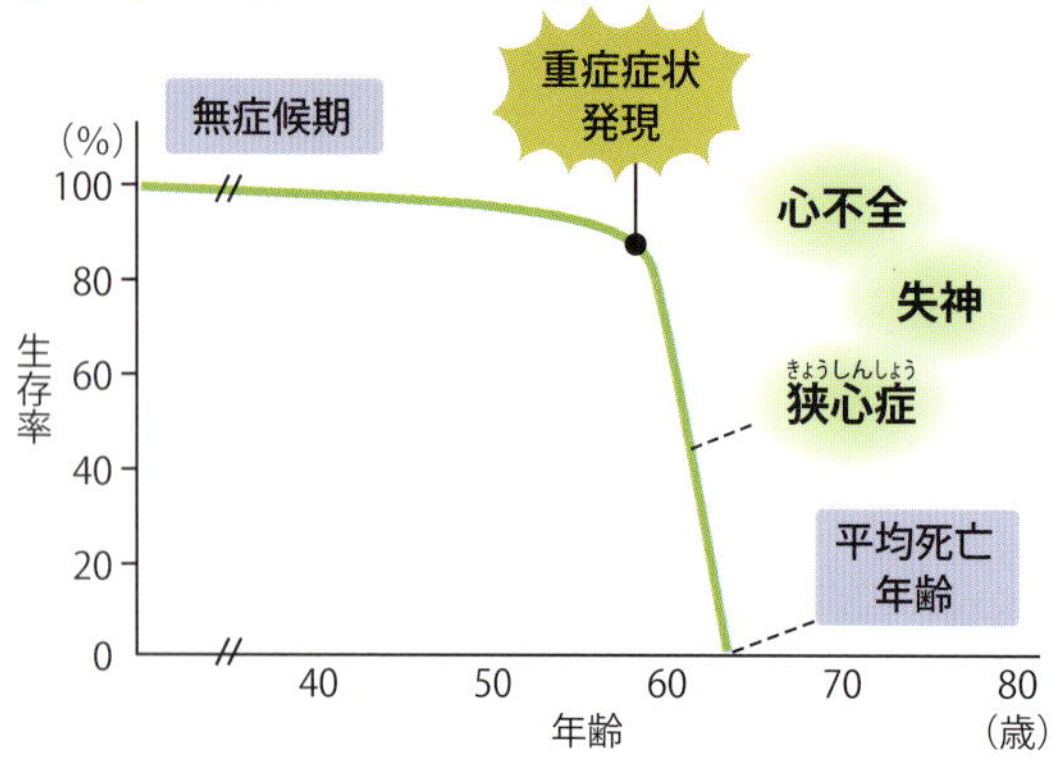
無症候期
重症症状発現
(%)
100
80
60
40
20
0
生存率
心不全
失神
狭心症《きょうしんしょう》
平均死亡年齢
40
50
60
70
80
年齢
(歳)

重症の症状が出現して以降の生命予後はきわめて悪く、突然死も多い。重症例ではすぐに手術をおこなう。

（「Aortic stenosis.」Ross J. Jr., Braunwald E., Circulationより引用）

左室の血液が正常に送り出されず左室が徐々に肥大する

大動脈弁の狭窄《きょうさく》があると、左室収縮期末圧が上昇し、左室が肥大する。重症化すると、左室拡張障害や心筋酸素消費量の増加をきたし、心不全（→ P110 ～）や狭心症《きょうしんしょう》（→ P102）、失神発作などを引き起こす。

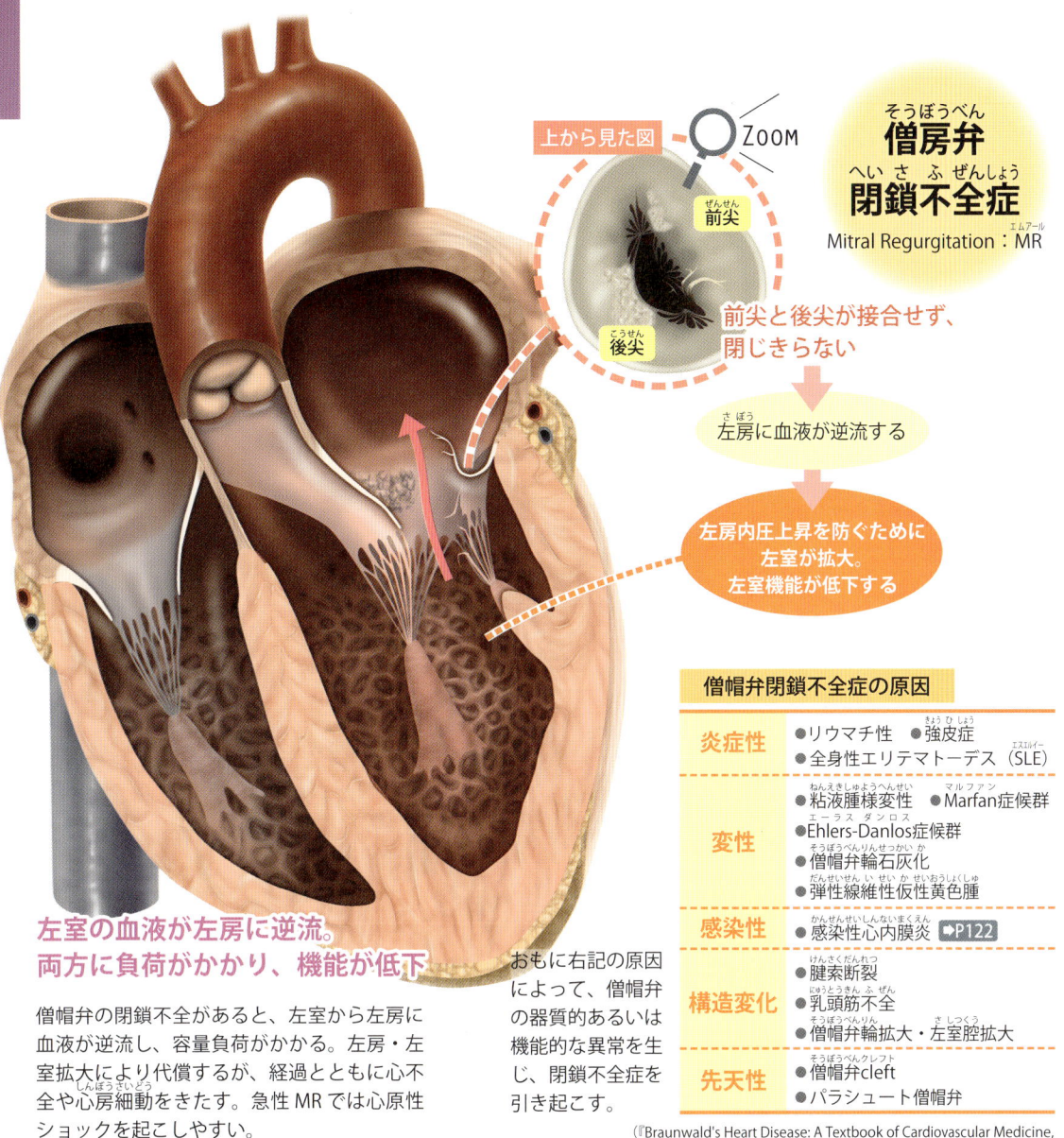

僧房弁《そうぼうべん》閉鎖不全症《へいさふぜんしょう》

Mitral Regurgitation：MR《エムアール》

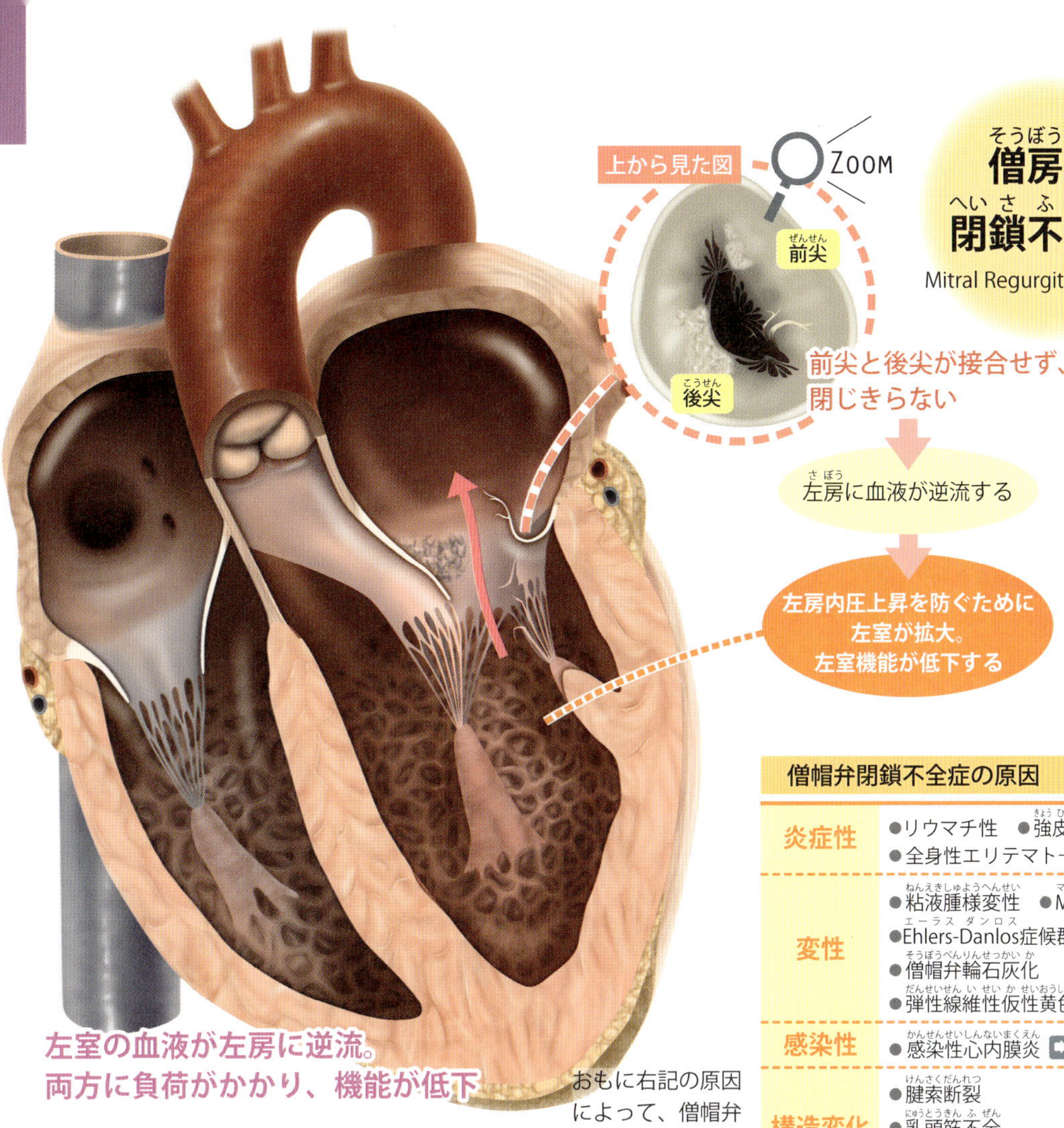
上から見た図
ZOOM
前尖《ぜんせん》
後尖《こうせん》
前尖と後尖が接合せず、閉じきらない
左房《さぼう》に血液が逆流する
左房内圧上昇を防ぐために左室が拡大。左室機能が低下する

左室の血液が左房に逆流。両方に負荷がかかり、機能が低下

僧帽弁の閉鎖不全があると、左室から左房に血液が逆流し、容量負荷がかかる。左房・左室拡大により代償するが、経過とともに心不全や心房細動《しんぼうさいどう》をきたす。急性 MR では心原性ショックを起こしやすい。

おもに右記の原因によって、僧帽弁の器質的あるいは機能的な異常を生じ、閉鎖不全症を引き起こす。

僧帽弁閉鎖不全症の原因

炎症性	●リウマチ性　●強皮症《きょうひしょう》 ●全身性エリテマトーデス（SLE《エスエルイー》）
変性	●粘液腫様変性《ねんえきしゅようへんせい》　●Marfan《マルファン》症候群 ●Ehlers-Danlos《エーラスダンロス》症候群 ●僧帽弁輪石灰化《そうぼうべんりんせっかいか》 ●弾性線維性仮性黄色腫《だんせいせんいせいかせいおうしょくしゅ》
感染性	●感染性心内膜炎《かんせんせいしんないまくえん》 ➡P122
構造変化	●腱索断裂《けんさくだんれつ》 ●乳頭筋不全《にゅうとうきんふぜん》 ●僧帽弁輪《そうぼうべんりん》拡大・左室腔《さしつくう》拡大
先天性	●僧帽弁cleft《そうぼうべんクレフト》 ●パラシュート僧帽弁

（『Braunwald's Heart Disease: A Textbook of Cardiovascular Medicine, Single Volume 9th Edition』Otto GM,et al. ELSEVIERより引用）

加齢にともなう閉鎖不全や狭窄が増えている

弁の器質的・機能的な異常により、血行障害や血液の逆流を生じるのが**心臓弁膜症《しんぞうべんまくしょう》**だ。4つの弁のどこにでも起こりうるが、もっとも多いのが「**大動脈弁狭窄症《だいどうみゃくべんきょうさくしょう》（AS《エーエス》）**」で、**動脈硬化**に起因するASが高齢者に増えている。心機能は長期間保たれることが多いが、症状発現後の予後は不良で、早期からの適切な治療介入が必要だ。

虚血《きょけつ》や変性疾患による「**僧帽弁閉鎖不全症《そうぼうべんへいさふぜんしょう》（MR《エムアール》）**」も増加傾向にある。MRは、急性と慢性で病態が異なる。**慢性MR**は代償機構が働くため、無症状で経過するが、やがて心不全や心房細動《しんぼうさいどう》を発症する。**急性MR**では急激に肺水腫《はいすいしゅ》を起こしたり、心原性ショック（↓P48）に陥ることもある。

「**大動脈弁閉鎖不全症《だいどうみゃくべんへいさふぜんしょう》（AR《エーアール》）**」も、急性と慢性にわけられる。**急性AR**は、大動脈《だいどうみゃく》解離《かいり》や感染性心内膜炎《かんせんせいしんないまくえん》、**慢性AR**は先天性の弁尖異常《べんせんいじょう》や加齢にともなう動脈硬化などが原因となる。ほかに「**僧帽弁狭窄症《そうぼうべんきょうさくしょう》（MS《エムエス》）**」という病態もあるが、多くはリウマチ熱*によるもので、現在は減少している。

＊リウマチ熱…自己免疫疾患《じこめんえきしっかん》の一種で、小児期に罹患することの多いA群連《エーぐんれん》鎖球菌感染症《さきゅうきんかんせんしょう》の合併症。先進国では減少傾向にある。炎症から、慢性リウマチ性疾患、心臓弁膜症、皮膚疾患、中枢神経系疾患などを引き起こす。

障害された弁を置換、または再形成する

心臓弁膜症の治療では、弁が正常に機能するよう、人工弁に置き換えることが多い。タイプによっては自己弁を修復する「弁形成術」も有効だ。

カテーテル経由で大動脈弁を置換できる

カテーテル治療は低侵襲のため、併存疾患の多い高齢患者も適用となりうる。長期の耐久性は不明。

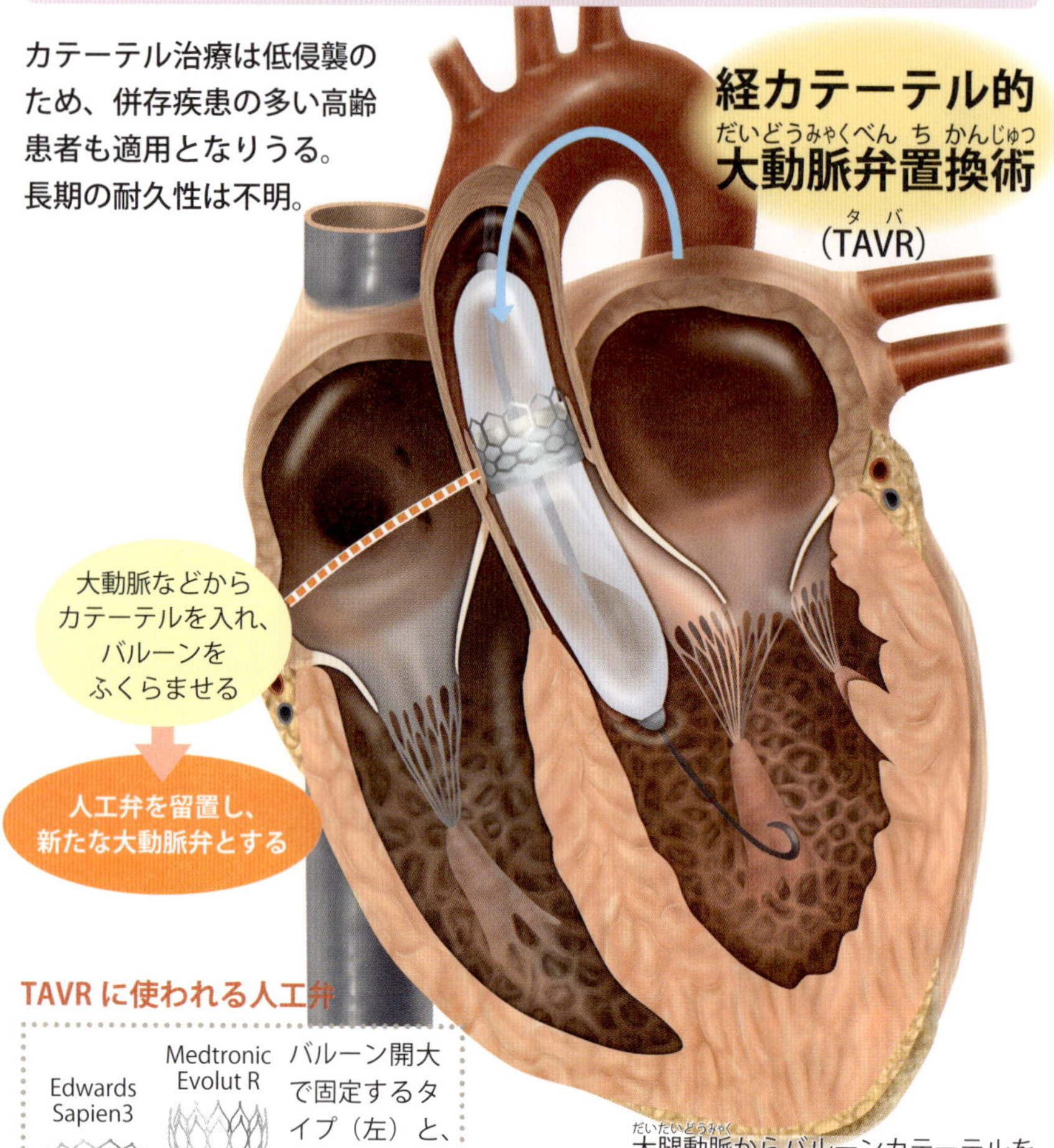
経カテーテル的
大動脈弁置換術《だいどうみゃくべんちかんじゅつ》
（TAVR《タバ》）
大動脈などから
カテーテルを入れ、
バルーンを
ふくらませる
人工弁を留置し、
新たな大動脈弁とする

大腿動脈《だいたいどうみゃく》からバルーンカテーテルを挿入し、人工弁を大動脈弁位《だいどうみゃくべんい》に留置する。自己弁は経心尖《けいしんせん》、直接大動脈、経鎖骨下動脈《けいさこつかどうみゃく》のアプローチもある。

TAVRに使われる人工弁

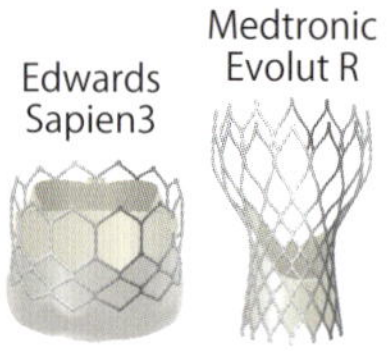
Edwards
Sapien3
Medtronic
Evolut R

バルーン開大で固定するタイプ（左）と、自己拡張するタイプ（右）がある。

体への負担が少ない内科的治療法が普及しつつある

弁膜症《べんまくしょう》の診断でもっとも重要なのが、**心エコー検査**だ。確定診断はもちろん、重症度評価、手術適応の判定にも有用である。

症候性の**大動脈弁狭窄症**《だいどうみゃくべんきょうさくしょう》（AS《エーエス》）では、人工弁と置き換える「**大動脈弁置換術**《だいどうみゃくべんちかんじゅつ》」が一般的だ。最近は、開胸術がむずかしい症例に対し、「**経カテーテル的大動脈弁置換術**（TAVR《タバ》）」もおこなわれている。欧米では低中等度リスク症例にも適応が広まっており、良好な成績が報告されている。

僧帽弁閉鎖不全症《そうぼうべんへいさふぜんしょう》（MR《エムアール》）では、人工弁を使わず自己弁を修復する「**僧帽弁形成**《そうぼうべんけいせい》**術**《じゅつ》」が第一選択となる。

無症候性でも、左室《さしつ》機能低下のタイミングを見計らって手術を検討する。カテーテルを用いた方法（MitraClip《マイトラクリップ》）も

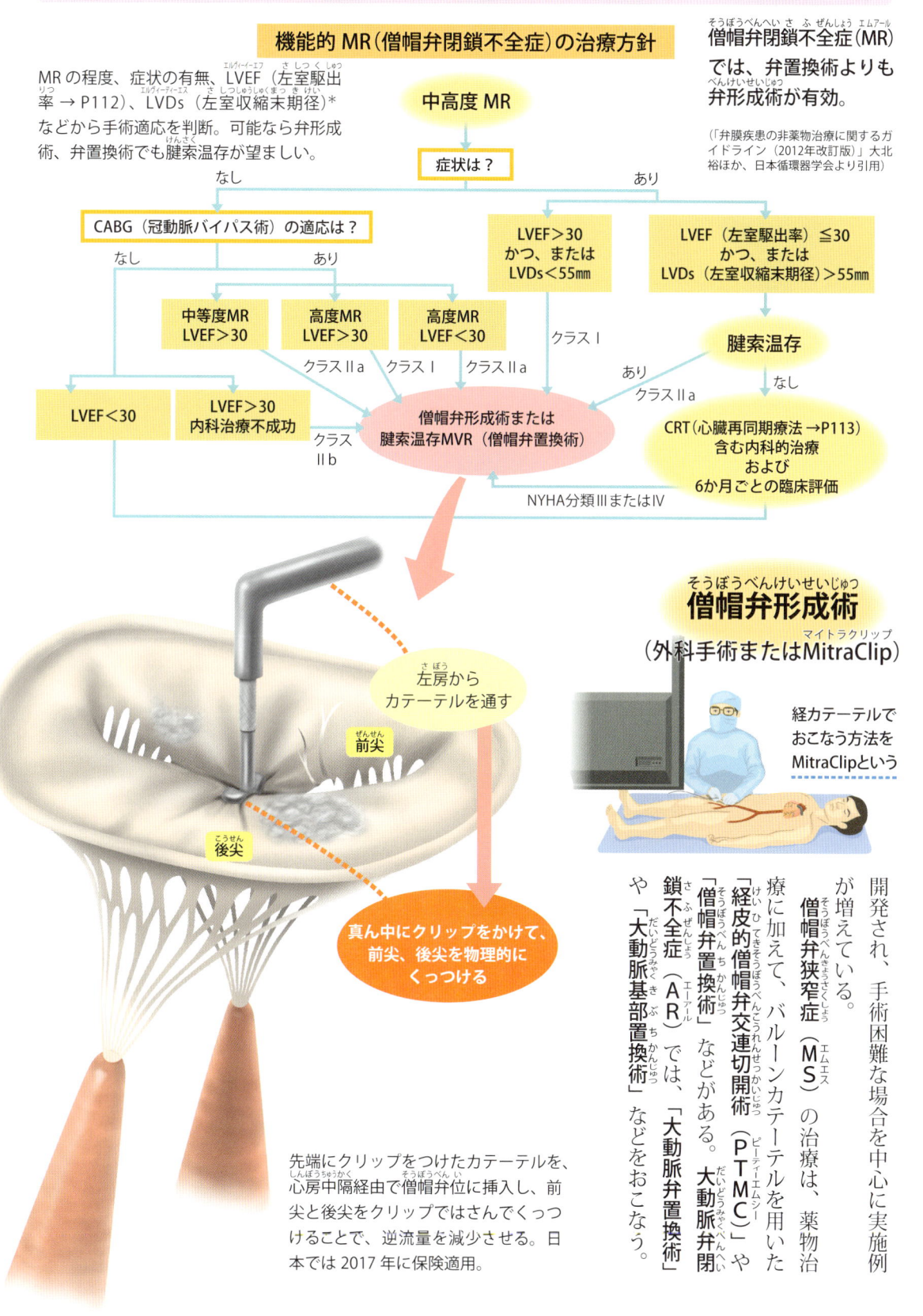

僧帽弁閉鎖不全症には、弁の再形成がもっとも有効

機能的 MR（僧帽弁閉鎖不全症）の治療方針

MR の程度、症状の有無、LVEF《エルヴィーイーエフ》（左室駆出率《さしつくしゅつりつ》 → P112）、LVDs《エルヴィーディーエス》（左室収縮末期径《さしつしゅうしゅくまっきけい》）* などから手術適応を判断。可能なら弁形成術、弁置換術でも腱索《けんさく》温存が望ましい。

僧帽弁閉鎖不全症《そうぼうべんへいさふぜんしょう》（MR《エムアール》）では、弁置換術よりも弁形成術《べんけいせいじゅつ》が有効。

（「弁膜疾患の非薬物治療に関するガイドライン（2012年改訂版）」大北裕ほか、日本循環器学会より引用）

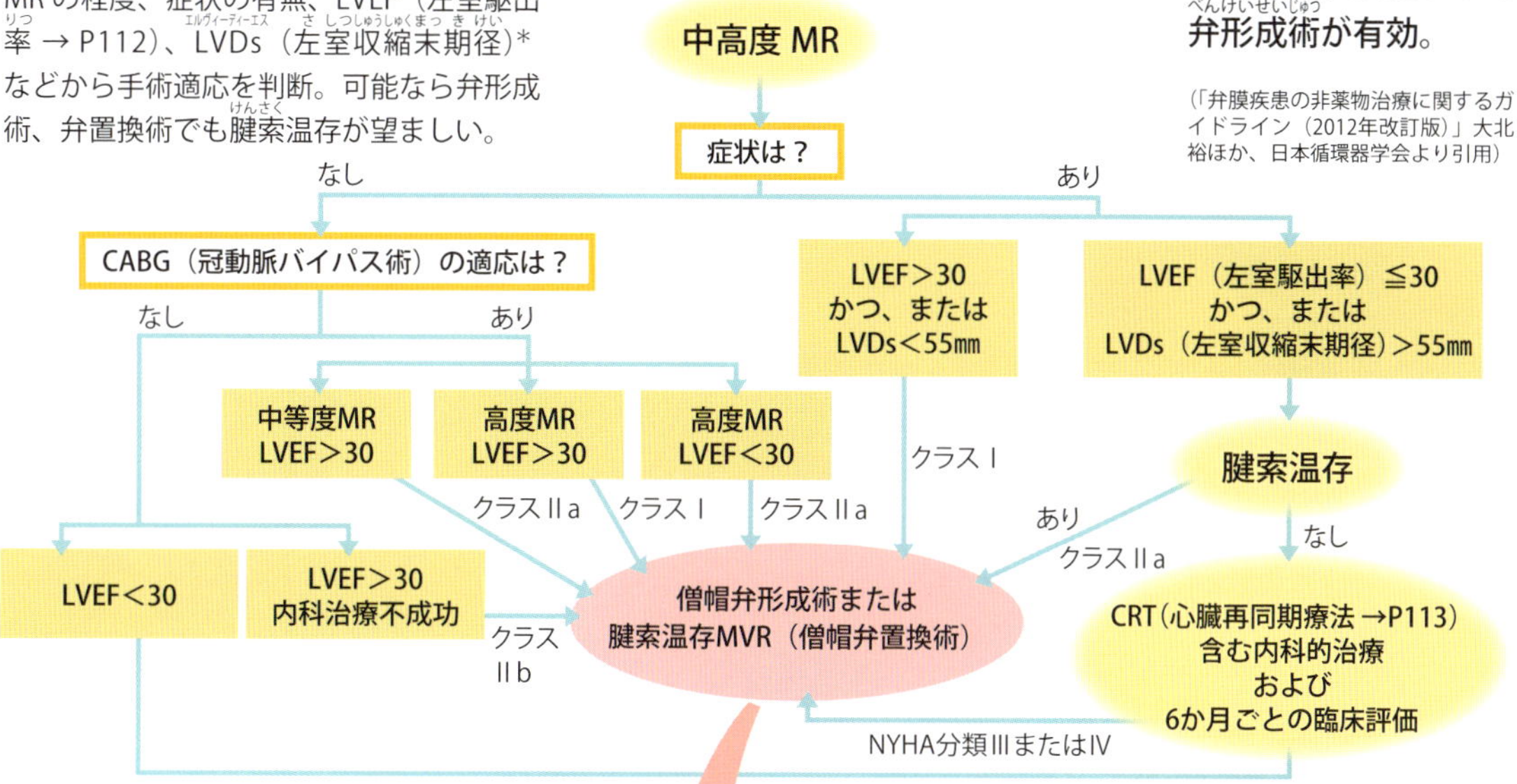
中高度 MR
症状は？
なし
あり
CABG（冠動脈バイパス術）の適応は？
なし
あり
LVEF＞30
かつ、または
LVDs＜55㎜
LVEF（左室駆出率）≦30
かつ、または
LVDs（左室収縮末期径）＞55㎜
中等度MR
LVEF＞30
高度MR
LVEF＞30
高度MR
LVEF＜30
クラスⅠ
腱索温存
クラスⅡa
クラスⅠ
クラスⅡa
あり
クラスⅡa
なし
LVEF＜30
LVEF＞30
内科治療不成功
僧帽弁形成術または
腱索温存MVR（僧帽弁置換術）
クラス
Ⅱb
CRT（心臓再同期療法 →P113）
含む内科的治療
および
6か月ごとの臨床評価
NYHA分類ⅢまたはⅣ

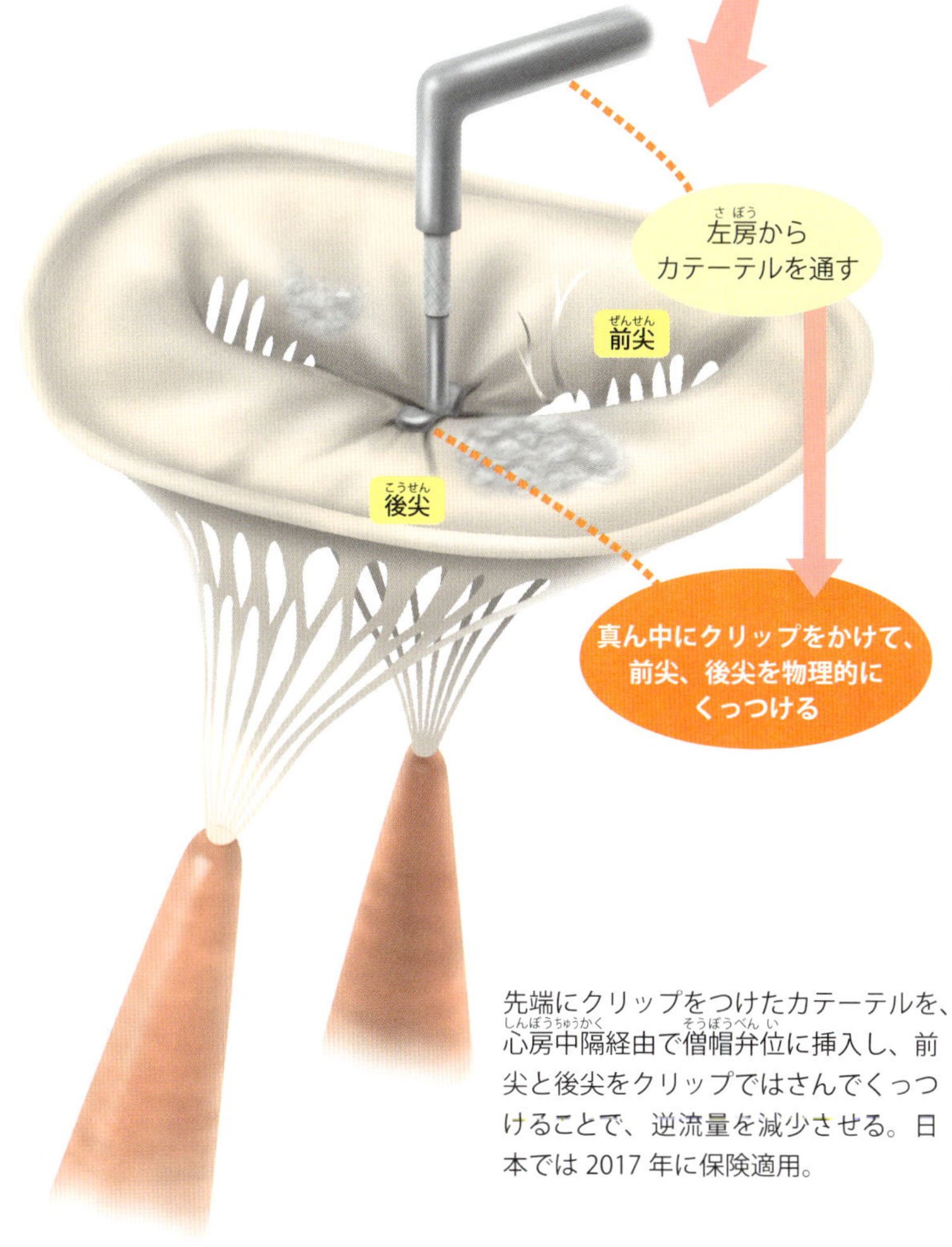
左房《さぼう》から
カテーテルを通す
前尖《ぜんせん》
後尖《こうせん》
真ん中にクリップをかけて、
前尖、後尖を物理的に
くっつける

先端にクリップをつけたカテーテルを、心房中隔《しんぼうちゅうかく》経由で僧帽弁位《そうぼうべんい》に挿入し、前尖と後尖をクリップではさんでくっつけることで、逆流量を減少させる。日本では 2017 年に保険適用。

僧帽弁形成術《そうぼうべんけいせいじゅつ》
（外科手術またはMitraClip《マイトラクリップ》）

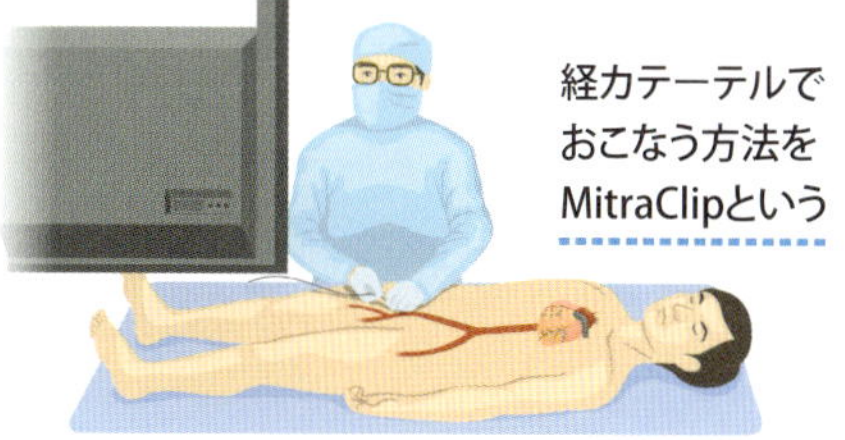
経カテーテルで
おこなう方法を
MitraClipという

開発され、手術困難な場合を中心に実施例が増えている。

僧帽弁狭窄症《そうぼうべんきょうさくしょう》（MS《エムエス》）の治療は、薬物治療に加えて、バルーンカテーテルを用いた「**経皮的僧帽弁交連切開術《けいひてきそうぼうべんこうれんせっかいじゅつ》（PTMC《ピーティーエムシー》）**」や「**僧帽弁置換術《そうぼうべんちかんじゅつ》**」などがある。**大動脈弁閉鎖不全症《だいどうみゃくべんへいさふぜんしょう》（AR《エーアール》）**では、「**大動脈弁置換術**」や「**大動脈基部置換術《だいどうみゃくきぶちかんじゅつ》**」などをおこなう。

＊LVDs（左室収縮末期径）…心エコー検査で左室の収縮力を評価する際の指標。収縮期末期のタイミングで、左室断面のもっともせまい部分の径を測定。左室拡張能の指標である、LVEFとセットで見る。

心臓を覆う心膜や心内膜に炎症が起きる

心膜疾患として多いのは、ウイルスなどが原因で起こる心内膜炎、心膜炎だ。ほかの心疾患と異なり、器質性変化は起こらない。

感染その他の原因で、炎症が急激に悪化する

炎症の原発巣《げんぱつそう》は心臓だが、全身性の致死性疾患である。

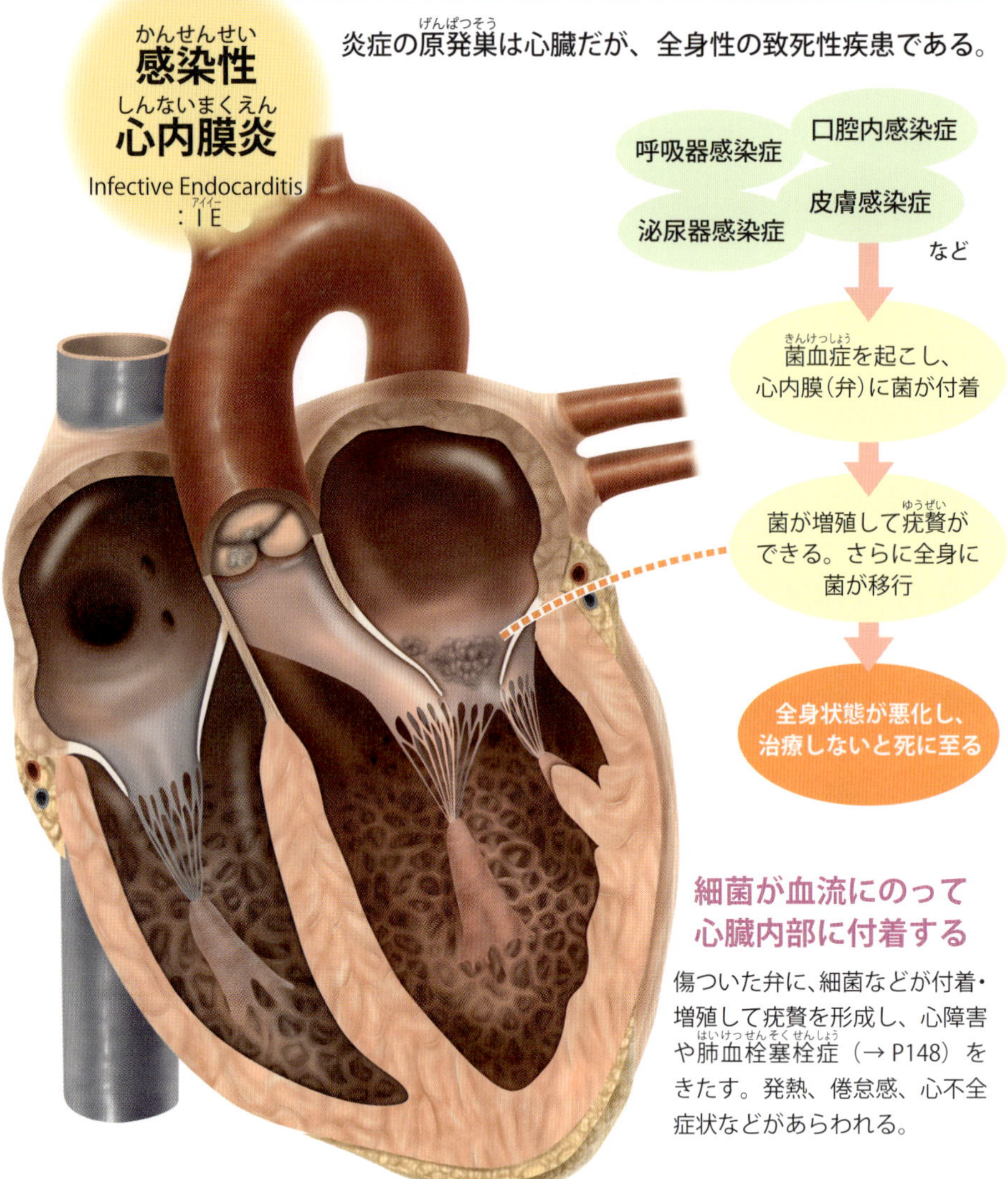
感染性《かんせんせい》
心内膜炎《しんないまくえん》
Infective Endocarditis
：IE《アイイー》
呼吸器感染症
口腔内感染症
泌尿器感染症
皮膚感染症
など
菌血症《きんけつしょう》を起こし、心内膜（弁）に菌が付着
菌が増殖して疣贅《ゆうぜい》ができる。さらに全身に菌が移行
全身状態が悪化し、治療しないと死に至る

細菌が血流にのって心臓内部に付着する

傷ついた弁に、細菌などが付着・増殖して疣贅を形成し、心障害や肺血栓塞栓症《はいけっせんそくせんしょう》（→ P148）をきたす。発熱、倦怠感、心不全症状などがあらわれる。

口腔ケアの不徹底による感染が注目されている

「**感染性心内膜炎**《かんせんせいしんないまくえん》（IE《アイイー》）」は、傷ついた**心**《しん》**内膜**《ないまく》（多くは**弁**）に、血小板《けっしょうばん》やフィブリンが付着することからはじまる（**非細菌性血栓性心内膜炎**《ひさいきんせいけっせんせいしんないまくえん》）。そこに、感染などで体内に入った細菌が付着・増殖し、**疣贅**《ゆうぜい》（**菌塊**《きんかい》）をつくる。疣贅は弁を破壊するだけでなく、血流にのって**塞栓症**《そくせんしょう》や**敗血症**《はいけつしょう》を引き起こす。

IEの多くは**心臓弁膜症**《しんぞうべんまくしょう》や**先天性心疾患**患者に見られ、感染症や抜歯、カテーテル操作などが誘因となる。また、近年注目を集めているのが、**歯周病菌**の感染だ。歯周病で口腔《こうくう》内が不衛生だと、歯磨きなどで出血して体内に菌が入り、IEをまねく。心臓手術前後や、免疫《めんえき》機能の低下したがんや糖尿病の患者では、とくに注意を要する。**心外膜**《しんがいまく》に感染が起こるのが**急性心膜炎**で、

急性心膜炎《きゅうせいしんまくえん》
Acute Pericarditis

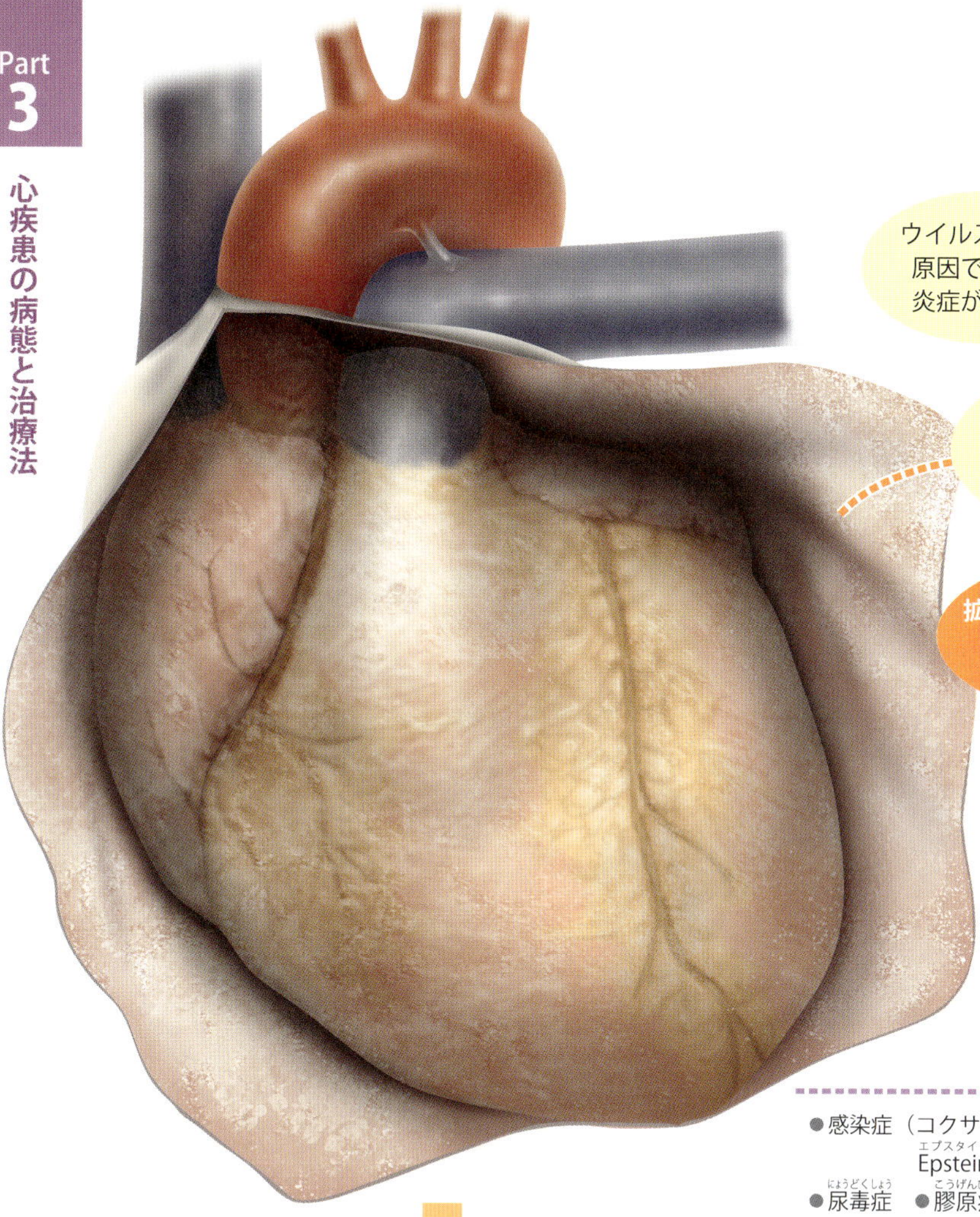

ウイルスなどが原因で心膜に炎症が起きる

↓

線維化によって心膜が肥厚することも

↓

拡張機能が障害され、胸痛などの症状が出る

突然の胸痛から、心膜の炎症が見つかる

ウイルスなどによる心外膜《しんがいまく》の炎症で、突然の胸痛、発熱、呼吸困難、動悸などがあらわれる。まれに心膜が線維性に肥厚し、収縮性心膜炎に至ることも。

急性心膜炎の原因

- 感染症（コクサッキーウイルス、エコーウイルス、Epstein-Barr《エプスタイン バー》ウイルス、結核など）
- 尿毒症《にょうどくしょう》
- 膠原病性血管疾患《こうげんびょうせい》
- 心筋梗塞《しんきんこうそく》 ➡P106
- 心臓手術後
- 外傷
- 悪性腫瘍とその治療
- 薬物（ヒドララジン、プロカインアミド、イソニアジド、フェニトイン、ペニシリン）
- 甲状腺《こうじょうせん》機能《きのう》低下症《ていかしょう》
- 特発性

もっとも多いのがウイルス性と特発性。ついで尿毒性、細菌性、心筋梗塞性が多い。

心タンポナーデ

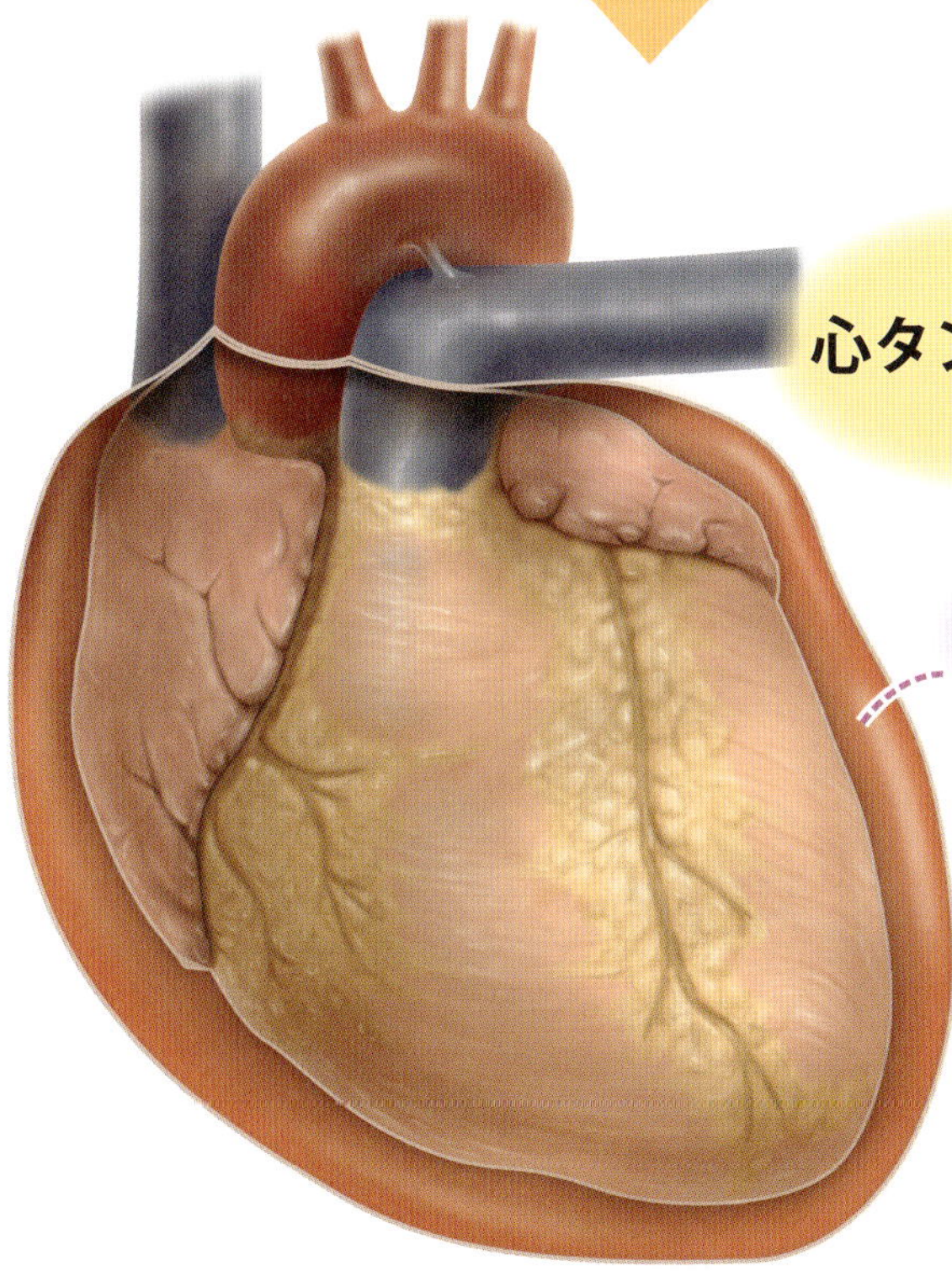

心嚢液《しんのうえき》が貯留し、心臓が圧迫される！

炎症で心膜腔《しんまくくう》にある心嚢液が増加すると、心膜腔圧が上昇して右室《うしつ》拡張充満が障害され、ショック状態に至る。

心膜疾患のなかでもっとも多い。突然に鋭い胸痛があらわれ、あお向けになると増悪し、前傾姿勢で軽快するのが一般的だ。多くはウイルス性や特発性のもので、通常は数週間で自然寛解《かんかい》する。しかし、まれに慢性化して何十年もあとに**「収縮性心膜炎」**を生じることがある。心外膜が肥厚して、右室《うしつ》の拡張障害を引き起こすもので、心臓手術後や放射線療法後などにも見られる。

感染性なら抗菌薬で治療。合併症への対処も重要

感染性心内膜炎を疑う場合は、血液培養で病原微生物を調べることが最優先だ。感染があきらかになれば、抗菌薬で治療する。

疣贅のなかまで届くよう、高用量の抗菌薬を長期に投与

感染性心内膜炎《かんせんせいしんないまくえん》（IE《アイイー》）を疑う場合は、**血液培養**《けつえきばいよう》で原因菌を特定する。さらに**経食**《けいしょく》**道心**《どうしん》**エコー検査**や**CT**《シーティー》**検査**、**頭部MRI**《エムアールアイ》**／MRA**《エムアールエー》**検査**などで併発疾患の有無を調べる。

疣贅《ゆうぜい》にはきわめて多量の細菌が存在するうえに、血流に乏しい。確実な殺菌のためには、**抗菌薬の高用量・長期間投与**が必要となる。日本循環器学会のガイドラインでは、原因菌の種類や抗菌薬感受性、患者の弁（自己弁か人工弁か）などにもとづいて、抗菌薬の種類や投与期間が示されている。

難治性感染や心不全の増悪、塞栓症《そくせんしょう》などが認められれば、**外科的手術**も考慮する。

IE例の半数以上が外科的手術を受けたとの報告もあるため、早期の段階から、外科医を含めたチーム体制での対応が望ましい。

感染性心内膜炎を疑うときは、まず病理検査

血液培養所見、症状、画像診断、臨床経過などから総合的に判断する。

修正 Duke《デューク》診断基準

病理学的基準	1	培養《ばいよう》、または疣腫《ゆうしゅ》、塞栓《そくせん》を起こした疣腫、心内膿瘍《しんないのうよう》の組織検査により病原微生物が検出されること、または
	2	疣腫や心内膿瘍において組織学的に活動性心内膜炎が証明されること
臨床的基準	1	大基準 2 つ、または
	2	大基準 1 つおよび小基準 3 つ、または
	3	小基準 5 つ

大基準

● IEを裏づける血液培養陽性

2回の血液培養でIEに典型的な病原微生物のいずれかが認められた場合

血液培養がIE に矛盾しない病原微生物で持続的に陽性

1回の血液培養でもCoxiella burnetti が検出された場合、または抗 I 相菌IgG《アイジージー》抗体価800倍以上

● 心内膜障害所見

IE の心エコー図所見（人工弁置換術後、IE可能性例、弁輪部膿瘍《べんりんぶのうよう》合併例では経食道心エコーが推奨される。その他の例ではまず経胸壁《けいきょうへき》心エコーをおこなう）

新規の弁逆流（既存の雑音の悪化または変化のみでは十分でない）

小基準

- **素因**：素因となる心疾患または静注薬物常用
- **発熱**：38.0°C以上
- **血管現象**：主要血管塞栓《そくせん》、敗血症性梗塞《はいけつしょうせいこうそく》、感染性動脈瘤《どうみゃくりゅう》、頭蓋内出血、眼球結膜出血、Janeway《ジェーンウェイ》発疹（手のひらや足の裏の、赤みのある発疹）
- **免疫《めんえき》学的現象**：糸球体腎炎《しきゅうたいじんえん》、Osler《オスラー》結節（指先の結節）、Roth《ロート》斑（出血斑）、リウマチ因子
- **微生物学的所見**：血液培養陽性であるが上記の大基準を満たさない場合、またはIEとして矛盾のない活動性炎症の血清学的証拠

（「Proposed modifications to the Duke criteria for the diagnosis of infective endocarditis.」
Li JS, Sexton DJ, Mick N, et al., Clinical Infectious Diseases より一部抜粋）

急性心膜炎は、入院して経過観察を

合併症の早期発見・早期治療のため、入院して経過を観察する。

NSAIDs《エヌセイド》を投与し、安静にしてモニタリング

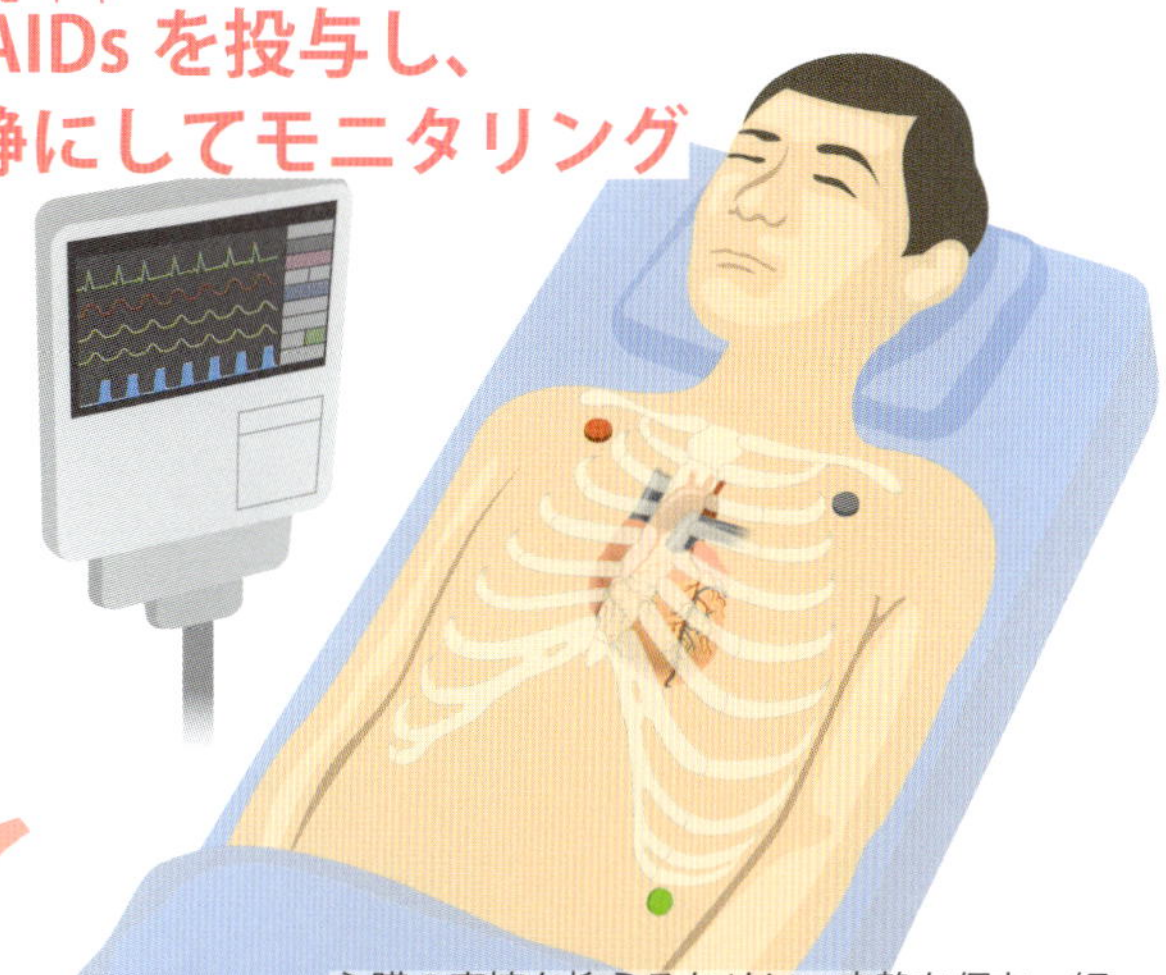

心膜の摩擦を抑えるために、安静を保ち、経過を観察。胸痛には NSAIDs を投与。重症・再発例では痛風治療薬のコルヒチンが有効。

心タンポナーデなどの合併症に、早急に対処

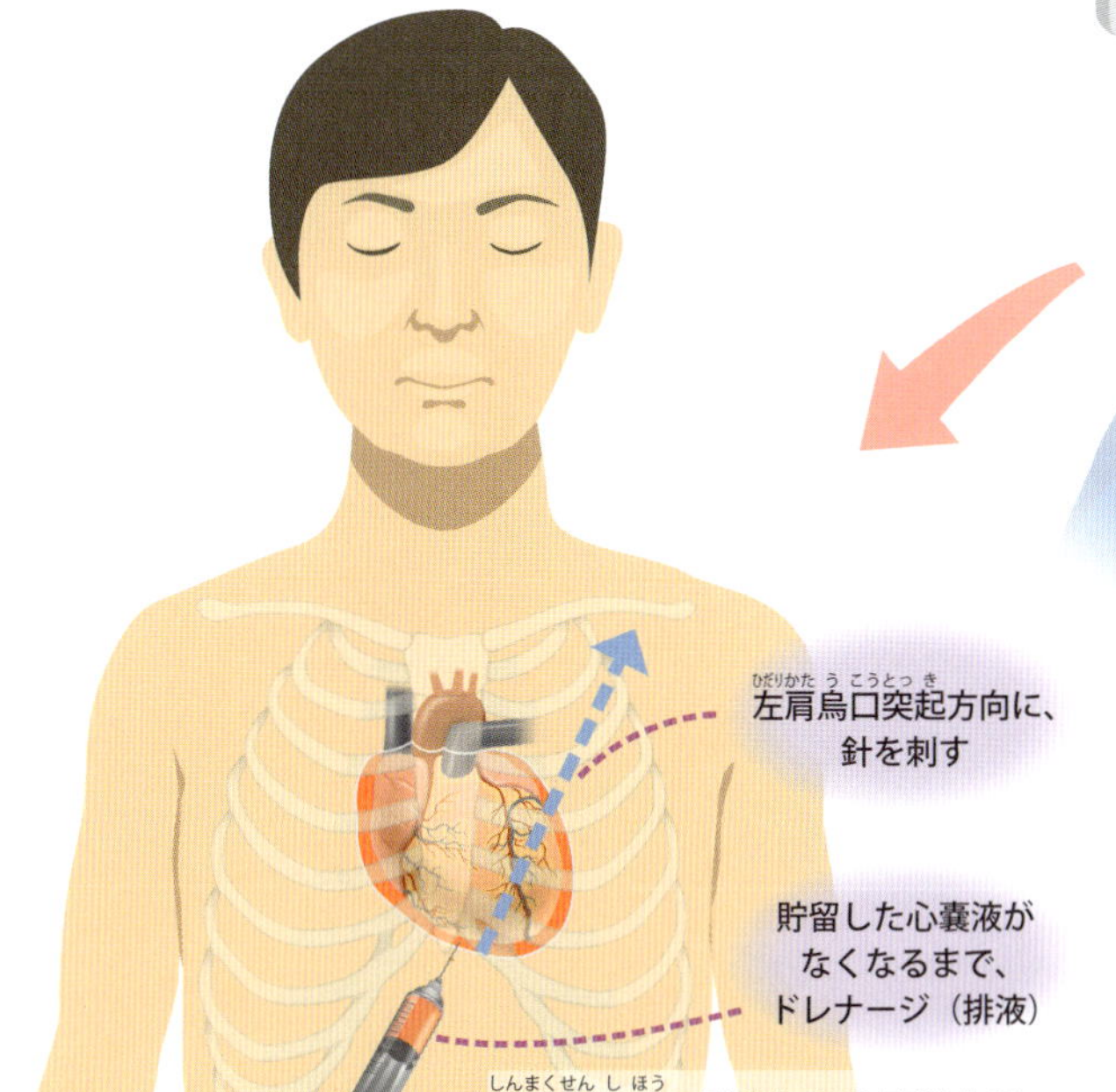
左肩烏口突起方向《ひだりかたうこうとっき》に、針を刺す
貯留した心嚢液がなくなるまで、ドレナージ（排液）

心膜穿刺法《しんまくせんしほう》で貯留した心嚢液を吸引する。貯留液が大量の場合は、外科的に心膜を切開する「心膜開《しんまくかい》窓術《そうじゅつ》」をおこなう。

心タンポナーデに特徴的な所見

- 心電図では QRS 波が交互に変化
- 血圧の急激な低下
- 奇脈《きみゃく》
- 頸静脈圧《けいじょうみゃくあつ》が上昇
- X 線検査では肺野《はいや》に影がなく、かつ心陰影が巨大（左右対称の拡大）
- 呼吸数の増加
- 心拍数増加

このような所見があれば、すぐ心エコー検査を実施

頸静脈怒張《けいじょうみゃくどちょう》、血圧低下などのほか、心音減弱も多い。心エコーでは心嚢液《しんのうえき》の貯留部位や程度、性状がわかる。

心タンポナーデが起きたら大至急、心膜穿刺をおこなう

急性心膜炎《きゅうせいしんまくえん》ではほとんどの患者に**心電図変化**があらわれ、**血液検査**や**心エコー検査**などで診断がつく。通常は数週間で寛解《かんかい》するが、合併症に備えて入院し、経過を観察することが多い。胸痛の対症療法には、非ステロイド性鎮痛薬（NSAIDs《エヌセイド》）を用いる。

急性心膜炎の約15％に、**心タンポナーデ**（→P123）を合併するといわれている。心タンポナーデの発症は、心嚢液《しんのうえき》の貯留速度で決まる。徐々に時間をかけて貯留すれば、心膜が伸展するため、心タンポナーデには至らないこともある。しかし、少量でも急激に貯留すれば、心膜が伸展する時間がなく、内圧が急上昇して心タンポナーデを引き起こす。早期発見のためには、継続的なモニタリングが不可欠だ。心タンポナーデを発症すると、急激な血圧低下や頻脈、呼吸数増加などがあらわれ、ショック（→P48）に陥ることも多い。早急に**心膜《しんまく》穿刺《せんし》**で、心嚢液を排出する必要がある。

なお、**収縮性心膜炎**の治療は、外科的な**心膜開窓術《しんまくかいそうじゅつ》**が基本となる。

拡張型心筋症、肥大型心筋症がもっとも多い

左室を中心に心臓の内腔が広がり、拡張した状態を「拡張型心筋症」、心室壁などが厚くなった状態を「肥大型心筋症」といい、後者のほうが予後が悪い。

左室の構造が変化し、循環動態に支障が出る

おもに左室《さしつ》が拡張あるいは肥大することで、循環動態に異常を生じ、心不全や不整脈をまねく。

拡張型心筋症
Dilated Cardiomyopathy
：DCM《ディーシーエム》

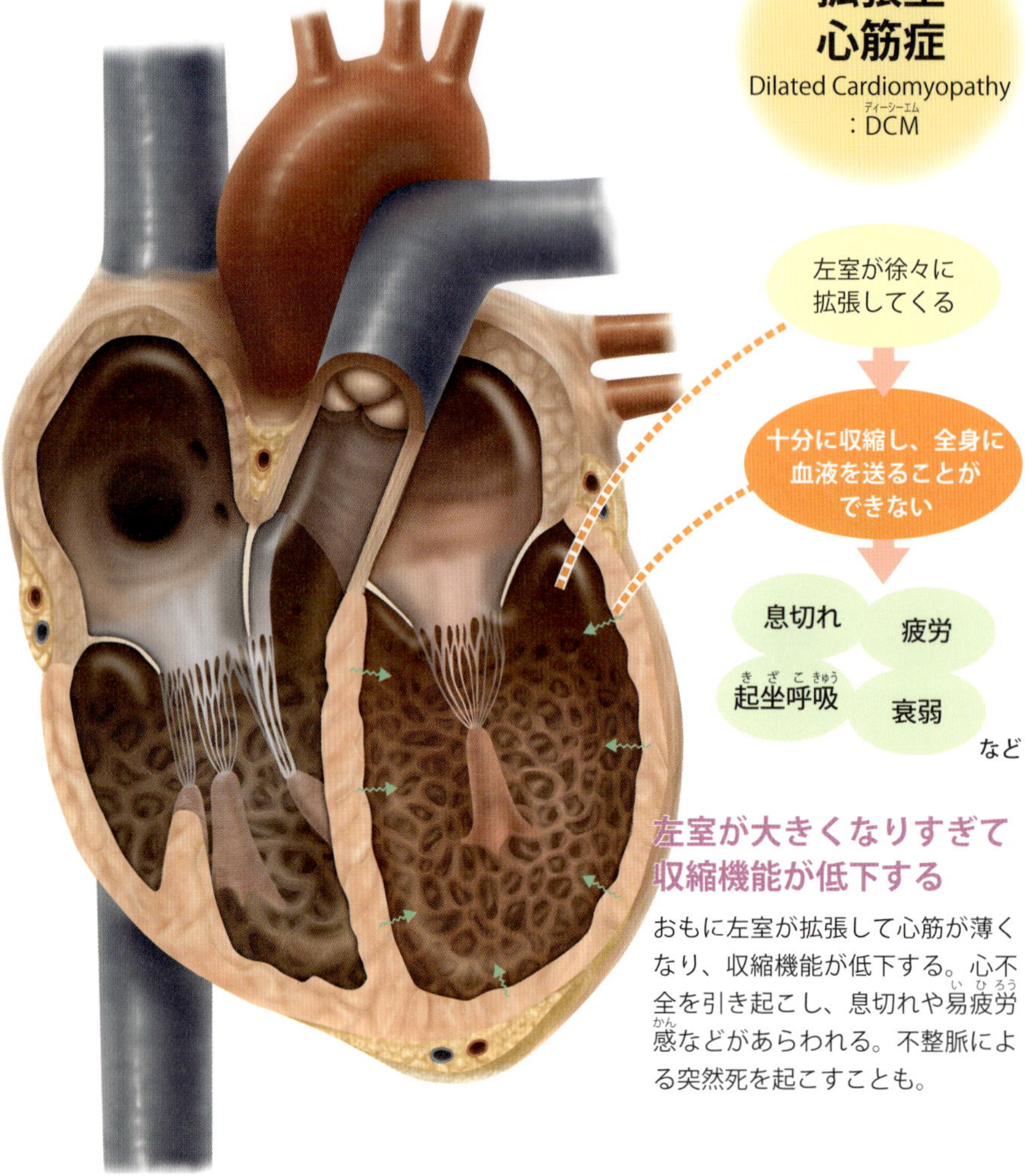
左室が徐々に拡張してくる
十分に収縮し、全身に血液を送ることができない
息切れ
疲労
起坐呼吸《きざこきゅう》
衰弱
など

左室が大きくなりすぎて収縮機能が低下する

おもに左室が拡張して心筋が薄くなり、収縮機能が低下する。心不全を引き起こし、息切れや易疲労《いひろう》感《かん》などがあらわれる。不整脈による突然死を起こすことも。

高血圧などの原因がないものを〝心筋症〟という

心筋そのものの異常で心機能障害をきたす疾患を「**心筋症**」という。虚血性心疾患《きょけつせいしんしっかん》（→P102～）や高血圧（→P50）、心臓《しんぞう》弁膜症《べんまくしょう》（→P118）など、原因を特定できる心筋異常は除外される。心筋症はいくつかのタイプに分類できるが、**拡張型心筋症**と**肥大型心筋症**のふたつが大半を占める。

拡張型心筋症は、**左室《さしつ》拡大**と**収縮障害**による**心不全症状**を呈する。ウイルス感染や遺伝子異常、免疫異常などがからみ合って発症する。肥大型心筋症は**心筋の不均一な異常肥大**と**拡張機能障害**が特徴で、**心不全**や**不整脈**、**血栓症《けっせんしょう》**を起こしやすい。ただし症状は多様で、無症状のことも多い。

なお、心筋疾患には「**心筋炎**」もあり、大半は自然治癒に至るが、劇症型《げきしょうがた》もある。

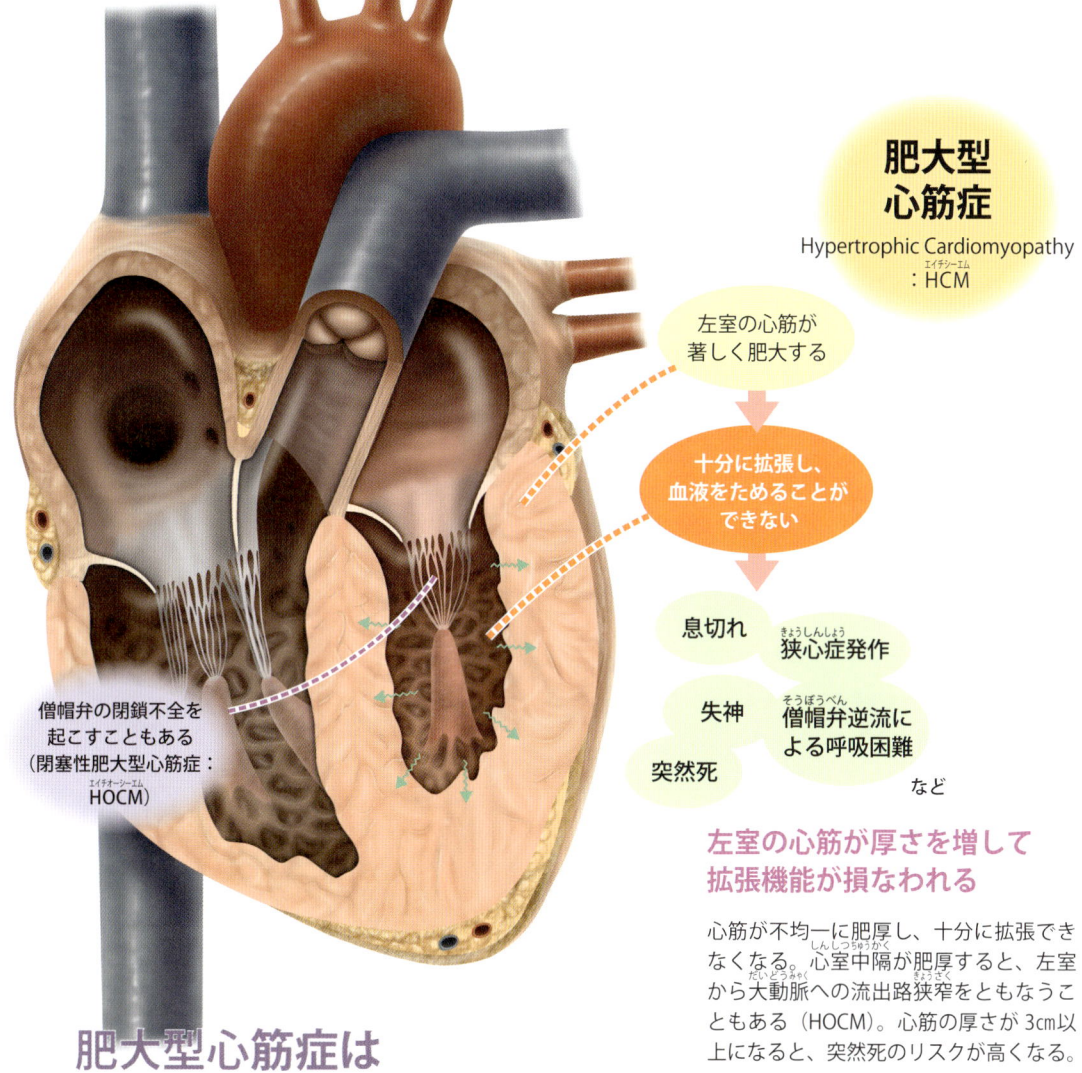

肥大型心筋症

Hypertrophic Cardiomyopathy
：HCM《エイチシーエム》

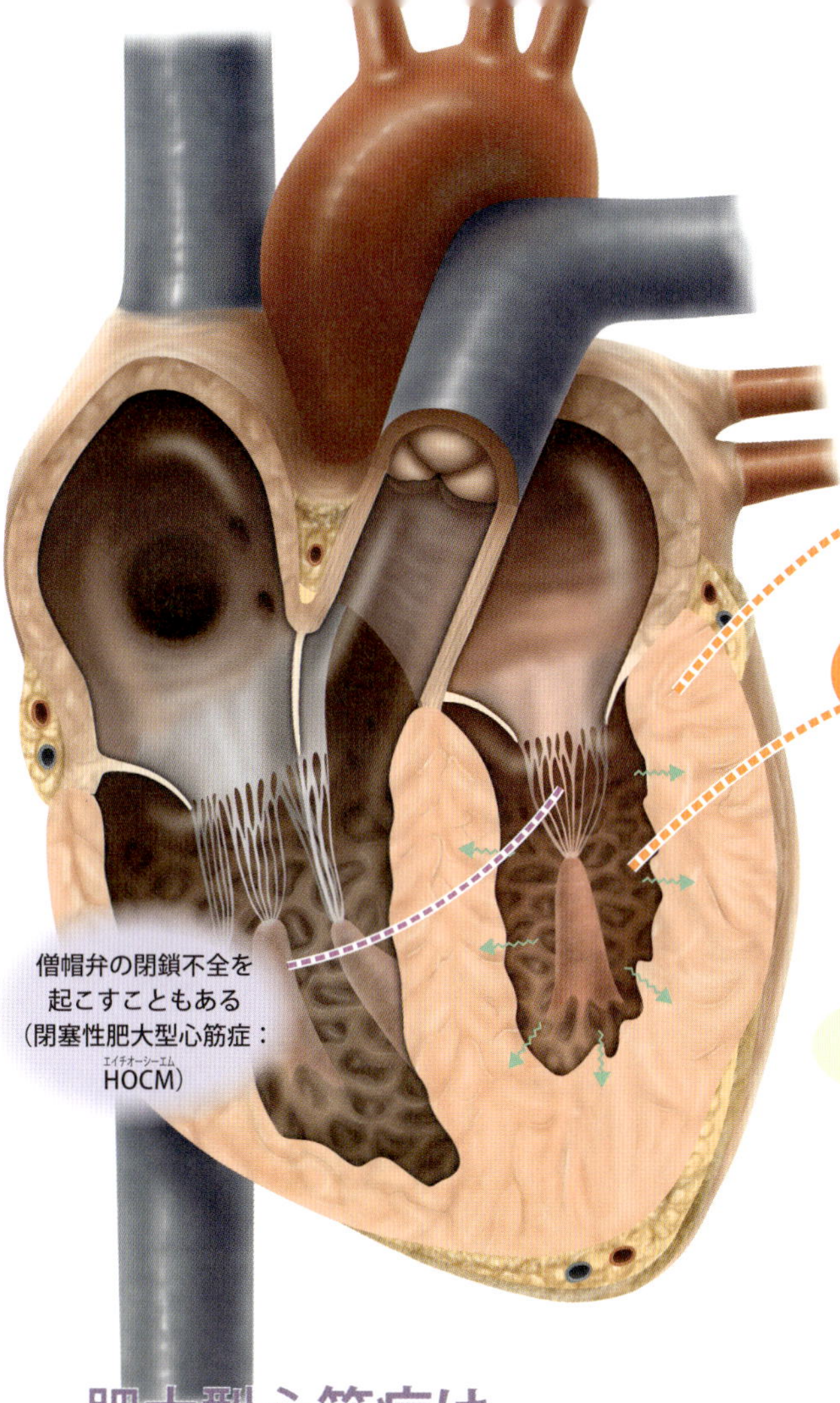
僧帽弁の閉鎖不全を
起こすこともある
（閉塞性肥大型心筋症：
HOCM《エイチオーシーエム》）

左室の心筋が
著しく肥大する

十分に拡張し、
血液をためることが
できない

息切れ
狭心症《きょうしんしょう》発作
失神
僧帽弁《そうぼうべん》逆流に
よる呼吸困難
突然死
など

左室の心筋が厚さを増して拡張機能が損なわれる

心筋が不均一に肥厚し、十分に拡張できなくなる。心室中隔《しんしつちゅうかく》が肥厚すると、左室から大動脈《だいどうみゃく》への流出路狭窄《きょうさく》をともなうこともある（HOCM）。心筋の厚さが3㎝以上になると、突然死のリスクが高くなる。

肥大型心筋症は突然死のリスクが高い

肥大型心筋症は、心室性不整脈《しんしつせいふせいみゃく》や心房細動にともなう脳梗塞が起こりやすく、予後は不良。

肥大型／拡張型心筋症の予後比較

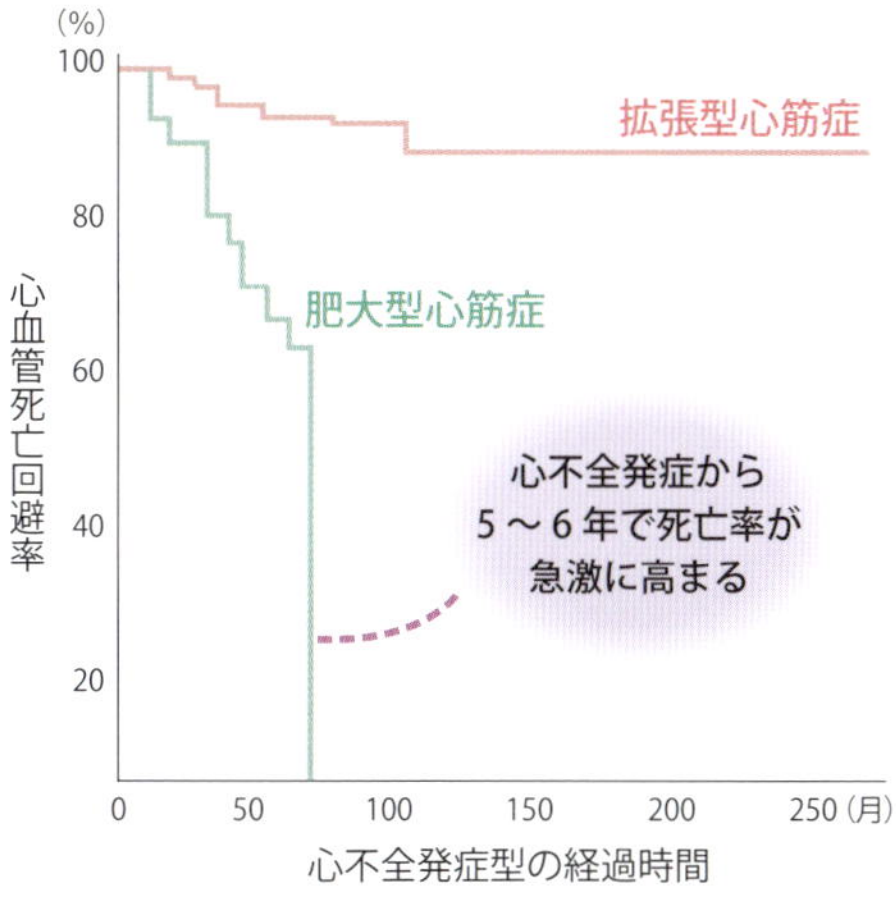
(%)
100
80
60
40
20
0
50
100
150
200
250（月）
心血管死亡回避率
心不全発症型の経過時間
拡張型心筋症
肥大型心筋症
心不全発症から
5～6年で死亡率が
急激に高まる

β《ベータ》ブロッカーとACE《エーシーイー》阻害薬《そがいやく》投与例での比較。心不全発症後の肥大型心筋症の予後はきわめて悪い。

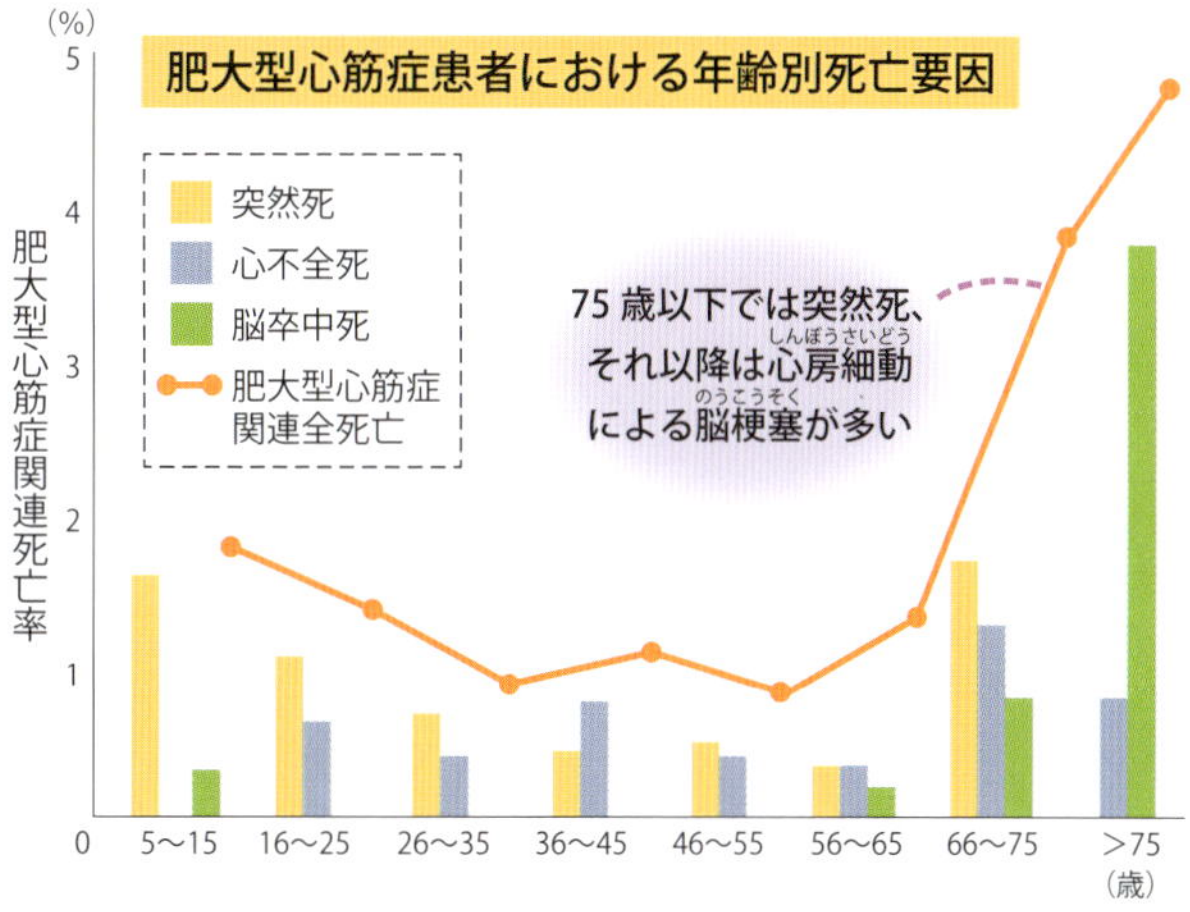
肥大型心筋症患者における年齢別死亡要因
(%)
5
4
3
2
1
0
肥大型心筋症関連死亡率
突然死
心不全死
脳卒中死
肥大型心筋症
関連全死亡
75歳以下では突然死、
それ以降は心房細動《しんぼうさいどう》
による脳梗塞《のうこうそく》が多い
5～15
16～25
26～35
36～45
46～55
56～65
66～75
>75
（歳）

突然死はほぼ全年代に見られ、心不全死は中高年に多い。
75歳以上では、心房細動による脳梗塞が圧倒的に多くなる。

（グラフ右：「Epidemiology of hypertrophic cardiomyopathy-related death：revisited in a large non-referral-based patient population.」Maron BJ,et al., Circulation／「肥大型心筋症の臨床」濱田希臣ほか、日本心臓病学会誌より引用）（グラフ左：「心筋症の臨床」濱田希臣、循環器科より引用）

心不全と同様の治療のほか、カテーテル治療や手術で治療

心筋症の病態は器質的異常のため、根本的治療は外科手術や心臓移植しかない。しかし心不全と同じ薬で、予後を改善することは可能だ。

薬物治療無効例では、カテーテル治療や手術も検討

非薬物療法では、経皮的中隔心筋焼灼術か切除術が代表的。根本治療は心臓移植。

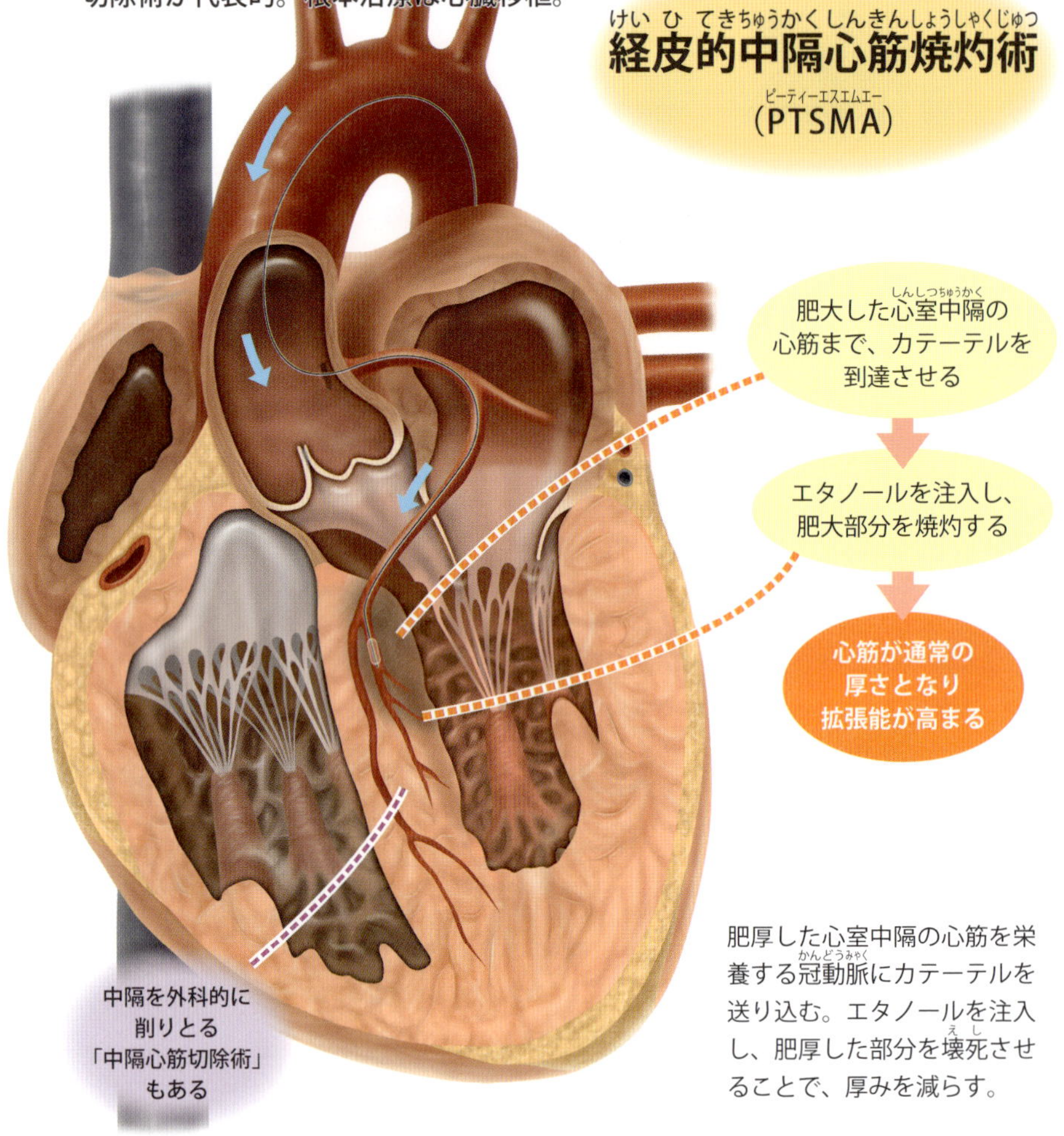
経皮的中隔心筋焼灼術《けいひてきちゅうかくしんきんしょうしゃくじゅつ》
（PTSMA《ピーティーエスエムエー》）
肥大した心室中隔《しんしつちゅうかく》の心筋まで、カテーテルを到達させる
エタノールを注入し、肥大部分を焼灼する
心筋が通常の厚さとなり拡張能が高まる
肥厚した心室中隔の心筋を栄養する冠動脈《かんどうみゃく》にカテーテルを送り込む。エタノールを注入し、肥厚した部分を壊死《えし》させることで、厚みを減らす。
中隔を外科的に削りとる「中隔心筋切除術」もある

心不全、不整脈、虚血に対する薬物治療をまずおこなう

心筋異常や心機能障害は心エコー検査でわかる。注意深い**問診**と、**血液検査**、**CT《シーティー》検査**、**MRI《エムアールアイ》検査**、**心筋生検《しんきんせいけん》**などで情報を集め、類似疾患と鑑別することが重要だ。

治療は**心不全の対症療法**（↓P113）が中心となる。**拡張型心筋症**では、**ACE《エーシーイー》阻害薬《そがいやく》**や**AⅡ《エーツー》受容体拮抗薬《じゅようたいきっこうやく》**（**ARB《エーアールビー》**）、**β《ベータ》ブロッカー**などを使用。心不全の薬物治療確立により、拡張型心筋症の生命予後も大きく改善されている。**肥大型心筋症**の症状改善には**βブロッカー**や**Ca《カルシウム》拮抗薬《きっこうやく》**が有効だ。

突然死の予防も不可欠で、アミオダロンなどの**抗不整脈薬《こうふせいみゃくやく》**（↓P97）を用いる。突然死の家族歴や失神の既往、極度の肥厚など、リスクを有する患者では**植込み型除細《じょさい》動器《どうき》**（**ICD《アイシーディー》**↓P96）が勧められる。

補助人工心臓＆心臓移植

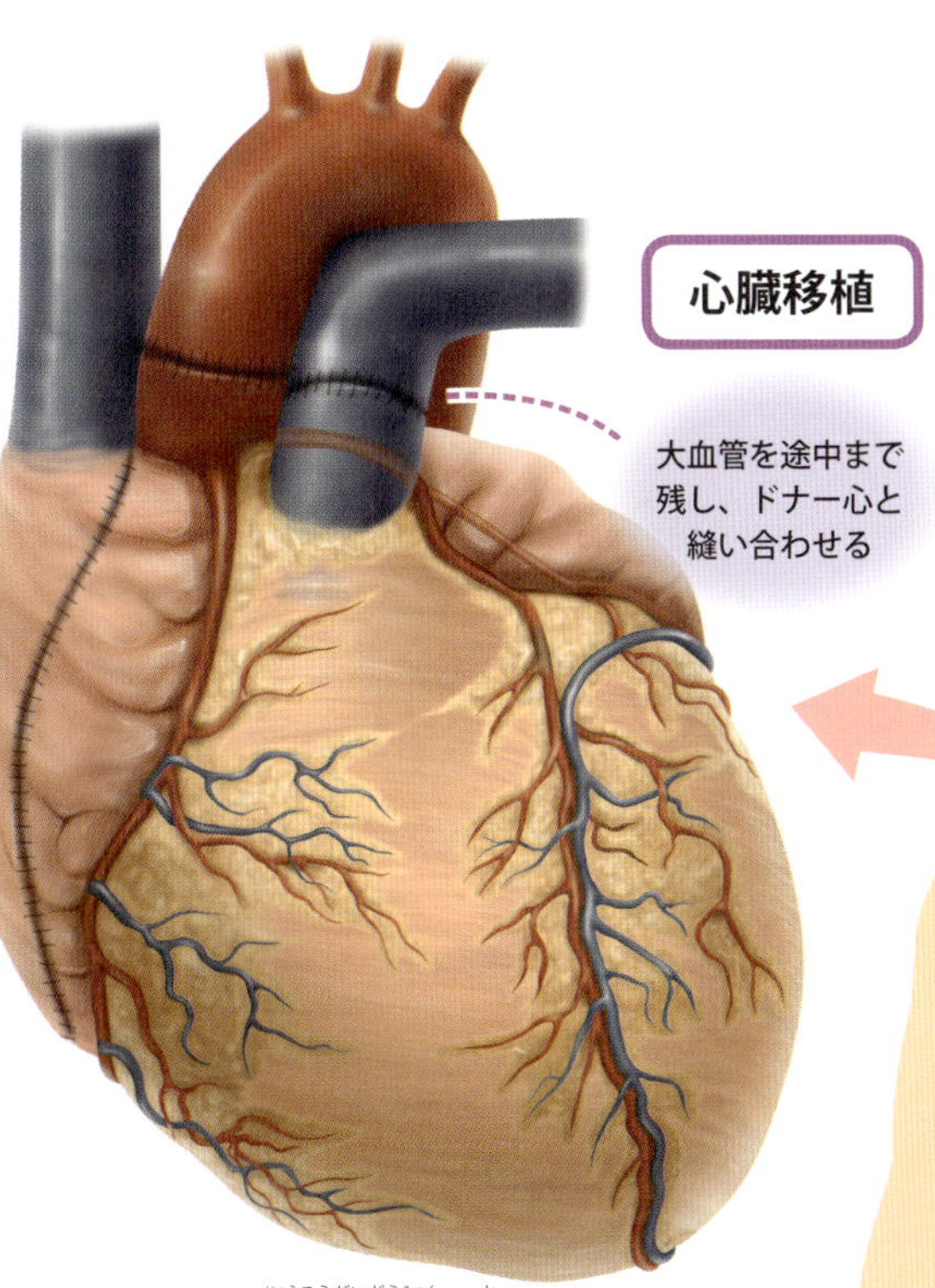
心臓移植
大血管を途中まで残し、ドナー心と縫い合わせる

患者とドナー心の上行大動脈《じょうこうだいどうみゃく》、下《か》大静脈《だいじょうみゃく》などを、それぞれ吻合する。ドナー心の虚血《きょけつ》時間は４時間未満にとどめるのが望ましいとされる。

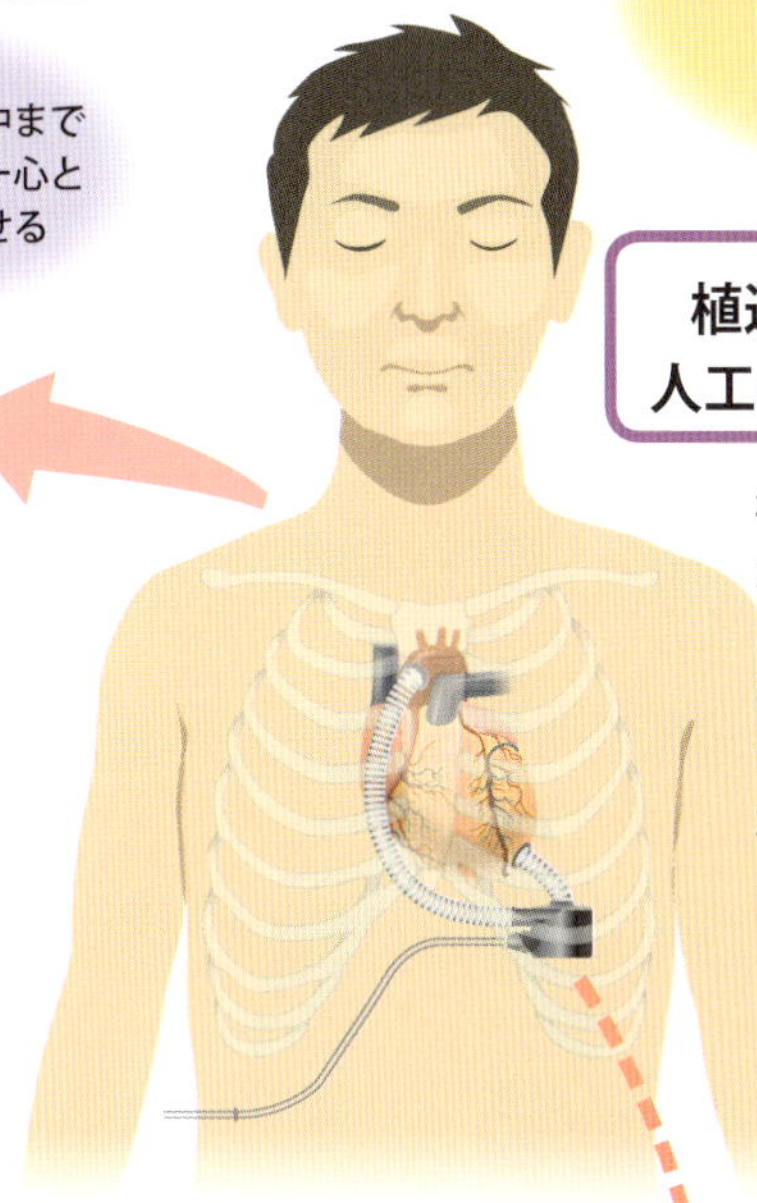

植込み型左《さ》心《しん》補助人工心臓（LVAD）の例

植え込んだポンプ本体が左《さ》室《しつ》から血液を吸引して、大動脈《だいどうみゃく》に送り込む。循環動態が破綻してからの植込みは予後不良のため、植込みのタイミングが重要。

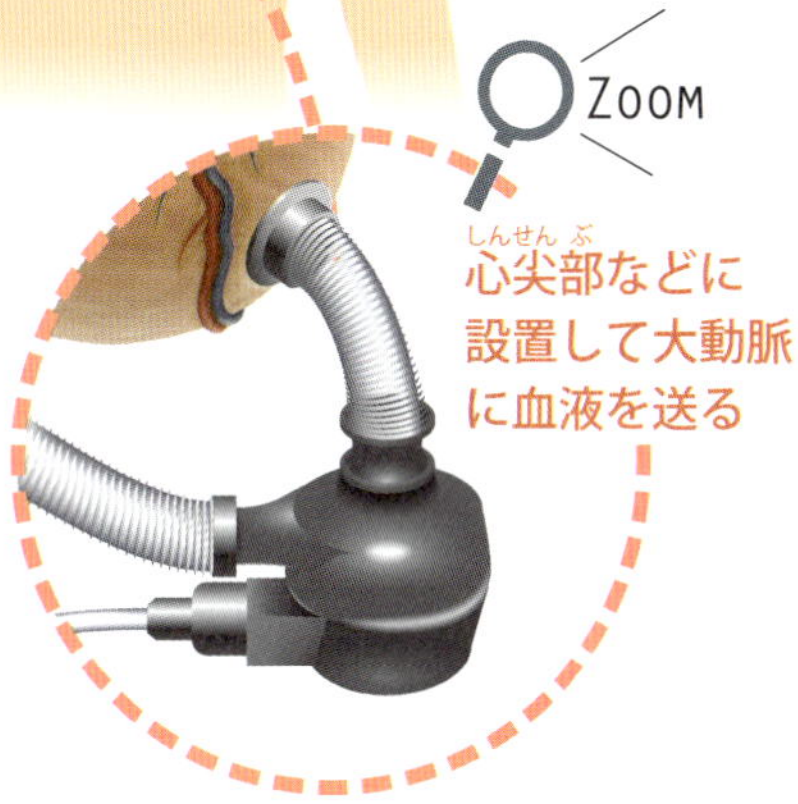
ZOOM
心尖《しんせん》部《ぶ》などに設置して大動脈に血液を送る

移植例の７割近くは拡張型心筋症

拡張型心筋症が約７割を占める。拡張相肥大型心筋症とは、肥大した心筋が経過中に薄くなり、心拡大を呈するものをさす。

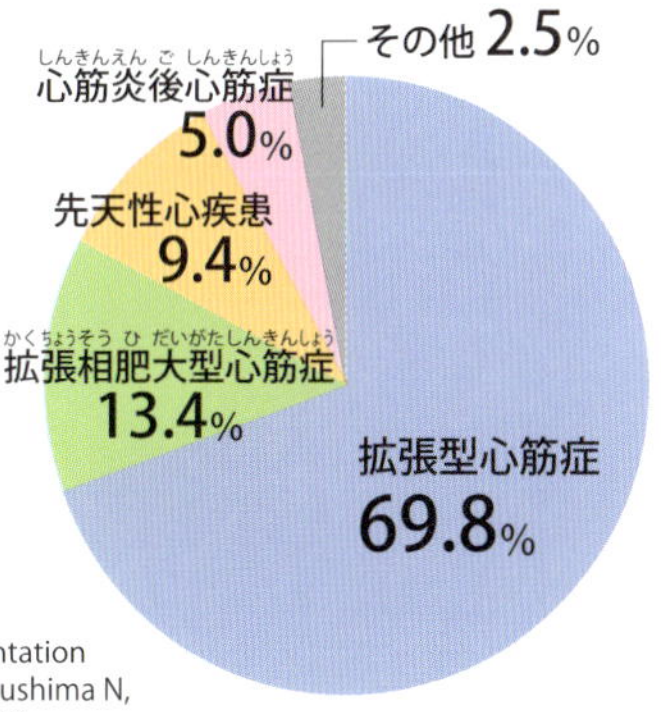
その他 2.5%
心筋炎《しんきんえん》後《ご》心筋症《しんきんしょう》 5.0%
先天性心疾患 9.4%
拡張相《かくちょうそう》肥《ひ》大型心筋症《だいがたしんきんしょう》 13.4%
拡張型心筋症 69.8%

（「The Registry Report of Heart Transplantation in Japan（1999 -2014）」Nakatani T, Fukushima N, Ono M,et al., Circulation Journal より作成）

カテーテル治療、手術も無効なら心臓移植の登録を考える

薬物治療で効果が得られない場合は、非薬物療法を検討する。肥大型心筋症では、カテーテルを用いた**「経《けい》皮《ひ》的中隔心筋焼灼《てきちゅうかくしんきんしょうしゃく》術《じゅつ》（PTSMA《ピーティーエスエムエー》）」**や、肥厚した心筋を切除する**「中隔心筋切除術《ちゅうかくしんきんじょせつじゅつ》」**などがある。

拡張相《かくちょうそう》肥《ひ》大型心筋症《だいがたしんきんしょう》や拡張型心筋症では、**心臓再同期療法**（CRT《シーアールティー》↓P113）を検討する。左右の心室を同時にペーシングし、収縮のタイミングを修正するものだ。

心原性ショックなどの緊急時には、**大動脈バルーンパンピング**（IABP《アイエービーピー》↓P117）もおこなわれる。大動脈に留置したバルーンカテーテルを心臓の拍動に応じて膨張・収縮させ、循環動態の改善を図る。

これらの非薬物療法でも改善が見込めなければ、**心臓移植**しか手段がなく、実際、日本の心臓移植例の大半は心筋症が占める。

ただし、心臓移植の適応があり登録をおこなっても、移植までは長期間待たなければならない。それまでの〝橋渡し〟として**「植込み型左心《さしん》補助人工心臓（LVAD《エルヴィーエーディー》）」**が用いられているのが現状だ。

先天性心疾患の割合は100人に1人に上る

数ある先天性疾患のなかでも、先天性心疾患は高率に生じる。しかし生後数か月のうちに手術をすれば、健康に生きられる可能性が高い。

もっとも多いのは、心室中隔欠損症

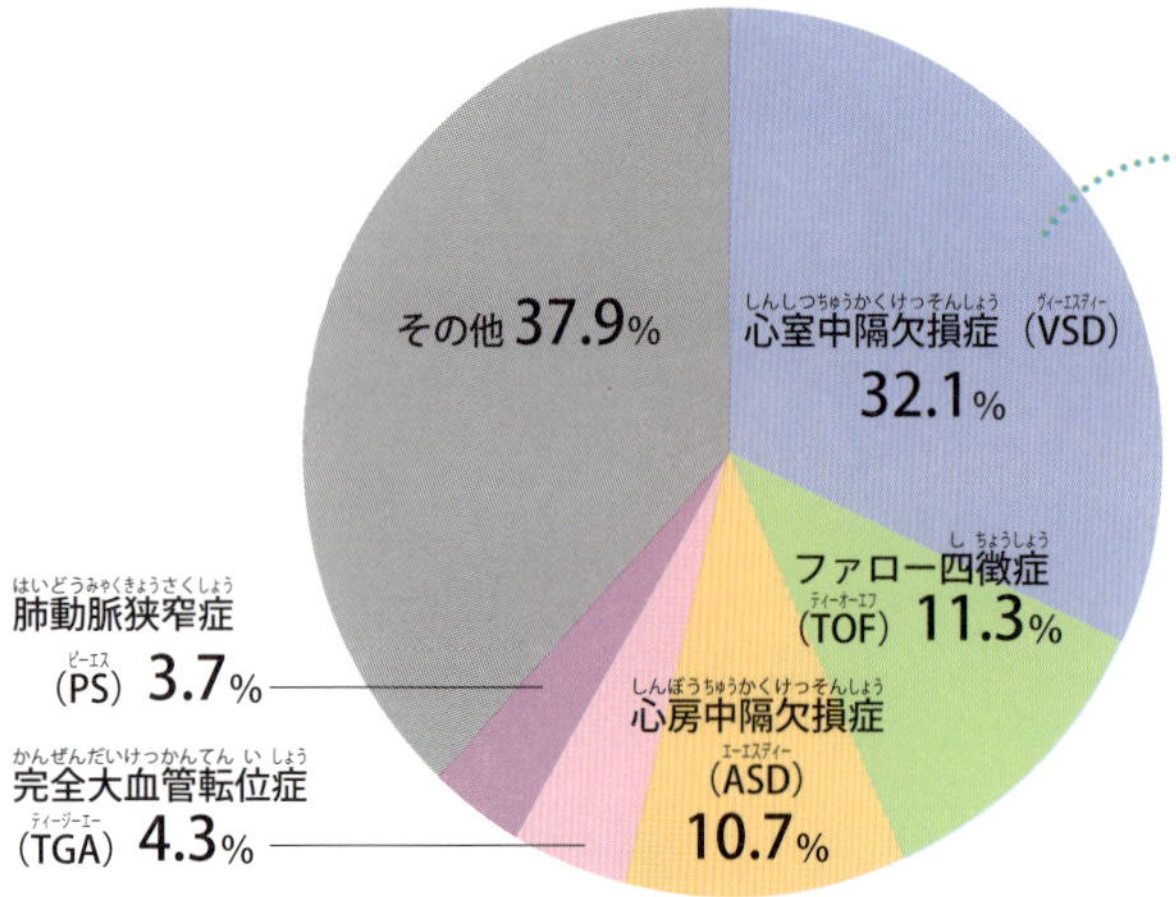
その他 37.9%
心室中隔欠損症《しんしつちゅうかくけっそんしょう》（VSD《ヴィーエスディー》）
32.1%
ファロー四徴症《しちょうしょう》
（TOF《ティーオーエフ》）11.3%
心房中隔欠損症《しんぼうちゅうかくけっそんしょう》
（ASD《エーエスディー》）
10.7%
肺動脈狭窄症《はいどうみゃくきょうさくしょう》
（PS《ピーエス》）3.7%
完全大血管転位症《かんぜんだいけっかんてんいしょう》
（TGA《ティージーエー》）4.3%

Point
1986年の厚生省調査でも過半数を占めている

1990 ～ 1999 年にかけて 2654 家系を対象におこなわれた調査。心室中隔欠損症がもっとも多く、ついでファロー四徴症、心房中隔欠損症が多い。

（「先天性心血管疾患の疫学調査 — 1990 年 4 月～ 1999 年 7 月，2,654 家系の報告—」日本小児循環器学会疫学委員会、日本小児循環器学会雑誌より作成）

発症率は高いが90％以上が成人に達する

先天性心疾患の子どもは100人につき1人と、その頻度は高い。しかし医療技術の進歩で、近年は乳児期を超えた先天性心疾患児の90％以上が成人を迎える。その管理は循環器領域の重要な課題のひとつだ。

先天性心疾患のなかでもっとも多いのが、**「心室中隔欠損症《しんしつちゅうかくけっそんしょう》」**である。心臓の発生過程は、まず筒状の**「原始心筒《げんししんとう》」**から、心室《しんしつ》・心房《しんぼう》となるふくらみが形成される。ついで、上下から仕切りが隆起してくっつき、左右の心室・心房を隔てる。この仕切りの発達が不十分だと、心室中隔欠損を生じる。

欠損孔《けっそんこう》を介して、左室《さしつ》から右室《うしつ》へ血液が流入すると（**左右短絡《さゆうたんらく》**）、肺血流量が増加して**肺高血圧**をきたす。心臓に戻る血液量も増えるため、**心不全症状**も呈する。

パッチや自己心膜、栓などで修復する手術法が主流

欠損孔《けっそんこう》が小さい場合は、無症状のまま自然閉鎖することも多いため、経過を観察する。しかし、欠損孔が大きいと、肺高血圧*から不可逆的な肺血管の閉塞を起こし、肺高血圧がさらに重症化する。すると、短絡《たんらく》路《ろ》の血流が両側性《りょうそくせい》や右左短絡《うさたんらく》となるため、**低酸素血症**に至る。

したがって、欠損孔が大きい場合は、不可逆的な肺血管閉塞性病変を起こす前に、欠損孔を修復する**手術**をおこなうのが基本だ。通常は生後2～4か月ごろにおこなうことが多い。修復後の長期予後は良好だが、感染性心内膜炎《かんせんせいしんないまくえん》のリスクに留意する。

なお、**心房中隔欠損**では**カテーテル**による修復術が主流だが、心室中隔のカテーテル治療は日本では保険適用になっていない。

＊肺高血圧…心臓から肺に血液を送る、肺動脈内の圧が高まって起こる高血圧。あきらかな原因が認められない「特発性」のものと、左室機能不全や心臓弁膜症《しんぞうべんまくしょう》、呼吸器疾患などが原因で起こる「二次性」のものがある。

心室中隔欠損症では、欠損部を早期に修復

欠損孔《けっそんこう》が大きいと肺血管閉塞性病変をまねくため、早期の修復が望ましい。

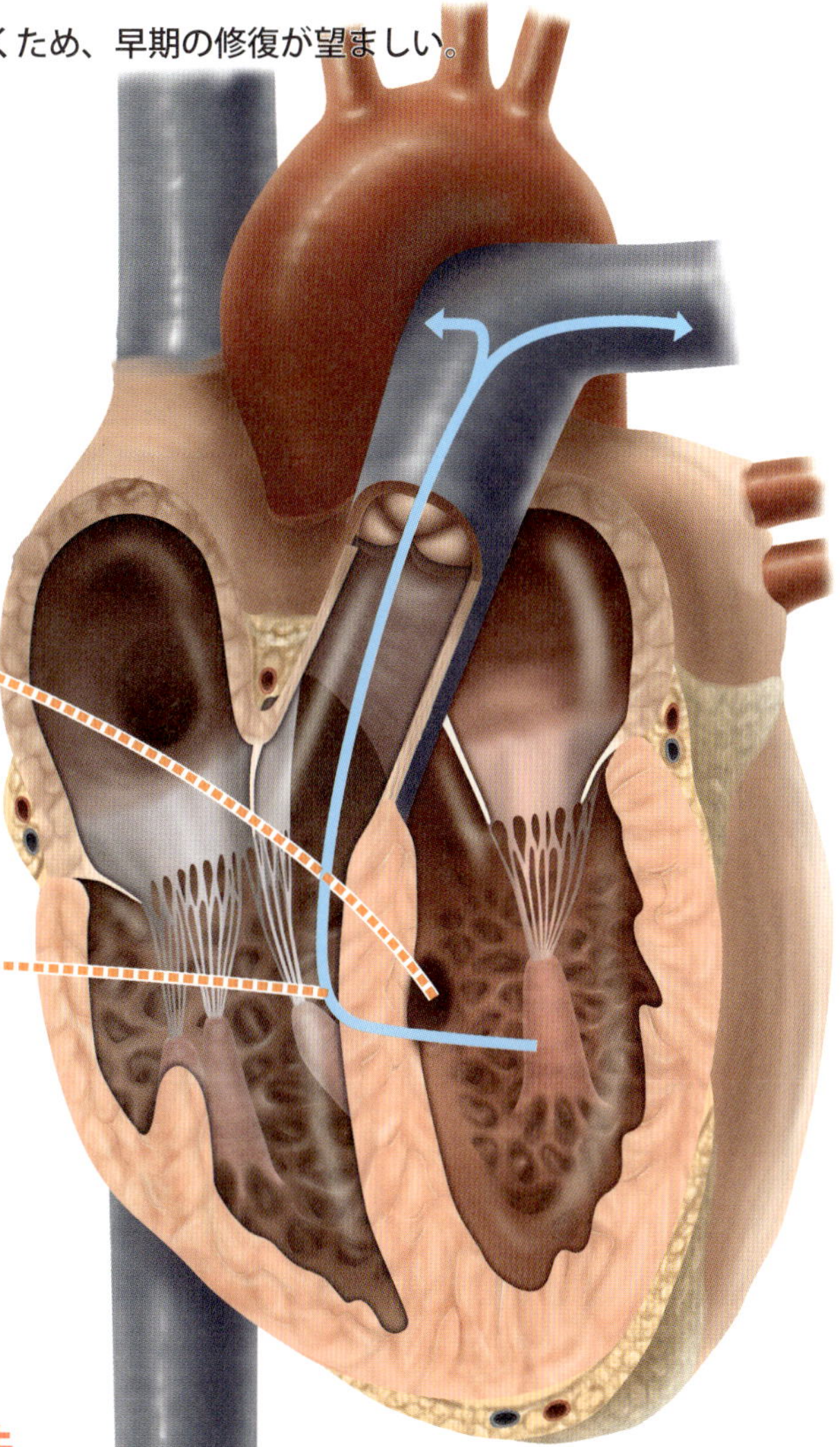

病態

心室中隔が十分に形成されず、孔があいている

生まれつき心室中隔に欠損孔があり、左室《さしつ》の血液が欠損孔から右室《うしつ》、さらに肺へと流れ込む。
欠損孔が大きいと、肺血流量が増加し、心臓へ戻る血液量も増えるため、肺・心臓に負担がかかる。

心室中隔が発達しきらず、欠損孔がある

↓

左室の血液の一部が、右室経由で肺動脈《はいどうみゃく》に流れ込む

↓

肺に負荷がかかる

心臓への灌流量《かんりゅうりょう》も増え、負担となる

↓

心不全症状を発症

- 呼吸数の増加
- 頻脈《ひんみゃく》
- 多汗
- 哺乳不良
- 体重増加不良

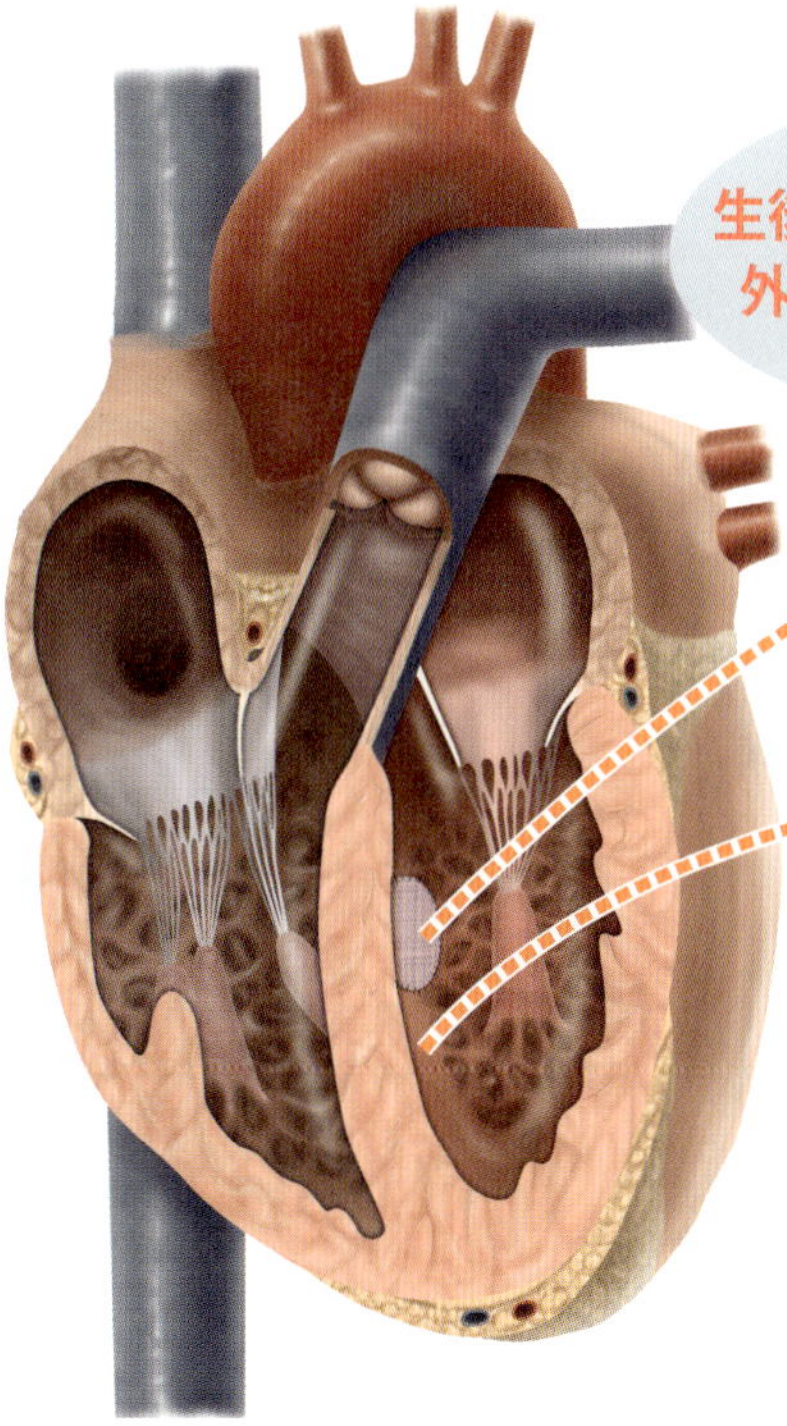

治療法

生後2～4か月ごろに外科的閉鎖術を実施

パッチを縫い合わせて欠損孔を塞ぐ

↓

成長とともに周囲の心筋が成長するため、修復は不要

欠損孔が大きい場合は、人工心肺下《じんこうしんぱいか》で開胸し、欠損孔をパッチで塞ぐ閉鎖術をおこなう。長期予後は良好だが、合併症として房室《ぼうしつ》ブロック（→ P98）や肺高血圧症の残存がある。

欠損部位に応じた修復用素材、器具を使う

心房《しんぼう》用の栓

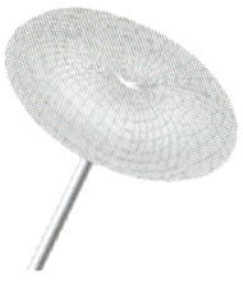

心室《しんしつ》用のパッチ

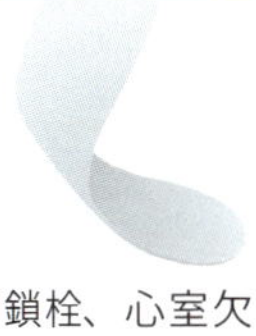

心房欠損には閉鎖栓、心室欠損にはゴアテックス製のパッチを使う。パッチは欠損孔の大きさにあわせてトリミングして用いる。

Summary

不整脈の病態と治療法

- **心房**から生じる不整脈を**上室性不整脈**《じょうしつせいふせいみゃく》、**心室**由来の不整脈を**心室性不整脈**《しんしつせいふせいみゃく》という
- 上室性不整脈では**心房細動**《しんぼうさいどう》がもっとも危険。再発予防には、**アップストリーム治療**と**ダウンストリーム治療**の両方が必要
- 心室性不整脈では、**心室細動**《しんしつさいどう》のほか、**心室頻拍**《しんしつひんぱく》も致死性が高く危険な病態である。治療法には**ICD**《アイシーディー》、**抗不整脈薬**《こうふせいみゃくやく》、**カテーテルアブレーション**がある
- 徐脈性不整脈の治療には**ペーシング**が有効

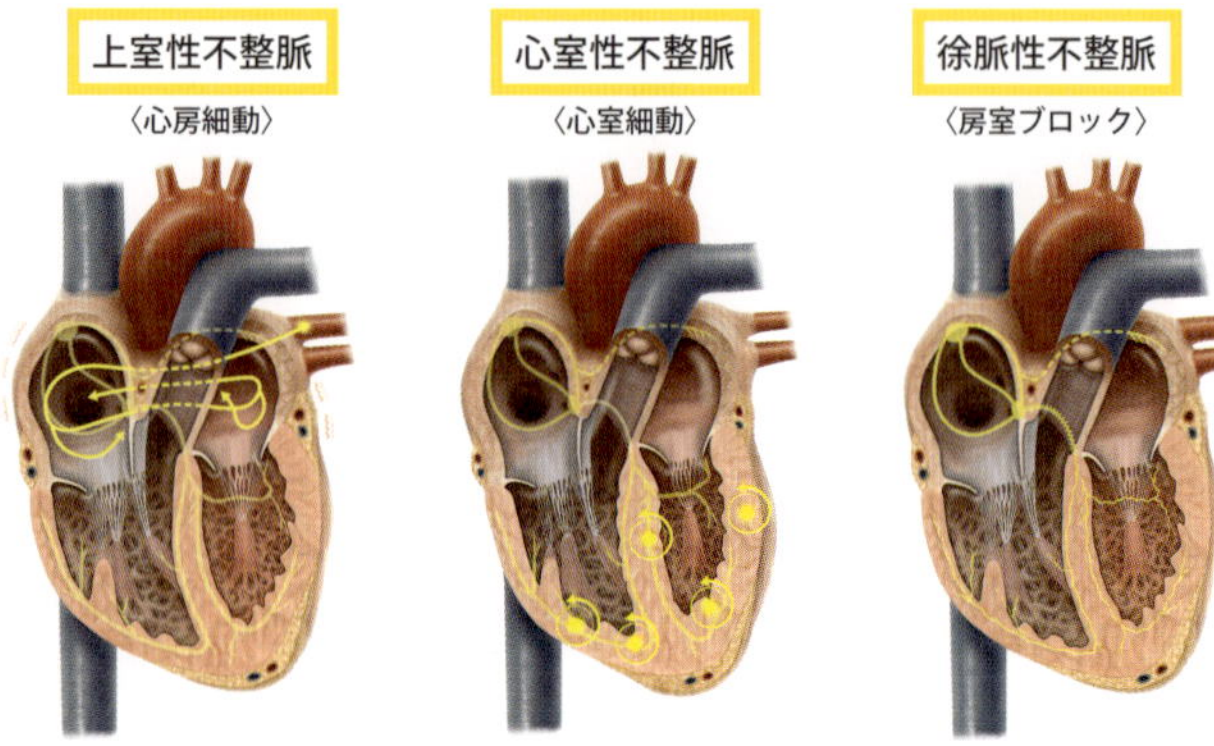

虚血性心疾患《きょけつせいしんしっかん》の病態と治療法

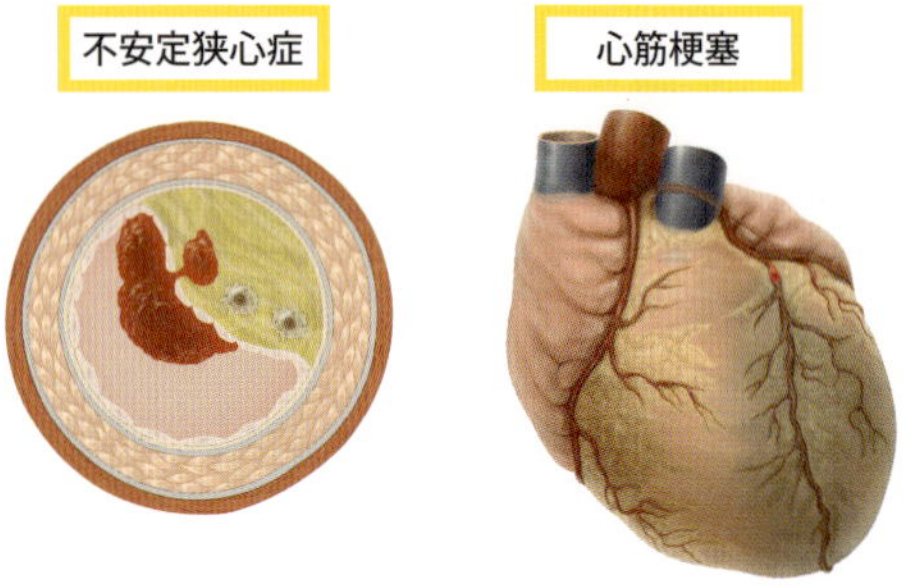

- 心筋の酸素不足による**虚血性心疾患**には、**狭心症**《きょうしんしょう》と**心筋梗塞**《しんきんこうそく》がある
- 狭心症は**労作性狭心症**、**冠攣縮性狭心症**《かんれんしゅくせいきょうしんしょう》、**不安定狭心症**の3タイプにわけられる
- 致死性の高い**不安定狭心症**、**心筋梗塞**をあわせて**急性冠症候群**《きゅうせいかんしょうこうぐん》（**ACS**《エーシーエス》）という。一刻も早く**血行再建術**《けっこうさいけんじゅつ》で治療する

心不全の病態と治療法

- 心機能が低下し、正常な循環動態が保たれなくなった状態を**心不全**という
- **拡張不全**が特徴の心不全を**HFpEF**、**収縮不全**が特徴の心不全を**HFrEF**という
- **慢性心不全**が徐々に進行したのち、急激に心機能が低下し、症状が出る**急性心不全**に至ることが多い

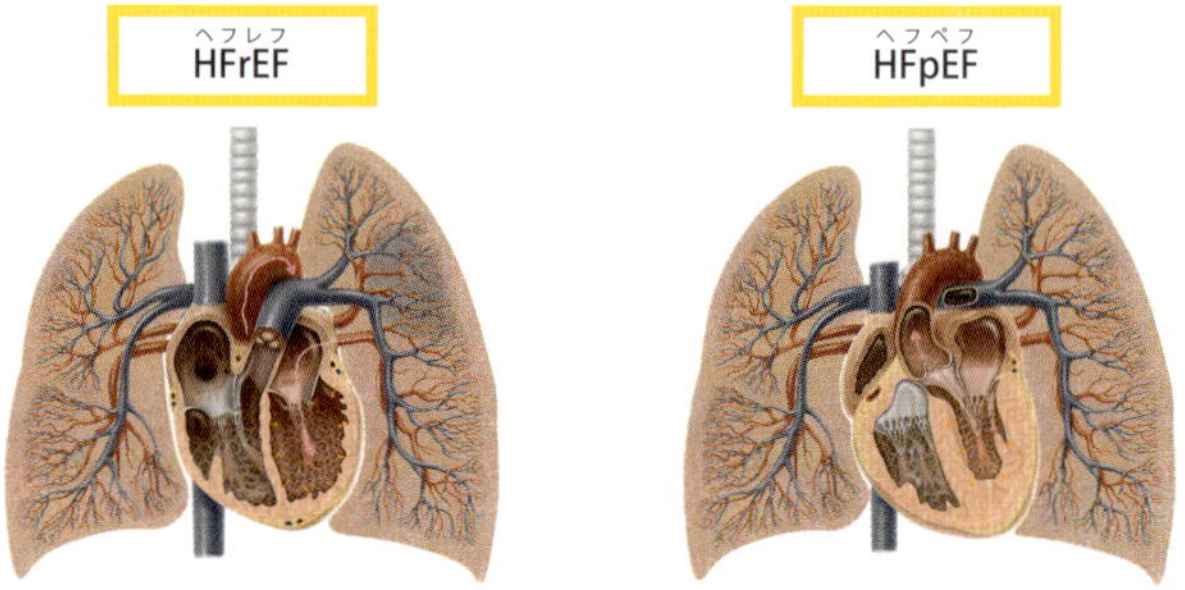

その他の心疾患の病態と治療法

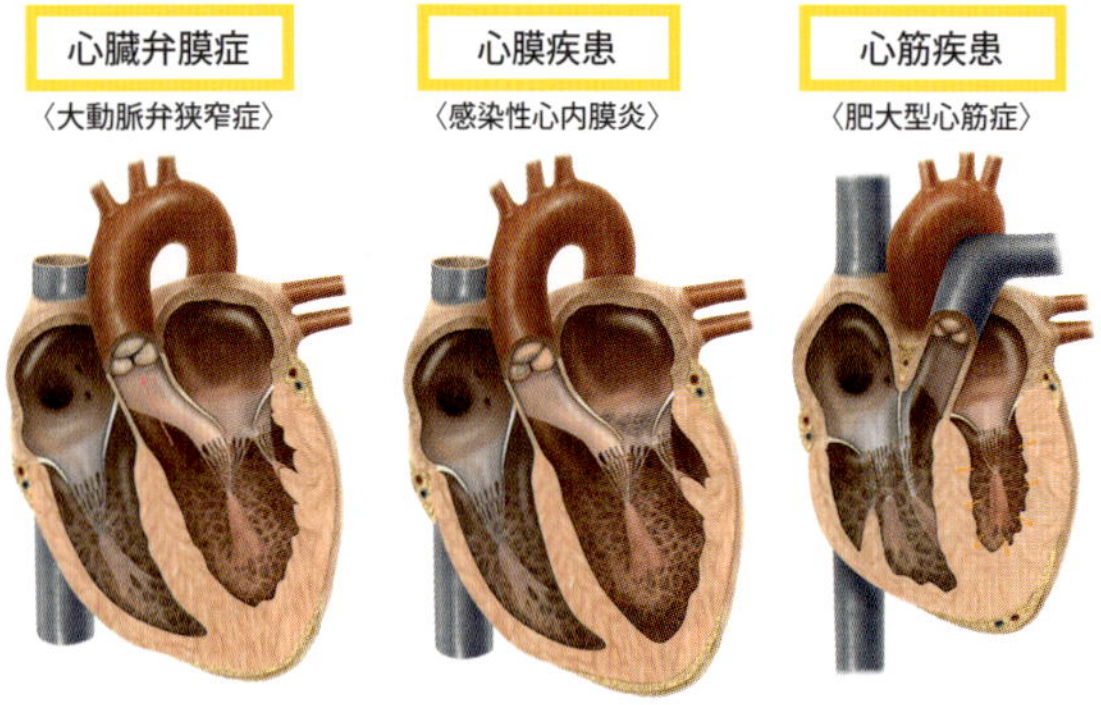

- **大動脈弁**《だいどうみゃくべん》や**僧帽弁**《そうぼうべん》などに異常をきたす疾患を総称して、**心臓弁膜症**《しんぞうべんまくしょう》という
- **心内膜**《しんないまく》、**心膜**《しんまく》（**心外膜**《しんがいまく》）に異常をきたす**心膜疾患**は、感染によるものが多い
- **肥大型心筋症**、**拡張型心筋症**に代表される**心筋疾患**は、心不全に至る可能性が高い

Part

4

血管疾患の病態と治療法

血管疾患は、動脈疾患と静脈疾患に大別される。
動脈疾患は、高血圧などの心疾患の背景因子とも関係している。
代表的なのが動脈瘤で、破裂すると命を落とす危険もある。
静脈疾患では、エコノミークラス症候群としても知られる
深部静脈血栓症、肺血栓塞栓症の発症率が高い。
いずれも早期に発見し、血管の破裂、閉塞を防がなくてはならない。

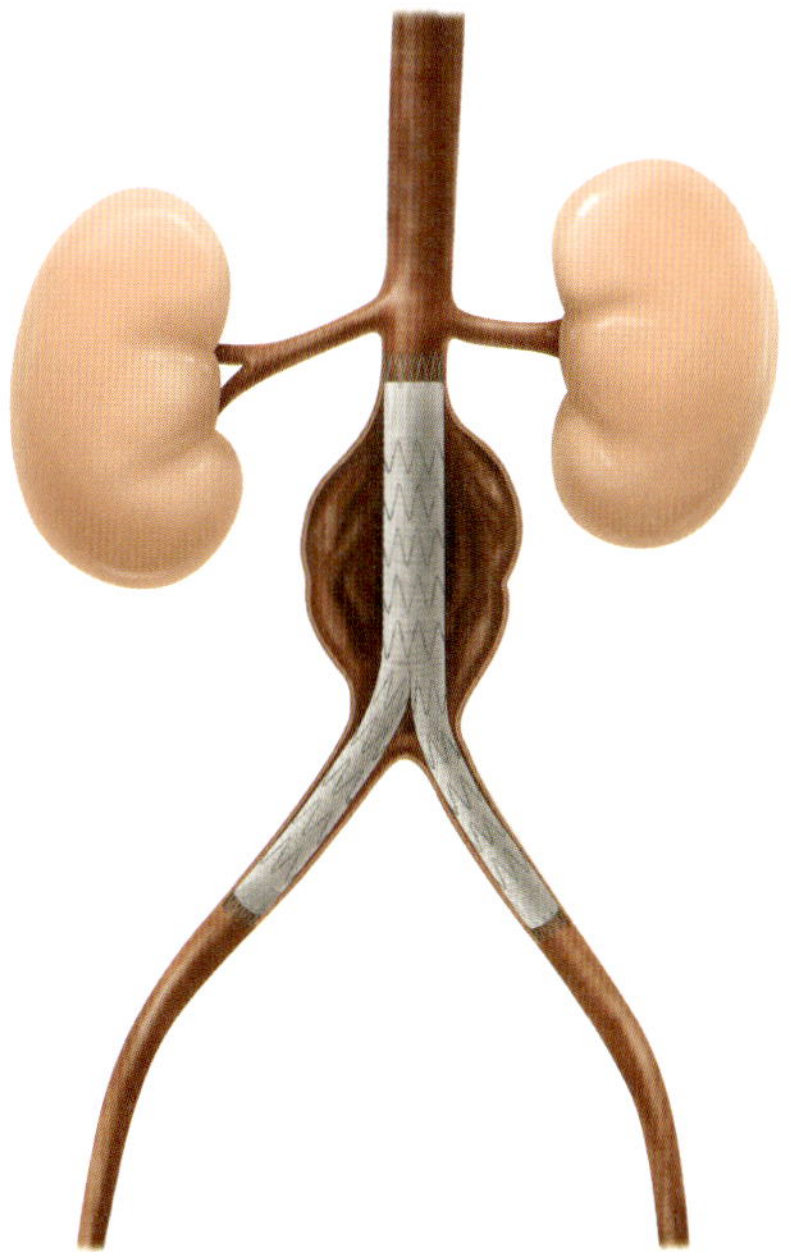

大動脈や肺動脈の疾患はより致死性が高い

血管の疾患として多く見られるのは、血管が瘤のようにふくらむ「動脈瘤」「静脈瘤」、血管内腔がせまくなる閉塞性疾患などである。

多くの疾患に、動脈硬化や血栓が関係している

血管疾患は、動脈疾患と静脈疾患に大別できる。

動脈疾患

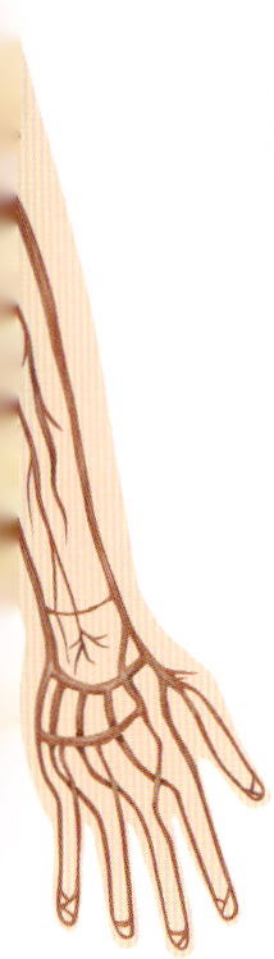

Ⅰ 大動脈瘤《だいどうみゃくりゅう》

Aortic Aneurysm：AA《エーエー》

胸部～腹部の大動脈がふくらみ、やがて破裂する

腹部や胸部の大動脈壁《だいどうみゃくへき》の一部が拡張し、瘤《こぶ》状にふくらんだもので、少しずつ大きくなる。大半は無症状だが、破裂すると死に至る。

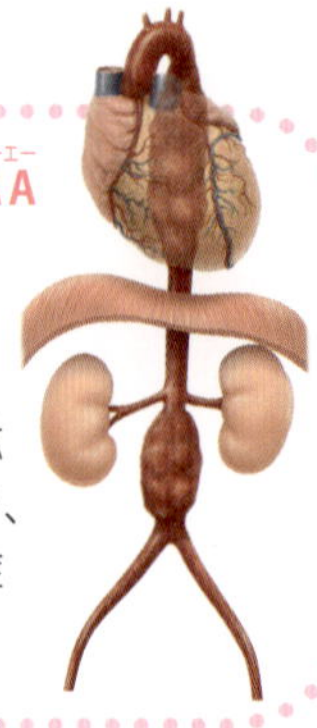

➡P136～

Ⅱ 大動脈解離《だいどうみゃくかいり》

Aortic Dissection：AD《エーディー》

血管壁に亀裂が入り2重構造になる

大動脈壁の中膜《ちゅうまく》が引き裂かれて、新たな壁内腔《へきないくう》を生じた状態。壁内腔が拡大して動脈瘤を形成したり、多臓器不全を起こす。

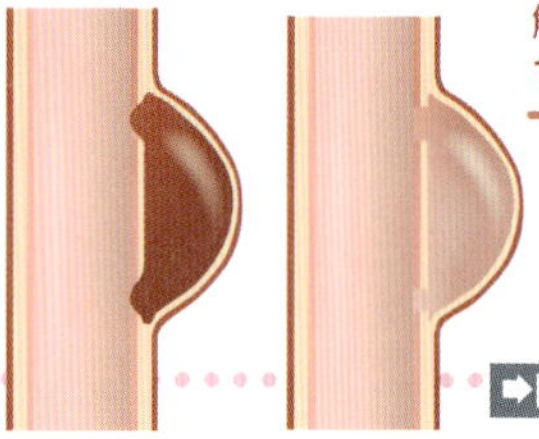

解離部分が血栓で詰まることも

➡P140～

Ⅲ 末梢動脈疾患

Peripheral Arterial Disease：PAD《ピーエーディー》

高齢者の閉塞性動脈硬化症が増加

下肢《かし》に動脈硬化が生じる「閉塞性動脈硬化症」がほとんどで、高齢者に急増。下肢虚血《かしきょけつ》が進むと、潰瘍《かいよう》や壊死《えし》に陥る。

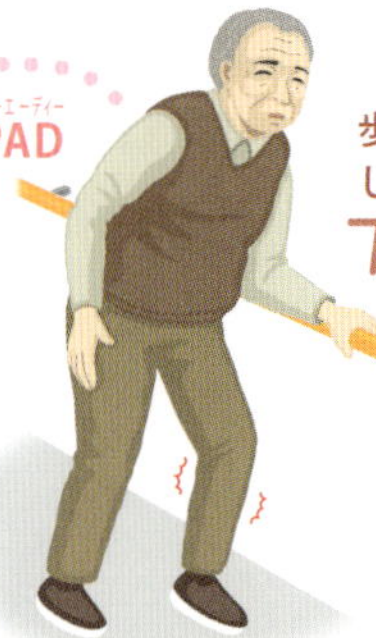

歩行時に痛みやしびれが出る

➡P144

心機能だけでなく、血管機能も加齢とともに低下する

心機能は加齢とともに低下するが、それと同じように、血管の機能も低下する。加齢による影響でもっとも重大なのが、**動脈硬化**（→P52）だ。血管壁《けっかんへき》がもろく弱くなると、**大動脈瘤**《だいどうみゃくりゅう》や**大動脈解離**《だいどうみゃくかいり》を起こしやすくなる。また、血管の内腔《ないくう》が狭窄《きょうさく》・閉塞すると、**末梢閉塞性動脈疾患**《まっしょうへいそくせいどうみゃくしっかん》を引き起こす。

一方、静脈には逆流を防ぐ弁が備わっているが、加齢などによって、その機能が低下する。すると、血流が滞って血栓を形成しやすくなり、**慢性下肢静脈不全**《まんせいかしじょうみゃくふぜん》や**深部静脈血栓症**《しんぶじょうみゃくけっせんしょう》などを発症してしまう。

なお、血管疾患のなかでも大動脈解離や大動脈瘤破裂、肺血栓塞栓症《はいけっせんそくせんしょう》は突然に発症し、致死性が高い。つねに念頭に置いて診察にあたり、迅速に対応する必要がある。

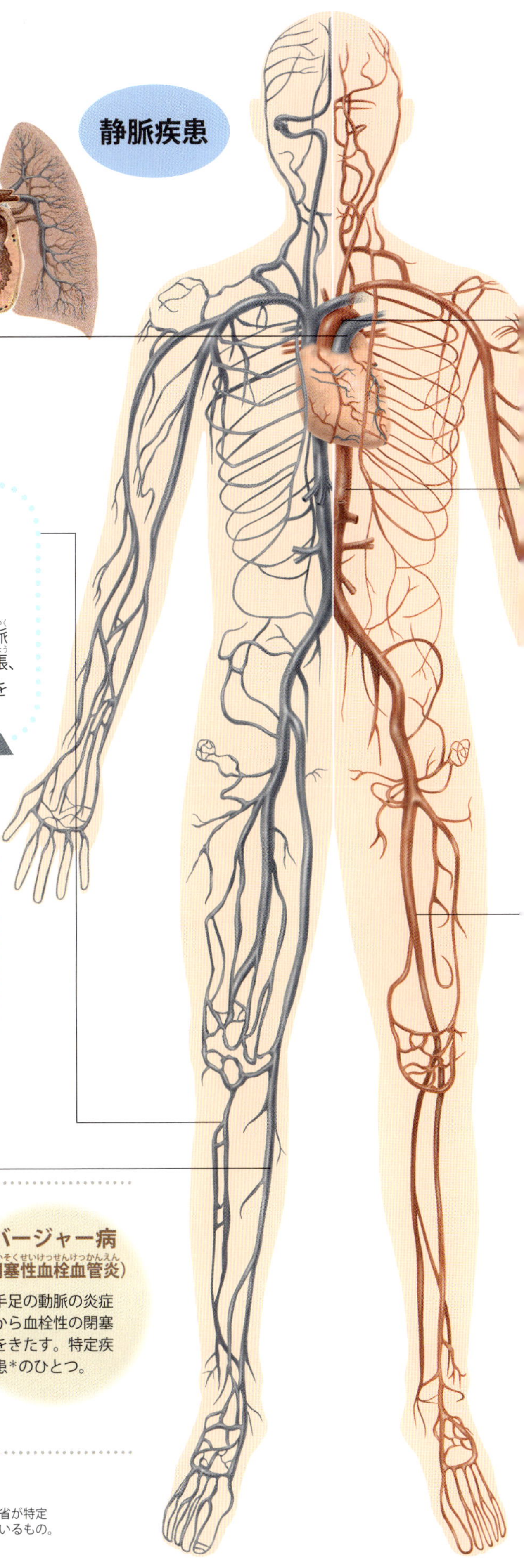

I 肺血栓塞栓症《はいけっせんそくせんしょう》
Pulmonary Thromboembolism
：PTE《ピーティーイー》

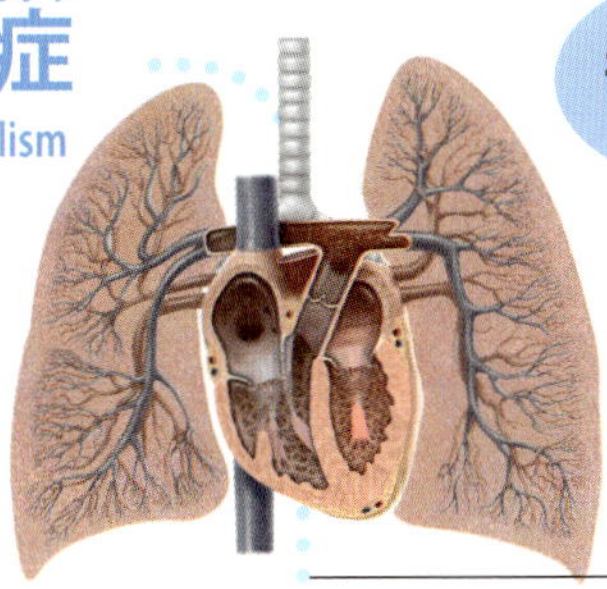

**肺動脈《はいどうみゃく》が血栓で詰まり、
心肺機能が大きく低下**

静脈に生じた血栓が肺動脈に詰まって、閉塞をきたした状態。血液がうっ滞《たい》して心機能が低下し、ショックに陥ることも。

➡P148

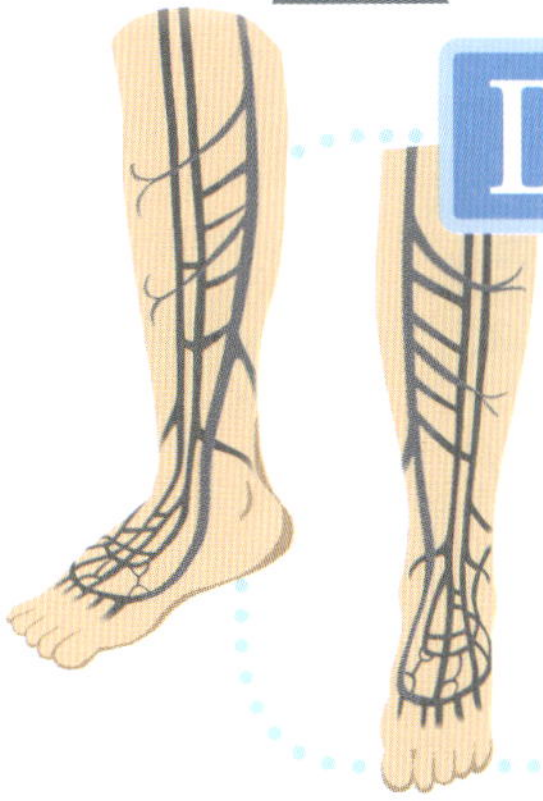

II 深部静脈血栓症《しんぶじょうみゃくけっせんしょう》
Deep Vein Thromboembosis
：DVT《ディーヴィーティー》

**下肢に血栓ができる。
DVT に移行することも多い**

下肢の深部静脈に血栓が生じ、静脈《じょうみゃく》還流《かんりゅう》が障害された状態。下肢の腫脹《しゅちょう》、浮腫《ふしゅ》、熱感のほか、肺血栓塞栓症をまねくことがある。

➡P146

III 慢性下肢静脈不全《まんせいかしじょうみゃくふぜん》
Chronic Venous Insufficiency：CVI《シーヴィーアイ》

**静脈血《じょうみゃくけつ》がうまく還流せず
静脈瘤《じょうみゃくりゅう》などができる**

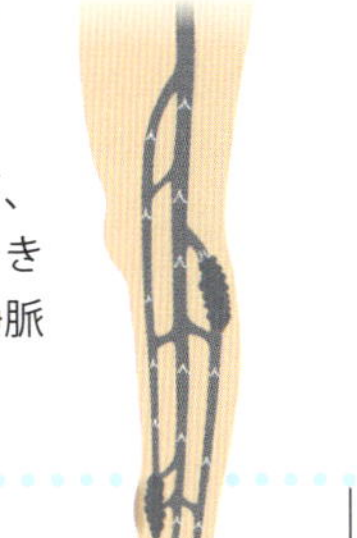

下肢の静脈還流が障害されて、痛みやだるさ、潰瘍などを引き起こす。弁の異常や血栓、静脈瘤などが原因。

➡P150

その他の血管疾患

**上大静脈《じょうだいじょうみゃく》
症候群《しょうこうぐん》**

上大静脈の圧迫や閉塞で静脈還流が障害される。がんなどが原因。

**表在性血栓性《ひょうざいせいけっせんせい》
静脈炎《じょうみゃくえん》**

表在静脈（浅静脈《せんじょうみゃく》）の内皮細胞《ないひさいぼう》が障害されて血栓が生じ、炎症をともなう。

**高安動脈炎《たかやすどうみゃくえん》
（大動脈炎症候群）**

大動脈などに慢性的な血管炎が生じる。若い女性に多い特定疾患。

**バージャー病
（閉塞性血栓血管炎《へいそくせいけっせんけっかんえん》）**

手足の動脈の炎症から血栓性の閉塞をきたす。特定疾患*のひとつ。

＊特定疾患…原因が不明で治療法が確立されていない難病のうち、厚生労働省が特定疾患治療研究事業の対象とし、医療費負担の軽減をおこなっているもの。

動脈硬化などが原因で大動脈に瘤ができる

大動脈瘤とは、大動脈が瘤のようにふくらむ病態。動脈硬化によるものが最多で、多くは無症状だが、破裂すると命にかかわる危険な病気だ。

大動脈瘤の分類は、4つの視点で評価する

どの部位に発症するかで、周囲の臓器への影響が異なる。
瘤《こぶ》の形や形態は、破裂しやすさに関係。

I 存在部位

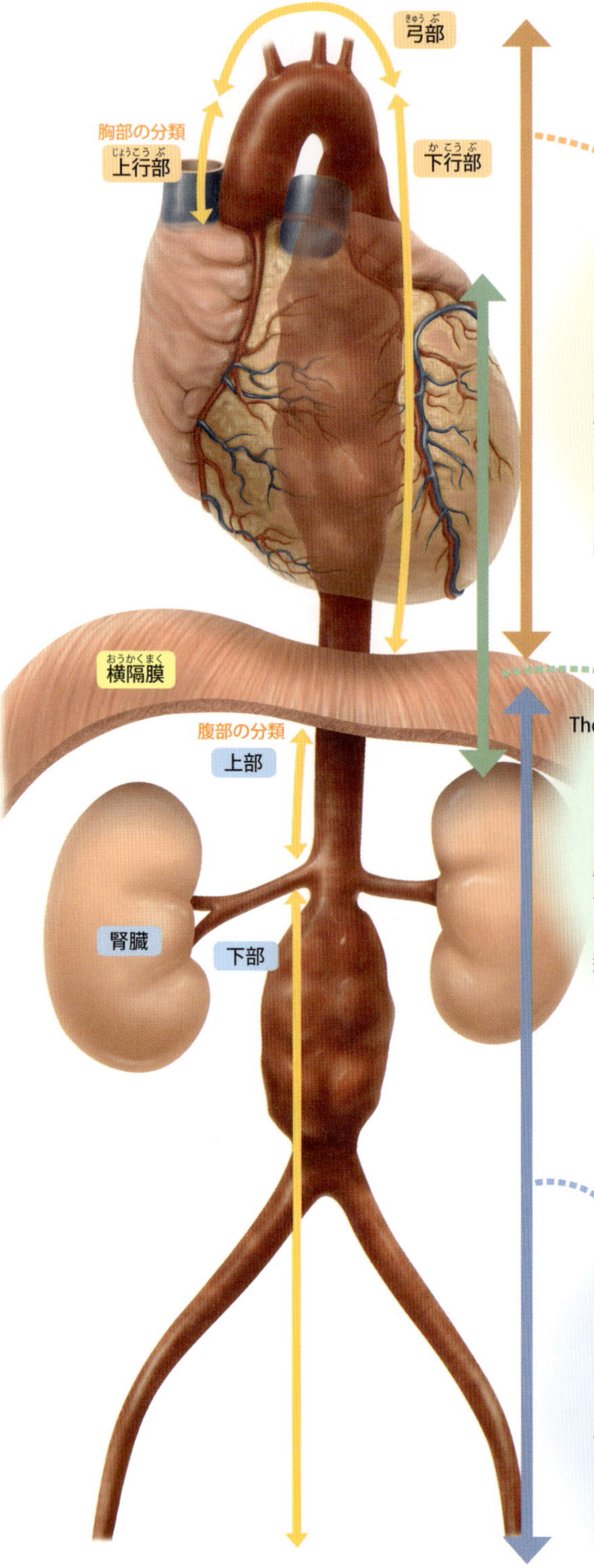

弓部《きゅうぶ》
胸部の分類
上行部《じょうこうぶ》
下行部《かこうぶ》
横隔膜《おうかくまく》
腹部の分類
上部
腎臓
下部

胸部《きょうぶ》大動脈瘤《だいどうみゃくりゅう》

Thoracic Aortic Aneurysm：TAA《ティーエーエー》

上行・弓部・下行の３タイプ。胸部症状をともなうことも

胸郭《きょうかく》内に発症。「上行大動脈瘤《じょうこうだいどうみゃくりゅう》」「弓部《きゅうぶ》大動脈瘤《だいどうみゃくりゅう》」「下行大動脈瘤《かこうだいどうみゃくりゅう》」にわけられる。多くは無症状だが、気道・食道が圧迫され、嗄声《させい》（声のかすれ）、血痰、嚥下障害《えんげしょうがい》などがあらわれることも。

胸腹部《きょうふくぶ》大動脈瘤《だいどうみゃくりゅう》

Thoraco-Abdominal Aortic Aneurysm：TAAA《ティーエーエーエー》

主要な瘤の位置によってⅠ～Ⅳ型にわけられる

胸郭から腹腔《ふくくう》へと広範囲に発症した瘤。発症部位が、胸腹部全体か、胸部中心か、腹部中心かなどによって、Ⅰ～Ⅳ型にわけられる（Crawford《クロフォード》分類）。

腹部《ふくぶ》大動脈瘤《だいどうみゃくりゅう》

Abdominal Aortic Aneurysm：AAA《エーエーエー》

腎臓よりも下にできる下腹部大動脈瘤が多い

腹部大動脈に生じた瘤。腎動脈《じんどうみゃく》を基準に上部・下部にわけられるが、下部が多い。ほとんどが無症状だが、腹部膨《ふくぶぼう》満感《まんかん》、便秘、腰痛なども見られる。

II 瘤の形

紡錘状、嚢状の2タイプにわけられる

大動脈の全周で拡張しているものを「紡錘状大動脈瘤」、局所的に拡張して嚢状になっているものを「嚢状大動脈瘤」とよぶ。

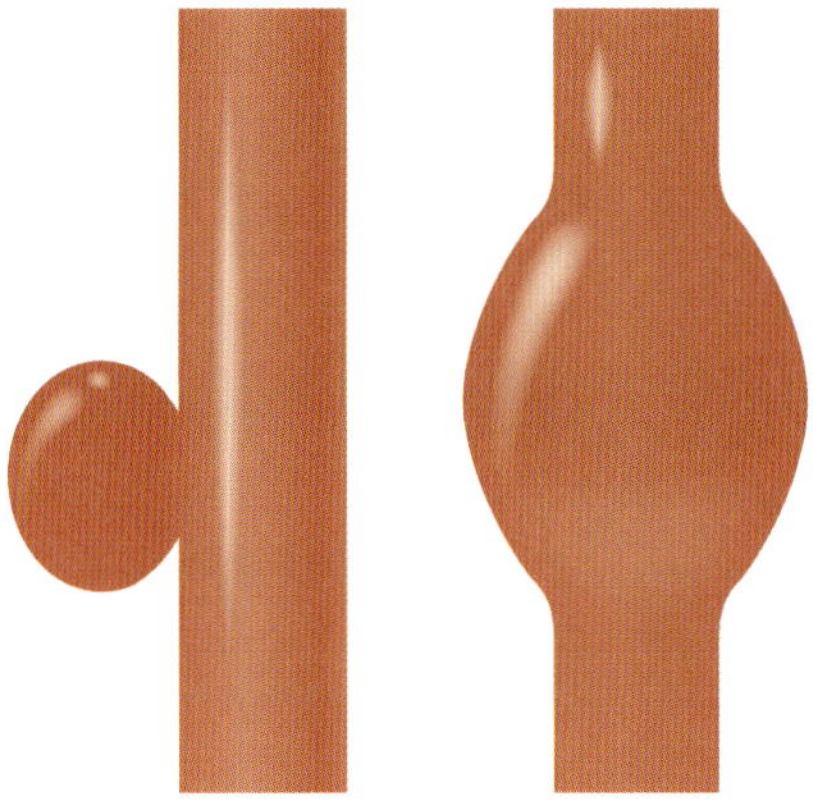

嚢状《のうじょう》
紡錘状《ぼうすいじょう》

III 壁の形態

真性、仮性のほか、解離性もある

動脈壁《どうみゃくへき》の３層が保たれた瘤が「真性《しんせい》」、３層の壁構造をもたないものが「仮性《かせい》」。大動脈《だいどうみゃく》解離《かいり》後に拡張した「解離性」もある。

仮性（偽性《ぎせい》）
真性

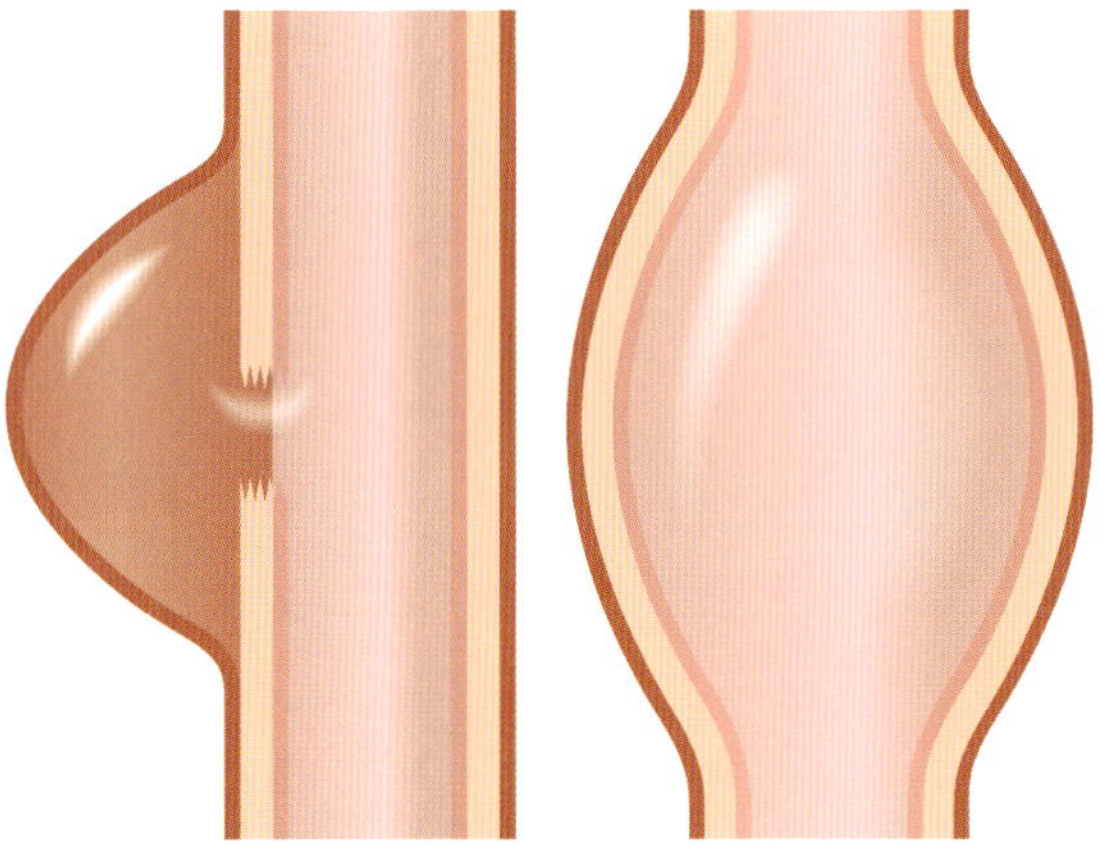

IV 原因

もっとも多いのは、動脈硬化性の大動脈瘤

動脈瘤の原因は以下のものがあるが、もっとも多いのは動脈硬化性。

先天性
マルファン症候群*2、エーラス・ダンロス症候群*3などが原因。上行大動脈に多い。

炎症性
瘤壁《りゅうへき》の肥厚や周囲の線維化などをともなう。ベーチェット病*1などが原因となる。

外傷性
外傷により、動脈壁が弱くなるのが原因。嚢状大動脈瘤を発症することが多い。

感染性
ブドウ球菌やサルモネラなどが起因菌となる。比較的まれだが、死亡率は高い。

動脈硬化性
高血圧や喫煙などが影響。50歳以上の男性に多い。紡錘状大動脈瘤がよく見られる。

年に数ミリずつ、瘤が成長。破裂すると数分で死に至る

大動脈壁《だいどうみゃくへき》の一部が何らかの原因でもろく弱くなり、**瘤状**《こぶ》にふくらんだものが「**大動脈瘤**《だいどうみゃくりゅう》」である。正常な大動脈の直径の1・5倍（胸部で4・5㎝、腹部で3㎝）を超えて拡大したものをさす。発生部位により、「**胸部**《きょうぶ》**大動脈瘤**《だいどうみゃくりゅう》（TAA《ティーエーエー》）」「**胸腹部**《きょうふくぶ》**大動脈瘤**《だいどうみゃくりゅう》（TAAA《ティーエーエーエー》）」「**腹部**《ふくぶ》**大動脈瘤**《だいどうみゃくりゅう》（AAA《エーエーエー》）」の3つにわけられる。さらに瘤の形や壁の形態から、上記のように分類されている。

いったん発生した大動脈瘤は小さくなることはない。一般に、胸部では年間1～2㎜、腹部では3～4㎜ずつ拡大し、正常な大動脈径《だいどうみゃくけい》の20倍以上になることもある。

大半は無症状で経過するが、危険なのは突然の**破裂**だ。破裂すると、出血性ショックをきたし、数分で死に至る。大動脈瘤が大きいほど破裂の危険性が高いが、**嚢状大**《のうじょうだい》**動脈瘤**《どうみゃくりゅう》と**仮性大動脈瘤**は、小さいものでも破裂しやすいことがわかっている。

持続的な痛みがあらわれた場合は破裂のサインと考え、ただちに治療可能な病院へ救急搬送しなければならない。

＊1　ベーチェット病…難病に指定されている、全身の炎症性疾患。口腔粘膜の潰瘍《かいよう》のほか、皮疹《ひしん》、外陰部の潰瘍、目の障害がおもな症状。
＊2　マルファン症候群…高身長、胸の変形などの骨格症状、水晶体のずれなどの眼症状、大動脈瘤などの心血管症状をともなう遺伝性難病。
＊3　エーラス・ダンロス症候群…皮膚や関節などの組織が脆弱になる遺伝性疾患。「血管型」とよばれるタイプでは、大動脈瘤ができやすい。

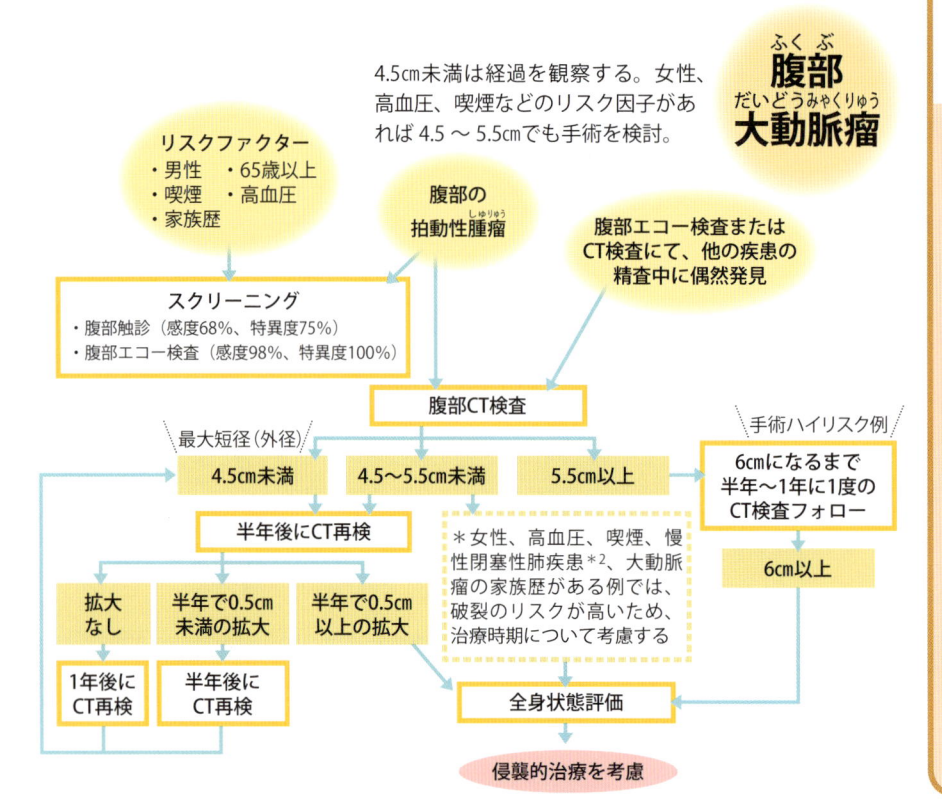

4.5cm以上に成長していれば人工血管での治療を検討

X線検査などで偶然見つかることが多く、破裂のおそれがある大きさであれば、すぐ手術する。瘤のある部分を人工血管に置き換える方法が有効だ。

偶然見つかることも多い。4.5cm未満なら経過を見る

胸部大動脈瘤はX《エックス》線検査、腹部大動脈瘤は腹部触診で偶然見つかることも多い。

胸部《きょうぶ》大動脈瘤《だいどうみゃくりゅう》

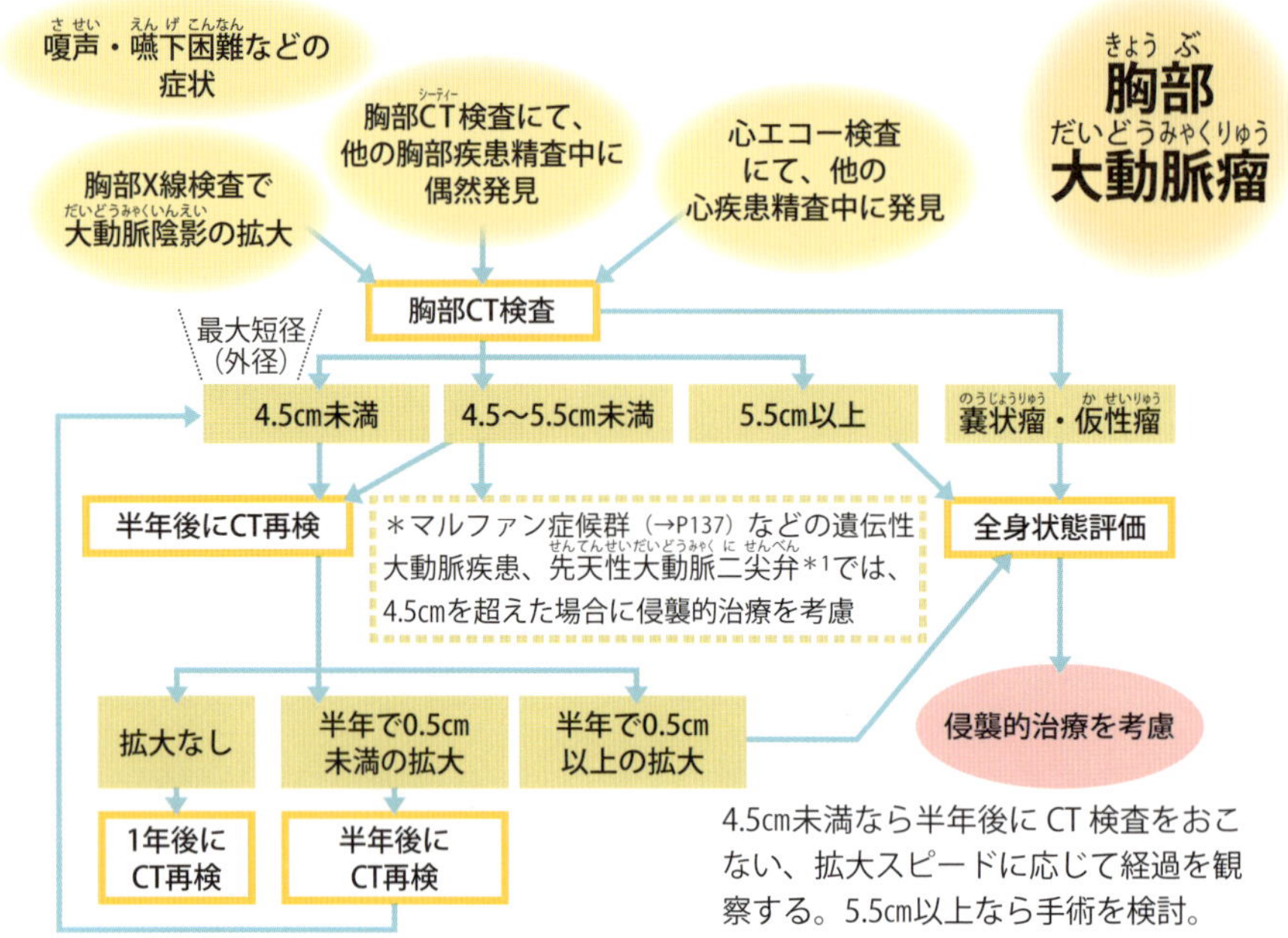
嗄声《させい》・嚥下困難《えんげこんなん》などの症状
胸部X線検査で大動脈陰影《だいどうみゃくいんえい》の拡大
胸部CT《シーティー》検査にて、他の胸部疾患精査中に偶然発見
心エコー検査にて、他の心疾患精査中に発見
胸部CT検査
最大短径（外径）
4.5cm未満
4.5～5.5cm未満
5.5cm以上
嚢状瘤《のうじょうりゅう》・仮性瘤《かせいりゅう》
半年後にCT再検
＊マルファン症候群（→P137）などの遺伝性大動脈疾患、先天性大動脈二尖弁《せんてんせいだいどうみゃくにせんべん》＊[1]では、4.5cmを超えた場合に侵襲的治療を考慮
全身状態評価
拡大なし
半年で0.5cm未満の拡大
半年で0.5cm以上の拡大
侵襲的治療を考慮
1年後にCT再検
半年後にCT再検

4.5cm未満なら半年後にCT検査をおこない、拡大スピードに応じて経過を観察する。5.5cm以上なら手術を検討。

腹部《ふくぶ》大動脈瘤《だいどうみゃくりゅう》

4.5cm未満は経過を観察する。女性、高血圧、喫煙などのリスク因子があれば4.5～5.5cmでも手術を検討。

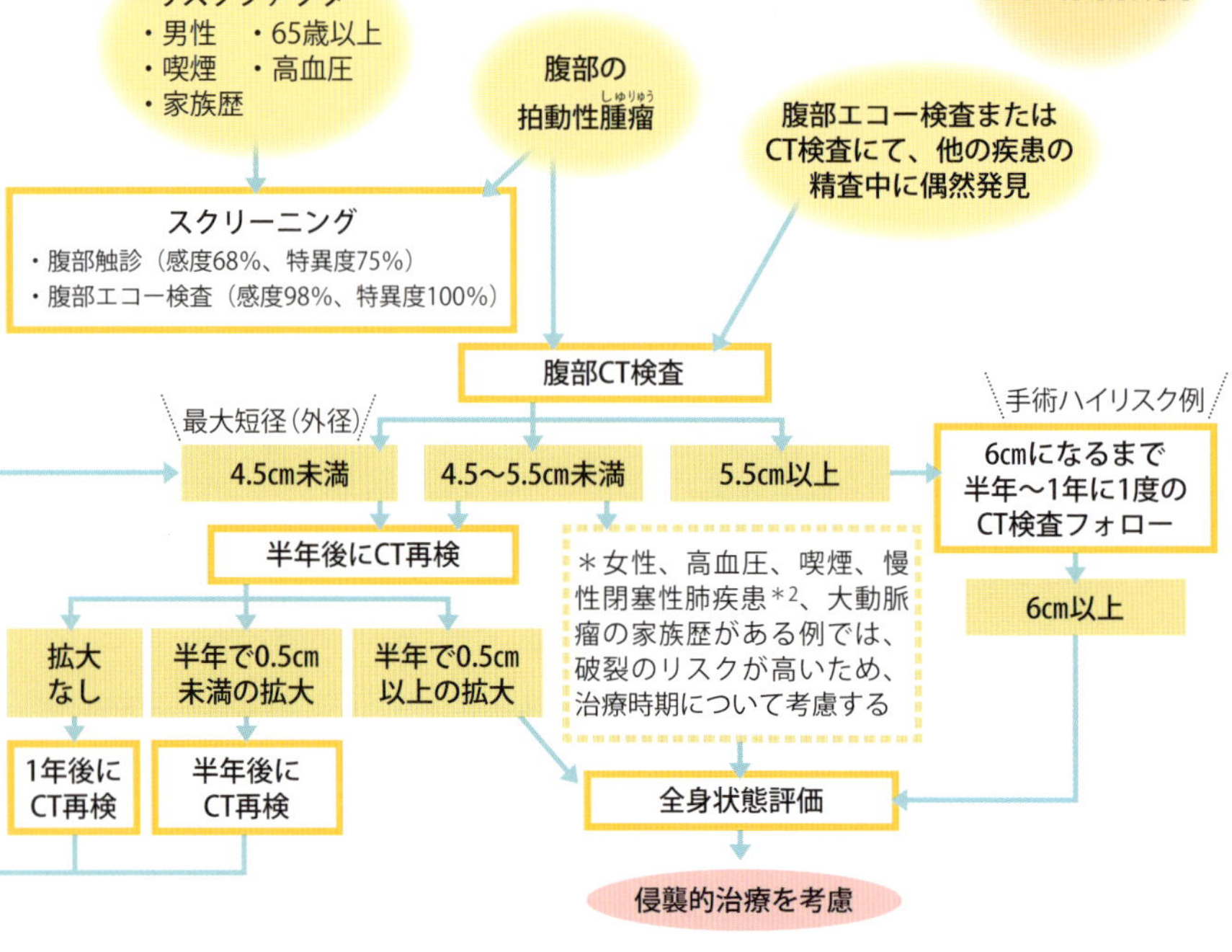
リスクファクター
・男性 ・65歳以上
・喫煙 ・高血圧
・家族歴
腹部の拍動性腫瘤《しゅりゅう》
腹部エコー検査またはCT検査にて、他の疾患の精査中に偶然発見
スクリーニング
・腹部触診（感度68%、特異度75%）
・腹部エコー検査（感度98%、特異度100%）
腹部CT検査
最大短径（外径）
手術ハイリスク例
4.5cm未満
4.5～5.5cm未満
5.5cm以上
6cmになるまで半年～1年に1度のCT検査フォロー
半年後にCT再検
＊女性、高血圧、喫煙、慢性閉塞性肺疾患＊[2]、大動脈瘤の家族歴がある例では、破裂のリスクが高いため、治療時期について考慮する
6cm以上
拡大なし
半年で0.5cm未満の拡大
半年で0.5cm以上の拡大
1年後にCT再検
半年後にCT再検
全身状態評価
侵襲的治療を考慮

（「大動脈瘤・大動脈解離診療ガイドライン（2011年改訂版）」髙本眞一ほか、日本循環器学会より引用、一部改変）

＊1　先天性大動脈二尖弁…発達過程で弁が3枚に分離せず、2枚となった状態。大動脈弁狭窄症《だいどうみゃくべんきょうさくしょう》などに至ることがある。

＊2　慢性閉塞性肺疾患…COPDともいう。喫煙などが原因で、気管支に炎症が起き、気管支が細くなったりする。

瘤のある部分を切除し、人工血管に置き換える

外科手術によって人工血管に置き換える、人工血管置換術が治療の基本。

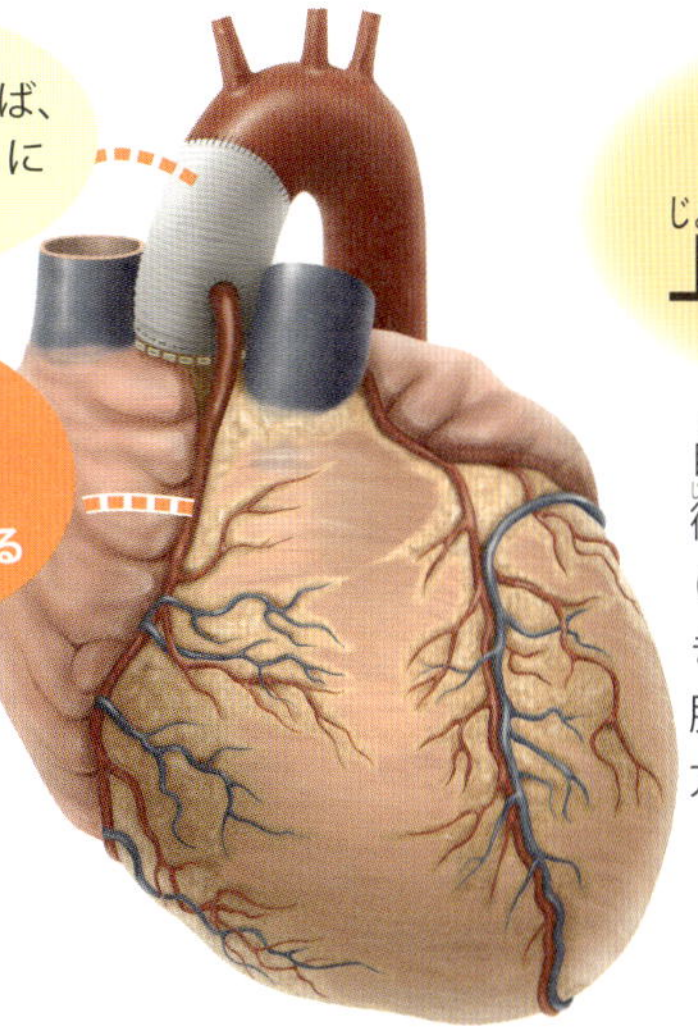
弁に異常があれば、
弁つきグラフトに
置換
冠動脈《かんどうみゃく》を、
グラフトの
側面に吻合《ふんごう》する

大動脈基部《だいどうみゃくきぶ》・上行大動脈置換《じょうこうだいどうみゃくちかん》

自己弁温存大動脈基部置換《じこべんおんぞんだいどうみゃくきぶちかん》術《じゅつ》をおこなう。心臓弁膜症《しんぞうべんまくしょう》（→ P118）があれば、弁つき人工血管に置換し、冠動脈は人工血管に縫いつける方法が一般的。

弓部大動脈《きゅうぶだいどうみゃく》置換《ちかん》

一般に胸骨正中切開法《きょうこつせいちゅうせっかいほう》で、分枝つきの人工血管に置換する。低体温で手術をおこなう「脳保護法」が、脳神経合併症を防ぐうえで有効。

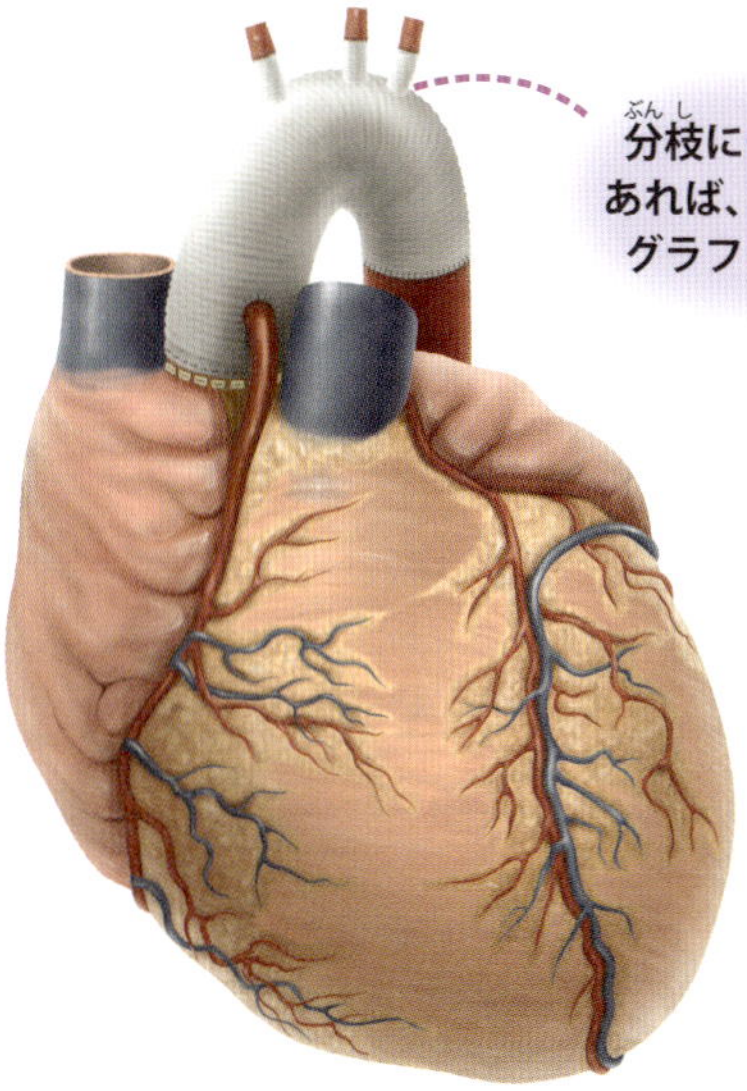
分枝《ぶんし》にも異常が
あれば、分枝つき
グラフトを使う

胸部下行《きょうぶかこう》・胸腹部大動脈《きょうふくぶだいどうみゃく》置換《ちかん》

多くは左開胸手術《ひだりかいきょうしゅじゅつ》でおこなう。腹部大動脈から分枝し、脊髄《せきずい》につながる「アダムキューヴィッツ動脈」を再建することが、合併症予防となる。

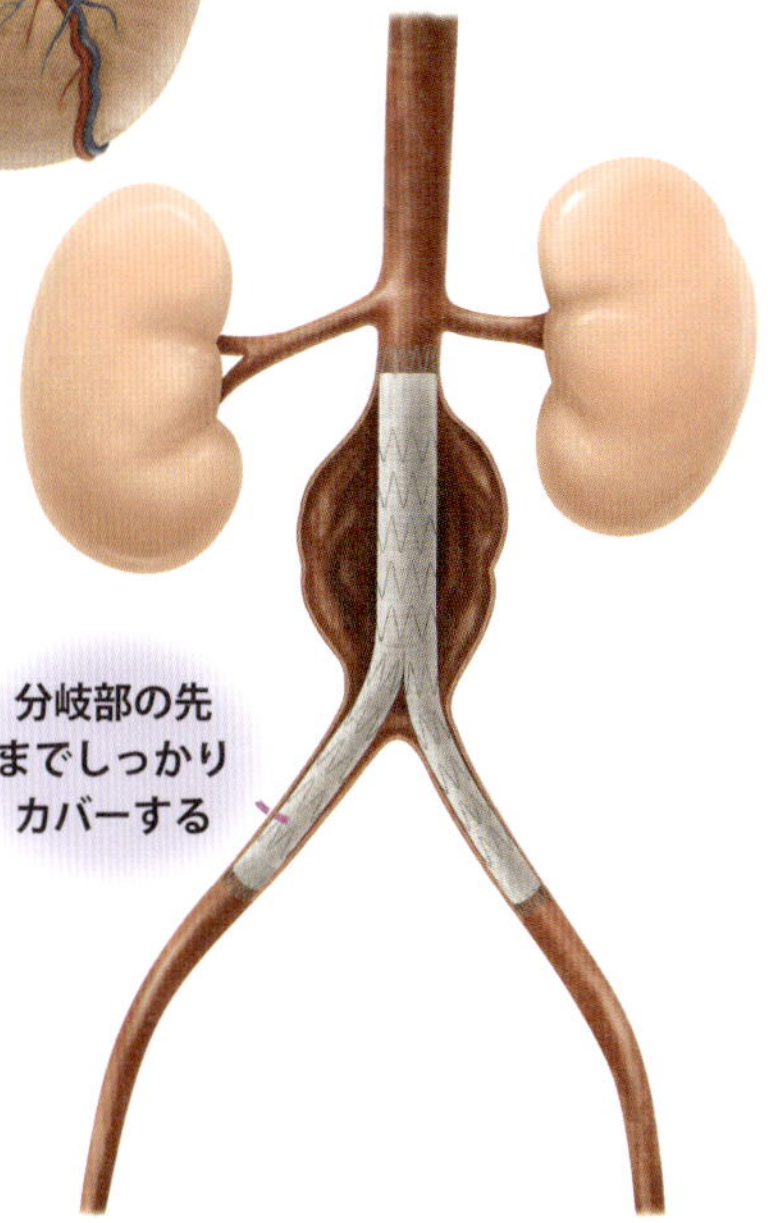

外科手術で破裂を防ぎ、薬で危険因子を管理する

診断にはCT《シーティー》、MRI《エムアールアイ》検査が有用で、**大動脈瘤《だいどうみゃくりゅう》の位置や瘤《こぶ》の形、瘤壁《りゅうへき》の構造**を見る。

治療は、破裂を防ぐための**「人工血管置換術」**が基本だ。腹部大動脈瘤《ふくぶだいどうみゃくりゅう》で4・5㎝、胸部大動脈瘤で5・5㎝程度が手術適応となる。瘤が広範囲に発症している場合は、2回にわけて治療をおこなうこともある。

近年、下行大動脈《かこうだいどうみゃく》や腹部大動脈を中心に、急速に普及しているのが**血管内治療**だ。折り畳んだ**ステントグラフト**（金属を用いた人工血管）を、**カテーテル**で瘤のある部位まで運んで広げ、血管を修復する。ただ、ステントグラフトを確実に留置するため、主要分枝への血流を犠牲にせざるをえないことがある。そこで、外科的にバイパス血管を再建してから、血管内治療をおこなう**「ハイブリッド治療」**も増えている。

手術適応の有無にかかわらず、高血圧、脂質異常症、糖尿病、肥満、喫煙といった**動脈硬化性リスク因子**の管理も重要だ。**血圧**は、収縮期血圧100〜120㎜Hg以下を目標に、厳重にコントロールするのが望ましい。

大動脈が2層に解離。心タンポナーデを起こすことも

原因は明確になっていないが、大動脈壁が裂けて2重構造になり、血流に異常が生じる疾患だ。高齢発症例では、高血圧や動脈硬化が背景にある。

部位別では2タイプ、血行動態では3タイプにわけられる

下記以外に、発症2週間以内の「急性大動脈解離《きゅうせいだいどうみゃくかいり》」と、それ以降の「慢性大動脈解離《まんせいだいどうみゃくかいり》」というわけかたもある。

I 存在部位

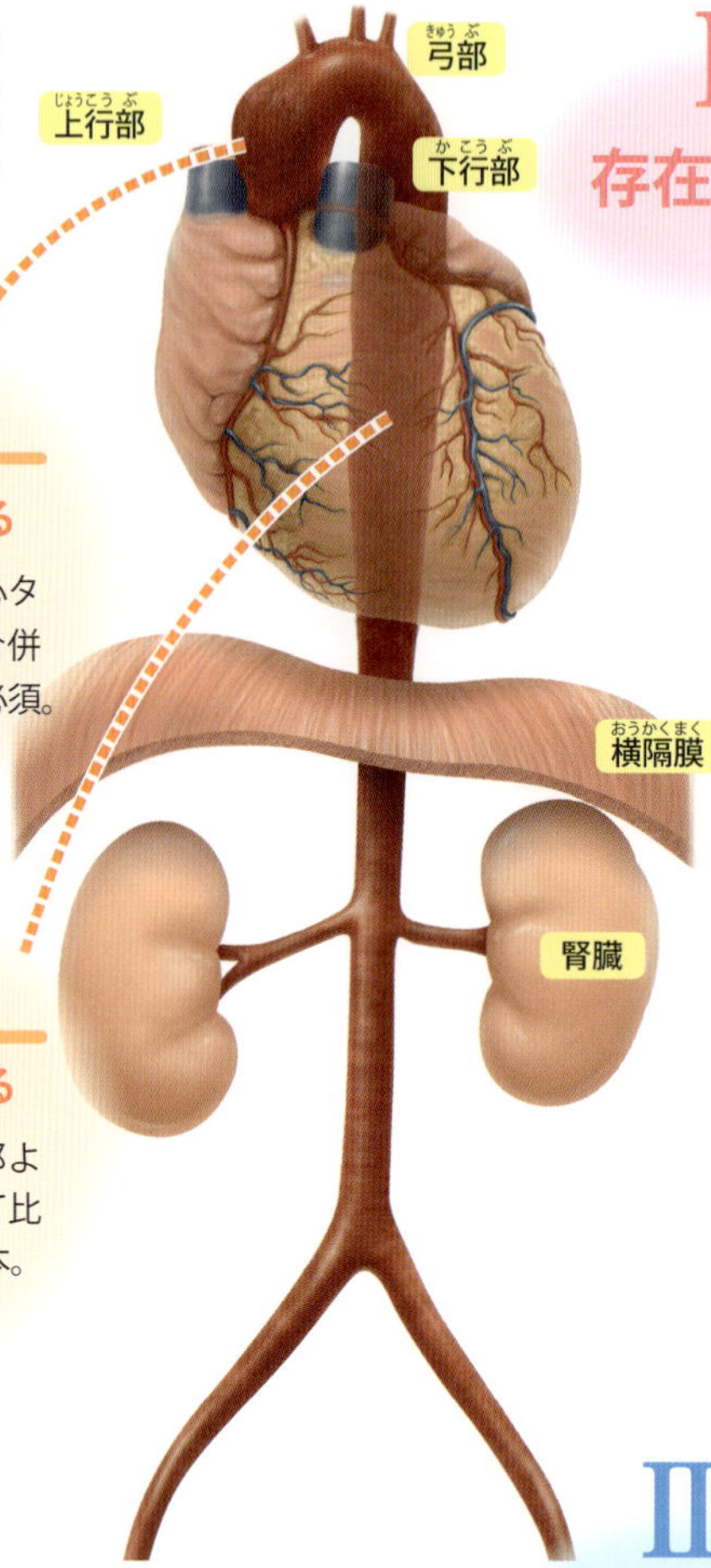

Stanford《スタンフォード》 A《エー》型

上行大動脈《じょうこうだいどうみゃく》に解離が生じる

上行大動脈に解離があるもの。心タンポナーデや心筋梗塞《しんきんこうそく》などの合併症を起こしやすい。緊急手術が必須。

Stanford《スタンフォード》 B《ビー》型

弓部より下に解離が生じる

上行大動脈に解離がなく、弓部より下に生じるもの。A型に比べて比較的予後は良好。降圧治療が基本。

II 偽腔《ぎくう》の種類

解離によって生じた壁内腔《へきないくう》を「偽腔」といい、以下の3つにわけられる。

偽腔血栓閉塞型《ぎくうけっせんへいそくがた》

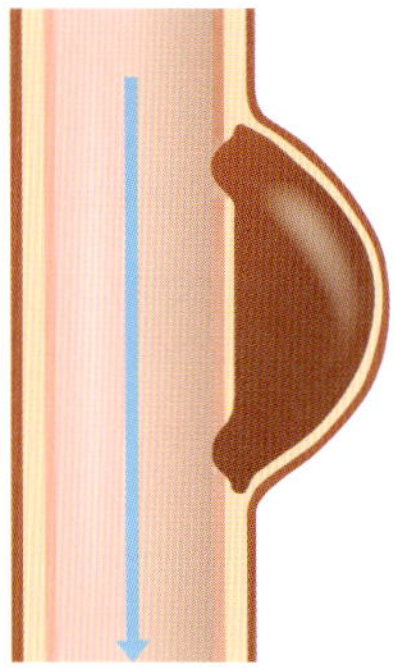

偽腔内が血栓で閉塞し、動脈内腔《どうみゃくないくう》とのあいだで血液の出入りがない。

ULP《ユーエルピー》型《がた》

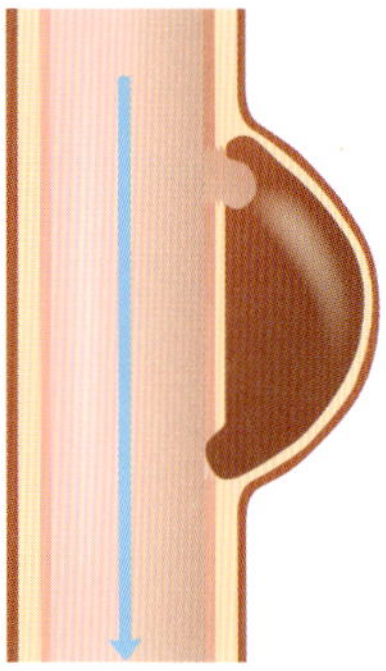

偽腔の大部分に血流はないが、画像上、潰瘍様突出像《かいようようとっしゅつぞう》（ULP）を認める不安定な病態。

偽腔開存型《ぎくうかいぞんがた》

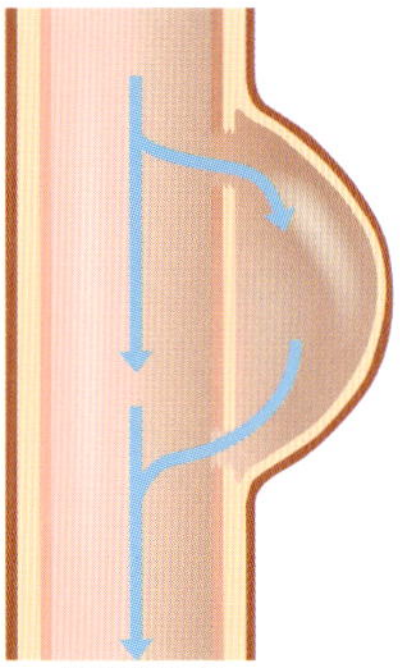

本来の動脈内腔《どうみゃくないくう》と偽腔とのあいだで血液が出入りしている。

発症2週間以内が急性期。背部、胸部に激痛が走る

大動脈壁《だいどうみゃくへき》は、内膜《ないまく》、中膜《ちゅうまく》、外膜《がいまく》の3層から成る。**内膜**に亀裂が生じると、血液が流入して**中膜**が2層に引き裂かれる（**解離**《かいり》）。すると、本来の動脈内腔《どうみゃくないくう》以外に**壁内腔**《へきないくう》（**偽**《ぎ》**腔**《くう》）ができてしまう。これが「**大動脈解離**《だいどうみゃくかいり》（**AD**《エーディー》）」だ。発症ピークは男女ともに70代、10万人あたりの発症頻度は年間10人とされる。原因は不明だが、高齢発症では**高血圧**、**動脈硬化**との関連が、若年性では**遺伝性疾患**との関連が指摘されている。

解離の多くは突然の**胸部痛**や**背部痛**《はいぶつう》で発症する。解離の進展とともに、背中から腰部に痛みが移行することもある。さらに、解離の発症部位や進展により、さまざまな**合併症**をきたす。合併症所見が胸痛より前面にあらわれることもあり、注意が必要だ。

とくに**上行大動脈**《じょうこうだいどうみゃく》に解離が生じる「**スタンフォードA**《エー》**型**」は重篤化しやすい。24時間で20％、48時間で50％が死に至るとされ、発症2週間以内の**急性期**は急性増悪のリスクが高い。発症から2週間以降の**慢性期**には、大動脈瘤《だいどうみゃくりゅう》の形成に注意する。

病変の進行により、種々の合併症が生じる

解離の発症・進展によって、症状は経時的に変化し、さまざまな合併症を引き起こす。

分枝動脈《ぶんしどうみゃく》の狭窄《きょうさく》・閉塞による合併症

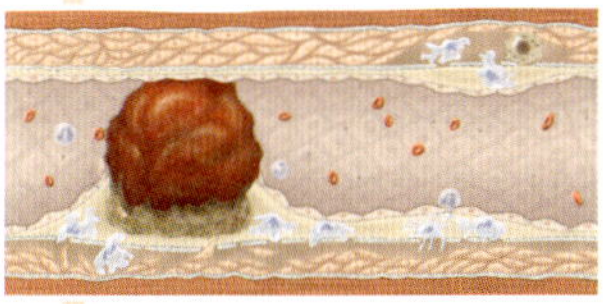

解離が大動脈の分枝におよぶと、多臓器の虚《きょ》血《けつ》を起こす。

狭心症《きょうしんしょう》**／心筋梗塞**《しんきんこうそく》

冠動脈《かんどうみゃく》に解離がおよんで起こる。発症率は全体の3〜7％。

脳梗塞《のうこうそく》

多くは腕頭動脈《わんとうどうみゃく》や左総《ひだりそう》頸動脈《けいどうみゃく》の狭窄や閉塞が原因。昏睡状態に陥ることもある。

対麻痺《ついまひ》

下行大動脈解離《かこうだいどうみゃくかいり》で生じる、左右両側性《りょうそくせい》の下肢などの麻痺。

上肢《じょうし》**／下肢虚血**《かしきょけつ》

上肢虚血は鎖骨下動脈《さこつかどうみゃく》など、下肢虚血は腸骨《ちょうこつ》動脈《どうみゃく》の異常で発症。

腎不全

腎動脈《じんどうみゃく》の狭窄や閉塞で起こる。急性大動脈解離の7％に発症。

腸管虚血《ちょうかんきょけつ》

腹腔動脈《ふくくうどうみゃく》や上腸間膜動《じょうちょうかんまくどう》脈《みゃく》の異常が原因。術後にあらわれることも。

解離部の拡張による合併症

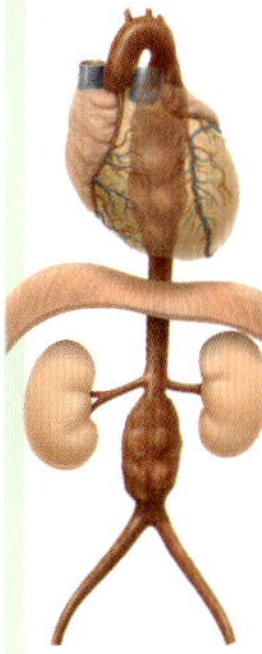

大動脈弁閉鎖不全症《だいどうみゃくべんへいさふぜんしょう》（→P119）はStanford A型の60〜70％に発生する。

大動脈瘤《だいどうみゃくりゅう》

偽腔の外壁《がいへき》が拡張し、瘤《こぶ》を形成する（→P136）。拡大すると、破裂の危険がある。

大動脈弁閉鎖《だいどうみゃくべんへいさ》**不全症**《ふぜんしょう》

解離が大動脈弁輪《だいどうみゃくべんりん》部《ぶ》におよぶと、弁やその周囲組織が破壊される。

解離部の破裂による合併症

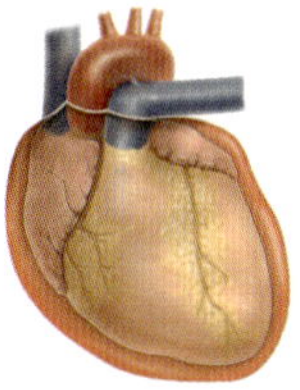

解離部の破裂は、急性大動脈解離の死因としてもっとも多い。

心タンポナーデ

上行大動脈の破裂により、心嚢腔《しんのうくう》内に血液が貯留して起こる。

大量出血

偽腔の外膜《がいまく》を破って出血を起こす。胸腔《きょうくう》の大量出血が多い。

人工血管のほかにステントでの血行再建も有効

上行大動脈に解離が生じたときは、緊急手術で人工血管に置換する。弓部より下の解離では手術せず、カテーテルで治療できるものもある。

急性A型では緊急手術、急性B型ではTEVARで治療

来院時の症状は激痛が90%以上を占める。刺すような痛みを感じることが多い。

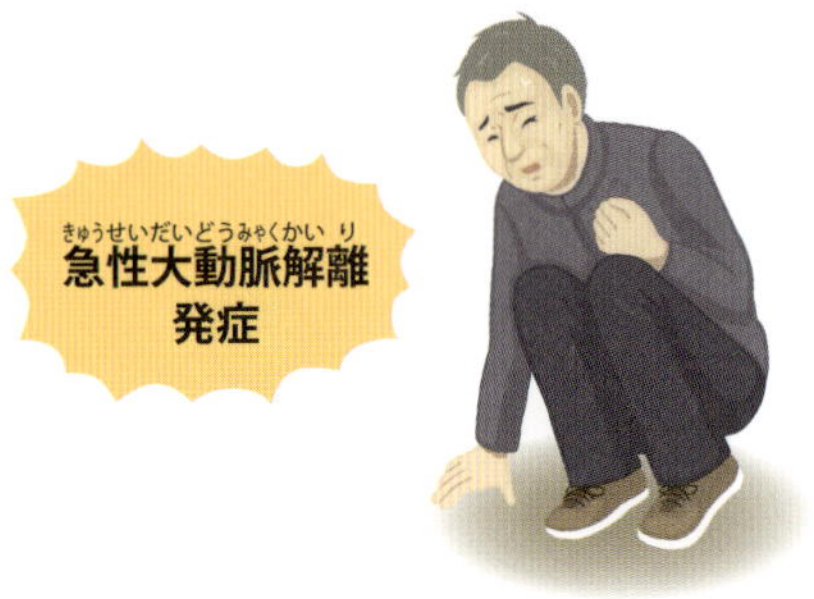

発症時の症状	総数	A型	B型
突然発症	84.8%	85.4%	83.8%
何らかの痛み	95.5%	93.8%	98.3%
これまで経験しない激痛	90.6%	90.1%	90.0%
刺されるような鋭い痛み	64.4%	62.0%	68.3%
引き裂かれるような痛み	50.6%	49.4%	52.3%
放散する痛み	28.3%	27.2%	30.1%
移動する痛み	16.6%	14.9%	19.3%
胸痛	72.7%	78.9%	62.9%
背部痛《はいぶつう》	53.2%	46.6%	63.8%
腰痛	29.6%	21.6%	42.7%
失神	9.4%	12.7%	4.1%

急性A《エー》型の診断

基本は外科手術。病変が下行大動脈《かこうだいどうみゃく》なら血管内治療（TEVAR《ティーバー》）となる。

Stanford《スタンフォード》 A型

- 偽腔開存型《ぎくうかいぞんがた》
  - 緊急外科手術
- 上行偽腔血栓閉塞《じょうこうぎくうけっせんへいそく》
  - 弓部、下行にエントリー（＋）
    - 弓部大動脈にエントリー
    - 右記以外
    - 上行大動脈≦45㎜ 上行偽腔≦11㎜ → 下行大動脈にエントリー
  - 弓部《きゅうぶ》、下行《かこう》にエントリー（−）
    - 右記以外
    - 上行大動脈《じょうこうだいどうみゃく》≦45㎜ 上行偽腔≦11㎜ → 降圧治療

右記以外あるいはハイリスク例 → 上行置換・ヘミアーチ置換＋腕頭動脈バイパス

①65歳以上
②遠位《えんい》弓部〜下行大動脈にエントリー
③頸部分岐解離《けいぶぶんきかいり》
④弓部 - 下行大動脈拡大≧40㎜
→ FETによる上行・弓部大動脈置換術

下行大動脈にエントリー → TEVAR《ティーバー》（胸部大動脈《きょうぶだいどうみゃく》ステントグラフト内挿術《ないそうじゅつ》）

降圧治療 → 経過観察CT《シーティー》検査（4〜7日後）にて上行・偽腔の拡大あるいは新たな亀裂の出現 → 上行置換・ヘミアーチ置換＋腕頭動脈《わんとうどうみゃく》バイパス

降圧治療 → 左記以外 → 降圧治療

急性B《ビー》型の診断

基本は降圧治療だが、合併症があれば血管内治療や外科手術が必要。

Stanford B型

- complicated：複雑（破裂または臓器灌流障害《ぞうきかんりゅうしょうがい》）
  - 解剖学的適応：エントリーの中枢・末梢にlanding zone≧20㎜
    - あり → 外科手術または開窓術《かいそうじゅつ》
    - なし → 緊急TEVAR
- uncomplicated：単純
  - 降圧・徐脈化治療
    - 慢性期偽腔拡大予測：下行大動脈≧40㎜、胸部エントリーあり
      - あり → 発症6か月以内の先制的TEVAR
      - なし → 降圧治療

（「Presentation, diagnosis, and outcomes of acute aortic dissection: 17-year trends from the international registry of acute aortic dissection.」Pape LA et al.,　Journal of the American College of Cardiology より作成）

人工血管やステントグラフトに置換し、再発を防ぐ

治療法にはいくつかのバリエーションがある。人工血管と金属のステントを一体化させた「ステントグラフト」を使うことも多い。

上行・ヘミアーチ置換／TEVAR（胸部大動脈ステントグラフト内挿術）

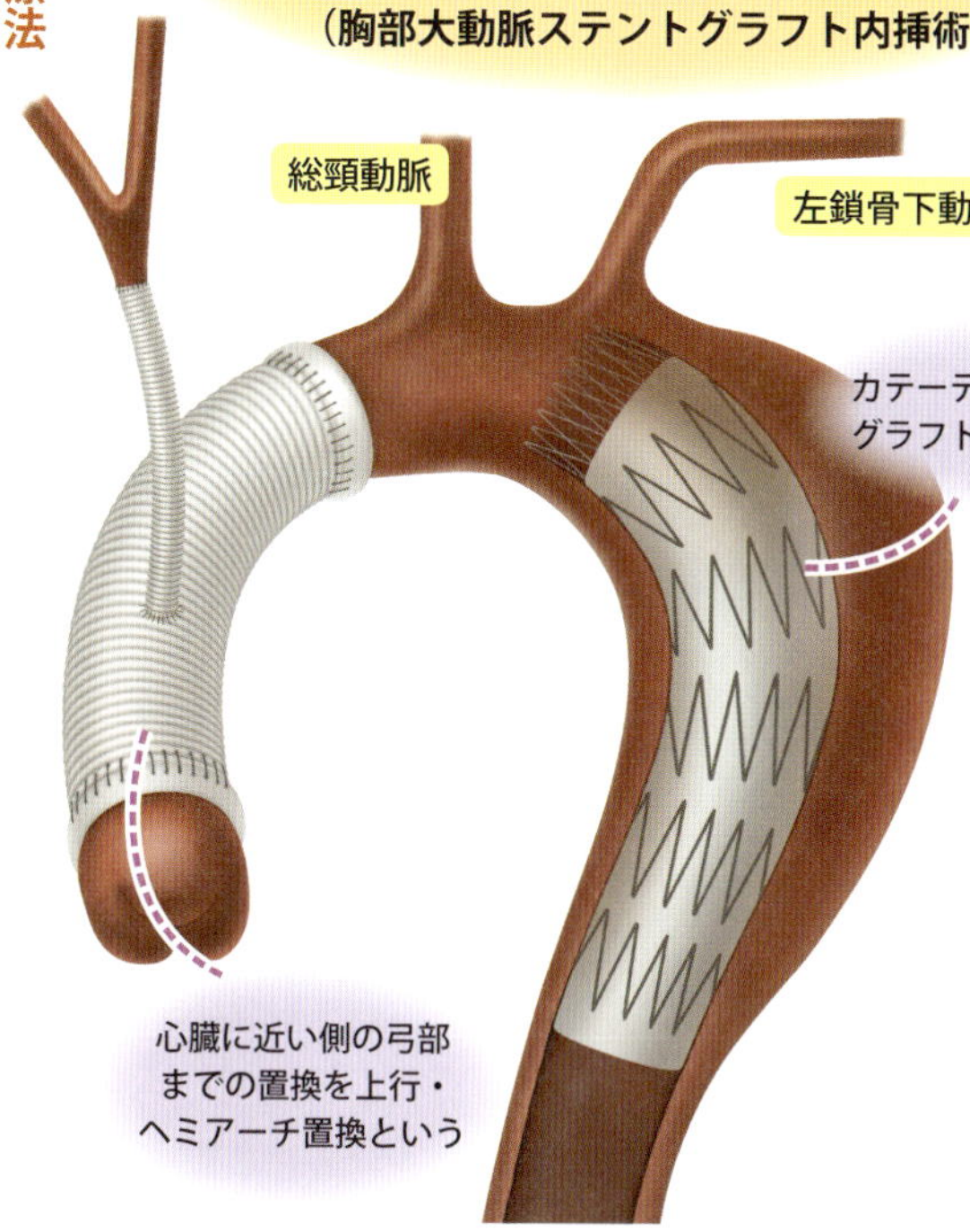
カテーテルでステントグラフトを挿入、留置

上行・ヘミアーチ置換では再発に備え、腕頭動脈を再建することもある。下行大動脈は、解離した血管内に人工血管を留置する「TEVAR（胸部大動脈ステントグラフト内挿術）」が主流。

FET《エフイーティー》法による上行・弓部置換術

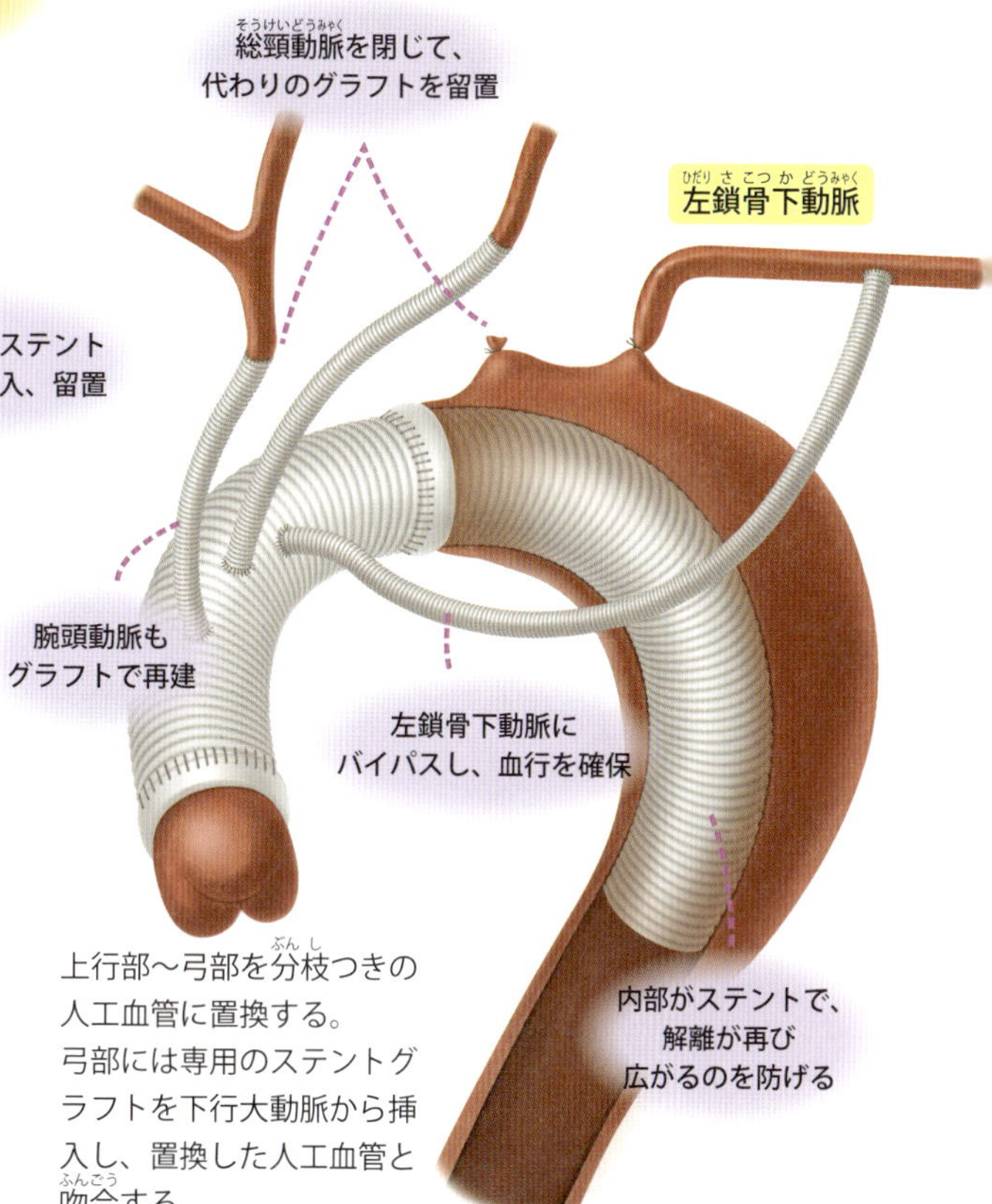

腕頭動脈もグラフトで再建
左鎖骨下動脈にバイパスし、血行を確保
内部がステントで、解離が再び広がるのを防げる

上行部〜弓部を分枝《ぶんし》つきの人工血管に置換する。弓部には専用のステントグラフトを下行大動脈から挿入し、置換した人工血管と吻合《ふんごう》する。

血行再建後の慢性期にはリハビリテーションも必要

急性の**胸背部痛《きょうはいぶつう》**があれば**大動脈解離《だいどうみゃくかいり》**を疑う。短時間で診断できる**造影CT《ぞうえいシーティー》**が有用だ。**スタンフォードA《エー》型**の場合は、**緊急手術**をおこなう。亀裂のある部位を、外科的に人工血管に置換する「**人工血管置換術**」が基本である。**弓部大動脈置換術《きゅうぶだいどうみゃくちかんじゅつ》**では、外科手術に、専用のステントグラフトを組み合わせた「**FET《エフイーティー》法**」も普及している。

B《ビー》型は、A型に比べて破裂や臓器灌流障《ぞうきかんりゅうしょう》害《がい》の危険性は低いため、急性期の治療は**降圧療法**が基本となる。48時間は絶対安静を保ち、慎重に観察しながら、収縮期血圧100〜120㎜Hgを目標に管理する。

ただ、B型でも破裂のリスクが高い症例では、緊急あるいは予防的にステントグラフトをカテーテルで挿入する血管内治療（**TEVAR《ティーバー》**）がおこなわれることもある。

術後の慢性期は、早期離床、合併症予防のための**リハビリ**も重要だ。歩行距離を少しずつ延ばすことからはじめ、階段昇降などで負荷を上げていく。高血圧改善のための食事指導なども、あわせておこなう。

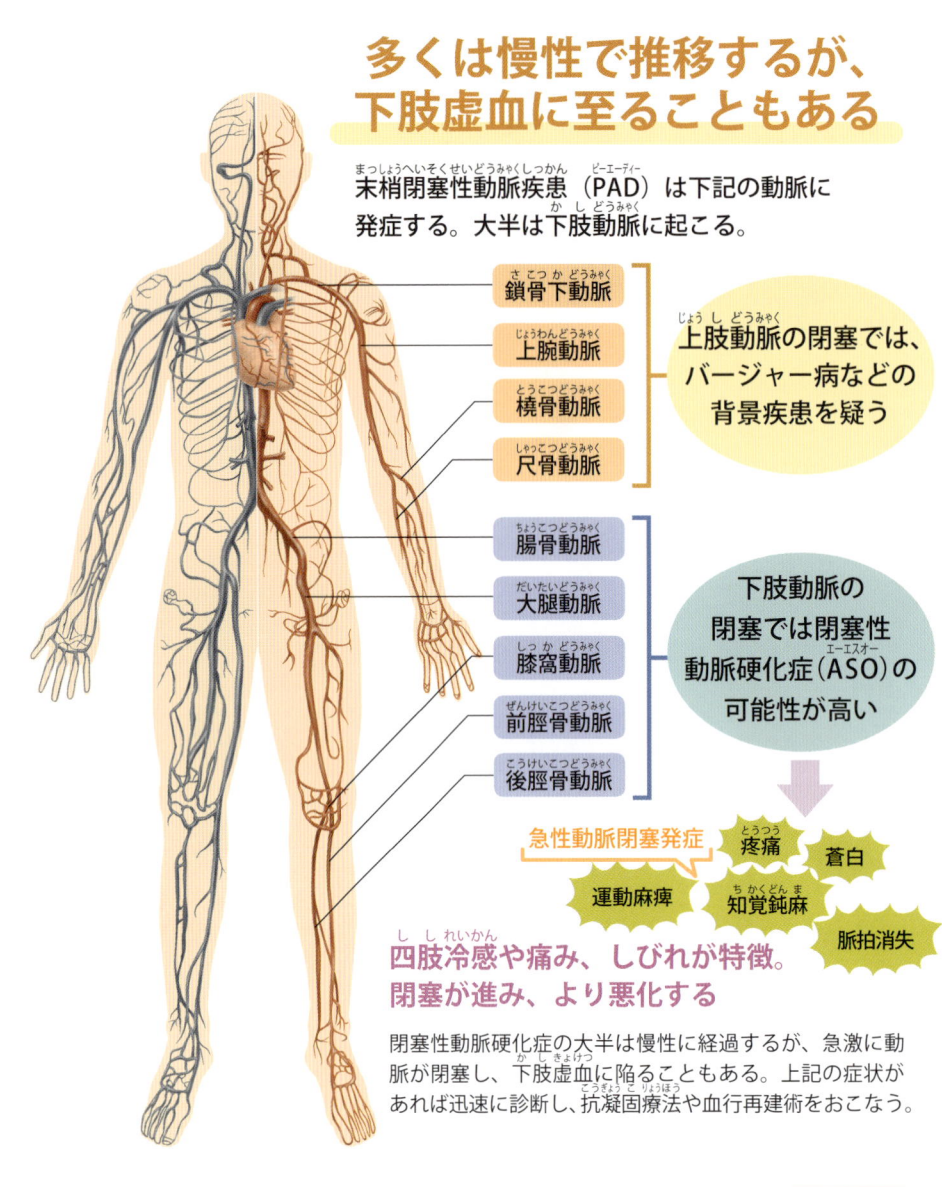

下肢を中心に、末梢血管が閉塞。冠動脈疾患の合併例も多い

手足などの細い動脈を中心に血流が悪化するのが、末梢動脈疾患だ。高齢者の閉塞性動脈硬化症がその代表で、長く歩くとしびれなどの症状が出る。

多くは慢性で推移するが、下肢虚血に至ることもある

末梢閉塞性動脈疾患《まっしょうへいそくせいどうみゃくしっかん》（PAD《ピーエーディー》）は下記の動脈に発症する。大半は下肢動脈《かしどうみゃく》に起こる。

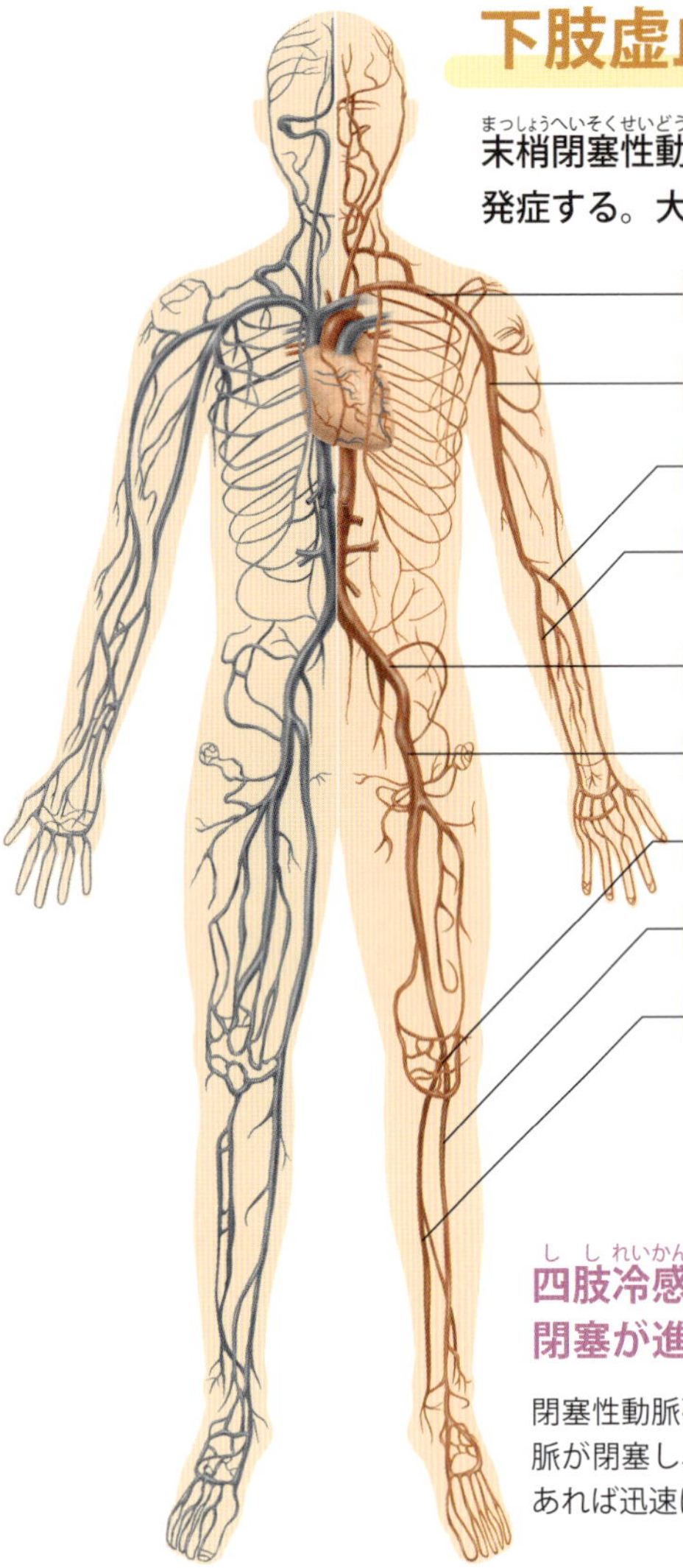
鎖骨下動脈《さこつかどうみゃく》
上腕動脈《じょうわんどうみゃく》
橈骨動脈《とうこつどうみゃく》
尺骨動脈《しゃっこつどうみゃく》
腸骨動脈《ちょうこつどうみゃく》
大腿動脈《だいたいどうみゃく》
膝窩動脈《しっかどうみゃく》
前脛骨動脈《ぜんけいこつどうみゃく》
後脛骨動脈《こうけいこつどうみゃく》

上肢動脈《じょうしどうみゃく》の閉塞では、バージャー病などの背景疾患を疑う

下肢動脈の閉塞では閉塞性動脈硬化症（ASO《エーエスオー》）の可能性が高い

急性動脈閉塞発症

疼痛《とうつう》　蒼白　運動麻痺　知覚鈍麻《ちかくどんま》　脈拍消失

四肢冷感《ししれいかん》や痛み、しびれが特徴。閉塞が進み、より悪化する

閉塞性動脈硬化症の大半は慢性に経過するが、急激に動脈が閉塞し、下肢虚血《かしきょけつ》に陥ることもある。上記の症状があれば迅速に診断し、抗凝固療法《こうぎょうこりょうほう》や血行再建術をおこなう。

閉塞性動脈硬化症を発症する高齢者が増えている

冠動脈《かんどうみゃく》以外の**末梢動脈《まっしょうどうみゃく》**に起こる狭窄《きょうさく》・閉塞性疾患を総称して「**末梢閉塞性動脈疾患《まっしょうへいそくせいどうみゃくしっかん》**（**末梢動脈疾患 PAD《ピーエーディー》**）」という。慢性のPADの95％以上を占めるのが、四肢《しし》、おもに**下肢動脈《かしどうみゃく》**に起こる**閉塞性動脈硬化症**（**ASO《エーエスオー》**）だ。加齢にともなって急増し、70歳以上の有病率は15～20％といわれている。

下肢の動脈硬化性病変があっても、多くは無症状だ。慢性に経過するうちに**側副血《そくふくけつ》行路《こうろ》**が形成され、血流を補うからである。側副血行路で代償しきれなくなると、**冷感**や**しびれ**、**間欠性跛行《かんけつせいはこう》**、**安静時疼痛《とうつう》**などが起こる。さらに進行すると、**潰瘍《かいよう》**や**壊死《えし》**をきたし、下肢切断が必要となる。もっとも多い症状は間欠性跛行だが、脊柱管狭窄症《せきちゅうかんきょうさくしょう》などによる神経性跛行との鑑別が重要だ。

間欠性跛行があれば、EVTなどで積極的に治療

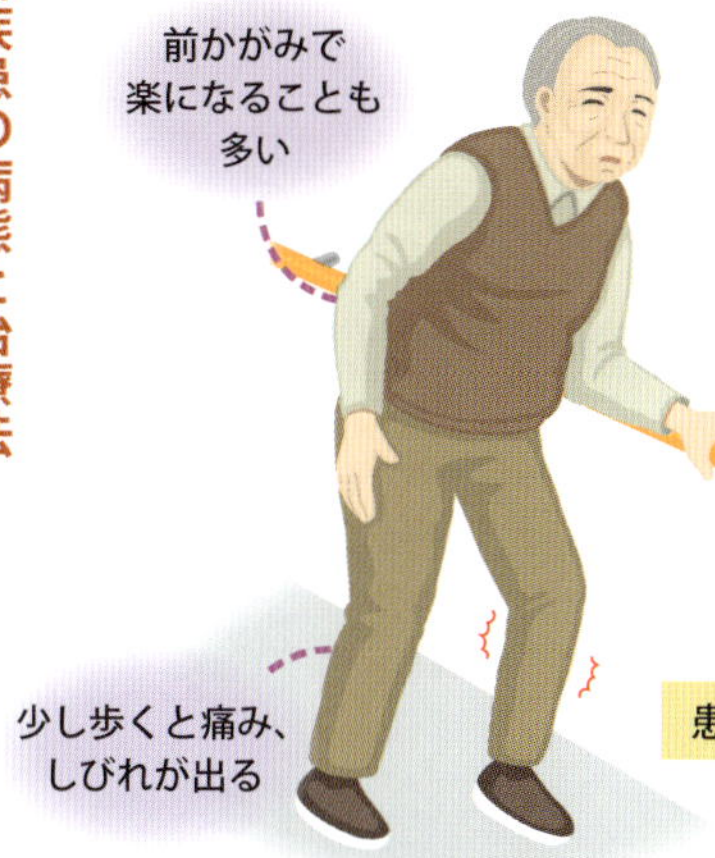
前かがみで楽になることも多い
少し歩くと痛み、しびれが出る

- 動脈硬化に対するリスクファクターの治療
- 生活習慣の改善

↓

監視下運動療法／薬物療法
- トレッドミルまたはトラック歩行
- 監視下が困難であれば在宅運動療法
- シロスタゾール内服などの薬物療法

→ 患者が満足／跛行が改善（→ 監視下運動療法／薬物療法へ）

→ 患者が不満足／跛行《はこう》の改善が不十分

↓

患者背景・病変形態の評価
- CAD《シーエーディー》（虚血性心疾患《きょけつせいしんしっかん》）、CVD《シーヴィーディー》（心血管疾患）などの基礎疾患の評価
- ADL《エーディーエル》（日常生活動作）の評価
- CTA《シーティーエー》（CT《シーティー》アンギオグラフィ）検査
- 血管造影検査
- デュプレックス超音波検査
- MRA《エムアールエー》（MR《エムアール》アンギオグラフィ）　など

↓

EVT《イーヴィーティー》（血管内治療）／外科的治療

重症下肢虚血例以外は、まず動脈硬化の危険因子の管理、生活習慣の改善、監視下運動療法、薬物療法をおこなう。

（「末梢閉塞性動脈疾患の治療ガイドライン（2015年改訂版）」宮田哲郎ほか、日本循環器学会より引用）

間欠性跛行の改善が不十分なら血行再建術を検討する。病変部位や病変の長さなどから、EVT《イーヴィーティー》か外科的治療を選択。原則、近位部病変はEVTとなる。

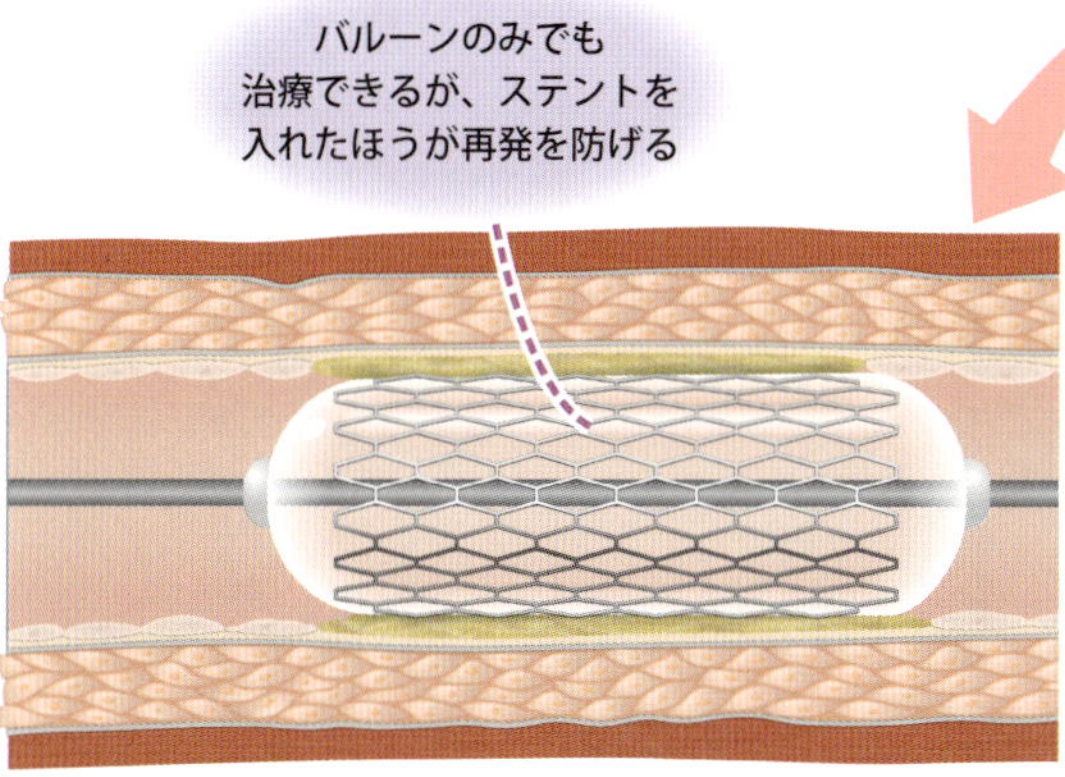

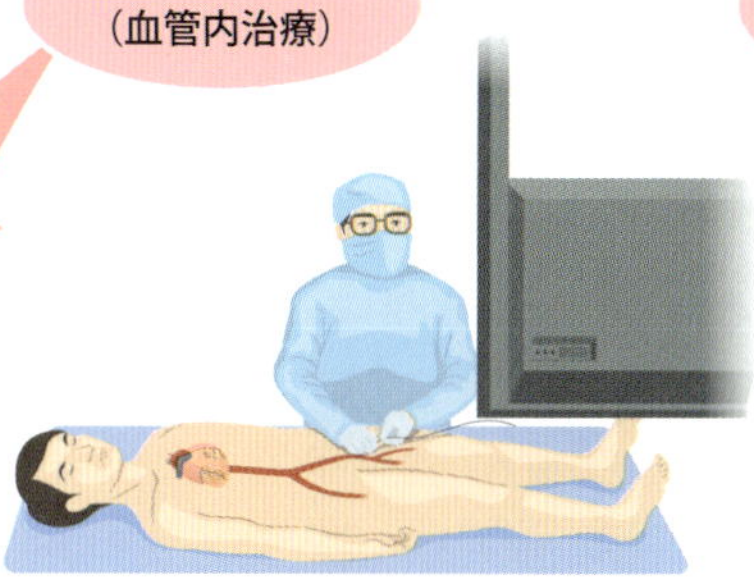

バルーンのみでも治療できるが、ステントを入れたほうが再発を防げる

とくに完全閉塞病変に対しては、体表面エコーで確認しながら実施する方法が有用とされる。薬剤溶出性ステントや薬剤溶出性バルーンなども登場している。

糖尿病などの管理とともに禁煙指導も欠かせない

閉塞性動脈硬化症のスクリーニングには**ABI《エービーアイ》（足関節上腕血圧比《そくかんせつじょうわんけつあつひ》→P74）検査**が有用である。

治療において重要なのは、全身の**動脈硬化性疾患**としてアプローチすることだ。間欠性跛行のある患者のうち、15～30％が5年以内に死亡し、原因の大半は心血管死だという。生命予後改善のためには、**糖尿病**などの動脈硬化の危険因子を管理し、心血管疾患の発症・増悪を予防することが大切である。また、**喫煙**はASO、心血管疾患の大きな危険因子である。患者の独力の禁煙継続はむずかしいため、カウンセリングなど、医療者の積極的な援助が必要である。

保存療法で症状が改善しない場合や重症下肢虚血《かしきょけつ》患者、透析患者などは、**血行再建術**を考慮する。**血管内治療（EVT《イーヴィーティー》）**と**外科的治療**があり、近位部《きんいぶ》病変はEVT、遠《えん》位部《いぶ》病変と15㎝以上の大腿膝窩《だいたいしっか》病変は外科的治療とするのが原則だ。近年は、EVTのデバイスの進化や手技の開発・改良が著しく、適応が拡大されつつある。

下肢の深静脈に血栓ができ、合併症を引き起こす

深部静脈血栓症は、下肢の静脈還流が滞って血栓ができる疾患だ。長時間の同一姿勢による〝エコノミークラス症候群〟としても知られている。

長時間の臥床などで発症する高齢者が多い

四肢《しし》の**深部静脈**《しんぶじょうみゃく》に血栓が生じるのが「**深**《しん》**部**《ぶ》**静脈血栓症**《じょうみゃくけっせんしょう》（**DVT**《ディーヴィーティー》）」だ。血栓のほとんどは下肢《かし》に生じる。膝窩静脈《しっかじょうみゃく》を含む中枢側に生じる**中枢型**と、膝窩静脈より末梢《まっしょう》側に生じる**末梢型**にわけられる。

発症頻度は10万人あたり推定12人(年間)で、増加傾向にある。ADL《エーディーエル》（日常生活動作）の低下した**高齢者**に多く、発症のピークは80代だ。**術後患者**（3週間以内）や**がん患者**も発症しやすい。

発症後2週間以内を、一般に**急性期**とよぶ。末梢型では無症状のことも多いが、中枢型では下肢の**腫脹**《しゅちょう》、**浮腫**《ふしゅ》、**熱感**、皮膚の色の変化などがあらわれる。さらに、血栓が遊離して肺動脈《はいどうみゃく》に詰まると**肺血栓塞栓症**《はいけっせんそくせんしょう》（**PTE**《ピーティーイー》）を引き起こす（→P148）。

ヘパリンやDOACで治療。再発予防の薬は3か月以上継続

DVTは**臨床的所見**と**静脈超音波検査**で診断がつく。治療は「**抗凝固療法**《こうぎょうこりょうほう》」が中心だ。初期治療で症状がコントロールでき、循環動態が安定すれば早期離床が望ましい。

抗凝固薬《こうぎょうこやく》は、ヘパリンやワルファリンのほか、「**直接作用型経口抗凝固薬（DOAC**《ドアック》**）**」が登場し、広く用いられている。採血による用量調整が不要のため、入院期間短縮や外来治療も可能となっている。

慢性期の抗凝固療法は、3か月間は継続する。手術などのあきらかな要因がない特発性では、再発率が高いため、投与期間は症例ごとに判断する。がん患者や再発症例では、より長期間の投与が勧められている。

そのほか広範囲のDVTには、カテーテルによる**血栓溶解療法**《けっせんようかいりょうほう》もおこなわれる。

浅静脈は皮下《ひか》を、深静脈は筋膜《きんまく》より深い部分を走る。

浅静脈の瘤は静脈炎、深静脈の瘤はDVTという

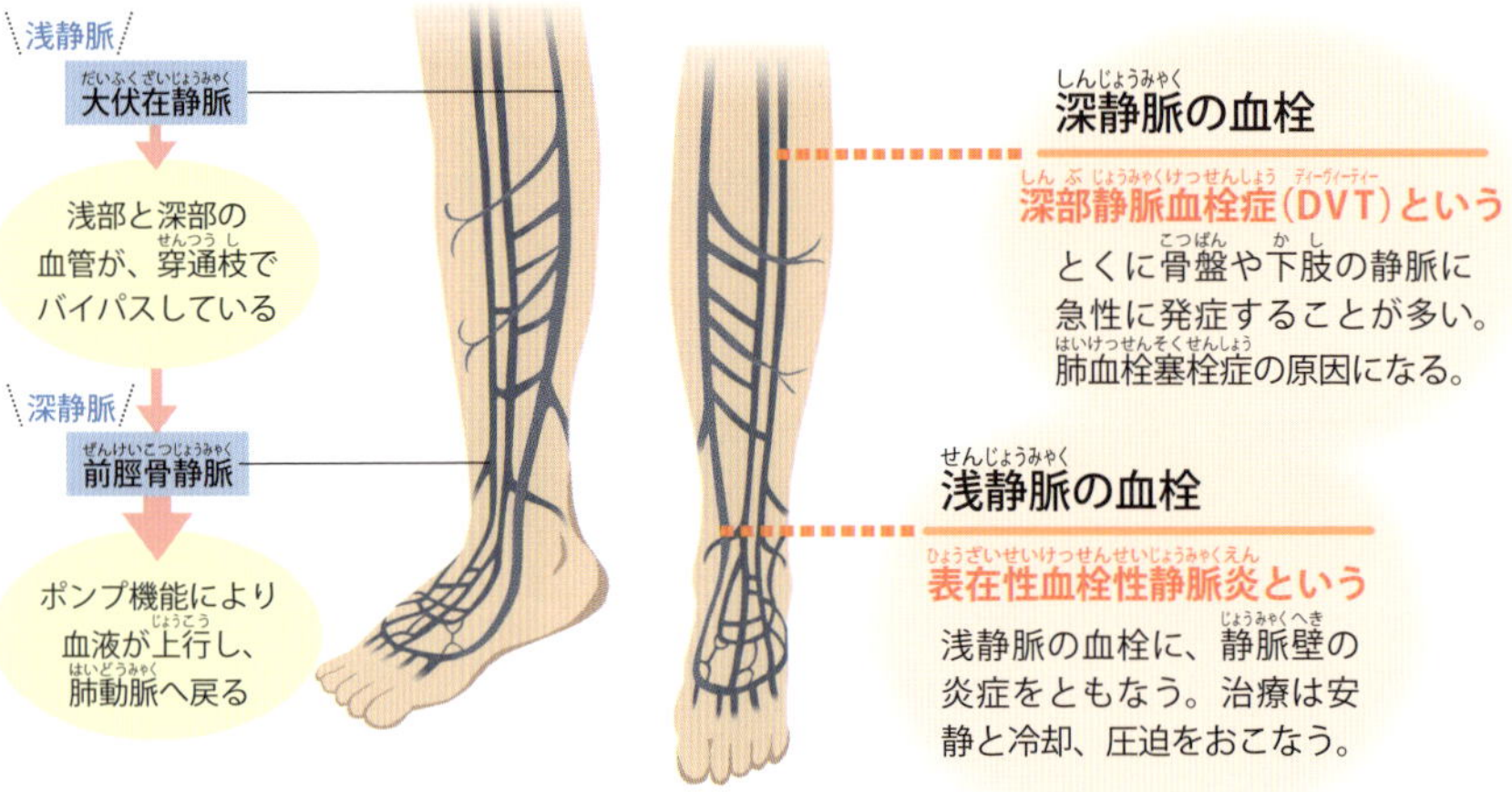
浅静脈
大伏在静脈《だいふくざいじょうみゃく》
浅部と深部の血管が、穿通枝《せんつうし》でバイパスしている
深静脈
前脛骨静脈《ぜんけいこつじょうみゃく》
ポンプ機能により血液が上行《じょうこう》し、肺動脈《はいどうみゃく》へ戻る
深静脈《しんじょうみゃく》の血栓
深部静脈血栓症《しんぶじょうみゃくけっせんしょう》（DVT《ディーヴィーティー》）という
とくに骨盤《こつばん》や下肢《かし》の静脈に急性に発症することが多い。肺血栓塞栓症《はいけっせんそくせんしょう》の原因になる。
浅静脈《せんじょうみゃく》の血栓
表在性血栓性静脈炎《ひょうざいせいけっせんせいじょうみゃくえん》という
浅静脈の血栓に、静脈壁《じょうみゃくへき》の炎症をともなう。治療は安静と冷却、圧迫をおこなう。

画像検査で診断がつけば、抗凝固療法を実施

早期診断・早期治療で肺血栓塞栓症《はいけっせんそくせんしょう》を防ぐ。重症度に応じて、抗凝《こうぎょう》固《こ》療法《りょうほう》や血栓溶解療法《けっせんようかいりょうほう》、血栓摘除《けっせんてきじょ》をおこなう。

問診・診察をおこない、Wells スコアで DVT の臨床的確率を評価する。高確率の場合は静脈エコー検査で確定診断をつける。

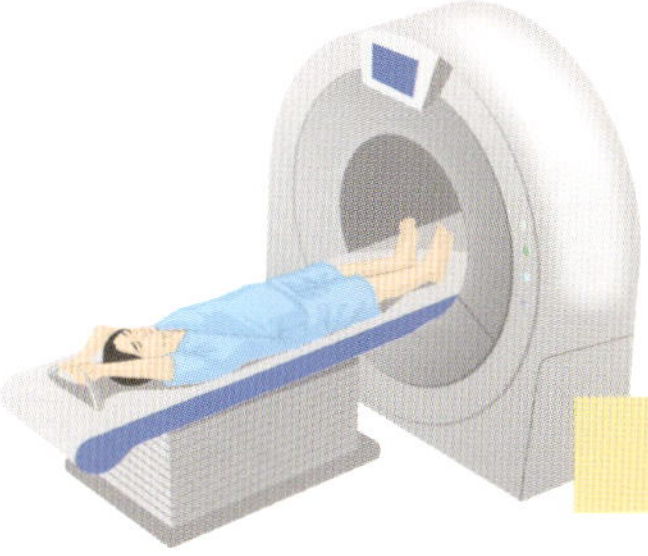

Wells スコア（DVT 用）

活動性のがん（6か月以内治療や緩和的治療を含む）	1点
完全麻痺、不全麻痺あるいは最近のギプス装着による固定	1点
臥床《がしょう》安静3日以上または12週以上の全身あるいは部分麻酔をともなう手術	1点
下肢深部静脈分布に沿った圧痛《あっつう》	1点
下肢全体の腫脹《しゅちょう》	1点
腓腹部《ひふくぶ》（脛骨《けいこつ》粗《そ》面《めん》の10cm下方）の左右差＞3cm	1点
症状のある下肢の圧痕性《あっこんせい》浮腫《ふしゅ》	1点
表在静脈の側副血行路《そくふくけっこうろ》の発達（静脈瘤《じょうみゃくりゅう》ではない）	1点
DVTの既往	1点
DVTと同じくらい可能性のある他の疾患がある	-2点

合計3点以上 → **DVT高確率**
合計1～2点 → **DVT中確率**
0点 → **DVT低確率**

DVT高確率 →

画像診断
- 静脈エコー検査（全下肢）
- 造影CT検査
- MR《エムアール》静脈造影検査《じょうみゃくぞうえいけんさ》（MRV《エムアールヴィー》）
- 静脈造影検査

DVT中確率・DVT低確率 →

除外診断（Dダイマー検査＊）
※Dダイマーを使用できない場合は画像診断をおこなう

異常 → 画像診断
正常 → **DVT除外**

画像診断 → **経過観察**（他疾患を精査）

画像診断 →

病態評価
- 呼吸、循環
- 肺血栓塞栓症（PTE《ピーティーイー》）の合併評価
- 血栓素因
- がんなどの病因検索

末梢型《まっしょうがた》DVT → **経過観察し、必要時に抗凝固療法**

中枢型DVT → **抗凝固療法**（他の治療法）

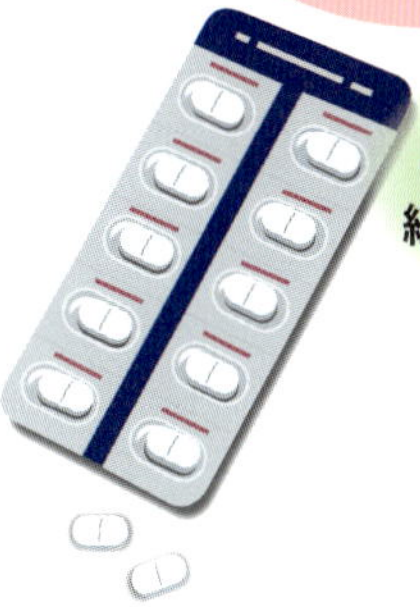

DOAC《ドアック》（直接作用型経口抗凝固薬）

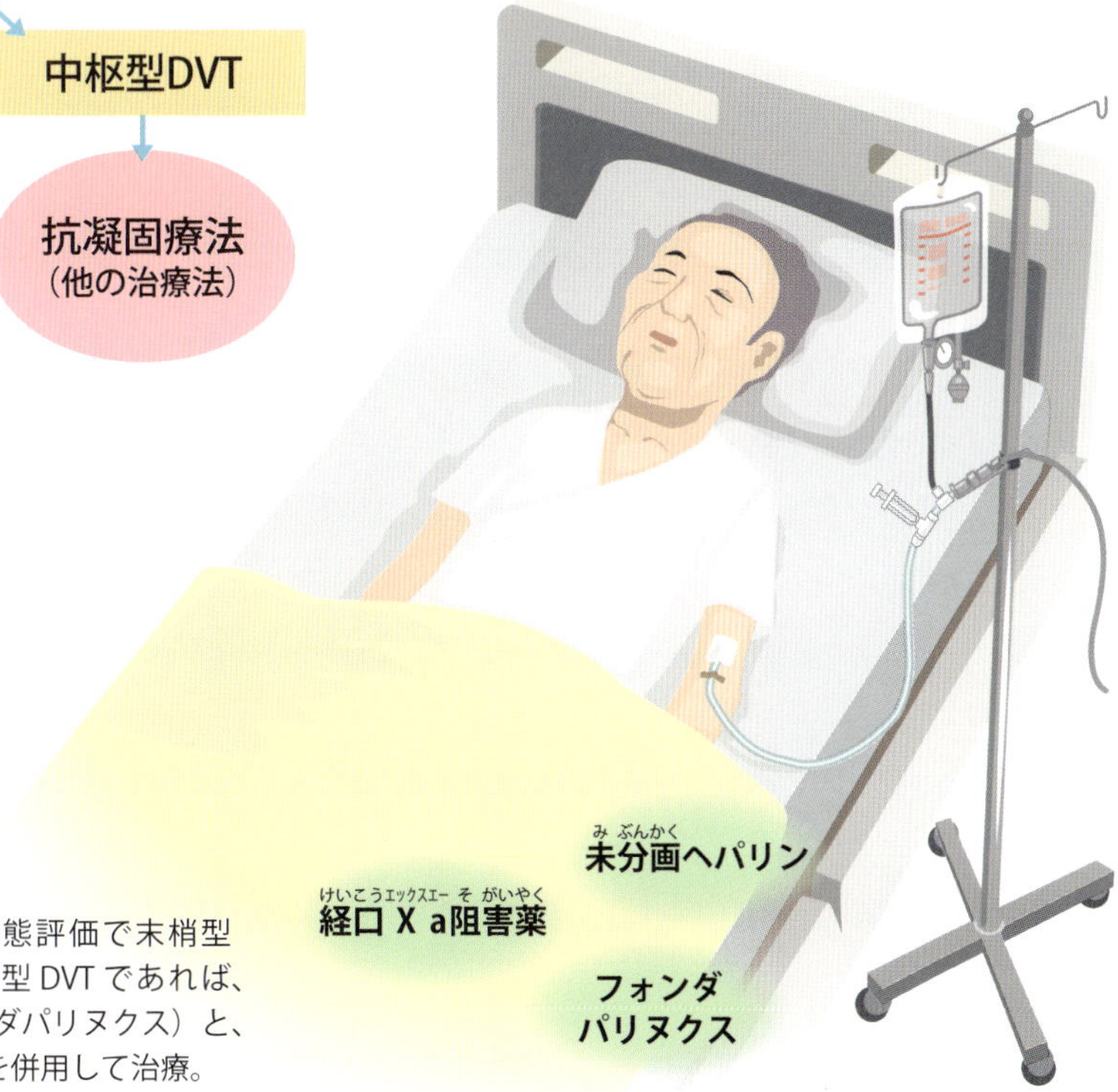

DVT 高確率であれば画像診断、病態評価で末梢型 DVT か中枢型 DVT かを診断。中枢型 DVT であれば、抗凝固薬のヘパリン（またはフォンダパリヌクス）と、エドキサバンなどの経口 Xa 阻害薬を併用して治療。

（「肺血栓塞栓症および深部静脈血栓症の診断、治療、予防に関するガイドライン（2017 年改訂版）」伊藤正明ほか、日本循環器学会より作成）
＊ D ダイマー検査…血液凝固反応の要となる「フィブリン」から生じる物質「D ダイマー」の量を調べる。数値が高いほど血栓ができやすい。

肺動脈が血栓で閉塞。呼吸が困難になる

深部静脈血栓症によってできた血栓が肺に移行し、肺動脈を詰まらせるのが肺血栓塞栓症だ。発症後は、呼吸・循環動態が急激に悪化する。

肺血栓塞栓症の90%は、DVTが原因

肺血栓塞栓症《はいけっせんそくせんしょう》と、原因となる深部静脈血栓症《しんぶじょうみゃくけっせんしょう》は、一連の病態として「静脈血栓塞栓症《じょうみゃくけっせんそくせんしょう》（VTE《ヴィーティーイー》）」という。

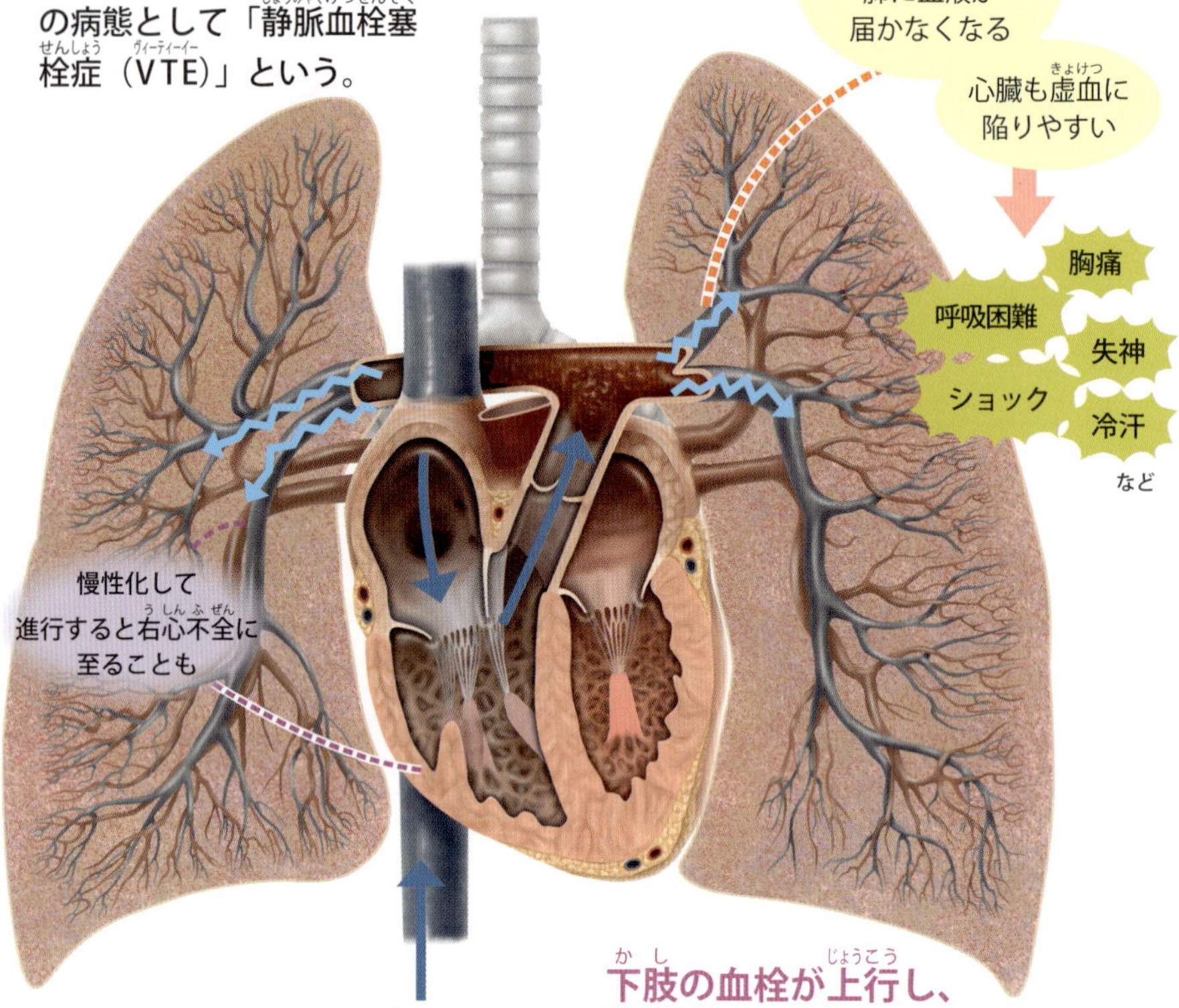
肺動脈《はいどうみゃく》閉塞により
肺に血液が
DVT《ディーヴィーティー》発症
下肢《かし》にできた血栓が、
下大静脈《かだいじょうみゃく》から右房《うぼう》へ

下肢《かし》の血栓が上行《じょうこう》し、肺動脈《はいどうみゃく》を詰まらせる

下肢または骨盤《こつばん》内に生じた血栓が、下大《かだい》静脈《じょうみゃく》から右房を介して、肺動脈の閉塞を引き起こす。すると、血液が右心にうっ滞《たい》し、肺高血圧や低酸素血症を引き起こす。

「血液うっ滞」「血液凝固」「血管壁障害」が3大要因

体内に生じた**血栓**が血流にのって**肺動脈《はいどうみゃく》**に運ばれ、閉塞を引き起こすことがある。これを「**肺血栓塞栓症《はいけっせんそくせんしょう》**（**PTE《ピーティーイー》**）」といい、**急性**と**慢性**がある。発症頻度は、100万人あたり年間62人と推定されている。PTEの90%は、**深部静脈血栓症《しんぶじょうみゃくけっせんしょう》**（↓P146）が原因だ。**血液のうっ滞《たい》**、**血液凝固の亢進《こうしん》**、**血管壁《けっかんへき》の内皮障害《ないひしょうがい》**という3つの要因があると、静脈の血栓が生じやすい。先天的因子のほか、手術、外傷、脱水、肥満、薬物、長期臥床《がしょう》、がんなどが危険因子となる。

治療は、重症度によって**抗凝固療法《こうぎょうこりょうほう》**と**血《けっ》栓溶解療法《せんようかいりょうほう》**を使いわける。血栓が肺動脈に流れるのを防ぐ「**下大静脈《かだいじょうみゃく》フィルター**」を留置したり、**カテーテル治療**や**外科的手術**で血栓を除去することもある。

心停止やショックがなければ、抗凝固療法で治療

緊急ならすぐ画像検査、
そうでないならDダイマー

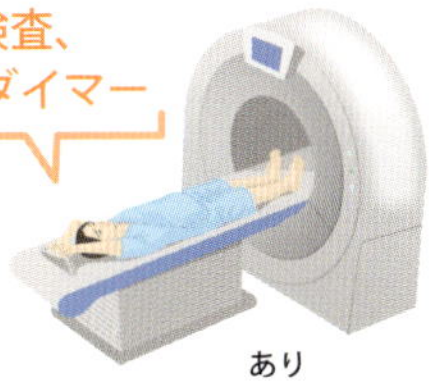

急性PTE《ピーティーイー》
（肺動脈塞栓症）
発症

早期に診断し、適切な抗凝固療法《こうぎょうこりょうほう》を開始することが重要。

心停止は？

あり → PCPS《ピーシーピーエス》で呼吸、循環管理（経皮的心肺補助装置《けいひてきしんぱいほじょそうち》）

なし ↓

ショックは？

心停止やショックがなければ、重症度評価をおこなう。簡易版PESI《ピーイーエスアイ》スコアは、PTE発症30日後の予後を評価したもの。1点以上の場合は30日死亡率が高い。

あり → 高リスク

なし ↓

早急に処置しないと
死に至るおそれがある

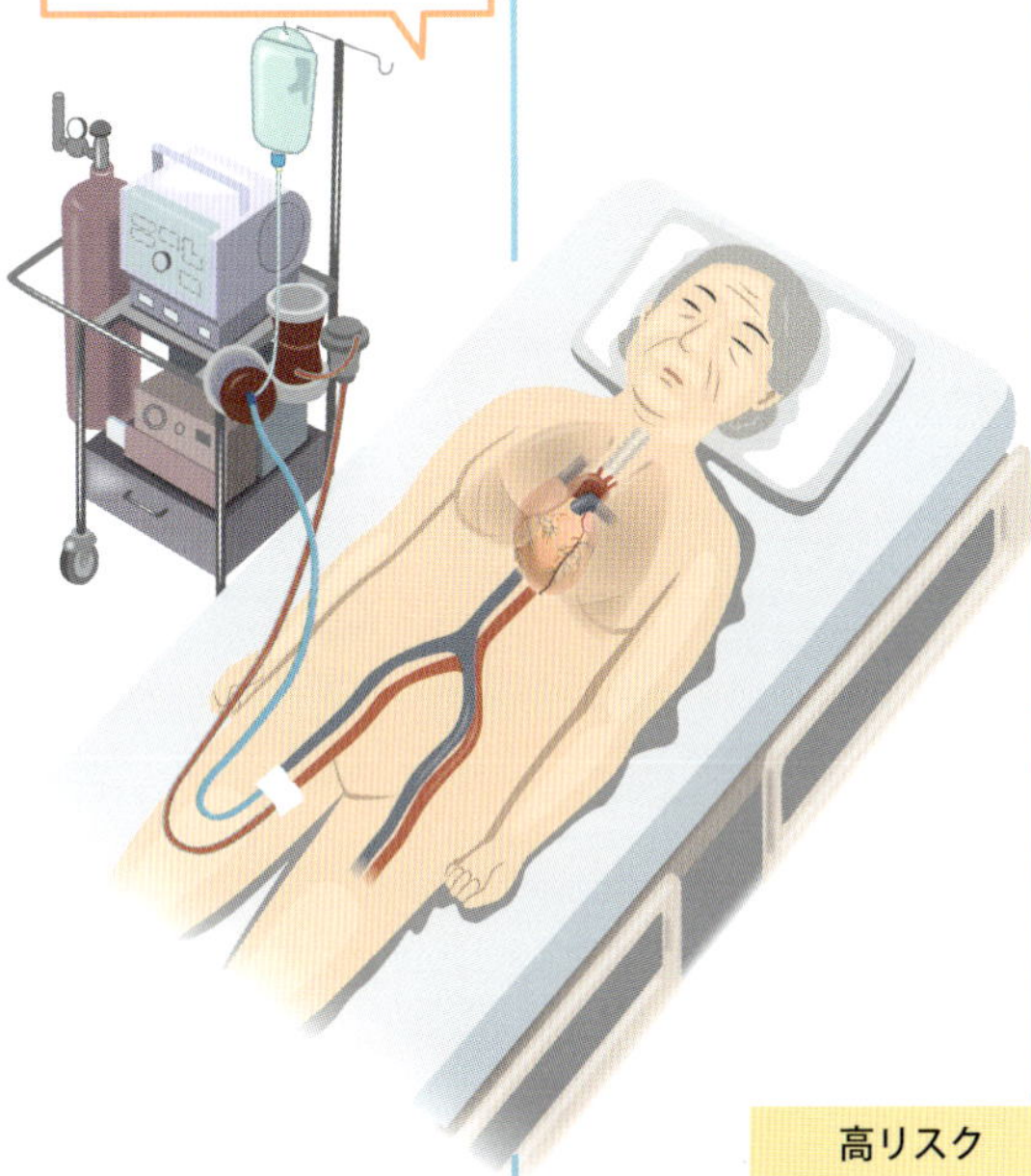

Point
オリジナルのPESIの11項目を6項目にし、緊急時でも使いやすくしたもの

臨床リスク評価
〈簡易版PESIスコア：s《エス》-PESI〉
- 年齢≧80歳……1点
- がん……1点
- 慢性心不全または慢性肺疾患……1点
- 脈拍数≧110回/分……1点
- 収縮期血圧＜100㎜Hg……1点
- 酸素飽和度＜90%……1点

≧1点 → 中リスク
0点 → 低リスク

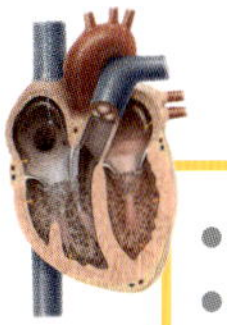

中リスク ↓
- 右室機能障害《うしつきのうしょうがい》（心エコーまたはCT《シーティー》検査）
- 心臓バイオマーカー

どちらも陽性 → 中［高］リスク
どちらも陰性または1つ陽性 → 中［低］リスク

高リスク → 抗凝固療法＋血栓溶解療法《けっせんようかいりょうほう》（外科的または カテーテル的血栓摘除《けっせんてきじょ》）

中［高］リスク → 抗凝固療法、血行動態悪化に備えてモニタリング

中［低］リスク → 抗凝固療法、入院

低リスク → 抗凝固療法、早期退院

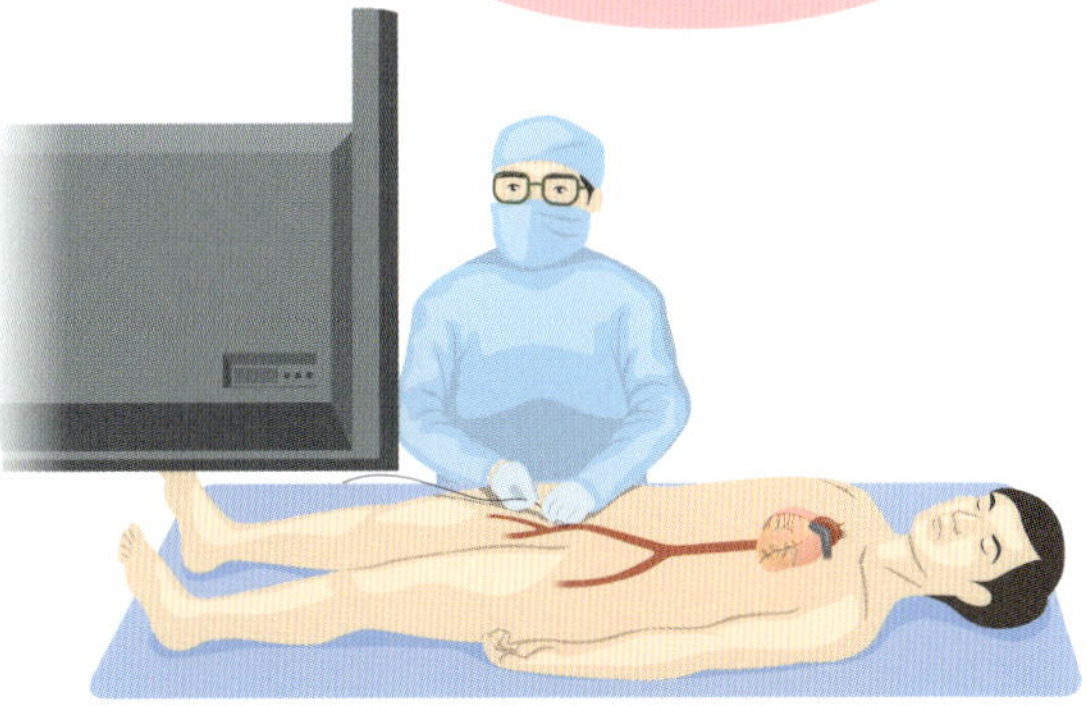

非経口凝固薬による抗凝固療法が中心。重症度に応じて、血栓溶解療法やカテーテル治療、手術で肺動脈血流の再開を図る。再発リスクが高ければ薬物療法を長期間継続。

低リスクであっても
入院治療は必須

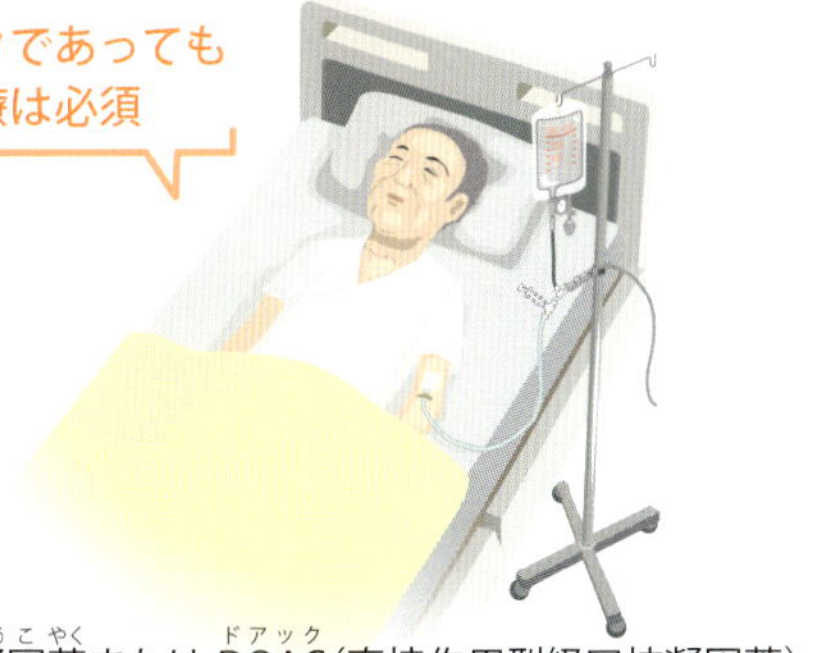

非経口凝固薬《ひけいこうぎょうこやく》またはDOAC《ドアック》（直接作用型経口抗凝固薬）による抗凝固療法を（→ P146）。症状が改善し、全身状態が安定したら早期離床を図る。再発予防のため、3か月間は薬物療法を継続。

（「2014 ESC Guidelines on the diagnosis and management of acute pulmonary embolism」Konstantinides SV,et al., European Heart Journal ／「肺血栓塞栓症および深部静脈血栓症の診断、治療、予防に関するガイドライン（2017年改訂版）」伊藤正明ほか，日本循環器学会より作成）

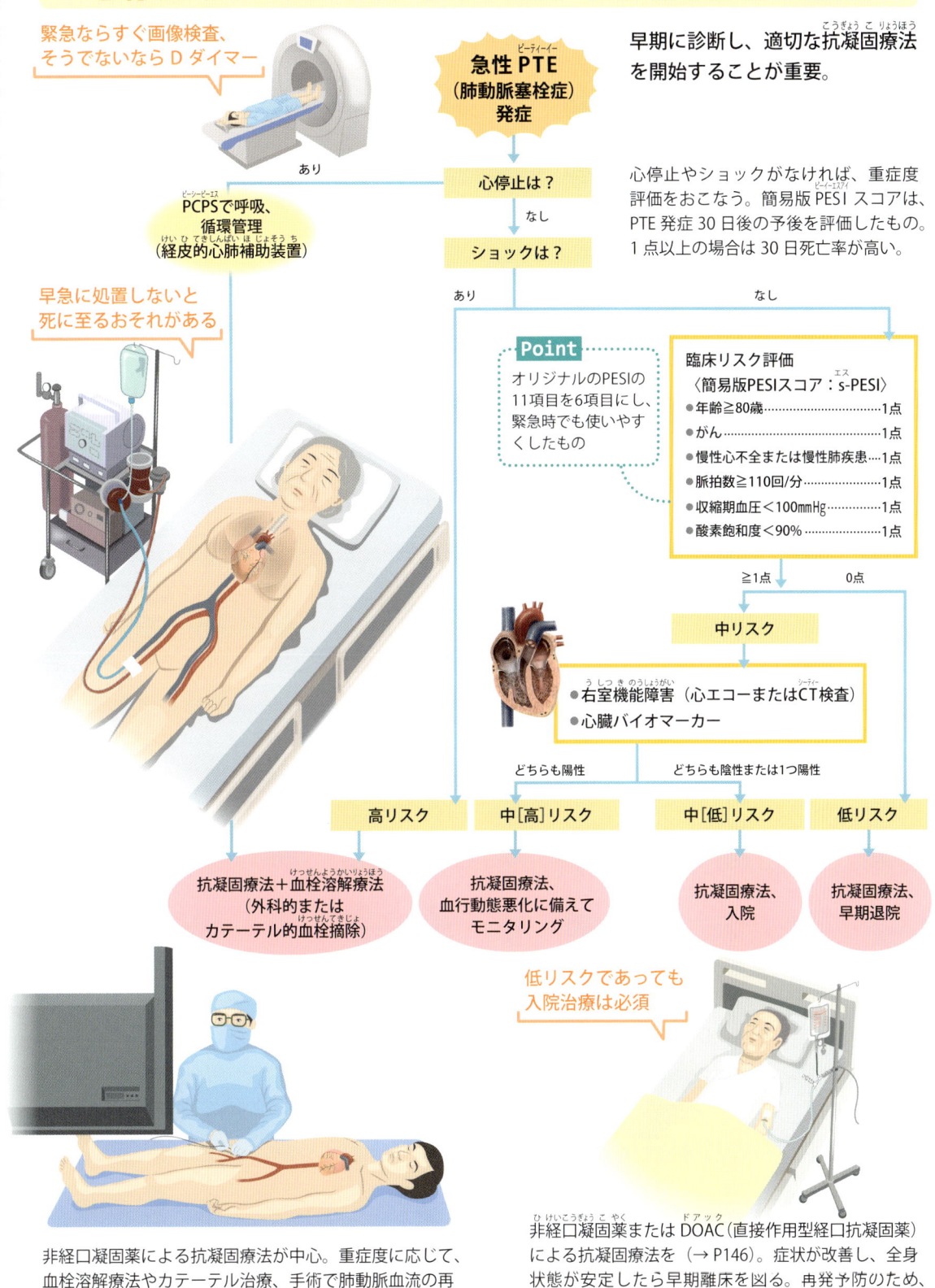

静脈弁の不全などで静脈が拡張し、瘤ができる

下肢静脈瘤は、皮下の浅部を走る静脈が瘤のようにふくらむもので、皮膚科で扱われることも多い。予後は良好で、多くは保存的治療で経過を見る。

静脈瘤から、静脈不全に至るケースが多い

下肢の静脈高血圧がつづくと、静脈弁が破綻して機能不全に陥る。一次性と二次性がある。

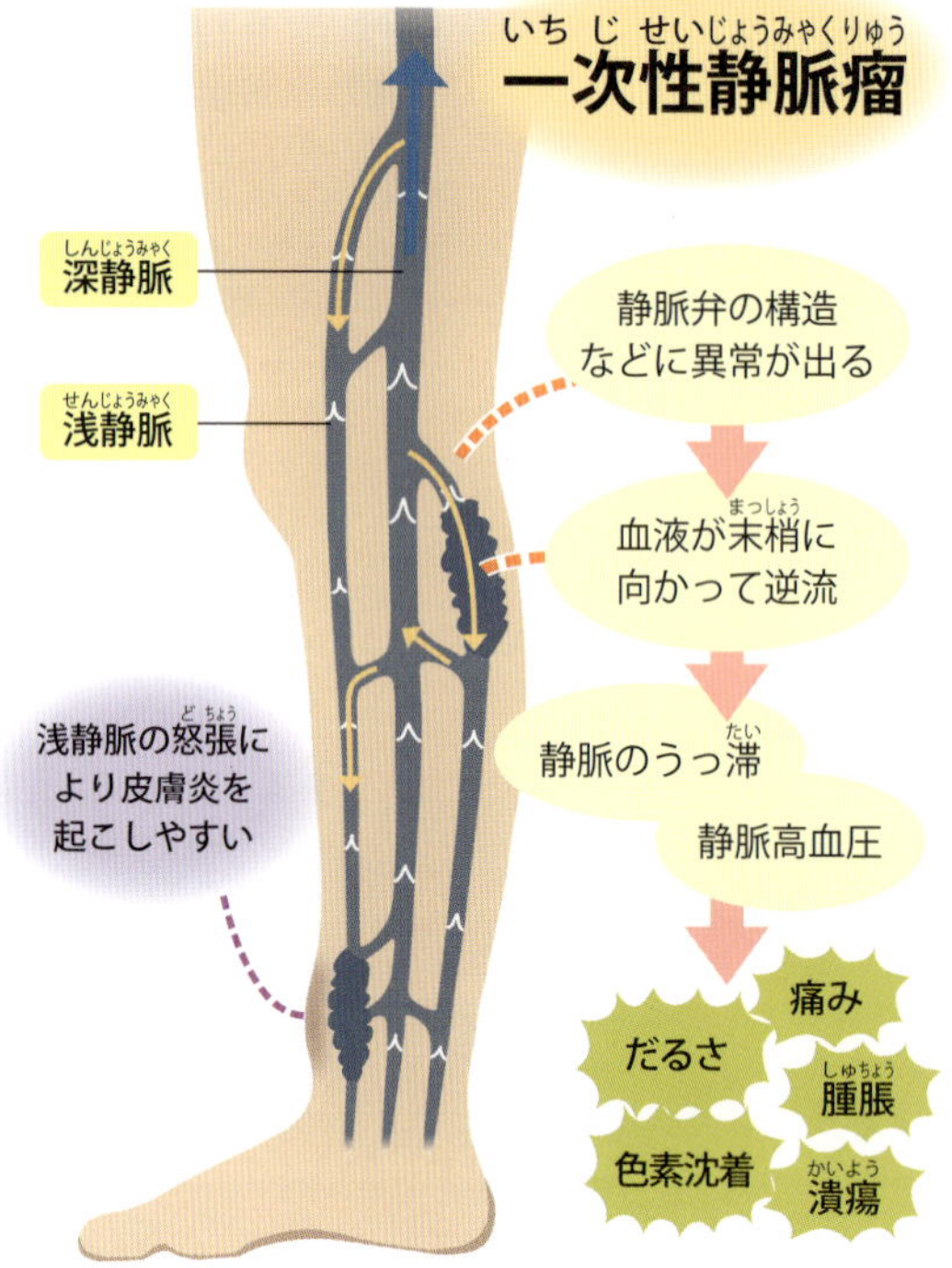
一次性静脈瘤《いちじせいじょうみゃくりゅう》
深静脈《しんじょうみゃく》
浅静脈《せんじょうみゃく》
静脈弁の構造などに異常が出る
血液が末梢《まっしょう》に向かって逆流
静脈のうっ滞《たい》
静脈高血圧
痛み
だるさ
腫脹《しゅちょう》
色素沈着
潰瘍《かいよう》
浅静脈の怒張《どちょう》により皮膚炎を起こしやすい

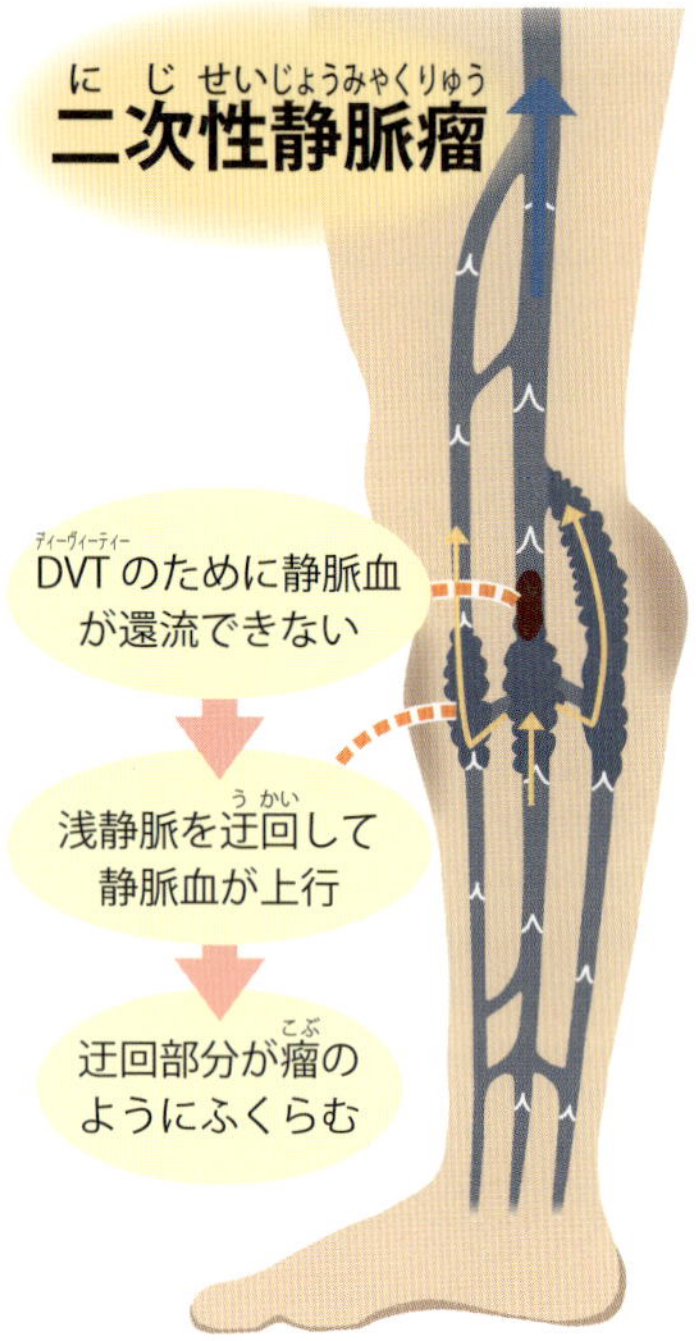
二次性静脈瘤《にじせいじょうみゃくりゅう》
DVT《ディーヴィーティー》のために静脈血が還流できない
浅静脈を迂回《うかい》して静脈血が上行
迂回部分が瘤《こぶ》のようにふくらむ

DVTが原因で静脈還流《じょうみゃくかんりゅう》が滞る

浅静脈の異常はなく、深部静脈血栓症（DVT）や妊娠、骨盤内腫瘍《こつばんないしゅよう》などで二次性に起こるもの。

弁の異常などが原因で静脈血《じょうみゃくけつ》がうっ滞する

浅静脈の弁不全によって、静脈高血圧が起こり、静脈瘤を生じる。高齢、女性、妊娠・分娩歴、立ち仕事などが危険因子となる。

下肢を動かしても、圧が下がりにくくなる

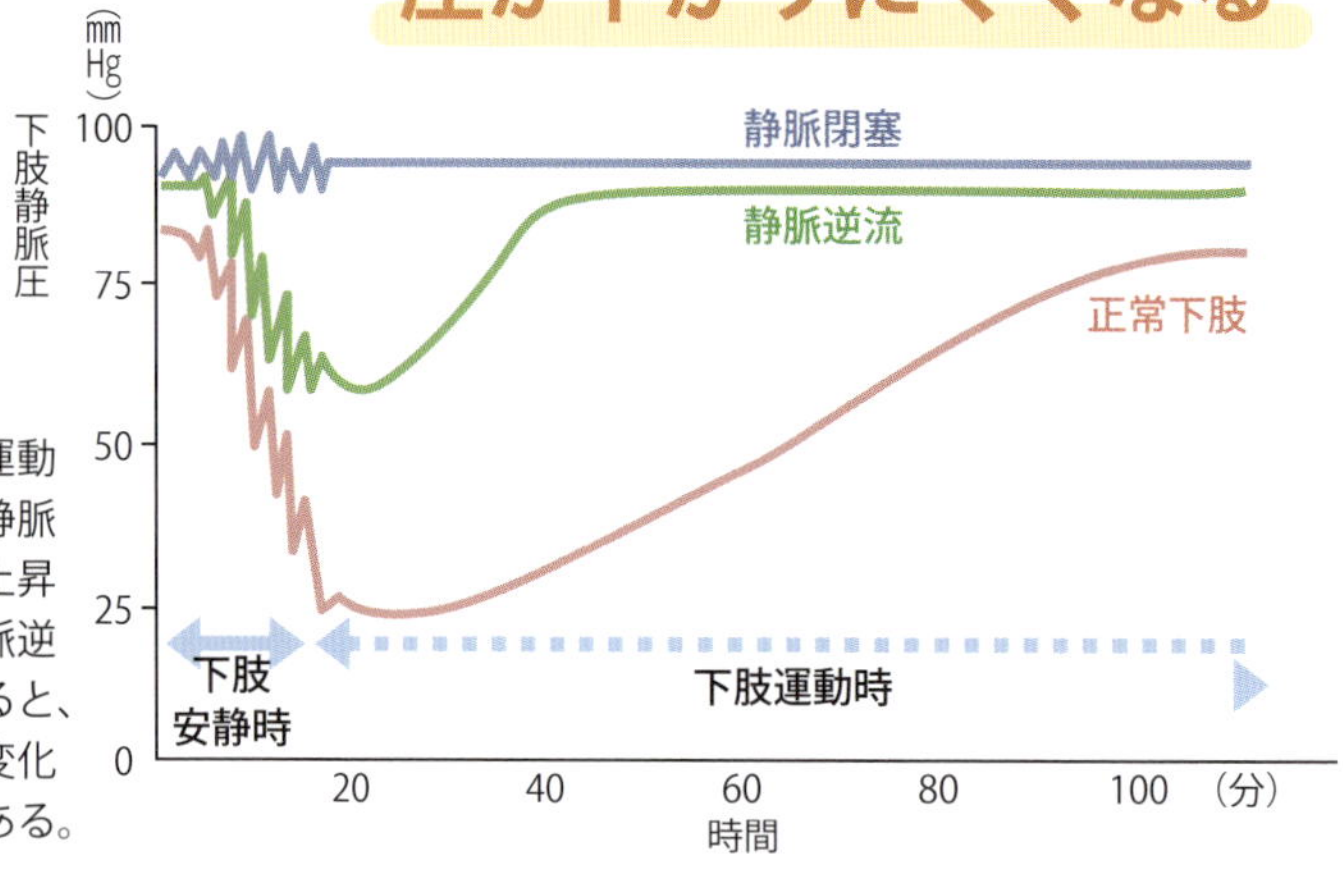
（mmHg）
下肢静脈圧
100
75
50
25
0
静脈閉塞
静脈逆流
正常下肢
下肢安静時
下肢運動時
20
40
60
80
100（分）
時間

正常の場合、下肢《かし》運動をおこなうと下肢静脈圧は低下して再び上昇する。しかし、静脈逆流や静脈閉塞があると、運動時も静脈圧は変化せず、高いままである。

（「Pathophysiologic evaluation of chronic venous stasis with ambulatory venous pressure studies.」Schanzer H,Peirce EC II, Angiology／「慢性下肢静脈不全とその治療」孟 真、心臓より引用）

下肢に圧をかける、保存的治療が中心

保存的治療が中心。一次性静脈瘤で、効果の出ない例などでは侵襲的治療がおこなわれることもある。

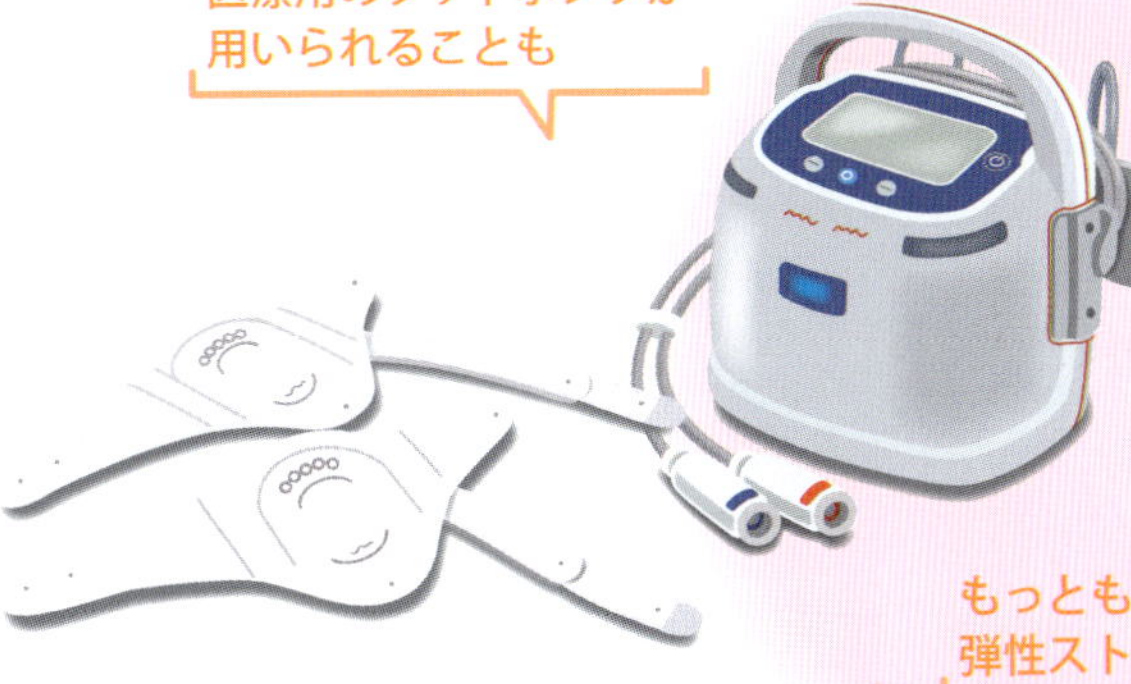

I 保存的治療

圧迫療法が中心。長時間の立位はなるべく避ける

圧迫療法は患者自身が効果的におこなえるよう、十分な説明と指導が大切。弾性ストッキングや弾性包帯のほか、難治症例ではフットポンプを使うこともある。また、長時間の安静立位《りつい》は静脈還流を妨げるため、なるべく避ける。肥満者は減量も必要。

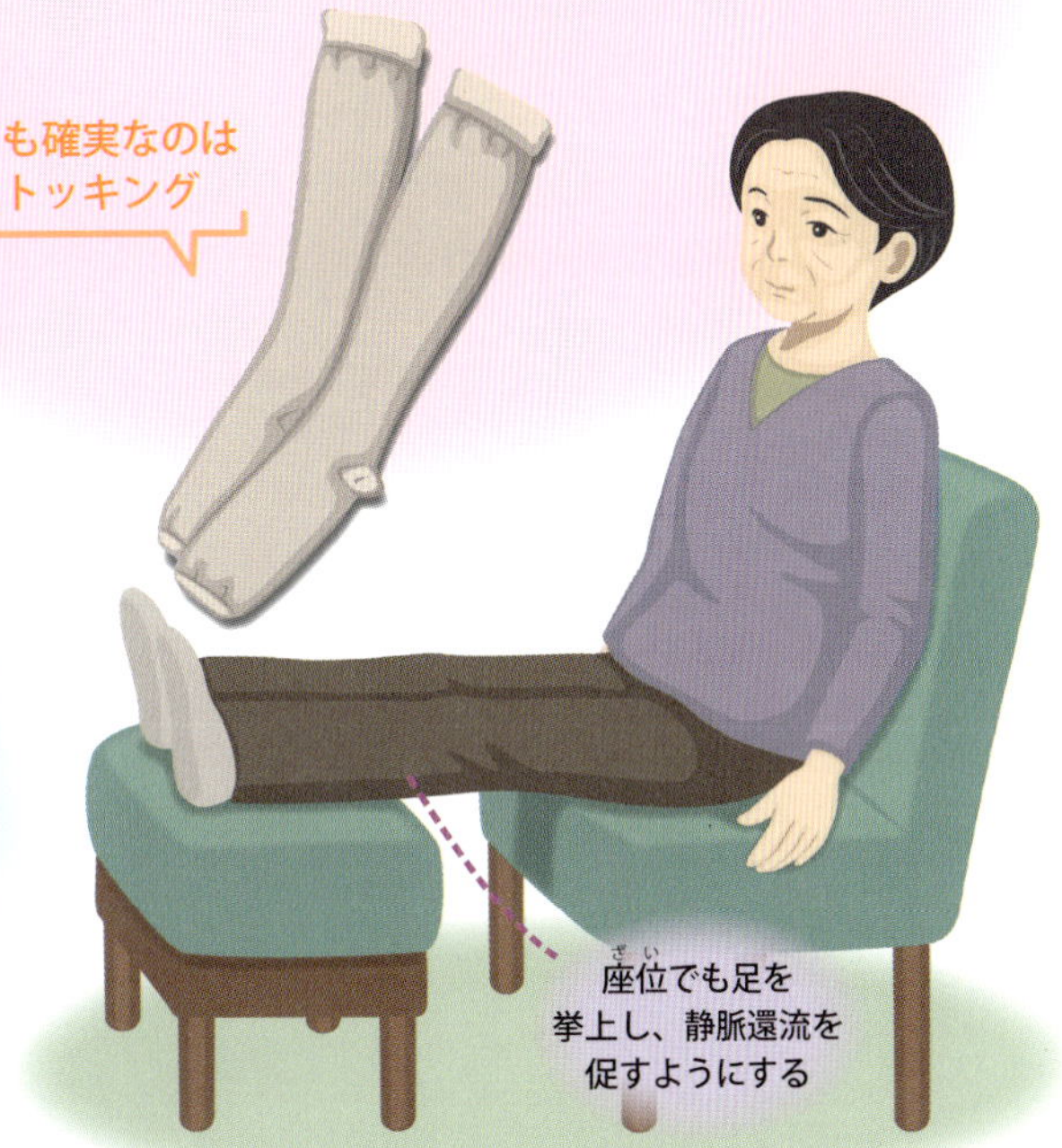
もっとも確実なのは弾性ストッキング
座位《ざい》でも足を挙上し、静脈還流を促すようにする

II 侵襲的治療

低侵襲の治療が多い。ただし再発のおそれもある

静脈を引き抜く「ストリッピング術」や、硬化剤で静脈を閉塞させる「硬化療法」があるが、再発率が高い。近年はレーザーやラジオ波で病変静脈を閉塞させる「下肢静脈血管内焼灼術」が増えている。

- ストリッピング手術
- 内視鏡下穿通《ないしきょうかせんつう》枝切離術《しせつりじゅつ》
- 下肢静脈血管《かしじょうみゃくけっかん》内焼灼術《ないしょうしゃくじゅつ》
- 硬化療法

弁の異常や血栓のほか廃用症候群が原因のこともある

下肢《かし》の静脈還流《じょうみゃくかんりゅう》が障害されると、**静脈血《じょうみゃくけつ》がうっ滞《たい》し**、**静脈高血圧**をきたす。すると、静脈が拡張して**静脈瘤《じょうみゃくりゅう》**を生じる。**痛みやだるさ**、**色素沈着**などを引き起こすほか、進行すると、**脂肪皮膚硬化**や**潰瘍《かいよう》**もあらわれる。このような病態を**「慢性下肢静脈不全《まんせいかしじょうみゃくふぜん》」**という。基本的に予後は良好だが、難治性で再発が多いのが問題となっている。

慢性下肢静脈不全の多くは、**静脈弁《じょうみゃくべん》**の異常によって起こるが、**深部静脈血栓症《しんぶじょうみゃくけっせんしょう》**（↓P146）の後遺症として起こることもある。さらに最近は、下肢静脈に器質的な異常のないタイプも多い。高齢、肥満、長期臥床《がしょう》、廃用症候群《はいようしょうこうぐん》などによる、下肢筋肉の**ポンプ機能不全**が関与すると考えられる。

治療は下肢に圧をかける**「圧迫療法」**が中心だ。侵襲的治療では**下肢静脈血管内焼《かしじょうみゃくけっかんないしょう》灼術《しゃくじゅつ》**が普及しつつあるほか、血液の逆流が見られる穿通枝《せんつうし》を切断する**内視鏡下不全穿《ないしきょうかふぜんせん》通枝切離術《つうしせつりじゅつ》**が2014年に保険適応となった。全身麻酔が必要なものの、確実性が高く、創部治癒遅延が少ないとされている。

血管疾患の病態と治療法 Summary

動脈疾患

- **動脈疾患**でとくに危険性が高いのは、**大動脈瘤《だいどうみゃくりゅう》**、**大動脈解離《だいどうみゃくかいり》**である
- 大動脈瘤は、瘤の位置によって**胸部大動脈瘤《きょうぶだいどうみゃくりゅう》**、**腹部大動脈瘤《ふくぶだいどうみゃくりゅう》**と、その両方にまたがる**胸腹部大動脈瘤《きょうふくぶだいどうみゃくりゅう》**にわけられる
- 4.5㎝以上の大動脈瘤は**人工血管置換術**で治療
- 大動脈解離は、解離した血管の部位により**Stanford A《スタンフォードエー》型**、**Stanford B《ビー》型**にわけられる
- Stanford A型は致死率が高いため、手術か**カテーテル治療**で早急に血行を再建する
- **末梢動脈疾患《まっしょうどうみゃくしっかん》**では、下肢を中心に動脈が閉塞する**閉塞性動脈硬化症《へいそくせいどうみゃくこうかしょう》**が代表的である

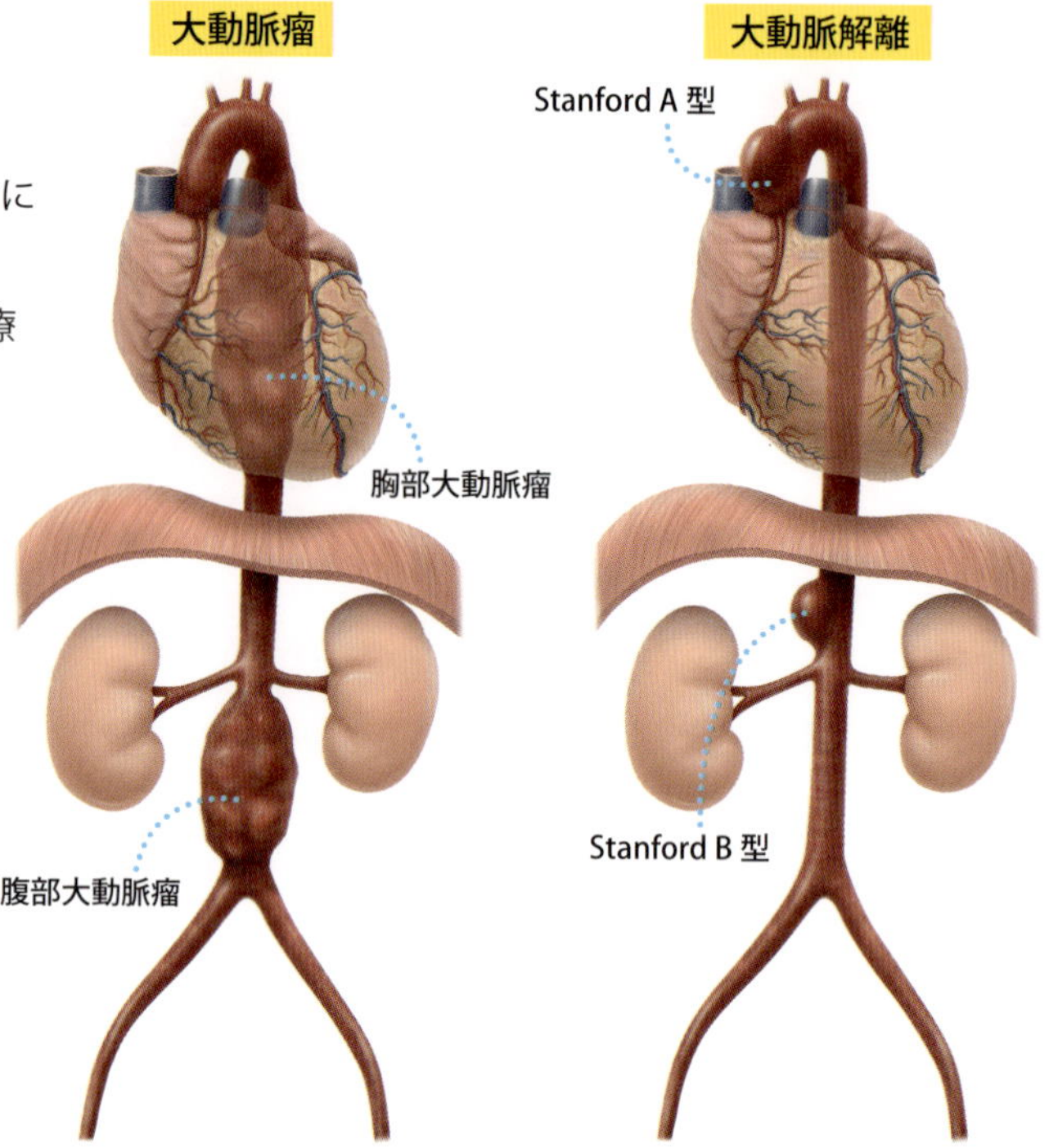

大動脈瘤
大動脈解離
Stanford A 型
胸部大動脈瘤
腹部大動脈瘤
Stanford B 型

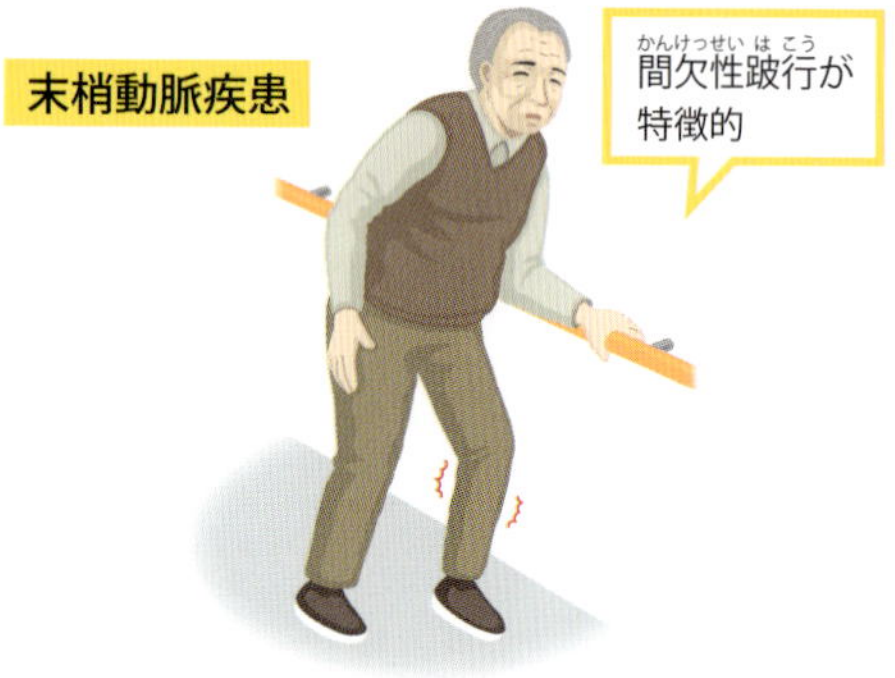

末梢動脈疾患
間欠性跛行《かんけっせいはこう》が特徴的

静脈疾患

- 静脈疾患でとくに危険性が高いのは**深部静脈血栓症《しんぶじょうみゃくけっせんしょう》**、**肺血栓塞栓症《はいけっせんそくせんしょう》**である
- 深部静脈血栓症は、ADL《エーディーエル》の低下した**高齢者**に多い。診断後は、**DOAC《ドアック》**（**経口抗凝固薬《けいこうこうぎょうこやく》**）などで治療
- 肺血栓塞栓症は、肺動脈《はいどうみゃく》が血栓で閉塞する疾患。**深部静脈血栓症**が原因で起こるケースが約9割
- 肺血栓塞栓症の治療には、血栓を防ぐ**抗凝固療法《こうぎょうこりょうほう》**、血栓を溶かす**血栓溶解療法《けっせんようかいりょうほう》**が用いられる
- **静脈還流《じょうみゃくかんりゅう》**が滞って起きるのが**静脈瘤《じょうみゃくりゅう》**で、多くは、**圧迫療法**などの保存的治療で対処する

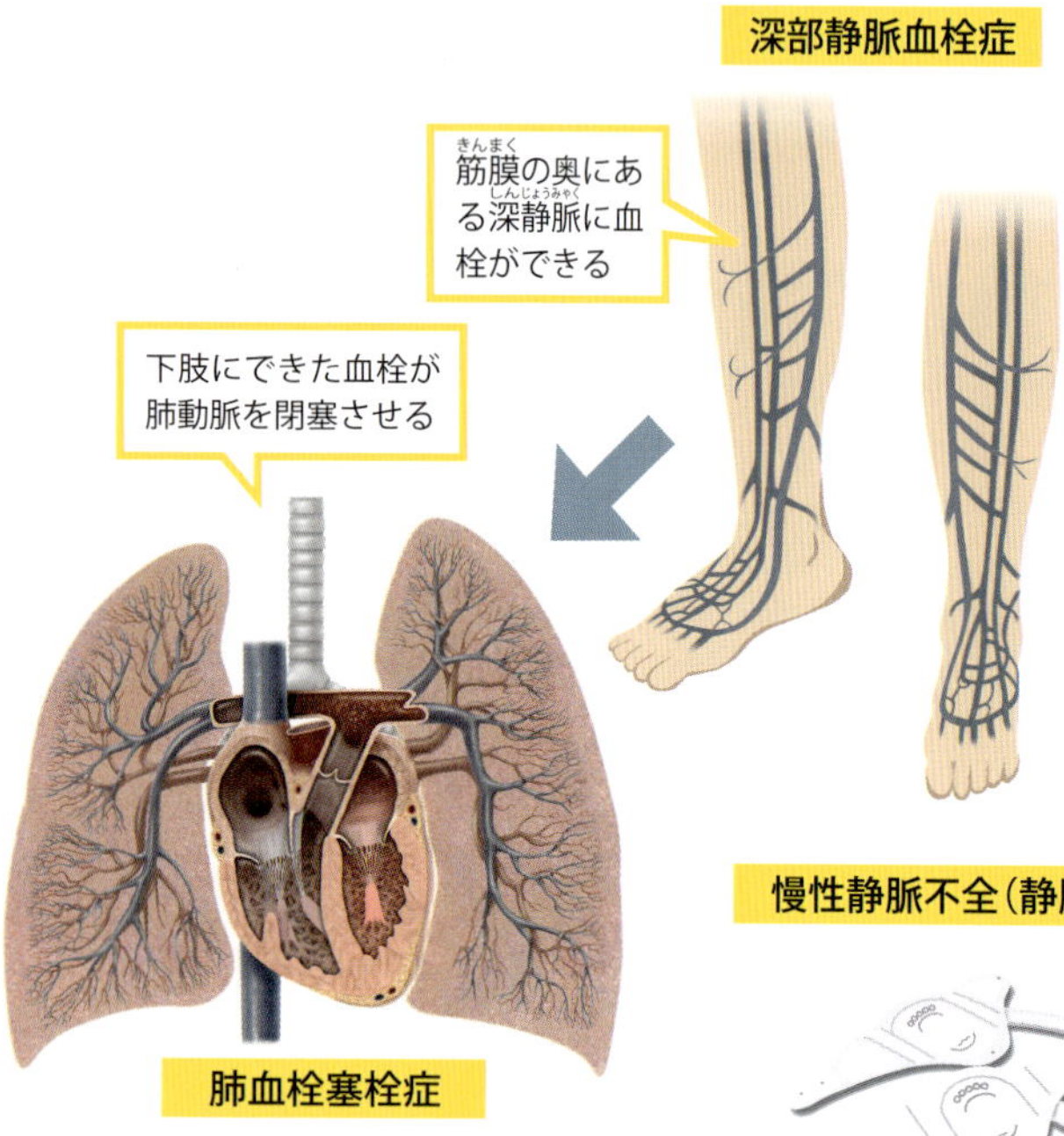

深部静脈血栓症
筋膜《きんまく》の奥にある深静脈《しんじょうみゃく》に血栓ができる
下肢にできた血栓が肺動脈を閉塞させる
肺血栓塞栓症

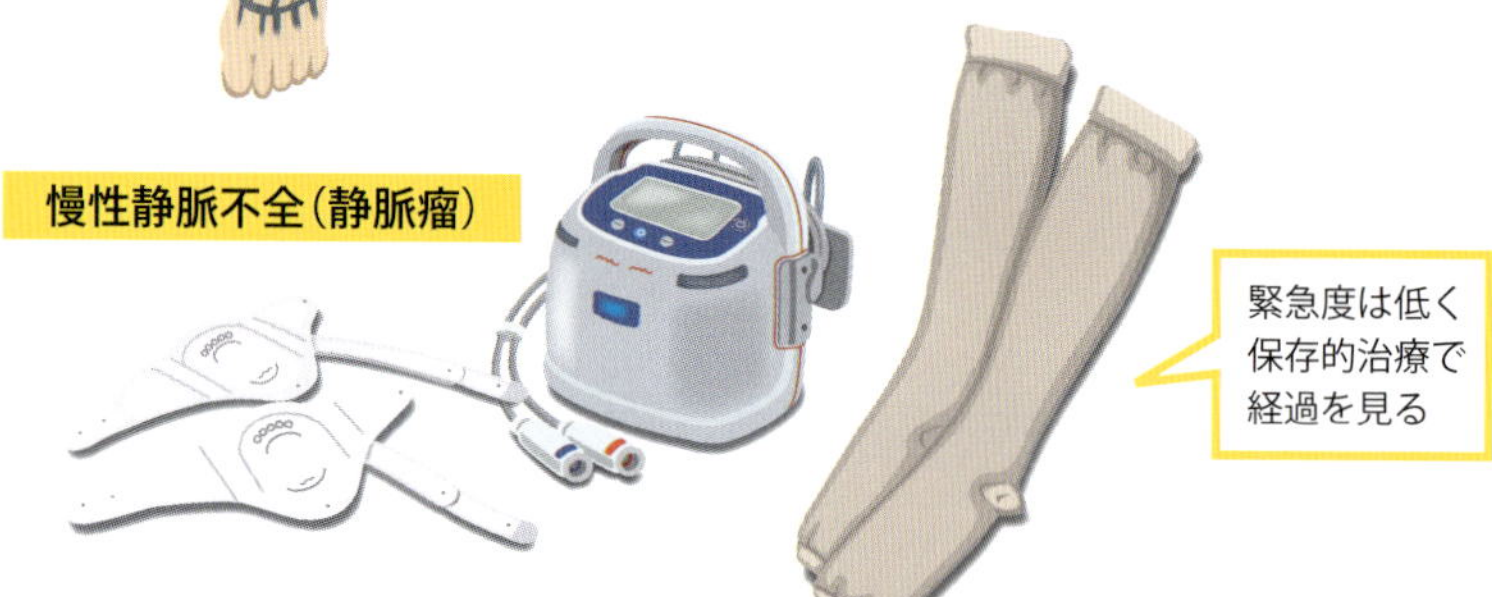

慢性静脈不全（静脈瘤）
緊急度は低く保存的治療で経過を見る

欧文さくいん

ぜんぶわかる 心臓・血管の事典　和文さくいん

＊太字は、くわしくとり上げているページをさしています。

「成人先天性心疾患診療ガイドライン（2017 年改訂版）」市田蕗子ほか、2017（日本循環器学会）

「先天性心血管疾患の疫学調査─ 1990 年 4 月～ 1999 年 7 月、2,654 家系の報告─」松岡瑠美子・森 克彦・安藤正彦、日本小児循環器学会雑誌 vol.19（6）：606-621、2003

『専門医のための循環器病学』小川 聡・井上 博・筒井裕之編、2014（医学書院）

『そうだったのか！　症例でみる循環器病態生理』古川哲史、2018（メディカル・サイエンス・インターナショナル）

「僧帽弁疾患：外科治療とその適応」戸田 宏一、日本内科学会雑誌 vol.105（2）：222-229、2016

「僧帽弁疾患の病因と病態」柴山謙太郎・渡辺弘之、綜合臨牀 vol.60（2）：179-183、2011

「僧帽弁閉鎖不全症の診断と治療」菅野康夫、診断と治療 vol.103（suppl）：232-238、2015

「足関節上腕血圧比・足趾上腕血圧比・脈波伝播速度」冨山博史・山科 章、Angiology Frontier vol.15（1）：15-22、2016

「聴診所見を見直す　血管雑音をぜひ聴きにいこう！」羽田勝征、Heart View vol.12（12）：64-72、2008

『トートラ人体解剖生理学　原書 9 版』佐伯由香・細谷安彦・高橋研一・桑木共之編訳、2014（丸善出版）

「動脈硬化研究の新たな展開　心臓周囲脂肪組織と血管外膜微小血管」田中君枝・佐田政隆、化学と生物 vol.54（10）：713-719、2016

「動脈硬化症」西尾善彦、医学のあゆみ vol.252（5）：485-490、2015

「動脈硬化性血管障害：今、その評価のため知っておくべきこと」冨山博史、Therapeutic Research vol.37（3）：197-198、2016

『動脈硬化性疾患予防ガイドライン 2017 年版』一般社団法人日本動脈硬化学会編、2017（日本動脈硬化学会）

「動脈硬化とインフラマソーム」高橋将文、日本血栓止血学会誌 vol.24（1）：12-16、2013

『ナースのための 直感でとらえる！ 循環器疾患の総整理─なっとく！ 18 ステップ』永井利幸著、香坂 俊監修、2016（メディカ出版）

「難治性心不全に陥る病態を識る　後天性弁膜症」齋藤 綾・本村 昇、Heart View vol.14（6）：656-661、2010

「2016 年版 心臓移植に関する提言」磯部光章ほか、2016（日本循環器学会）

「日本循環器学会 / 日本心臓血管外科学会合同ガイドライン　重症心不全に対する植込型補助人工心臓治療ガイドライン（2011-2012 年度合同研究班報告）」許 俊鋭ほか、2013（日本循環器学会・日本心臓血管外科学会）

「日本循環器学会 / 日本心不全学会合同ガイドライン　急性・慢性心不全診療ガイドライン（2017 年改訂版）」筒井裕之ほか、2018（日本循環器学会・日本心不全学会）

「日本における動脈硬化性疾患の疫学─NIPPON DATA80 を読み取る─」斎藤重幸、プラクティス vol.30（1）：43-50、2013

「日本皮膚科学会ガイドライン　創傷・熱傷ガイドライン委員会報告─5：下腿潰瘍・下肢静脈瘤診療ガイドライン」伊藤孝明ほか、日本皮膚科学会雑誌：vol.121（12）：2431-2448、2011

『ネッター心臓病アトラス』Marschall S,Runge・E.Magnus Ohman 著、永井良三・今井 靖監訳、2006（南江堂）

『ハーバード大学テキスト　心臓病の病態生理　第 4 版』レオナルド S. リリー著、川名正敏・川名陽子・川名正隆訳、2017（メディカル・サイエンス・インターナショナル）

「肺血栓塞栓症および深部静脈血栓症の診断、治療、予防に関するガイドライン（2017 年改訂版）」伊藤正明ほか、2017（日本循環器学会）

「肥大型心筋症の臨床」濱田希臣・泉 直樹・山根健一・大島弘世・石橋 堅・大島清孝・池田俊太郎・重松裕二、日本心臓病学会誌 vol.4（1）：1-19、2009

「肥大型心筋症への非薬物治療─中隔縮小治療の概念と特に PTSMA について」高山守正、診断と治療 vol.103（suppl）：250-258、2015

『一目でわかる心血管系』村松 準監訳、2000（メディカル・サイエンス・インターナショナル）

『標準臨床検査学　臨床検査総論』矢冨 裕・横田浩充シリーズ監修、伊藤機一・松尾収二編、2013（医学書院）

「病態生理 1．高血圧、レニン・アンジオテンシン・アルドステロン系、酸化ストレス、炎症」柏原直樹・依光大祐・長洲 一・佐藤 稔、診断と治療の ABC vol.111（別冊）：50-59、2016

「病態生理 7．血管石灰化」孫 輔卿・秋下雅弘、診断と治療の ABC vol.111（別冊）：94-102、2016

「病理診断アトラス（5）：循環器系 1：心臓─心筋症を中心に」西川俊郎、東京女子医科大学雑誌 vol.77（8）：406-411、2007

「病理診断アトラス（6）：循環器系 2：血管─動脈硬化、動脈瘤、マルファン症候群」澤田達男・遠井素乃・小林槇雄、東京女子医科大学雑誌 vol.77（9・10）：480-486、2007

『プロメテウス解剖学アトラス　胸部／腹部・骨盤部』坂井建雄・大谷 修監訳、2015（医学書院）

「弁膜症（急性僧帽弁閉鎖不全症）」泉 知里、HEART nursing vol.24（5）：478-482、2011

「末梢動脈疾患における体表面エコーガイド下血管内治療（EVT）の実際」田口英詞・大原未希子・西上和宏、超音波医学 vol.44（4）：375-379、2017

「末梢閉塞性動脈疾患の治療ガイドライン（2015 年改訂版）」宮田哲郎ほか、2015（日本循環器学会）

「慢性下肢静脈不全とその治療」孟 真、心臓 vol.48（3）：275-280、2016

『目からウロコの心電図［改訂版］』古川哲史、2015（ライフメディコム）

『メディカルノート 循環器疾患がわかる』相澤義房編、2009（西村書店）

「免疫・炎症が関与する動脈硬化の病態生理学的機序と抗体工学の臨床応用」松浦栄次、岡山医学会雑誌 vol.125（1）：19-28、2013

『リクツがわからずに診療していませんか？　臨床力をアップさせる循環器のギモン 31』古川哲史、2016（南江堂）

『臨床心臓構造学─不整脈診療に役立つ心臓解剖』井川 修、2011（医学書院）

『臨床にダイレクトにつながる 循環生理　たったこれだけで、驚くほどわかる！』Richard E.Klabunde 原書執筆、百村伸一監修、石黒芳紀・讃井將満監訳、2014（羊土社）

「循環器病の診断と治療に関するガイドライン（2007-2008 年度合同研究班報告）　先天性心疾患の診断、病態把握、治療選択のための検査法の選択ガイドライン」濱岡建城ほか、2009（日本循環器学会）

「循環器病の診断と治療に関するガイドライン（2008 年度合同研究班報告）　急性および慢性心筋炎の診断・治療に関するガイドライン（2009 年改訂版）」和泉 徹ほか、2009（日本循環器学会）

「循環器病の診断と治療に関するガイドライン（2009 年度合同研究班報告）　心臓突然死の予知と予防法のガイドライン（2010 年改訂版）」相澤義房ほか、2010（日本循環器学会）

「循環器病の診断と治療に関するガイドライン（2009 年度合同研究班報告）　慢性虚血性心疾患の診断と病態把握のための検査法の選択基準に関するガイドライン（2010 年改訂版）」山岸正和ほか、2010（日本循環器学会）

「循環器病の診断と治療に関するガイドライン（2009-2010 年度合同研究班報告）　拡張型心筋症ならびに関連する二次性心筋症の診療に関するガイドライン」友池仁暢ほか、2011（日本循環器学会）

「循環器病の診断と治療に関するガイドライン（2010 年度合同研究班報告）　心筋梗塞二次予防に関するガイドライン（2011 年改訂版）」小川久雄ほか、2011（日本循環器学会）

「循環器病の診断と治療に関するガイドライン（2010 年度合同研究班報告）　大動脈瘤・大動脈解離診療ガイドライン（2011 年改訂版）」髙本眞一ほか、2011（日本循環器学会）

「循環器病の診断と治療に関するガイドライン（2010 年度合同研究班報告）　臨床心臓電気生理検査に関するガイドライン（2011 年改訂版）」小川 聡ほか、2011（日本循環器学会）

「循環器病の診断と治療に関するガイドライン（2011 年度合同研究班報告）　虚血性心疾患の一次予防ガイドライン（2012 年改訂版）」島本和明ほか、2012（日本循環器学会）

「循環器病の診断と治療に関するガイドライン（2011 年度合同研究班報告）　非 ST 上昇型急性冠症候群の診療に関するガイドライン（2012 年改訂版）」木村 剛ほか、2012（日本循環器学会）

「循環器病の診断と治療に関するガイドライン（2011 年度合同研究班報告）　肥大型心筋症の診療に関するガイドライン（2012 年改訂版）」土居義典ほか、2012（日本循環器学会）

「循環器病の診断と治療に関するガイドライン（2011 年度合同研究班報告）　弁膜疾患の非薬物治療に関するガイドライン（2012 年改訂版）」大北 裕ほか、2012（日本循環器学会）

「循環器病の診断と治療に関するガイドライン（2011-2012 年度合同研究班報告）　血管機能の非侵襲的評価法に関するガイドライン」山科 章ほか、2013（日本循環器学会）

「循環器病の診断と治療に関するガイドライン（2012 年度合同研究班報告）　ST 上昇型急性心筋梗塞の診療に関するガイドライン（2013 年改訂版）」木村一雄ほか、2013（日本循環器学会）

「循環器病の診断と治療に関するガイドライン（2012 年度合同研究班報告）　冠攣縮性狭心症の診断と治療に関するガイドライン（2013 年改訂版）」小川久雄ほか、2013（日本循環器学会）

「循環器病の診断と治療に関するガイドライン（2012 年度合同研究班報告）　心房細動治療（薬物）ガイドライン（2013 年改訂版）」井上 博ほか、2013（日本循環器学会）

『循環器病理学』由谷親夫、2000（南山堂）

「心筋生検—その意義と検査技師の役割—」池田善彦、Medical Technology vol.41（11）：1199-1205、2013

「心・血管機能調節系」吉田英昭、日本臨牀 vol.72（増刊号 6）：69-74、2014

「心血管死亡および急性心筋梗塞の予測因子としての頸動脈雑音—メタ解析」中橋 毅・森本茂人、血圧 vol.16（1）：10-11、2009

「心血管障害の分子メカニズム—動脈硬化とレニン・アンジオテンシン系—」平田陽一郎・福田大受・佐田政隆、分子脳血管病 vol.8（1）：24-29、2009

「心構造疾患（SHD）に対するカテーテルインターベンション」林田健太郎、診断と治療 vol.104（9）：1115-1119、2016

「心腎連関の機序の最新の知見」藤生克仁・真鍋一郎、腎・高血圧の最新治療 vol.5（1）：29-34、2016

「心腎連関の基盤病態としての血管内皮機能障害」上田誠二・甲斐田裕介・山岸昌一・奥田誠也、日本内科学会雑誌 vol.99（10）：2571-2578、2010

「心腎連関の主因は何か」斎藤能彦、日本心臓病学会誌 vol.2（3）：208-213、2008

『心臓イオンチャネル A to Z』古川哲史、2015（ライフメディコム）

「心臓移植抗体関連拒絶反応の診断と治療」簗瀬正伸・中谷武嗣、心臓 vol.42（1）：20-25、2010

「心臓核医学の役割」桐山智成・汲田伸一郎、臨床画像 vol.31（4）：190-206、2015

『心臓血管手術における最前線—解剖生理、症状、診断と外科治療—（Current Topics in the Cardiovascular Surgery）（Anatomy，Physiology Symptom，Diagnosis and Surgical Treatment）』岡田昌義、2012（友月書房）

『心臓・循環の生理学』J ロドニー レヴィック著、岡田隆夫監訳、2011（メディカル・サイエンス・インターナショナル）

「診断の進歩」西村重敬、心臓 vol.50（1）：21-27、2018

「心内膜心筋生検のガイドライン—AHA ／ ACCF ／ ESC」高山守正・高見澤格、THROMBOSIS and Circulation vol.22（1）：143-148、2014

「心不全の急性期治療戦略：現状と課題」絹川真太郎、心臓 vol.48（9）：1107-1111、2016

『シンプル生理学（改訂第 7 版）』貴邑冨久子・根来英雄、2016（南江堂）

「心房細動におけるアップストリーム治療の再考」庭野慎一、Japanese Journal of Electrocardiology vol.33（5）：466-474、2014

『すべてがわかる不整脈診療エッセンス』池田隆徳、2011（南江堂）

『正常画像と比べてわかる　病理アトラス　改訂版　全身がみえてくる！ 118 疾患 1000 画像』下 正宗・長嶋洋治編、2015（羊土社）

参考文献

「IVUS（血管内超音波法）」日比 潔・本多康浩・木村一雄・梅村 敏、日本内科学会雑誌 vol.102（2）：344-353、2013

「ABIの測定と解釈に関するステートメント：2012AHAの解説」吉川公彦、Arterial Stiffness no.19：12-15、2013

「炎症性サイトカイン」蔵野 信、動脈硬化予防 vol.14（1）：52-57、2015.

「炎症と不整脈：オーバービュー」古川哲史、Japanese Journal of Electrocardiology vol.33（2）：159-162、2013

「オープンステント（弓部大動脈瘤手術でのFrozen Elephant Trunk（FET）法）」加藤雅明、日本血管外科学会雑誌 vol.26（5）：259–263、2017

『解剖学 基礎と臨床に役立つ Ⅱ 胸部・腹部・骨盤と会陰』ベン・パンスキー、トーマス・R・ジェスト著、海藤俊行訳、2016（西村書店）

『拡張不全の日常診療 Q&A』伊藤 浩編著、2015（中外医学社）

「拡張不全─病態理解の進歩と治療への応用」高橋利之、第122回日本医学会シンポジウム記録集：19-25、2002

「下肢静脈瘤治療 up to date」小川智弘、心臓 vol.48（3）：281-285、2016

『カラー図解 症状の基礎からわかる病態生理 第2版』
ステファン・シルバーナグル、フロリアン・ラング、松尾 理監訳、2011（メディカル・サイエンス・インターナショナル）

『カラー版 循環器病学 基礎と臨床』川名正敏・北風政史・小室一成・室原豊明・山崎 力・山下武志編、2010（西村書店）

『カラー図解 人体の正常構造と機能 Ⅱ 循環器』大谷 修・堀尾嘉幸、2017（日本医事新報社）

『カラー図解 人体の正常構造と機能 Ⅶ 血液・免疫・内分泌』山本一彦・松村讓兒・多久和陽・萩原清文、2012（日本医事新報社）

『カラー図解 よくわかる生理学の基礎』アガメムノン・デスポプロス、ステファン・シルバーナグル著、佐久間康夫監訳、2005（メディカル・サイエンス・インターナショナル）

「感染性心内膜炎に伴う脳卒中の臨床的検討」高橋若生、脳卒中 vol.39（6）：476-479、2017

「感染性心内膜炎の予防と治療に関するガイドライン（2017年改訂版）」中谷 敏ほか、2017（日本循環器学会）

『完全病理学 各論 第6巻 循環器疾患』堤 寛、2007（学際企画）

「冠動脈造影、心臓カテーテル検査」福冨基城、診断と治療 vol.103（suppl）：116-121、2015

「冠動脈疾患に対する最近の心臓核医学検査の役割」磯部 智、日本冠疾患学会雑誌 vol.122：99-105、2016

「急性心不全」山田京志、日本内科学会雑誌 vol.100（11）：3368-3372、2011

「急性心不全」松下健一、杏林医学会雑誌 vol.45（4）：165-169、2014

「急性大動脈解離の診断と治療に関する最新知見」吉野秀朗、日本内科学会雑誌 vol.104（9）：2031-2038、2015

「血圧変動と心血管リスク─全身血行動態アテローム血栓症候群（Systemic Hemodynamic Atherothrombotic Syndrome）─」苅尾七臣、Angiotensin Research vol.11（3）：117-122、2014

「血液検査の使い方、読み方 1）BNP、NT-proBNPを用いた心機能評価、他疾患と心疾患の鑑別」
石田純一・相澤健一、診断と治療 vol.103（suppl.）：84-90、2015

「血管機能検査─CAVI、PWV、ABI」島倉淳泰・高田正信、日本内科学会雑誌 vol.102（2）：335-343、2013

「血管機能検査による心血管疾患の管理」山科 章、Arterial Stiffness no.23：2-5、2017

「血管石灰化・リモデリングと糖尿病」塩井 淳、脈管学 vol.50（5）：561-567、2010

「血管内皮機能障害」西尾善彦、最新医学 vol.70（7月増刊）：1382-1390、2015

「交感神経活性化が高血圧の根源である」岸 拓弥、循環制御 vol.35（3）：190-193、2014

「高血圧症と酸化ストレス」土肥靖明、Nagoya Medical Journal vol.51（3）：153-158、2010

『高血圧治療ガイドライン2014』日本高血圧学会高血圧治療ガイドライン作成委員会編、2014（ライフサイエンス出版）

「高血圧の病因」中神啓徳・森下竜一、診断と治療のABC vol.116（別冊）：60 -66、2016

「高齢者心不全─左室駆出率の保たれた心不全を中心に─」奥村貴裕・室原豊明、日本老年医学会雑誌 vol.55（1）：34-40、2018

「今日の新しい臨床検査─選び方・使い方① 循環器疾患」石井潤一、日本医事新報 no.4769：46-51、2015

『CIRCULATION Up-to-Date Books 01 透視図→心カテ 断面図→心エコー 見たいところが見える
心臓外科医が描いた正しい心臓解剖図』末次文祥著、池田隆徳監修、2014（メディカ出版）

「最近の大動脈弁狭窄症の動向と課題」中谷 敏、心臓 vol.42（10）：1249-1253、2010

『しくみからマスターするDr.フルカワの心電図の読み方』古川哲史、2017（総合医学社）

「脂質異常症と動脈硬化発症機序解明の到達点は？」平田健一、Heart View vol.15（9）：921-925、2011

「脂質異常症の病態生理」平良隆保・平野 勉、腎と透析 vol.77（3）：303-308、2014

『循環器疾患最新の治療2018-2019』永井良三監修、伊藤 浩・山下武志編、2018（南江堂）

「循環器疾患診療実態調査報告書（2016年度実施・公表）報告書Web版」
循環器疾患診療実態調査組織IT/Database委員会（国立循環器病研究センター・循環器病統合情報センター）

『循環器疾患ビジュアルブック 第2版』落合慈之監修、2017（学研メディカル秀潤社）

「循環器診療を支える最新の非侵襲的検査」谷合誠一・横山健一、杏林医学会雑誌 vol.46（1）：111-121、2015

『循環器専門医に必要な検査必須知識 正しい診断を導くために』福田信夫、2013（メジカルビュー社）

「循環器病の診断と治療に関するガイドライン（1998-1999年度合同研究班報告） 冠動脈疾患におけるインターベンション治療の適応ガイドライン（冠動脈バイパス術の適応を含む）──待機的インターベンション──」藤原久義ほか、Japanese Circulation Journal vol.64（4）、2000

「循環器病の診断と治療に関するガイドライン（2007-2008年度合同研究班報告） 冠動脈病変の非侵襲的診断法に関するガイドライン」山科 章ほか、2009（日本循環器学会）

【監修】
古川哲史（ふるかわ・てつし）
東京医科歯科大学難治疾患研究所 生体情報薬理分野教授。医学博士。

1957 年東京都生まれ。1983 年東京医科歯科大学医学部卒業。米国マイアミ大学医学部循環器内科リサーチアシスタントプロフェッサー、日本学術振興会特別研究員、東京医科歯科大学難治疾患研究所助手、秋田大学医学部生理学講座助教授などを経て、2003 年より現職。日本不整脈心電学会理事なども兼務。不整脈のオーダーメイド治療に向けた基礎研究、iPS 細胞由来心筋細胞の不整脈研究への応用など、基礎と臨床をつなぐ先端医療に力を注ぐ。
『病態生理の基礎知識から学べる 循環器治療薬パーフェクトガイド』（総合医学社）、『リクツがわからずに診療していませんか？ 臨床力をアップさせる循環器のギモン31』（南江堂）、『目からウロコの心電図』（ライフメディコム）、『血圧と心臓が気になる人のための本』（新潮社）など、著書多数。

STAFF
カバー・本文イラスト………くぬぎ太郎（TARO WORKS）
本文デザイン……………………南雲デザイン
校正……………………………山中しのぶ
DTP ……………………………秀巧堂クリエイト
編集制作………………………寺本 彩、オフィス２０１（川西雅子）

本書に関する正誤等の最新情報は下記の URL でご確認下さい。
http://www.seibidoshuppan.co.jp/support/

※上記 URL に記載されていない箇所で正誤についてお気づきの場合は、書名・発行日・質問事項（ページ数等）・氏名・郵便番号・住所・FAX 番号を明記の上、郵送か FAX で成美堂出版までお問い合わせ下さい。
※電話でのお問い合わせはお受けできません。
※ご質問到着確認後10日前後に回答を普通郵便またはFAXで発送いたします。

ぜんぶわかる心臓・血管の事典

2023年5月20日発行

監　修　古川《ふるかわ》哲《てつ》史《し》
発行者　深見公子
発行所　成美堂出版
〒162-8445　東京都新宿区新小川町1-7
電話(03)5206-8151 FAX(03)5206-8159
印　刷　共同印刷株式会社

ISBN978-4-415-32577-4
落丁・乱丁などの不良本はお取り替えします
定価はカバーに表示してあります